Familiarizándose con la isquemia y el infarto

¡La isquemia NO es un infarto!

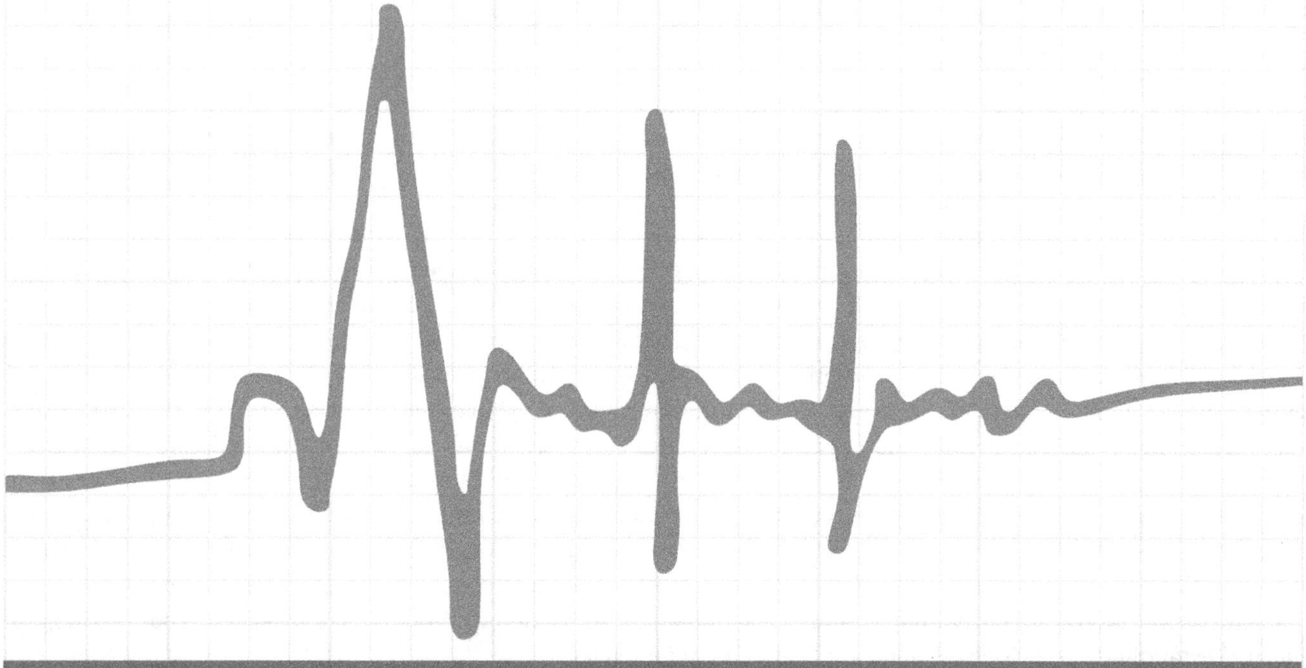

Jerry W. Jones, MD FACEP FAAEM

Diseño de portada: Daniel O.

ISBN: 979-8-9942317-0-8

Impreso en Estados Unidos de América

Contents

Expresiones de gratitud

Quiero expresar mi sincero agradecimiento a dos grandes profesores de interpretación de ECG:

Stephen W. Smith, MD

y

Dawn Altman, RN, EMT-P.

Con amabilidad y generosidad, me han permitido utilizar ECG de sus colecciones en este libro. Les estoy muy agradecido a ambos.

Y hay otra persona sin la cual no habría podido escribir este libro.

Ustedes saben quiénes son.

Introducción

¡Escribí este libro para TI!

Son las 3:20 a. m. y estás a punto de quedarte dormido en tu escritorio cuando oyes un alboroto en la sala de reanimación y, de repente, un técnico de ECG te muestra un ECG muy feo en la cara. En la parte superior, la máquina tiene grabado "Ritmo sinusal normal. ECG normal". ¡Por alguna razón, no lo crees!

¡Escribí este libro para TI!

Estás trasladando a un hombre de 71 años a urgencias. Sigue quejándose de dolor en el pecho a pesar del aerosol de nitroglicerina. Miras el ECG. Tiene muchas desviaciones del segmento ST por todas partes. La máquina ha escrito "Isquemia subendocárdica inferior". ¡Por alguna razón, no lo crees!

¡Escribí este libro para TI!

La cardióloga te ha enviado a urgencias para ver al paciente con dolor en el pecho por el que la llamaron. Está pálido, muy vasoconstreñido, todavía gime de dolor. Miras su ECG. V1 se ve normal, pero hay algo de depresión del segmento ST en V2 y algo en V3. Quizás algo de depresión del segmento ST en aVL, pero no hay elevaciones del segmento ST en ninguna parte. Su ECG indica "isquemia subendocárdica anterior". ¡Por alguna razón, usted simplemente no lo cree!

Ahora es el momento de entender exactamente por qué cuestionó esas interpretaciones, ¡y sin duda debería haberlo hecho!

Escribí este libro no como una referencia académica, sino como un manual de usuario. Imagine que estoy ahí con usted, recordándole que haga esto, advirtiéndole que no haga aquello, explicándole por qué sucede esto o aquello. Si entiende el razonamiento detrás de un concepto, no tendrá que memorizarlo. ¿Cuándo fue la última vez que olvidó que el fuego quema?

Le presentaré el nuevo paradigma del infarto de miocardio por oclusión (OMI). ¿Sabía que seguir el protocolo actual de IAMCEST conduce al diagnóstico erróneo del 25 al 30 % de todas las oclusiones coronarias completas? Lee los primeros cinco capítulos antes de empezar a saltarte temas. Son esenciales.

Aprende la Rejilla de Referencia Hexaxial (HRG). ¡Es imprescindible! Créeme cuando te digo que si no la aprendes, mejor deja el libro. Es así de esencial. No puedo ver un ECG sin visualizarlo mentalmente. Nunca comprenderás los importantes conceptos de reciprocidad o cancelación de fuerzas sin un conocimiento sólido de ese diagrama. ¡Incluso está impreso en el reverso de todas mis tarjetas de visita!

Estudia los capítulos sobre la anatomía de las arterias coronarias. Este conocimiento te será útil a la hora de decidir, por ejemplo, cómo una oclusión podría provocar infartos basolaterales e inferolaterales sin afectar la pared inferior. O, ¿cómo podría una oclusión de la arteria coronaria izquierda causar elevación del segmento ST en las derivaciones V3R y V4R?

Prepárate para empezar a mejorar considerablemente tus habilidades de interpretación del ECG.

¿A qué esperas? ¡Empieza!

1
Cosas que DEBE saber antes de empezar...

Cualquier persona que atienda a pacientes que requieran un electrocardiograma (ECG) como parte de su evaluación debe tener más que solo conocimientos y habilidades de nivel introductorio. El objetivo de los libros "Familiarizándose con..." es ayudarle a progresar. Comprender y diagnosticar la isquemia y el infarto implica mucho más que simplemente memorizar qué derivaciones presentan elevaciones del segmento ST durante un episodio isquémico. (¡Alerta de spoiler! ¡Eso no siempre funciona!) No voy a hacer que memorice ningún patrón ni lista. Le enseñaré la base de todo lo que ve en un ECG de 12 derivaciones. Si lo entiende, ¡no necesita memorizarlo! ¿Cuándo fue la última vez que olvidó que el fuego quema?

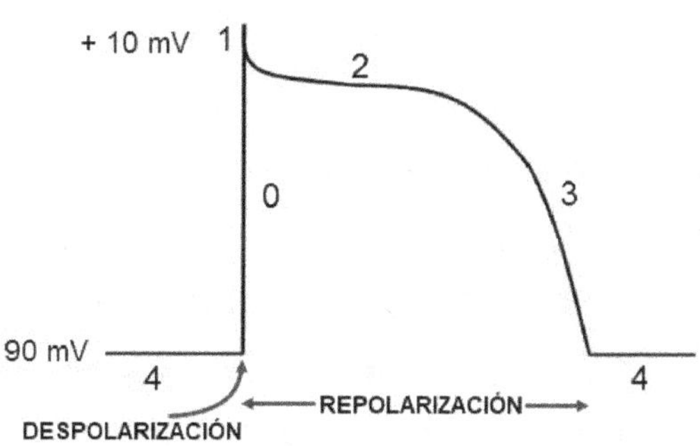

Figura 1-1

Todavía no vamos a empezar a analizar ECG con elevaciones del segmento ST. ¡Hay cosas que debe saber antes de eso! Hay conceptos que debe aprender y herramientas que debe dominar para diagnosticar la isquemia, la lesión y el infarto de forma competente. ¡Comencemos!

El potencial de acción *durante la isquemia*

Un potencial de acción es el ECG de una sola célula. Utiliza la misma cuadrícula: voltaje en mV en el eje vertical (Y) y tiempo en ms en el eje horizontal (X), al igual que un trazado de ECG normal. Existen tres tipos de potenciales de acción: miocito de trabajo, nodal y de fibra de Purkinje. Analizaremos los miocitos de trabajo (Figura 1-1).

El potencial de acción consta de cinco fases:

La fase 0 representa la despolarización. La mayoría de las ilustraciones la muestran como una línea vertical recta, pero no puede ser perfectamente vertical; eso implicaría que ocurrió en 0 ms. Esta única línea vertical incluye las ondas q, R, S y R'. Así es... ¡solo una línea para todas esas deflexiones!

La fase 1 representa la primera parte del segmento ST y el inicio de la repolarización, o lo que generalmente se conoce como el "punto J". La repolarización comienza rápidamente durante esta fase, pero se ralentiza rápidamente en circunstancias normales.

La fase 2 se nivela ligeramente y a menudo se denomina "la meseta" y, ocasionalmente, cuando se incluye la caída durante la fase 1, como "la cúpula". Está representada en el ECG por el segmento ST. Esto es lo significativo de la meseta: en circunstancias normales, es cuando ambos ventrículos están completamente despolarizados. En este punto, el voltaje oscila más o menos alrededor de 0 mV. Recuerde: el potencial de acción mide el potencial transmembrana en cada momento. Dado que ambos ventrículos están completamente despolarizados, no hay intercambio iónico neto. Y repito: ¡esto solo ocurre en circunstancias normales!

La fase 3 representa la porción más rápida de la repolarización, ya que el potencial de acción desciende rápidamente hasta el potencial de membrana en reposo (PMR) a -90 mV. La fase 3 está representada en el ECG por la onda T. Sí... ¡esa línea descendente representa toda la onda T! La pérdida de los iones Ca++ entrantes a través de los canales de calcio de tipo L precipita el inicio de la onda T. El aumento de la salida de potasio acelera la fase 3 debido a los canales de potasio rectificadores tardíos (IK), de los que hablaremos más adelante en este capítulo. Los canales de potasio rectificadores tardíos conducen K+ hacia afuera rápidamente al principio; luego, la conducción se ralentiza significativamente a medida que el potencial de membrana se acerca a -90 mV (el PMR). (I = corriente)

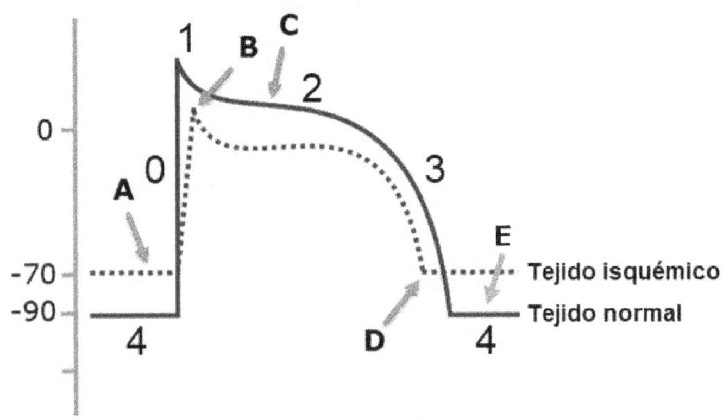

Figura 1-2

La fase 4 representa la diástole, el segmento T-Q, desde el final de la onda T hasta el inicio del intervalo QRS. Ignoraremos la onda P y el intervalo PR, ya que son fenómenos auriculares. Al igual que en la fase 2, aquí ocurre algo muy importante: en circunstancias normales, es cuando ambos ventrículos están completamente repolarizados. En este punto, el voltaje oscila más o menos alrededor de -90 mV. Aunque ambos ventrículos están completamente repolarizados, los intercambios iónicos continúan produciéndose, pero sin intercambio iónico neto. Y repito: ¡esto solo ocurre en circunstancias normales!

Recuerde que este potencial de acción (Figura 1-1) es para un miocito cardíaco normal en condiciones normales. Ahora veamos cómo es el potencial de acción de un miocito cardíaco isquémico:

> **CONSEJO |** Una forma sencilla de recordar todo esto es que, si se superpone un potencial de acción isquémico a un potencial de acción normal, el potencial de acción isquémico estaría completamente contenido dentro del potencial de acción normal. No puede repolarizarse tanto como una célula normal (A y E), no puede despolarizarse tanto como una célula normal (B y C), y no dura tanto como una

célula normal (D). El hecho de que la pendiente de la Fase 0 sea menor significa que no puede conducir el impulso tan rápido como una célula normal. Observe de nuevo la Figura 1-2. Tenga en cuenta que el potencial de acción isquémico no alcanza los mismos valores mínimos, máximos ni la misma duración que el potencial de acción normal, y su Fase 0 está inclinada hacia la derecha.

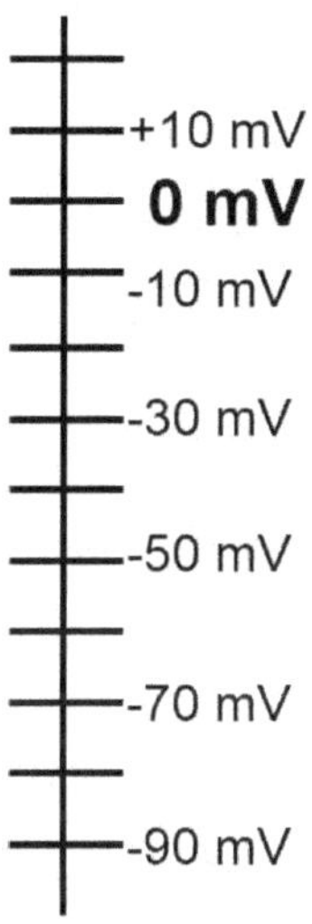

Figura 3

Observando la Figura 1-2, se puede ver fácilmente, por la separación entre las líneas continuas (normales) y punteadas (isquémicas), que la carga en las células (o tejido) normales es diferente de la carga en las células (o tejido) isquémicas. Cuando el tejido isquémico y el normal están en contacto directo, la diferencia de carga provocará el desarrollo de una corriente. Esta corriente es independiente de las corrientes creadas por la despolarización y la repolarización. A esta corriente (cuando hay isquemia) la llamamos corriente de lesión.

Antes de continuar, quiero hablar sobre la escala de voltaje, que necesita ser aclarada tanto para principiantes como para intérpretes avanzados de ECG. Observe la escala aquí a la izquierda (Figura 1-3):

Cuando decimos que el potencial de membrana en reposo ha DISMINUIDO, queremos decir que su voltaje se ha movido hacia arriba en la escala y se ha vuelto menos negativo. Este concepto es contraintuitivo para muchas personas: si algo disminuye, debería bajar; si algo aumenta, debería subir. Desafortunadamente, no se puede pensar en los potenciales de membrana en reposo de esa manera.

CONSEJO | Al pensar en los cambios en el potencial de membrana en reposo (PMR), considere si el cambio es un movimiento más cerca de "0" (cero) o más lejos de cero. No importa si el PMR es positivo o negativo: si se mueve HACIA cero, está disminuyendo; si se mueve LEJOS de cero, está aumentando. No nos preocupa el voltaje transmembrana específico, sino la diferencia entre el voltaje transmembrana y "0" (cero).

CONSEJO | Cuando un potencial de membrana en reposo se mueve hacia arriba o hacia abajo en la escala, pero permanece en el rango negativo, describimos el cambio de voltaje como "menos negativo" o "más negativo". Cuando el voltaje cambia pero permanece en el rango positivo, decimos que se ha vuelto "menos positivo" o "más positivo". No usamos el término "más positivo" para describir un cambio de voltaje, por ejemplo, de -70 mV a -50 mV: decimos que se ha vuelto menos negativo, no más positivo.

Por lo tanto, para valores inferiores a cero, el PMR DISMINUYE a medida que los valores suben en la escala, y el PMR AUMENTA a medida que los valores bajan en la escala; Una reducción del potencial de membrana significa que el potencial de membrana en reposo (PMR) es MENOS NEGATIVO y está más cerca de cero, y un aumento del potencial de membrana en reposo significa que el PMR es MÁS NEGATIVO y está más alejado de cero. No importa de qué lado del cero se encuentre; si los valores se acercan a cero, se trata de despolarización. Si los valores se alejan de cero, se trata de repolarización. Cuesta un poco acostumbrarse a pensar en el PMR de esta manera porque es muy contraintuitivo.

Ahora, debemos dejar brevemente la discusión sobre los potenciales de acción normales e isquémicos para introducir otro aspecto de la isquemia, uno que quizás no haya previsto: ¡la hiperpotasemia!

Hiperpotasemia localizada y cambios isquémicos en el ECG

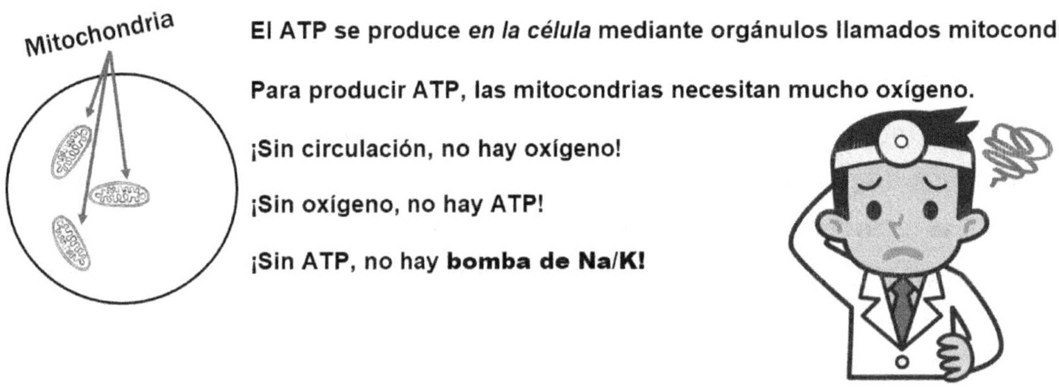

Figura 1-4

La isquemia localizada siempre daña algunas células. La hiperpotasemia localizada durante la isquemia se debe menos a causas anatómicas (lisis de las membranas celulares) que a razones electrofisiológicas (alteración de los mecanismos de transporte iónico). La pérdida de circulación en un área del miocardio provoca hipoxia celular. Las mitocondrias de los miocitos son la fuente de energía de la célula, utilizando O2 para producir ATP (adenosín trifosfato), que es el combustible del miocito. La hipoxia conduce a una disminución de los niveles de ATP en las células afectadas. Existen sistemas de transporte iónico en la membrana celular que dependen del ATP para obtener energía, y la bomba de Na^+/K^+ es uno de ellos. Pero, ¿qué es la bomba de Na^+/K^+?

Recordemos la Fase 0 del potencial de acción. Una gran cantidad de iones Na^+ entran rápidamente en la célula a través de los canales de Na^+, casi instantáneamente (1-2 ms). ¿Qué sucede con esos canales de Na^+ después de que el Na^+ entra en la célula? Se cierran... casi instantáneamente, atrapando el Na^+ dentro de la célula. El Na^+ no puede regresar al espacio extracelular a través de esos mismos canales de Na^+. ¿Y qué más sucedió inmediatamente después de la Fase 0? El K^+ comenzó a salir de las células en grandes cantidades para reducir la carga positiva interna de la célula y devolverla a un potencial de membrana en reposo de -90 mV (es decir, repolarización). Al final de la repolarización (final de la Fase 3), la célula ha restaurado su equilibrio eléctrico, ¡pero con los iones equivocados! Tenemos demasiado Na^+ dentro de la célula y demasiado K^+ fuera. Si esto continúa, ¡eventualmente no podrá producirse la despolarización! Aquí es donde interviene la bomba de Na^+/K^+.

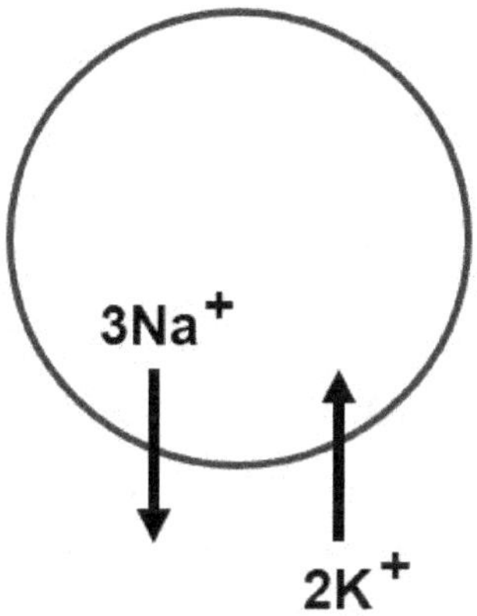

Bomba de Na^+/K^+

Figura 1-5

La bomba Na^+/K^+ intercambia tres (3) iones Na^+ intracelulares por dos (2) iones K^+ extracelulares.

PEARL | Cuando el Na^+ interviene en cualquier intercambio con otro ion (típicamente K^+ o Ca^{++}), siempre se intercambiará en una proporción de 3 Na^+ por dos cargas positivas; en otras palabras, 3 Na^+ por 2 K^+ o 3 Na^+ por 1 Ca^{++}.

La bomba Na^+/K^+ está activa durante todas las fases del potencial de acción, pero su mayor impacto se produce durante la Fase 4. Tenga en cuenta que salen más iones Na^+ de la célula que iones K^+ que entran. Cuando hay un intercambio de iones y el flujo en una dirección es mayor que en la otra, se desarrolla una corriente. Llamamos a este intercambio iónico electrogénico, lo que significa "que crea una corriente". ¿En qué dirección viaja esta corriente? Viaja en la dirección en la que viajan los iones Na^+; por lo tanto, es una corriente repolarizante durante las Fases 3 y 4. Ayuda a los canales de K^+ a reducir el potencial de membrana de nuevo a -90 mV.

Mantenimiento del equilibrio de K^+ con canales *rectificadores*

Si la bomba Na^+/K^+ crea una corriente hacia afuera, ¿por qué el potencial de membrana en reposo (PMR) no se vuelve cada vez más negativo durante la diástole y, en consecuencia, impide por completo la despolarización? En otras palabras, ¿por qué no continúa más allá de 100 mV, más allá de 120 mV, o se vuelve aún más negativo?

La razón por la que no lo hace es debido a un canal de K^+ denominado IK1. (El último carácter es el número "uno" y no una "L" minúscula). IK1 es un tipo especial de canal de K^+ llamado *canal rectificador* (de hecho, este canal en particular se llama canal rectificador de entrada). Solo los canales de K^+ son rectificadores. Un canal rectificador puede ajustar su flujo, rápido o lento, hacia adentro o hacia afuera, dependiendo del voltaje del potencial de membrana en un punto particular. Los canales de K^+ que promueven la repolarización después de la despolarización son en su mayoría rectificadores, específicamente, rectificadores retardados y designados IK (con solo una "K").

Imagine un canal rectificador como el dial de una radio antigua para sintonizar el canal que desea escuchar. Imaginemos que quieres sintonizar el canal 1014, pero el dial está actualmente en el canal 52. Empiezas a girar el dial rápidamente al principio, pero a medida que te acercas al canal 1014, disminuyes la velocidad. Cuanto más cerca estás del canal 1014, más despacio giras el dial. Esto es similar al comportamiento de los canales de potasio rectificadores retardados (IK) durante las fases 2 y 3, a medida que se acercan al potencial de membrana en reposo de -90 mV. Solo conducen en una dirección, pero a medida que se acercan a su potencial transmembrana objetivo, la corriente de K^+ hacia el exterior disminuye. Bien... Pero supongamos que accidentalmente te pasas del canal 1014 al canal 1026. Entonces empiezas a girar el dial en la dirección opuesta, pero de nuevo, te pasas un poco y llegas al canal 1003. Luego avanzas de nuevo al canal 1016, después retrocedes al canal 1012 y finalmente llegas al canal 1014. Esto es similar a la acción del canal de potasio rectificador interno (IK1) que ajusta el potencial de membrana en reposo hacia arriba o hacia abajo durante la fase 4 para mantenerlo en -90 mV, permitiendo la conducción de K^+ tanto hacia adentro como hacia afuera, a medida que otros factores influyen en el potencial de membrana en reposo, haciendo que este supere o descienda por debajo de -90 mV.

Inmediatamente después de la despolarización, cuando el interior de la célula es demasiado positivo, se produce una rápida salida de iones K^+. Sin embargo, a medida que el potencial de membrana se vuelve más negativo y se acerca a -90 mV, la salida de iones K^+ disminuye drásticamente. Esa es una función de un canal rectificador como el IK. Los iones K^+ continúan fluyendo en una sola dirección, pero a medida que el potencial de membrana se vuelve cada vez más negativo, el flujo hacia afuera disminuye en consecuencia.

El IK1 también se conoce como el canal rectificador de entrada (nuevamente, observe el número "1" después de la K, que lo distingue del IK, el canal rectificador retardado). Es principalmente activo durante la diástole y su función es mantener el potencial de membrana en reposo lo más cerca posible de -90 mV. Si la célula comienza a despolarizarse ligeramente (es decir, a volverse menos negativa), aumentará el flujo de iones K^+ hacia afuera a través de sus canales lo suficiente como para que el potencial de membrana en reposo vuelva a -90 mV. Por otro lado, si el potencial de membrana en reposo se vuelve demasiado negativo, reducirá cualquier flujo de iones K^+ hacia afuera. Incluso puede invertirse y permitir el flujo de iones K^+ hacia adentro a través de sus canales para despolarizar la célula lo suficiente como para que el potencial de membrana en reposo vuelva a -90 mV. Por lo tanto, el IK1 puede permitir la salida o la entrada de K^+. Los miocitos activos tienen abundantes canales IK1, pero las células marcapasos tienen pocos o ninguno. ¿Entiende por qué?

La bomba de Na^+/K^+ y la hiperpotasemia *localizada*

La bomba de Na^+/K^+ (Na^+/K^+ ATPasa) es el mecanismo principal para restablecer las concentraciones iónicas intracelulares y extracelulares fisiológicas. Si esto no sucede, el corazón comenzará a funcionar de manera ineficaz y, finalmente, ¡dejará de funcionar por completo!

Pero, ¿qué tiene esto que ver con la isquemia?

La pérdida de esta bomba impide que el K^+ sea bombeado de regreso a la célula durante la diástole, por lo que la concentración de K^+ se acumula fuera de la célula isquémica, mientras que la concentración intracelular de K^+ disminuye. Ahora hay menos diferencia entre las concentraciones de K^+ dentro y fuera de la célula, lo que provoca una reducción del potencial de membrana en reposo (PMR). La pérdida de la bomba de Na^+/K^+ inicia una despolarización lenta de la célula. Sin embargo, otro problema durante la isquemia también aumenta el K^+ extracelular: el canal K_{ATP}. El canal K_{ATP} es un canal de K^+ de salida que se activa cuando hay un déficit significativo de ATP. Sabemos que ya existe una acumulación de K^+ en el líquido extracelular que rodea el área de isquemia. Este canal K_{ATP} provocará que aún más K^+ salga de la célula a pesar de la hiperpotasemia localizada.

> **PEARL** | El término correcto para el potencial de membrana en reposo es diferencia de potencial de membrana en reposo. La palabra "potencial" implica una diferencia de carga entre dos puntos, mientras que la palabra "diferencia" es más precisa. Desafortunadamente, la palabra "diferencia" suele omitirse. En el caso del potencial de membrana en reposo, es la diferencia de carga entre el interior y el exterior del miocito durante la Fase 4 (diástole). Pero, independientemente de si el potencial de membrana en reposo se vuelve más o menos negativo, ¡cero sigue siendo cero! Cuando el potencial de membrana en reposo se acerca a cero (0) mV, desde cualquier lado (positivo o negativo), disminuye y se produce la despolarización.

El daño causado por la isquemia y la hiperpotasemia resultante es localizado; no se refleja en el organismo en su conjunto, sino solo en el área del miocardio afectada por la isquemia.

El efecto del K^+ extracelular en la despolarización

La acumulación de K^+ en el espacio intersticial extracelular provoca localmente un aumento de la concentración extracelular de K^+, lo que resulta en una menor diferencia entre las concentraciones intracelular y extracelular de K^+. Una reducción en la diferencia de potencial de membrana en reposo es lo mismo que la despolarización (la diferencia de carga eléctrica entre el interior y el exterior de la célula es menor), por lo que la isquemia miocárdica localizada produce hiperpotasemia localizada y despolarización parcial localizada. Por lo tanto, el potencial de membrana en reposo del miocardio isquémico es menos negativo que el potencial de membrana en reposo del miocardio normal. Aunque el líquido extracelular alrededor del área isquémica presenta hiperpotasemia, ¡el cuerpo en su conjunto no la presenta! Es probable que el nivel de K^+ sérico sea normal. (Figura 1-2, flecha "A")

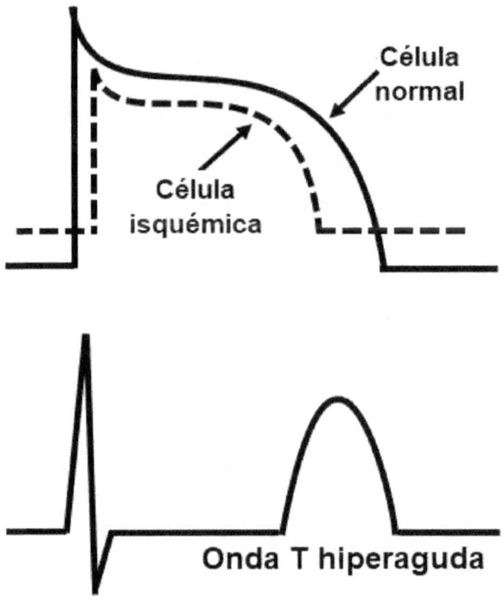

Figura 1-6

PERLA | El término potencial de membrana en reposo se refiere al potencial de membrana solo durante la Fase 4 (diástole). De lo contrario, se denomina potencial de membrana o potencial transmembrana durante las otras fases.

Durante la isquemia, la duración del potencial de acción se acorta (pero solo en el área isquémica), y la pendiente de la Fase 3 aumenta (se vuelve más pronunciada) (Figura 1-6). A medida que el potencial de acción isquémico se acorta cada vez más, la duración entre el final de la Fase 3 isquémica y el final de la Fase 3 normal aumenta, lo que provoca un ensanchamiento de la base de la onda T.

¿Sugiere algo este fenómeno? ¿Qué pasa con las ondas T hiperagudas? ¿Ve alguna conexión entre las ondas T hipercalémicas y las ondas T hiperagudas? ¡Hay una razón por la que se parecen!

Entonces, ¿por qué las ondas T hipercalémicas suelen ser más estrechas durante la hiperpotasemia generalizada que las ondas T hiperagudas isquémicas? Con la hiperpotasemia, todo el cuerpo presenta hiperpotasemia. Todos los cardiomiocitos son hipercalémicos. No hay interfaces celulares "normales frente a anormales". Supongamos que comparamos los potenciales de acción de dos células en diferentes áreas del corazón. En ese caso, ambas sufrirán la misma cantidad de hiperpotasemia y acortamiento del potencial de acción. Las pendientes similares de la Fase 3 de las dos células darán como resultado ondas T estrechas y altas (inicialmente, antes de la alteración de la conducción). Solo las células isquémicas presentan hiperpotasemia local durante la isquemia, mientras que las células no isquémicas son normales. Por lo tanto, comparamos dos poblaciones celulares: isquémicas (con hiperpotasemia local) y normales.

El aumento del K^+ extracelular promueve la salida de aún más K^+ de la célula. (¡Probablemente tampoco esperabas eso!) El aumento de la salida de K^+ acorta significativamente la Fase 2 y da como resultado una separación más temprana del potencial de acción isquémico del potencial de acción normal. En el caso de isquemia localizada, solo se acorta el potencial de acción isquémico. Por lo tanto, la separación de la meseta de la Fase 2 y el inicio de la Fase 3 comienza desde un voltaje más alto, lo que resulta en una onda T más alta. Debido a que no hay acortamiento del potencial de acción normal, hay una mayor separación entre los descensos de la Fase 3 de los dos potenciales de acción. Recuerde: esta mayor distancia entre los dos potenciales de acción en la línea de base al final de la Fase 3 se mide en milisegundos. Por lo tanto, la onda T hiperaguda isquémica será más alta (a menudo) y más ancha (siempre).

La despolarización parcial causada por la isquemia no es lo suficientemente rápida como para desencadenar una onda de despolarización real (es decir, un potencial de acción). Sin embargo, provoca que muchos canales de Na^+ se abran brevemente y luego se cierren. Por lo tanto, cuando la onda de despolarización (potencial de acción) finalmente llega, encuentra menos canales de Na+ disponibles para abrirse. En consecuencia, el potencial de acción se ralentiza (disminuye la pendiente de la Fase 0) y tiene menor amplitud (la Fase 0 no sube tanto y tiene menos pendiente; Figura 1-2, Flecha "B"). Finalmente, se han abierto y cerrado tantos canales de Na^+ que no hay suficientes canales de Na^+ disponibles para mantener un potencial de acción, y la conducción falla.

"¡Pero espera!", dices. "¡Los canales de Na^+ volverán a estar disponibles con cada repolarización! ¿Por qué no puede el potencial de acción seguir propagándose por todo el sistema de His-Purkinje (HPS)?" Vuelve a la Figura 1-2 y mírala de nuevo, con mucha atención esta vez. Concéntrate especialmente en la Fase 4. ¡Ahí está la respuesta! Si las células isquémicas pudieran repolarizarse completamente a -90 mV, entonces "¡Sí!", la propagación del potencial de acción continuaría normalmente. Sin embargo, ¡las células isquémicas no pueden repolarizarse a -90 mV! Y, a medida que el potencial de membrana en reposo se vuelve cada vez menos negativo (se acerca cada vez más a 0 mV), hay cada vez menos canales de Na^+ disponibles para ser activados, pero solo en el área isquémica.

Debido a que la amplitud de la Fase 0 se reduce en las células afectadas por la isquemia, la Fase 2 debe, por lo tanto, ocurrir a un voltaje más bajo. El voltaje máximo de la Fase 2 en el miocardio isquémico es significativamente menor que el de la Fase 2 en el tejido normal. Observa que la Fase 2 del potencial de acción normal es POSITIVA (por encima de "0") durante la mayor parte de la sístole (Figura 1-2, Flecha "C").

Hay dos cosas que debes recordar...

El tejido isquémico no puede despolarizarse tan bien como el miocardio normal, lo que deja al miocardio isquémico menos positivo que el tejido normal durante las Fases 0 a 3. Observa el potencial de acción representado por la línea punteada en la Figura 1-2. El tejido isquémico no puede repolarizarse tan bien como el tejido normal, por lo que el miocardio isquémico siempre será menos negativo que el miocardio normal durante la Fase 4. Consulte nuevamente la Figura 1-2.

Consideraciones sobre la despolarización y repolarización del ventrículo

La despolarización del ventrículo comienza en el subendocardio del tabique interventricular izquierdo. Es allí donde el impulso espontáneo del nódulo sinusal entra en contacto por primera vez con el miocardio ventricular. A medida que el impulso se propaga por el ventrículo izquierdo, la propagación del impulso sinusal ocurre en el subendocardio porque es allí donde se encuentran todas las fibras de Purkinje, que conducen impulsos rápidamente. Se localizan aproximadamente en el tercio interno de la pared ventricular; NO se extienden hasta la superficie epicárdica. La disminución de la velocidad de conducción tras la transición del sistema de Purkinje a la conducción célula a célula provoca el retraso en la despolarización del (sub)epicardio.

Una vez que la despolarización alcanza el epicardio, toda la pared ventricular se despolariza. No hay corriente neta porque no existe diferencia de potencial entre las células. Este estado provoca que el potencial de acción se aplane o se vuelva isoeléctrico. Esta es la Fase 2: la meseta. Hay dos fases sin corriente neta, ya que no hay diferencia de potencial entre las células: la Fase 2, cuando todas las células se han despolarizado, y la Fase 4, cuando todas las células se han repolarizado.

Entonces, ¿qué causa el inicio de la repolarización en los ventrículos? Sin entrar en demasiados detalles técnicos, existe un desequilibrio en la distribución de ciertos tipos de canales de K^+ entre el subendocardio y el subepicardio, lo que resulta en el inicio más temprano de la salida de K^+ de las células en el (sub)epicardio.

PERLA | Cuando cualquier ion positivo (Na^+, K^+, Ca^{++}) entra en una célula, crea una corriente despolarizante. Cuando cualquier ion positivo sale de una célula, crea una corriente repolarizante. La entrada de Na^+ durante la Fase 1 del potencial de acción es una corriente despolarizante. La salida de K^+ de la célula durante las Fases 1, 2 y 3 representa una corriente repolarizante. Las cargas positivas entrantes acercan el potencial de membrana en reposo a 0 mV, haciendo que la célula esté menos polarizada o despolarizada. Las cargas positivas salientes hacen que la célula se cargue más negativamente, aumentando así la polarización, o, dicho de forma más sencilla, la repolarización.

Debido a esta diferencia en la distribución de las corrientes de K^+, el subepicardio comienza a repolarizarse espontáneamente antes que el subendocardio. Mientras que la despolarización comienza más rápidamente porque se desarrolla en las fibras de Purkinje de conducción rápida, la repolarización se propaga más lentamente porque los dos primeros tercios de su recorrido se realizan en células que no son de Purkinje y, por lo tanto, mediante conducción célula a célula. Cuando llega a la capa de Purkinje, algunas de las fibras de Purkinje aún pueden ser refractarias, por lo que la conducción célula a célula puede continuar incluso más allá. Compare la anchura (duración) de un complejo QRS (despolarización) con la duración desde el punto J hasta el final de la onda T (repolarización). Esa es la diferencia entre la velocidad de despolarización y la velocidad de repolarización.

PERLA | Los términos "conducción rápida" y "conducción lenta" deben ponerse en la perspectiva adecuada. ¡Toda la conducción es muy rápida! Simplemente considere que cierta "conducción rápida" es más rápida que otra "conducción rápida". Un aleteo ventricular que late a 300 latidos/minuto es todo conducción célula a célula.

CONSEJO | No confunda la frecuencia cardíaca con la velocidad de conducción. Medimos la frecuencia cardíaca mediante 1) el número de complejos QRS por minuto o 2) el intervalo entre complejos QRS (el intervalo R-R o, más específicamente, la duración del ciclo R-R). Medimos la velocidad de conducción en el ECG mediante la anchura (duración) del intervalo QRS. La duración del QRS incluye no solo la conducción a través de las fibras rápidas de His-Purkinje, sino también la conducción célula a célula. Las fibras de Purkinje solo están presentes en el tercio interno de la pared ventricular.

Presentación de la cuadrícula de referencia hexaxial (CRH)

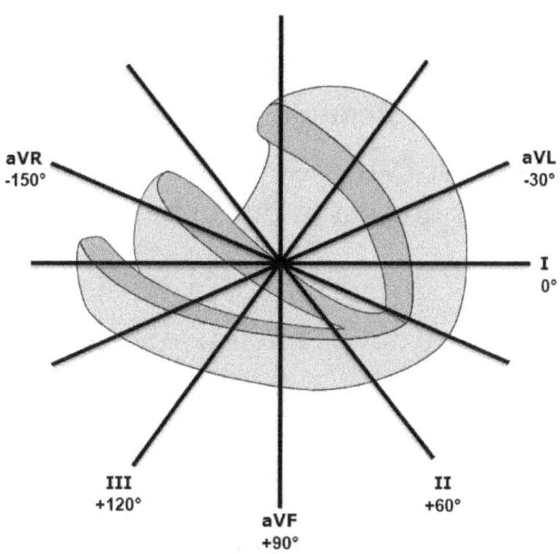

Figura 1-7 | la cuadrícula de referencia hexaxial (CRH)

La cuadrícula de referencia hexaxial (CRH) se obtiene al trasladar todas las líneas y lados del triángulo equilátero de Einthoven al punto central. Es extremadamente importante, ¡así que debes aprenderla! No dije memorizarla, porque con el tiempo la olvidarías. Quiero que la conozcas tan bien que nunca la olvides, ¡por mucho que lo intentes! No recuerdo la última vez que interpreté un ECG sin visualizar la CRH en algún momento, ¡y es la verdad! Es especialmente útil al tratar la isquemia y el infarto, ya que ayuda con los cambios recíprocos y la cancelación de fuerzas, dos conceptos muy avanzados en electrocardiografía que aprenderás.

Primero, la CRH está compuesta por todas las derivaciones del plano frontal (y solo del plano frontal) dispuestas en un punto central. Podemos usarla para interpretar tanto las despolarizaciones ventriculares como las auriculares. Si estamos determinando el eje de una despolarización auricular (onda P), dibujaríamos el vector auricular comenzando en el punto donde se cruzan todos los ejes. Suponemos que la intersección representa la ubicación del nodo SA. Si queremos determinar el eje de una despolarización ventricular (intervalo QRS), suponemos que la intersección de todos los ejes de las derivaciones se encuentra en el lado izquierdo del tabique interventricular en el punto de la primera activación en los ventrículos.

> **CONSEJO** | Es posible que hayas notado que a veces me refiero al complejo QRS como intervalo QRS. Intervalo QRS es el término correcto y oficial, pero está bien decir complejo QRS porque todo el mundo entiende a qué te refieres. Yo uso los términos indistintamente.

En este diagrama (Figura 1-7), puedes ver la ubicación de cada derivación medida en grados. El polo positivo de cada derivación se designa por la ubicación del nombre de la derivación. La derivación II se encuentra a +60°. La CRH se puede dividir en mitades superior e inferior o en mitades derecha e izquierda. Analicemos la división en mitades superior e inferior y los problemas que ha causado.

La derivación I se encuentra a 0° y es perfectamente horizontal. Divide la CRH en mitades superior e inferior. Bien... hasta ahora, todo es fácil. Pero inicialmente, la CRH se consideraba una escala de 360°. ¡Rápido! ¿Dónde se encuentra 175°? ¿Y 224°? No es fácil de imaginar, ¿verdad? Era necesario encontrar una forma más sencilla y rápida de determinar la ubicación de un vector en el HRG, así que se decidió dividir el CRH en dos mitades separadas por el eje horizontal de la Derivación I. Cada mitad compartiría los 0° y 180° de la Derivación I. Así, ahora solo había que pensar en un total de 180° en lugar de 360°. Bien, ¿puedes indicar rápidamente dónde se encuentran los 30°? "¡Claro! ¡Oh... espera un minuto! ¿A qué 30° te refieres? ¡Hay dos!" Simplificar el CRH a 180° creó otro problema: ejes duplicados. ¿Cómo podemos distinguir entre los ejes duplicados? La forma más obvia sería añadir una designación a los grados situados por encima del eje de la Derivación I y otra a los que están por debajo.

Se decidió colocar un signo MÁS (+) delante de todos los grados situados debajo del eje de la Derivación I y un signo MENOS (–) delante de todos los grados situados encima del eje de la Derivación I.

¡Fue entonces cuando el problema se agravó repentinamente!

Ahora bien, todo el mundo tiende a pensar en -30° como un valor negativo y en +30° como un valor positivo. ¡Los signos más (+) y menos (–) no tienen nada que ver con la negatividad o la positividad! Son simplemente indicadores de posición. Los signos más y menos no tienen ningún significado aritmético, geométrico ni algebraico. El polo POSITIVO para la derivación aVL está en -30°, y el polo POSITIVO para la derivación aVR está en -150°. El polo NEGATIVO para la derivación aVR está en +30°, y el polo NEGATIVO para la derivación aVL está en +120°. Tendrá que dejar de pensar en los signos "+" y "−" como positivos y negativos. (Lo sé, ¡los viejos hábitos son difíciles de erradicar!).

CONSEJO | El resto de este libro depende de su conocimiento de la rejilla de referencia hexaxial (HRG). Apréndala ahora, ¡o estará perdido para siempre!

Mi sitio web tiene dos artículos detallados sobre la cuadrícula de referencia hexaxial. Visite https://medicusofhouston.com. Pase el cursor sobre la pestaña "Inicio" para ver "El blog de ECG del Dr. Jones". Los artículos se encuentran allí.

Aquí tienes algunos datos sobre el CRH que facilitarán su uso:

Los polos positivos se aproximan a sus posiciones relativas en el cuerpo.

A menudo, la gente intenta visualizar los polos positivos de las derivaciones aVR y aVL como si estuvieran situados muy arriba, cuando en realidad cada uno está solo 30° por encima de la horizontal (derivación I).

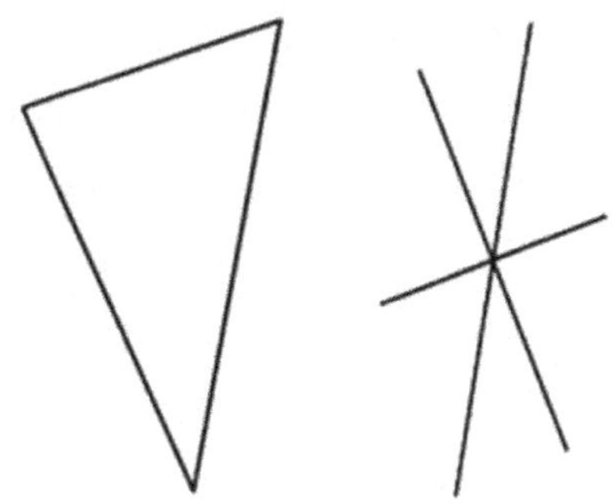

Figura 1-8

Todas las posiciones en el CRH representan el polo positivo o negativo de una de las seis derivaciones de las extremidades (plano frontal).

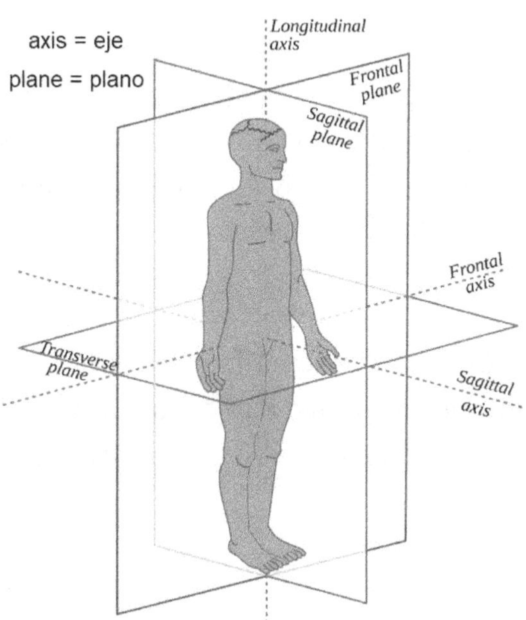

Figura 1-9

Todos los ejes de las derivaciones están separados por 30°. Esto no es casualidad: Einthoven lo diseñó así. Sabía que las derivaciones no formaban un triángulo equilátero, pero también sabía que sería muy difícil para los profesionales trabajar con el triángulo "real". El triángulo "real" se llama Triángulo de Burger. Aquí lo tienes en la Figura 1-8, con su cuadrícula triaxial asociada (Figura 1-8):

Los planos del cuerpo

Dado que es fundamental familiarizarse con los tres planos corporales para comprender correctamente los cambios recíprocos y la cancelación de fuerzas, revisemos brevemente qué son y sus implicaciones.

Como estamos estudiando electrocardiografía, solo debemos considerar dos de los tres planos: el frontal y el horizontal (transversal).

En primer lugar, todas las derivaciones de las extremidades (I, II, III, aVR, aVL y aVF) se encuentran en el plano frontal. Todas las derivaciones precordiales (de V6R a V9) se encuentran en el plano horizontal. Ahora, observe el diagrama detenidamente y verá que los planos frontal y horizontal (transversal) son perpendiculares.

> **CONSEJO PRÁCTICO** | Las derivaciones perpendiculares son esencialmente invisibles entre sí; ¡el mismo concepto se aplica a los planos electrocardiográficos! Ninguna de las derivaciones del plano frontal sabe lo que sucede en el precordio, y viceversa.

Supongamos que hay elevación del segmento ST en las derivaciones V1-V4 y depresión del segmento ST en las derivaciones II, III y aVF. ¿Es la depresión del segmento ST en las derivaciones inferiores recíproca a la elevación del segmento ST en las derivaciones anteriores? ¿Cómo sabrían las derivaciones inferiores que hay elevación del segmento ST en las derivaciones anteriores si están en planos perpendiculares? Exacto... ¡no lo sabrían! Por lo tanto, cuando hay elevación del segmento ST en las derivaciones precordiales y depresión del segmento ST en las derivaciones inferiores, no están directamente relacionadas (aunque están indirectamente vinculadas a través de la misma área de isquemia miocárdica). Entonces, ¿qué está causando la depresión del segmento ST en las derivaciones inferiores? Tendría que haber elevación del segmento ST en una o más de las otras derivaciones del plano frontal, como las derivaciones I y aVL. Las derivaciones manifiestan reciprocidad solo con otras derivaciones en el mismo plano.

Bien, ¿qué sucede si hay depresión del segmento ST en las derivaciones inferiores pero no hay elevación del segmento ST en las otras derivaciones del plano frontal? En ese caso, repita el ECG en 15-20 minutos y cada 15-20 minutos durante al menos tres o cuatro veces más. Aprenderá más sobre esto más adelante cuando presente la Regla de Jones.

> **CONSEJO PRÁCTICO** | Si bien no es típico que el cambio recíproco a la isquemia transmural aguda se manifieste antes de la elevación del segmento ST (el cambio indicativo), ¡le aseguro que lo verá suceder ocasionalmente! Tenga esto en cuenta.

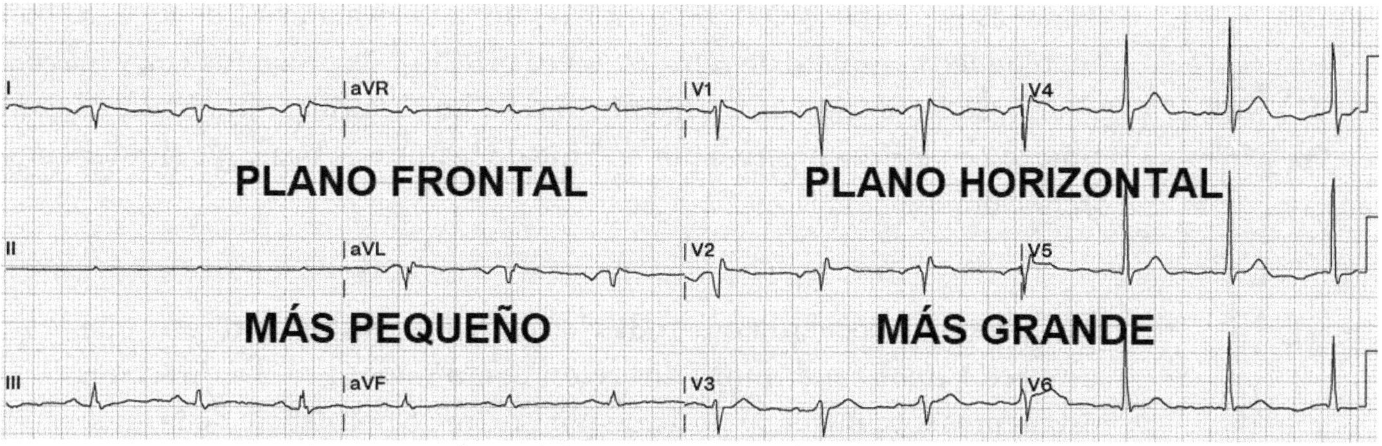

Figura 1-10 | ¡La diferencia que pueden marcar 90 grados!

CONSEJO | Se produce un fenómeno muy interesante cuando el eje QRS medio (ÂQRS) en el plano frontal se alinea más con el plano horizontal. Aunque calculamos el ÂQRS en el plano frontal y la rotación (un concepto similar al ÂQRS) en el plano horizontal, el eje QRS existe en tres dimensiones, ¡no solo en dos! Cuando el ÂQRS se orienta más horizontalmente, los complejos QRS en el plano frontal se vuelven más pequeños, mientras que los complejos QRS en el plano horizontal se vuelven comparativamente más altos.

CLAVE | Aunque el electrocardiógrafo registra dos planos, cada derivación tiene dos perpendiculares: la derivación en su propio plano que es perpendicular a ella (por ejemplo, las derivaciones I y aVF) y la derivación en el otro plano (por ejemplo, las derivaciones I y V2). Si bien el ECG visualiza el corazón en solo dos dimensiones, es una estructura tridimensional, y debemos recordarlo en ocasiones. Las derivaciones I, aVF y V2 son perpendiculares entre sí; cualquier combinación de dos de estas tres derivaciones será perpendicular. Las tres derivaciones conformarían el plano frontal (derivaciones I, aVF), el plano transversal (derivaciones I, V2) y el plano sagital (derivaciones aVF, V2). Usando las derivaciones I, aVF y V2, puede determinar el eje QRS medio tridimensional. ¡Inténtelo!

Complejos QRS confusos

Uno pensaría que nada podría ser más fácil que observar un complejo QRS típico y reconocer una onda Q, una onda R y una onda S. ¡Pero quien dijo "La vida es fácil" nunca estudió electrocardiografía! Analicemos algunos problemas para determinar exactamente qué está presente en un complejo QRS.

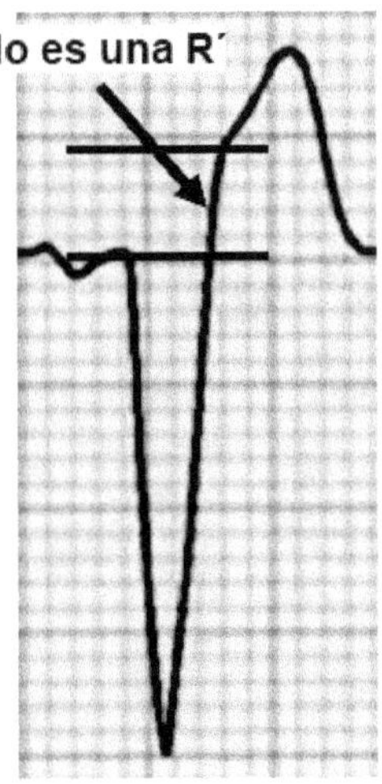

Figura 1-11

Tomé este complejo QRS (Figura 1-11) de la derivación V1 de un ECG con un bloqueo completo de rama izquierda (BCRI). Es una onda QS, y luego... ¿qué? ¿Es la sección entre las dos líneas horizontales una onda R? Está ubicada en el área positiva por encima de la línea de base. ¿Es siquiera una deflexión?

RECUERDA | Recuerda que todas las deflexiones son vectores y que un vector debe tener tanto dirección como magnitud. La dirección está representada por su posición por encima o por debajo de la línea de base. La llamamos "dirección" porque su posición relativa a la línea de base indica la dirección en la que viaja el impulso con respecto al electrodo de registro (hacia o alejándose de él). La magnitud está representada por el área que encierra la deflexión, utilizando la línea de base como su "tercer" lado.

Y ahí está la respuesta: si todas las deflexiones son vectores, deben encerrar un área en el trazado del ECG. ¿La línea en cuestión lo hace? ¡NO! No encierra un área; por lo tanto, no es una deflexión. Lo que vemos aquí es una onda QS y un segmento ST elevado. ¿El punto J indica el final del intervalo QRS o el comienzo del segmento ST? Yo asocio el punto J con el final del intervalo QRS. El término "segmento ST" implica el segmento desde el final de la onda S (o después del intervalo QRS) hasta el inicio de la onda T (¡y nunca es vertical!).

Pero, ¿qué línea se extiende desde el punto J en la línea de base hasta la línea horizontal superior? Es la línea que la pluma inscribe en el electrocardiógrafo al moverse desde el punto J hasta el inicio del segmento ST, en este caso, el inicio de la onda T. Dado que la pluma no puede levantarse del papel, dejará una marca. Esa marca no es una R, ni una R', ni siquiera una deflexión. No tiene magnitud.

En la Figura 1-12 A, el complejo QRS presenta una onda R, una onda S y un segmento ST descendido. Dado que la onda S comienza a regresar a la línea de base (aunque se interrumpe), podemos considerar que la deflexión tiene dos lados, los cuales, junto con la línea de base, delimitarían un área (aunque uno de los lados tendría que extenderse hasta la línea de base).

En la Figura 1-12 B, no hay retorno a la línea de base. La línea que conecta el punto J con el inicio del segmento ST descendido es simplemente la línea trazada por el lápiz del electrocardiógrafo al moverse desde el punto J hasta el inicio del segmento ST, que se encuentra por debajo de la línea de base. Se trata de una onda R monofásica con depresión del segmento ST.

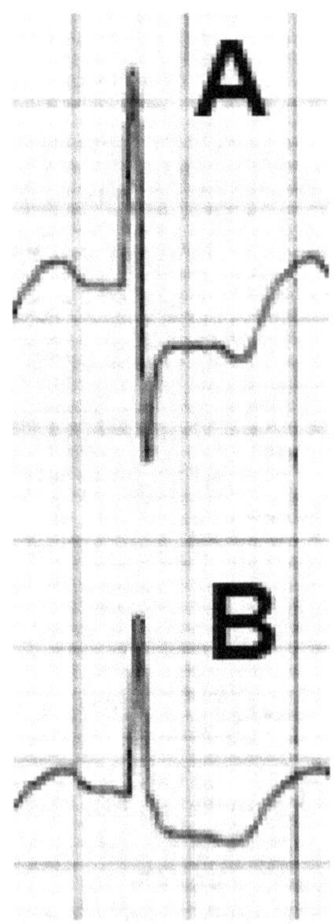

Figura 1-12

NOTA | Algunas deflexiones, tanto positivas como negativas, pueden truncarse de forma abrupta y prematura por una desviación del segmento ST (como la onda R en la Figura 1-13 y la onda S en la Figura 1-12A). Siempre que la deflexión tenga dos lados, el tercer lado puede extrapolarse prolongando el segundo lado de la deflexión hasta el punto donde interseca la línea de base.

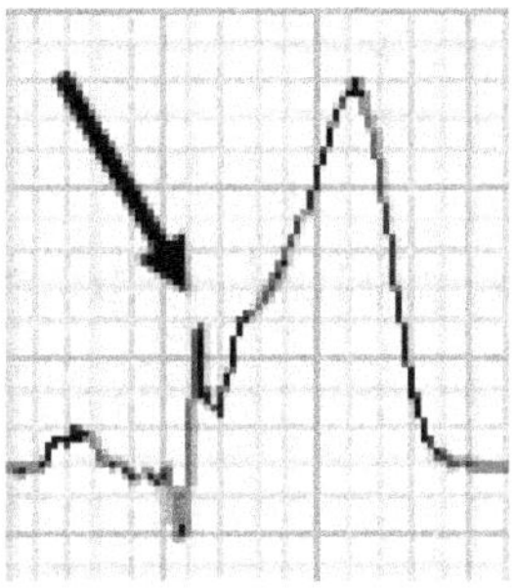

Figura 1-13

La figura 1-13 muestra isquemia transmural aguda ("infarto agudo de miocardio"). ¿Se trata de un complejo qR con una marcada elevación del segmento ST? Como puede observarse, la flecha señala lo que aún queda por ver: una onda R que finaliza abruptamente con la elevación del segmento ST. La deflexión presenta tanto una pendiente ascendente como descendente, por lo que, efectivamente, se trata de un complejo qR.

Aquí tiene un complejo QRS para que lo descifre (Figura 1-14). ¿Es un complejo QS con elevación del segmento ST y una marca del electrocardiógrafo que conecta el QS con el segmento ST, o es un complejo QR con elevación del segmento ST?

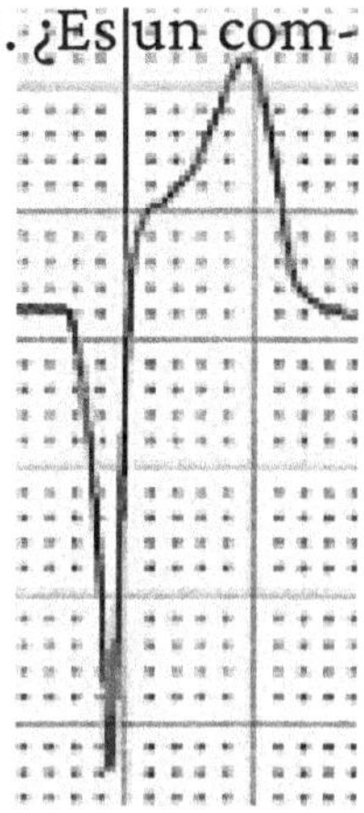

Figura 1-14

El concepto de preacondicionamiento isquémico

Muchas personas parecen estar bien, sin síntomas de cardiopatía isquémica, cuando experimentan una oclusión coronaria repentina debido a la ruptura de una placa y la posterior trombosis, un evento devastador que ocurre sin previo aviso.

Otras personas comienzan a experimentar episodios leves de dolor torácico con el esfuerzo, que aumentan gradualmente en frecuencia, duración y gravedad a lo largo de días o semanas. Luego, de repente: ¡una oclusión! Pero estas personas suelen evolucionar mucho mejor que el paciente desprevenido con la oclusión repentina e inesperada. Esto se debe a que, durante los episodios paroxísticos repetidos de angina de pecho, desarrollaron preacondicionamiento isquémico.

El preacondicionamiento isquémico es un concepto reconocido, pero su causa sigue siendo desconocida. No se trata del desarrollo de circulación colateral, otra fuente de protección para el corazón. Pero existe. Quizás cuando descubramos exactamente qué es lo que produce el preacondicionamiento isquémico, podremos desarrollar tratamientos profilácticos para quienes sabemos que están predispuestos a sufrir oclusiones coronarias agudas. Las teorías actuales incluyen:

Activación de los receptores de adenosina A1 que conduce a la producción de una proteína protectora aún no identificada.

1. El aumento de la actividad del canal IKATP, activado durante la isquemia, conduce a un potencial de acción más corto con una reducción del influjo de Ca^{++}.

2. Esto provoca una pérdida de la función contráctil, lo que tiene un efecto de ahorro de energía.

3. Reducción de la glucólisis que conduce a una menor acidosis intracelular.

Para que el corazón se beneficie del preacondicionamiento isquémico, la reperfusión debe realizarse de manera oportuna. Si se permite que la angina continúe durante demasiado tiempo, el miocardio perderá el beneficio de su protección.

¡Vamos a utilizar lo que has aprendido hasta ahora!

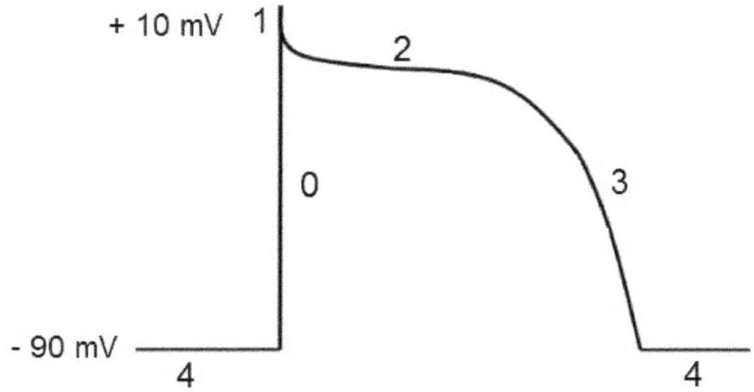

Figura 1-15

1. ¿Qué fase equivale al segmento ST en el ECG? 0 1 2 3 4
2. ¿Qué fase equivale a la onda T? 0 1 2 3 4
3. ¿Qué fase equivale al complejo QRS? 0 1 2 3 4
4. Aquí tiene la cuadrícula de referencia hexaxial. Es muy importante que la aprenda bien. Identifique el polo positivo de cada una de las seis derivaciones de las extremidades (plano frontal) escribiendo el nombre de la derivación (I, II, III, aVR, aVL o aVF) en su lugar correspondiente.

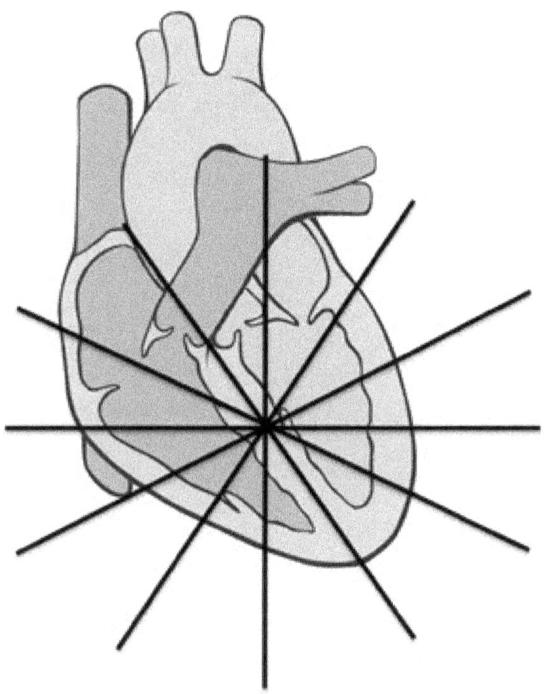

Figura 1-16

Respuestas

1. La fase 2 equivale al segmento ST.

2. La fase 3 equivale a la onda T.

3. La fase 0 equivale al complejo QRS.

4. Los polos positivos en el CRH están etiquetados de la siguiente manera:

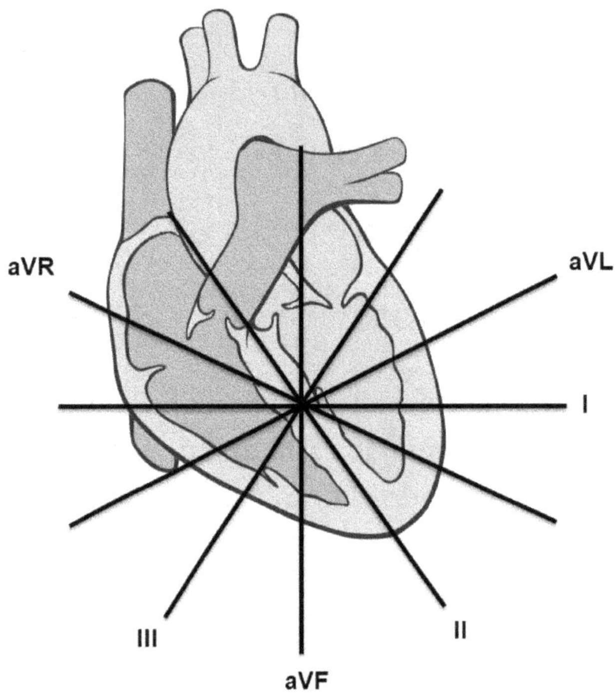

Figura 1-17

Lectura recomendada

Flagg, TP, Nichols, CG. "Cardiac KATP": A Family of Ion Channels. Circ Arrhythm Electrophysiol. 2011;4:796-798.

Grant, AO. Cardiac Action Potentials. Circ Arrhythmia Electrophysiol. 2009;2:185-194.

Kléber, AG. ST-segment elevation in the electrocardiogram: a sign of myocardial ischemia. Cardiovascular Research 45 (2000) 111–118.

Shaw, RM, Rudy, Y. Electrophysiologic effects of acute myocardial ischemia: a theoretical study of altered cell excitability and action potential duration. Cardiovascular Research 35 (1997) 256-272.

Shih, H-T. Anatomy of the Action Potential in the Heart. Texas Heart Institute Journal. 1994;21:1.

2
Isquemia y el segmento ST

Estuvimos muy cerca de definir la isquemia clínica en el Capítulo 1, pero no del todo. Entonces, ¿qué es la isquemia y cómo se ve en un electrocardiograma de 12 derivaciones?

Comencemos con un breve repaso. La isquemia comienza con una disminución del flujo sanguíneo a un área de tejido, en este caso, el miocardio. Puede ocurrir en cualquier cavidad del corazón, incluidas las aurículas. Si bien la isquemia auricular existe, es mucho menos común que la isquemia ventricular. Las paredes de las aurículas son mucho más delgadas y funcionan a mucha menor presión.

Aunque ambos ventrículos pueden sufrir isquemia, es mucho más frecuente en el ventrículo izquierdo. El ventrículo derecho tiene paredes más delgadas, funciona a mucha menor presión y puede extraer oxígeno directamente de la sangre en su cavidad (aunque sea sangre venosa).

Disminución del suministro de sangre e isquemia

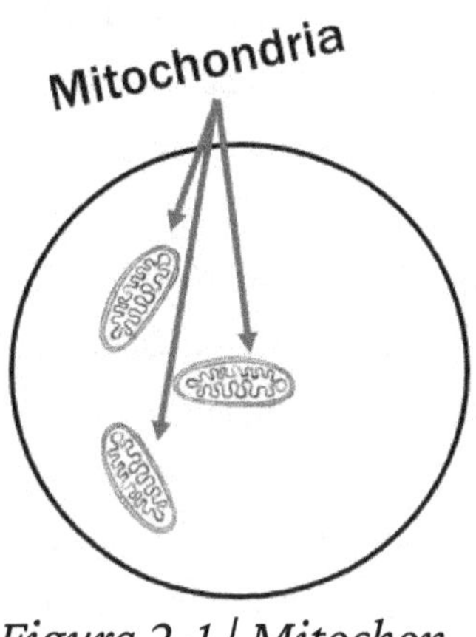

Figura 2-1 | Mitochondria

Entonces, ¿qué ocurre cuando disminuye el suministro de sangre a una zona del miocardio? El principal nutriente que la sangre suministra al corazón es el oxígeno (O_2). Si bien el cerebro y los tejidos nerviosos necesitan glucosa (además de O_2), el corazón necesita oxígeno (bueno... por supuesto, también necesita algo de glucosa).

Dentro de cada miocito hay orgánulos llamados mitocondrias (Figura 2-1).

Las mitocondrias son la fuente de energía de la célula. Su función es tomar O_2 y crear un combustible llamado adenosín trifosfato, o ATP. El ATP es lo que impulsa la célula y permite que ocurran los procesos celulares. Pero, de nuevo, las mitocondrias necesitan O_2 para crear el ATP necesario.

Por lo tanto, el corazón necesita sangre para suministrar O_2 a las mitocondrias de las células, para que estas puedan producir ATP. Bien... ¿qué hace el ATP?

El ATP es el combustible que impulsa la célula. Casi todos los procesos que requieren energía utilizan ATP. Hay dos maneras en que una disminución del ATP afectará a la célula, y ambas resultan en una acumulación local de K^+ en el líquido extracelular:

Una de sus funciones en la célula es alimentar la bomba de Na^+/K^+. Como recordará, la bomba de Na^+/K^+ devuelve el K^+ al interior de la célula después de la Fase 0 del potencial de acción y mueve el Na^+ fuera de la célula y de vuelta al líquido extracelular. Pero si hay una falta de ATP, esto no puede ocurrir de manera eficiente. Con cada latido, se acumula más K^+ extracelular alrededor de los miocitos isquémicos, y entra más Na^+ en la célula.

Paradójicamente, un canal de K^+ particular, el canal IK_{ATP}, se activa cuando la célula no dispone de suficiente ATP. Esta falta de ATP promueve la salida de más K^+ de la célula, aumentando aún más la concentración extracelular de K^+ y la hiperpotasemia localizada. Recuerde: esto no es una hiperpotasemia generalizada en todo el cuerpo, sino solo alrededor del área isquémica del corazón. Para el resto de la explicación, consulte el Capítulo 1.

Aquí tiene un breve resumen de lo que necesita saber:

1. La reducción de la circulación sanguínea da como resultado una menor cantidad de O_2 disponible para las células.

2. Con cantidades reducidas de O_2, las mitocondrias no pueden producir cantidades adecuadas de ATP.

3. Sin cantidades adecuadas de ATP, la bomba de Na+/K+ no puede intercambiar 2K+ por 3Na+; En consecuencia, la concentración de K+ aumenta fuera de la célula. Nota: se trata de una hiperpotasemia localizada que ocurre únicamente alrededor de las células isquémicas o de la región del miocardio.

4. La disminución de los niveles de ATP también estimula la apertura de los canales IK_{ATP} y promueve la salida de aún más K^+, lo que aumenta aún más la concentración local de K^+ extracelular. Si bien esto resulta muy contradictorio, ocurre realmente.

5. Ahora, hay menos diferencia entre la concentración de $[K^+]$ dentro de la célula isquémica y la concentración de $[K^+]$ fuera de la célula isquémica. Por lo tanto, el potencial de membrana en reposo (PMR) es menos negativo. Una menor diferencia entre las concentraciones de $[K^+]$ intra y extracelular significa una menor polarización de las dos cargas eléctricas. Esto equivale a una despolarización de las células isquémicas.

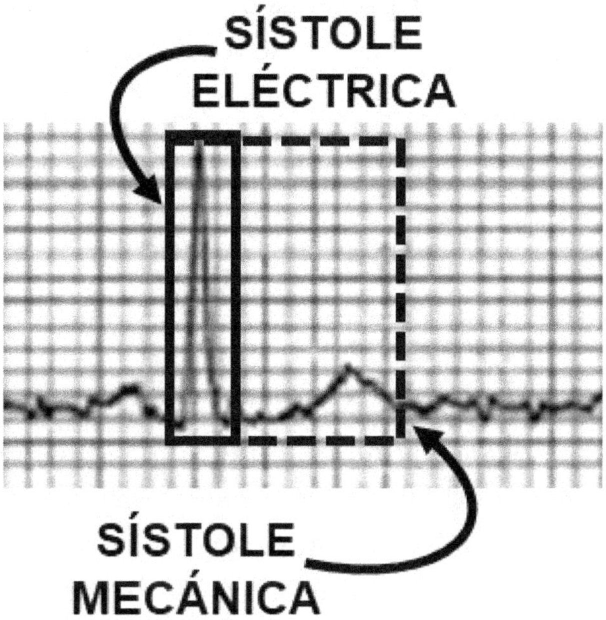

Figura 2-2

En este punto, debe comprender la diferencia entre la sístole ELÉCTRICA y la sístole MECÁNICA. La Fase 0 del potencial de acción, que dura solo 1-2 ms, constituye la sístole ELÉCTRICA. Como órgano, el corazón no puede realizar ninguna acción física en solo 1-2 ms. La sístole MECÁNICA consiste en la porción del potencial de acción durante la cual ocurre la contracción miocárdica. Dura durante las Fases 1 y 2 y (probablemente) parte de la Fase 3. Es más práctico visualizar esto en un ECG (Figura 2-2). Puede ver en la ilustración hasta dónde se extiende la sístole mecánica. Piense en lo que sucede durante la sístole mecánica: los ventrículos se contraen con gran fuerza. Ahora, visualice una taquicardia sinusal leve con un ligero bloqueo AV de primer grado. A medida que la onda P se acerca al final de la onda T, la sístole mecánica auricular se superpone a la sístole mecánica ventricular. ¿Qué va a pasar ahora?

La diferencia entre una corriente de lesión y un potencial de acción

Antes de hablar sobre la corriente de lesión (COI), quiero que se asegure de comprender la diferencia entre un potencial de acción (PA) y una corriente de lesión. He leído muchos artículos y libros de texto escritos por autores que no entendían la diferencia. Primero, me gustaría disipar algunas ideas erróneas y presentarle algunos datos necesarios.

Corriente de lesión: Hechos frente a ideas erróneas

1. Las corrientes de lesión NO forman parte del potencial de acción (PA). Son fenómenos eléctricos completamente separados, y su aparición se limita a solo dos fases del PA: Fase 2 y Fase 4. (¿Sabe por qué? ¡Siga leyendo!)

2. El potencial de acción (PA) es una corriente conducida dentro del miocito, que viaja de un miocito a otro a través de las uniones gap y cambia la carga interna. Por supuesto, también hay un cambio simultáneo en la carga externa de la célula, pero es el cambio en la carga interna lo que define el potencial de acción. (Las uniones gap son conexiones entre células adyacentes que permiten que los iones viajen de una célula a otra sin entrar en el espacio extracelular).

3. Si bien el inicio y la conducción del PA son el resultado de procesos bioeléctricos y no dependen de la carga extracelular, una corriente de lesión depende totalmente de la carga extracelular.

4. Las disparidades en la presencia y concentración de canales iónicos específicos dentro de la membrana celular (el sarcolema) y ciertos orgánulos del miocito son responsables de iniciar y mantener el potencial de acción. Un "efecto secundario" de esto es el cambio en la carga extracelular cuando una célula repolarizada se despolariza y viceversa.

5. Se desarrolla una corriente de lesión de forma pasiva a medida que se produce el movimiento de iones en el medio extracelular (superficie de los miocitos) debido a la diferencia de carga externa entre dos poblaciones de células adyacentes (normales y anormalmente despolarizadas). El movimiento activo de iones a través de canales iónicos específicos no inicia ni mantiene una corriente de lesión.

6. Las corrientes de lesión solo ocurren durante la Fase 2 y la Fase 4 porque son los únicos momentos durante el potencial de acción en los que se supone que TODOS los miocitos tienen la misma carga: todos despolarizados (Fase 2) o todos repolarizados (Fase 4). Se desarrolla una corriente de lesión cuando, en circunstancias anormales, una población de células (isquémicas) difiere de las células "normales". Durante las otras fases, el potencial transmembrana cambia constantemente, por lo que no hay oportunidad para que se desarrolle una corriente de lesión.

7. Un potencial de acción no comienza ni continúa debido a una diferencia entre las cargas extracelulares. ¡La diferencia en las cargas intracelulares y extracelulares existe debido al potencial de acción! Por otro lado, ¡una corriente de lesión existe debido a una diferencia en las cargas externas! No comprender este hecho ha llevado a la difusión de mucha información errónea en línea.

CLAVE | Una corriente de lesión es el resultado de una diferencia anormal en la carga externa de dos tejidos adyacentes: isquémico y no isquémico.

Corriente de lesión

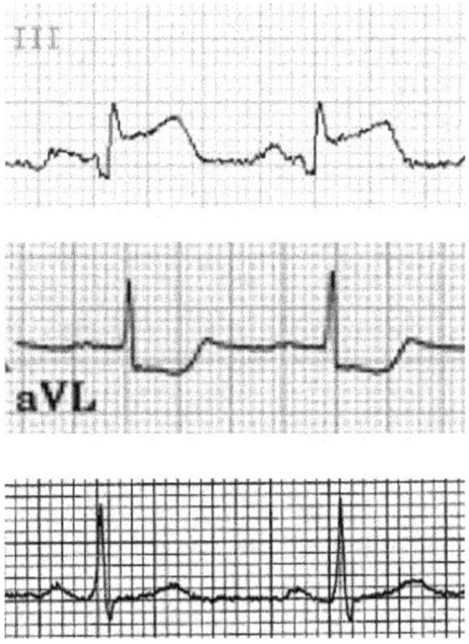

Cuando vea una elevación del ST...

...o una depresión del ST...

...¡está viendo una corriente de lesión!

Un segmento ST normal no tiene corriente de lesión.

Figura 2-3

La corriente que se desarrolla entre el tejido normal e isquémico durante la Fase 2 (sístole) se denomina corriente de lesión. Ocasionalmente, puede oír el término "corriente de daño", ¡es lo mismo! Esta corriente no está relacionada con la propagación del potencial de acción, ¡es una corriente independiente!

Elevación y depresión del segmento ST

Antes de comenzar, hablaré brevemente sobre las teorías de las corrientes de lesión sistólica y diastólica.

Teoría de la corriente de lesión sistólica: la elevación del ST durante la isquemia es el resultado directo de la corriente de lesión presente durante la Fase 2.

Teoría de la corriente de lesión diastólica: la elevación del ST es una ilusión causada por la depresión T-P debido a la corriente de lesión durante la Fase 4. El electrocardiógrafo, que utiliza acoplamiento de CA, devuelve automáticamente la depresión T-P al nivel de la línea de base original, lo que provoca que el segmento ST se desplace hacia arriba proporcionalmente.

Para ser claros, cuando Samson y Scher realizaron sus experimentos en 1960, que examinaron detenidamente estas dos teorías utilizando un dispositivo de registro de acoplamiento directo, observaron la aparición de AMBOS desplazamientos. También demostraron que la elevación real del ST ocurría durante la Fase 2 y a veces era independiente de la corriente de lesión que ocurría durante la Fase 4.

Ambas "teorías" han sido validadas, pero Samson y Scher consideraron que la corriente de lesión sistólica es el mecanismo más frecuente de los dos. Otros experimentos bien realizados han sugerido que la corriente de lesión diastólica es más prevalente. ¡No importa! Dado que no podemos ver la depresión T-Q en un trazado de ECG estándar, debemos abordar la interpretación de la elevación o depresión del ST utilizando lo que podemos ver: la corriente de lesión sistólica. Por lo tanto, durante el resto de este libro, asumiré una corriente de lesión sistólica; asumiremos que la elevación o depresión del ST refleja directamente la isquemia transmural aguda. Créanme... ¡está bien hacerlo!

Durante la Fase 2 (el segmento ST), las células normales pueden despolarizarse más completamente que las células isquémicas; por lo tanto, aparece una corriente de lesión que fluye del tejido normal al tejido isquémico durante la sístole.

CONSEJO | No se puede ver la isquemia en un solo potencial de acción (PA). En el mejor de los casos, sería muy difícil. Cuando hablamos de isquemia utilizando potenciales de acción, siempre comparamos un potencial de acción normal con un potencial de acción isquémico, o un potencial de acción más isquémico con uno menos isquémico; por lo tanto, debemos utilizar DOS potenciales de acción superpuestos, ¡no solo uno!

Dado que la fase 2 se representa en el trazado del ECG como el segmento ST, *la elevación o depresión de este segmento depende de la ubicación y el grosor (o profundidad) del área isquémica y de la posición del electrodo que registra esa área específica.*

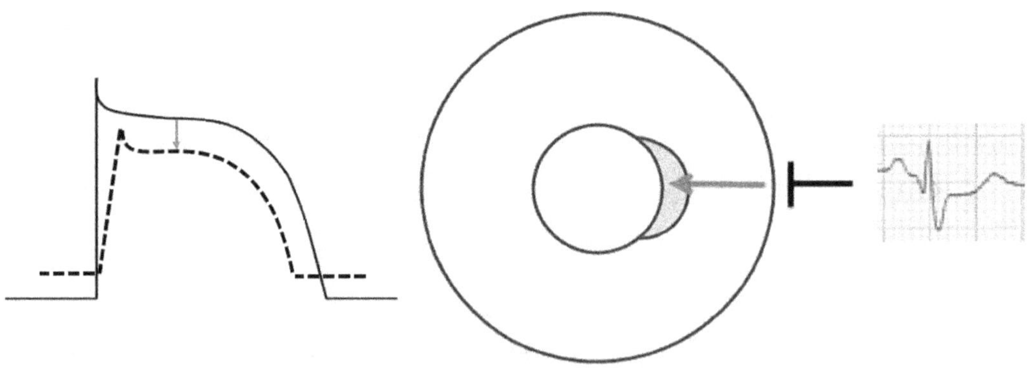

Figura 2-4

Consideremos la Figura 2-4: hay un área de isquemia subendocárdica (área gris). ¿Qué registrará el electrodo de registro positivo situado sobre esta área? Recuerde: durante la SÍSTOLE (Fase 2, el segmento ST), el miocardio normal está más despolarizado que el miocardio isquémico (Figura 1-2), y la corriente fluirá del tejido más despolarizado al tejido menos despolarizado.

Por lo tanto, la corriente de lesión sistólica viajará del tejido normal al tejido isquémico. En nuestro ejemplo (Figura 2-4), el tejido isquémico es el subendocardio, y el tejido normal es el subepicardio (es decir, el resto de la pared ventricular). En consecuencia, el electrodo de registro positivo situado sobre el área registrará una corriente de lesión durante la Fase 2 (el segmento ST) que se aleja de la superficie corporal (del epicardio al endocardio) y registrará una depresión del ST.

CLAVE | El electrodo de superficie para el registro del ECG solo puede detectar isquemia subendocárdica cuando hay miocardio normal interpuesto entre él y el área isquémica. Por otro lado, un electrodo intracavitario registrará elevación del ST debido a la isquemia subendocárdica solo cuando haya miocardio normal detrás del área isquémica. ¿Por qué? Porque debe haber tejido normal e isquémico adyacentes para que se desarrolle una corriente de lesión.

Pero, ¿qué sucede cuando la isquemia es transmural (abarca todo el espesor de la pared ventricular)? Generalmente, la base subendocárdica de la isquemia transmural será más extensa que el área de isquemia epicárdica. Durante la sístole, el vector resultante medio de la isquemia transmural estará dirigido hacia afuera, y el/los electrodo(s) de registro situados sobre ella registrarán elevación del ST (Figura 2-5A). Por otro lado, observe lo que registraría un electrodo en el lado opuesto del corazón (Figura 2-5B): la cola negativa del mismo vector, lo que resulta en una depresión del ST. ¡Este es el cambio recíproco! Los cambios recíprocos son hallazgos significativos que validan la elevación del ST en la isquemia transmural aguda, especialmente cuando dicha elevación del ST es muy sutil.

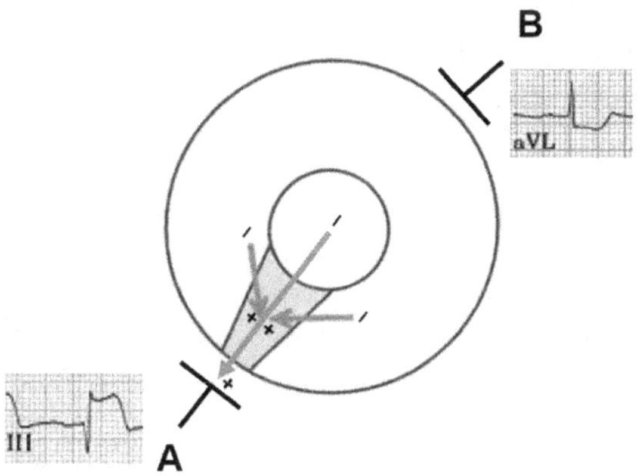

Figura 2-5

PERLA | Tenga en cuenta que el electrodo que registra la elevación del segmento ST se encuentra sobre el miocardio isquémico, mientras que el electrodo que registra el descenso del segmento ST (cambio recíproco) se encuentra sobre miocardio normal. Una derivación no puede manifestar un cambio recíproco a menos que su electrodo esté registrando miocardio normal. A veces, la elevación del segmento ST en una isquemia transmural aguda es leve o incluso sutil, mientras que el cambio recíproco es mucho más evidente. No se centre en la desviación incorrecta del segmento ST. ¡El problema es la elevación del segmento ST! La derivación que muestra la elevación del segmento ST indica miocardio isquémico. La derivación con el descenso recíproco del segmento ST indica miocardio normal.

PERLA | La velocidad de conducción se representa en el potencial de acción por la pendiente de la Fase 0 y en el electrocardiograma por la duración (anchura) del intervalo QRS. La frecuencia cardíaca tiene poca o ninguna relación con la velocidad de conducción. La frecuencia cardíaca es un problema del marcapasos (nodo sinusal), no de las fibras de Purkinje ni de los miocitos contráctiles.

A la derecha se muestra un diagrama de un corte transversal de la pared del ventrículo izquierdo (Figura 2-6). En el exterior se encuentra un electrodo de registro de la derivación V6. El área blanca del corte transversal representa el miocardio normal, y el área rayada representa el subendocardio isquémico. Recuerde que nos interesa principalmente lo que ocurre durante la sístole mecánica (la meseta o Fase 2).

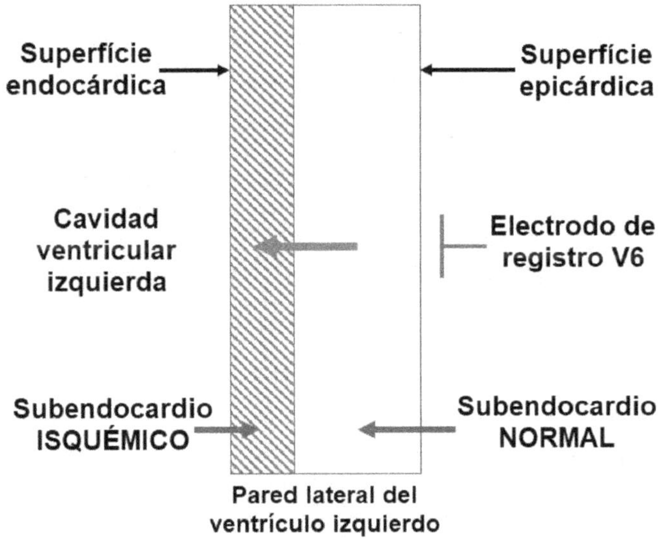

Figura 2-6

Recordatorio | Nos referimos a esta área del potencial de acción como "sístole" porque existe una diferencia entre la sístole eléctrica y la sístole mecánica. La sístole eléctrica ocurre durante la Fase 0 y dura solo 1-2 ms. El corazón no puede contraerse tan rápidamente, por lo que la sístole mecánica —la contracción real del corazón— ocurre durante las Fases 2 y 3, el segmento ST y la onda T.

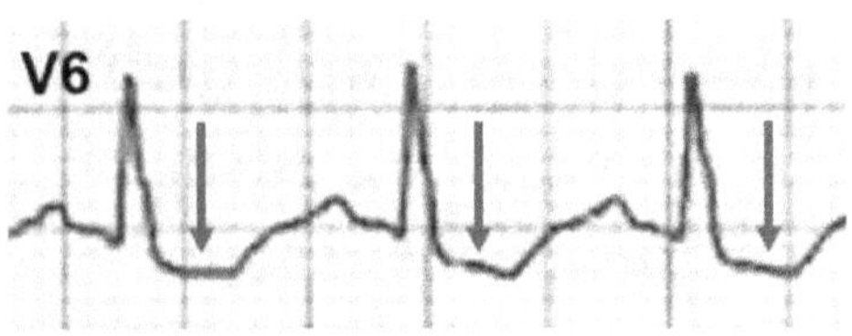

Figura 2-7

Durante la sístole mecánica (la porción del segmento ST), la corriente de lesión viajará desde el miocardio normal (más despolarizado) hacia el miocardio isquémico (menos despolarizado). ¿Qué registrará un electrodo de superficie colocado sobre el miocardio normal? Registrará una corriente que se aleja de él, y durante la Fase 2, registrará una depresión del segmento ST (Figura 2-7). Esto se debe a que detectará la cola con carga negativa de la corriente de lesión.

CONSEJO | Recuerde que la corriente de lesión es completamente independiente del potencial de acción. La corriente de lesión solo se manifiesta durante las Fases 2 y 4. Durante ese tiempo, hay poca o ninguna corriente interferente porque la célula está completamente despolarizada o completamente repolarizada. Durante las Fases 0 y 3, hay un considerable intercambio iónico con un potencial transmembrana que cambia rápidamente, por lo que no hay corriente de lesión.

Al hablar de corrientes de lesión sistólicas, recuerde que el vector de lesión siempre tiene una cabeza positiva y una cola negativa, independientemente de la dirección en la que se desplace (que siempre es desde el tejido más despolarizado hacia el menos despolarizado). Por lo tanto, si la corriente se aleja de un electrodo de registro, este registrará una depresión del segmento ST, una inscripción negativa, porque el electrodo solo detecta la cola negativa del vector de la corriente de lesión. Si se dirige hacia un electrodo de registro, este registrará una elevación del segmento ST, una inscripción positiva, porque detecta la cabeza positiva del vector de la corriente de lesión.

CONSEJO | ¿Empieza a comprenderlo? Ya sea que la isquemia se manifieste como una elevación o una depresión del segmento ST, sigue siendo el mismo fenómeno bioeléctrico. ¡La única diferencia radica en la perspectiva (el punto de vista) del electrodo de registro! ¿Detecta la corriente de lesión alejándose de él (depresión del segmento ST) o detecta la corriente de lesión dirigiéndose hacia él (elevación del segmento ST)? Ningún tipo de isquemia produce solo elevación del segmento ST, ni existe ninguna isquemia que produzca solo depresión del segmento ST. Depende de la perspectiva del electrodo de registro.

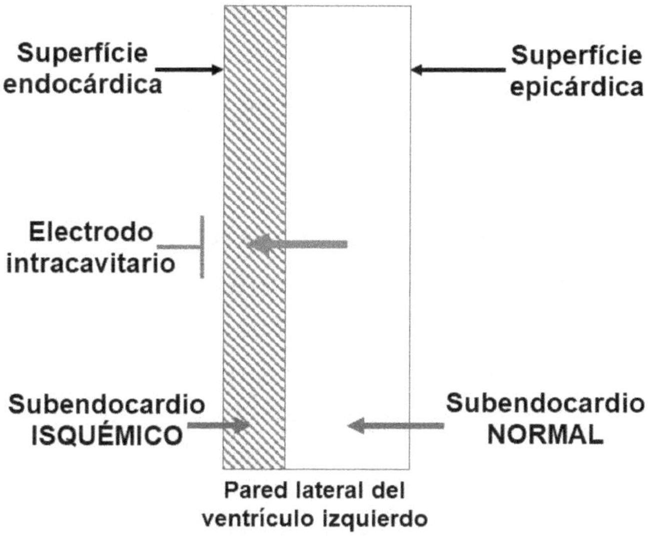

Figura 2-8

Veamos otro ejemplo que nos ayudará a comprender cómo se pueden registrar la elevación o la depresión del segmento ST desde la misma zona isquémica y por qué la apariencia del ECG de 12 derivaciones depende de la perspectiva del electrodo de registro (Figura 2-8)...

Aquí, en la Figura 2-8, tenemos la misma situación que en la Figura 2-6. Hay miocardio normal superpuesto a isquemia subendocárdica. Sin embargo, hemos movido el electrodo de registro de la posición V6 en la pared torácica a una derivación intracavitaria, una derivación dentro del ventrículo izquierdo. ¿Qué detecta ahora el electrodo de registro? Detecta una corriente de lesión que se dirige hacia él. ¿Qué registrará esta derivación en el ECG de 12 derivaciones? Registrará una elevación del segmento ST (Figura 2-9).

"Pero, Dr. Jones", dice usted, "¡no puedo insertar un catéter en el ventrículo izquierdo cada vez que quiero registrar un electrocardiograma en un paciente! ¿Cómo me va a ayudar esto?"

No necesita insertar un electrodo intracavitario porque ya tiene uno... ¡al menos, un electrodo intracavitario virtual!

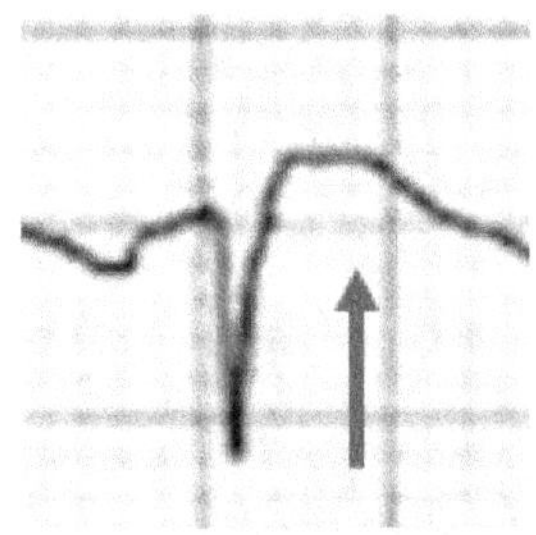

Figura 2-9

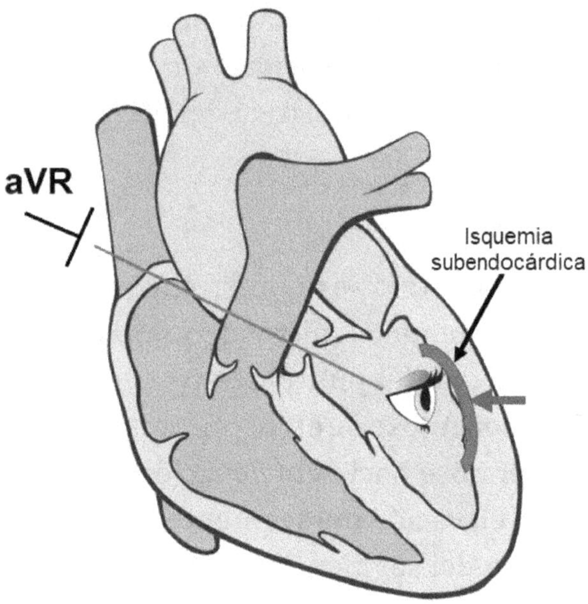

Figura 2-10

En la Figura 2-10, la derivación aVR actúa como un electrodo intracavitario "virtual" debido a su posición en el cuerpo, lo que le permite registrar como si estuviera dentro del ventrículo izquierdo (el "punto de vista" de la derivación aVR). Nuevamente, este diagrama muestra isquemia subendocárdica de la pared del ventrículo izquierdo. La flecha indica la dirección de la corriente de lesión, que viaja desde el miocardio normal hacia el miocardio isquémico. La derivación aVR detecta esta corriente a medida que se acerca a ella y, posteriormente, registra una elevación del segmento ST (Figura 2-9). Sí, ese fragmento con la elevación del segmento ST (Figura 2-9) corresponde a la derivación aVR. ¿Ahora comprende por qué, cuando las derivaciones V4-V6 registran la depresión del segmento ST de la isquemia subendocárdica, la derivación aVR registra una elevación del segmento ST? ¡Una vez más, la isquemia es isquemia! ¡No hay diferencia en la isquemia! La única diferencia radica en la perspectiva del electrodo de registro.

DATO CLAVE | El electrodo de la derivación aVR (hombro o brazo derecho) es el electrodo más a la derecha de las doce derivaciones. Ningún electrodo, ni siquiera el de la derivación V6R, está más a la derecha que el de la derivación aVR. De manera similar, el electrodo de las derivaciones I y aVL (hombro o brazo izquierdo) es el electrodo más a la izquierda de las doce derivaciones, incluso más a la izquierda que el electrodo de la derivación V6.

IMPORTANTE | Es solo durante la Fase 2, el segmento ST, que una corriente de lesión viaja desde el tejido NORMAL más despolarizado hacia el tejido ISQUÉMICO menos despolarizado.

Hemos visto los efectos de la isquemia subendocárdica en el ECG; ahora veamos cómo se presenta la isquemia epicárdica aguda...

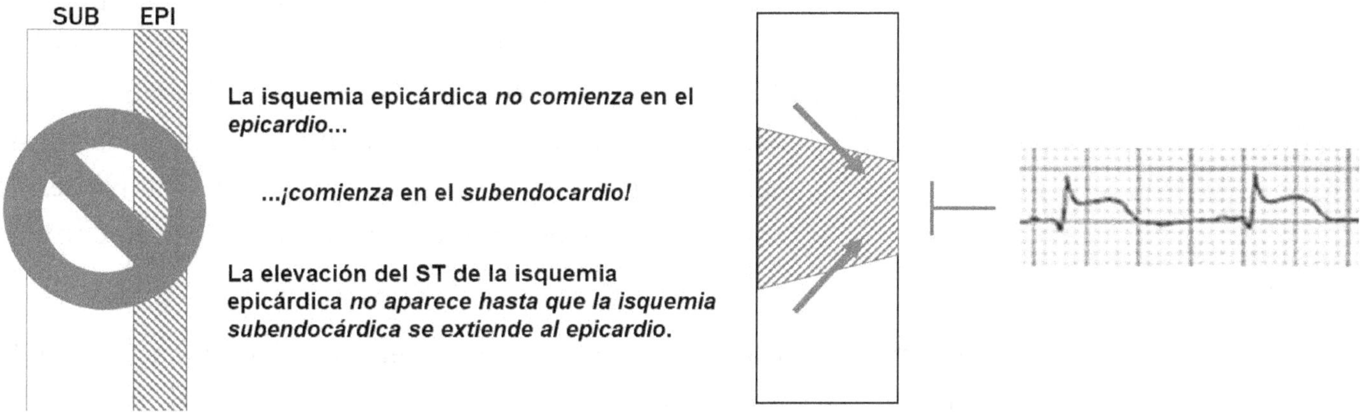

Figura 2-11

Lo más importante que hay que recordar es que la isquemia transmural siempre comienza en el subendocardio, NO en el epicardio. No existe isquemia subepicárdica sin isquemia subendocárdica.

Como se puede observar en el diagrama anterior (Figura 2-11), típicamente hay una base subendocárdica más amplia (difusa y no localizada) que se estrecha a medida que se acerca a la superficie epicárdica (más localizada). Mientras haya miocardio normal entre la isquemia subendocárdica y la superficie epicárdica, la corriente de lesión se propagará hacia adentro, produciendo una depresión del segmento ST en el electrodo de superficie suprayacente.

Una vez que la isquemia ha alcanzado el epicardio, la corriente de lesión media se propagará hacia afuera y el ECG manifestará una elevación del segmento ST sobre el área isquémica. También cabe destacar que, a medida que la isquemia se acerca y finalmente alcanza la superficie epicárdica, se vuelve muy localizada. La isquemia subendocárdica no se localiza; la isquemia transmural sí se localiza.

Sistema de clasificación de la isquemia de Sclarovsky-Birnbaum

Según esta escala, existen tres grados de isquemia, que tienen implicaciones pronósticas y diagnósticas.

Grado 1

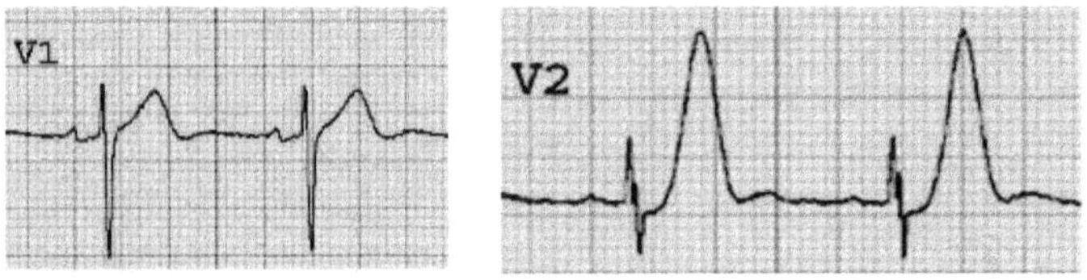

Figura 2-12

La isquemia de grado 1 (Figura 2-12) corresponde a la presencia de ondas T hiperagudas. Cabe recordar que las ondas T hiperagudas son subendocárdicas y no indican isquemia transmural. Sin embargo, sí sugieren una isquemia subendocárdica que está a punto de convertirse en transmural.

La isquemia de grado 1 puede experimentar reperfusión espontánea sin progresar a grado 2. El paciente puede experimentar cierto dolor torácico, que se resuelve, y las ondas T hiperagudas vuelven a su tamaño y morfología normales. Esto ocurre cuando existe suficiente circulación colateral y/o preacondicionamiento isquémico, lo que contribuye a la resolución del episodio isquémico. En la Figura 2-12, ambas derivaciones muestran ondas T hiperagudas. Las ondas T hiperagudas son siempre anchas y simétricas. A menudo, pero NO SIEMPRE, son altas.

Grado 2

La isquemia de grado 2 (Figura 2-13) se produce cuando hay una elevación del segmento ST inferior al 50% de la altura de la onda R. Estos cambios también pueden resolverse espontáneamente (síndrome de Wellens). En tal caso, es probable que el miocardio esté protegido por una excelente circulación colateral y quizás por preacondicionamiento isquémico hasta que se produzca la reperfusión espontánea. La isquemia de grado 2 ya ha pasado por la isquemia de grado 1. Es probable que la resolución de la isquemia de grado 2 no ocurra con tanta frecuencia como la resolución de la isquemia de grado 1.

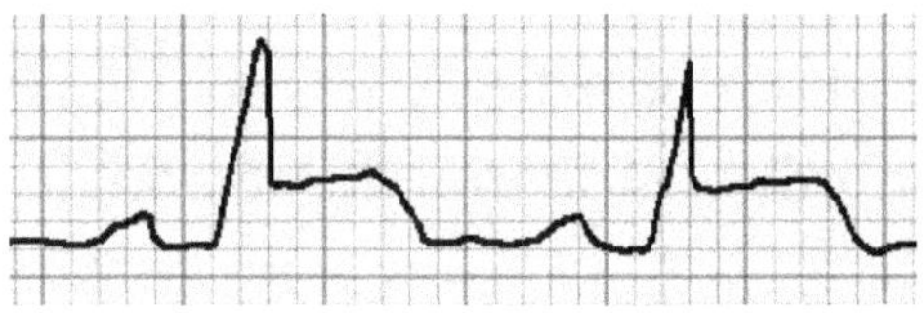

Figura 2-13

Grado 3

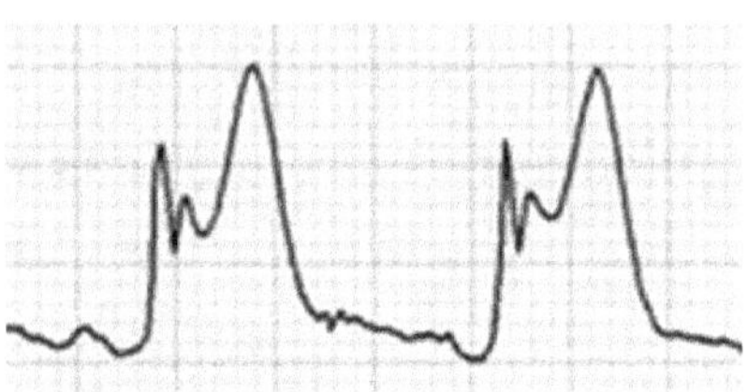

Figura 2-14

La isquemia de grado 3 (Figura 2-14) se manifiesta como una "distorsión terminal del complejo QRS". Si bien no solemos pensar que la isquemia afecte al intervalo QRS, ¡sin duda puede hacerlo! La isquemia de grado 3 implica una falta de circulación colateral suficiente o de preacondicionamiento isquémico, es decir, ausencia de protección intrínseca contra la isquemia aguda. Existen dos manifestaciones principales de la distorsión terminal del QRS:

1. Busque una elevación del segmento ST ≥ 50% de la altura de la onda R (Figura 2-14).

2. En las derivaciones que suelen presentar una onda S terminal (principalmente las derivaciones precordiales derechas), observe la disminución o desaparición de la onda S (Figura 2-15). La derivación V3 suele ser un buen lugar para observarla. La Figura 2-15 muestra la pérdida de la onda S (¡Grado 3!). Siempre debe centrarse en el grado más alto de isquemia presente. La Figura 2-16 muestra una derivación V3 normal; observe el tamaño de la onda S, que generalmente (pero no siempre) está presente. Aunque la onda T en la Figura 2-16 es simétrica, no es ni ancha ni alta. La simetría de la onda T, sin cambios en el segmento ST, puede sugerir isquemia, pero sin otros cambios en el ECG o antecedentes clínicos relevantes, es un hallazgo poco específico (hallazgo poco específico: un hallazgo que sugiere un diagnóstico pero que es demasiado inespecífico para ser definitivo).

Mientras que la isquemia de grados 1 y 2 estaba protegida o mitigada por la circulación colateral y/o el preacondicionamiento isquémico, la isquemia de grado 3 solo tiene una posibilidad de recuperación: ¡usted! La isquemia de grado 3 conlleva un pronóstico grave con mayor morbilidad y mortalidad.

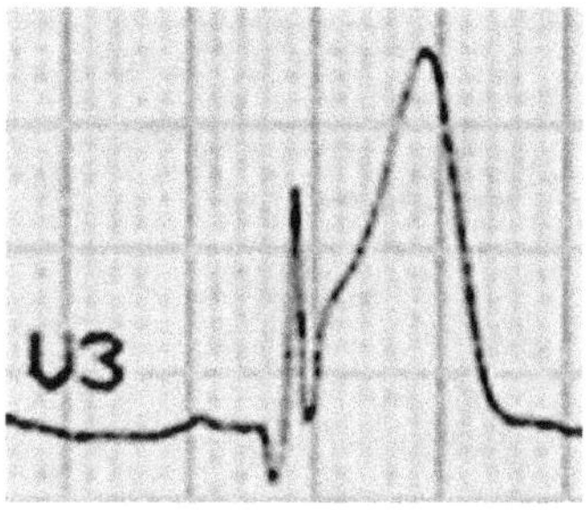

Figura 2-15

Definición de la ubicación de la isquemia subendocárdica

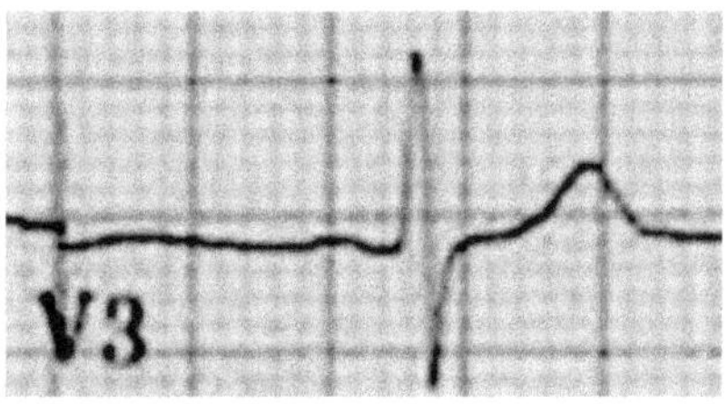

Figura 2-16

La elevación del segmento ST isquémico es relativamente eficaz para localizar la isquemia transmural aguda. Incluso la depresión del segmento ST de los cambios recíprocos a la isquemia transmural aguda es útil para localizar la isquemia. Entonces... ¿qué ocurre con la depresión del segmento ST en la isquemia subendocárdica, ya sea aguda o crónica? ¿Indica la depresión del segmento ST, en ese caso, la ubicación de la isquemia subendocárdica?

La respuesta es un rotundo "¡NO!". Pero, ¿por qué no?

Se sabe con certeza desde hace más de cuarenta años que la depresión del segmento ST en laisquemia subendocárdica no permite localizar el área isquémica en un ECG de 12 derivaciones. Sin embargo, autores, comentaristas de blogs y los propios electrocardiógrafos siguen refiriéndose a la isquemia subendocárdica anteroseptal, anterolateral, inferior o inferolateral. Debería ser evidente que si la isquemia subendocárdica no se puede localizar, no existe tal cosa como isquemia subendocárdica anteroseptal, anterolateral, inferior o inferolateral. Solo existe la isquemia subendocárdica. Permítanme explicar por qué...

Las investigaciones han demostrado que los vectores (corrientes) de la isquemia subendocárdica se desarrollan en la periferia del área isquémica.

> **CLAVE |** ¿Por qué en la periferia del área isquémica? Porque ahí es donde se encuentra la interfaz normal/isquémica que produce la corriente de lesión.

Así pues, veamos una parte de la pared del ventrículo izquierdo que contiene algo de isquemia subendocárdica...

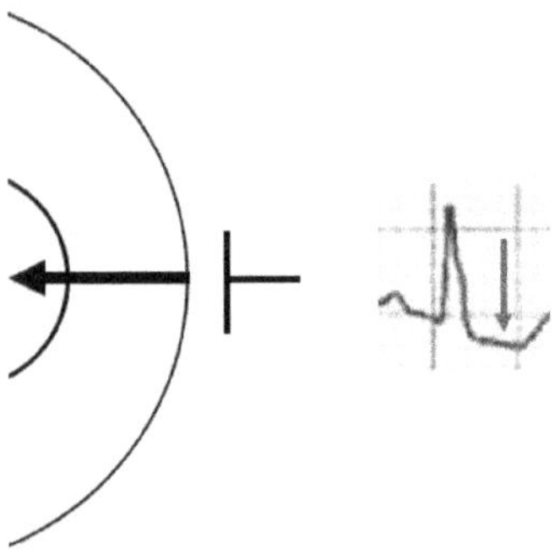

Figura 2-17

En la Figura 2-17, vemos un vector de corriente de lesión (flecha) que apunta hacia un área de isquemia subendocárdica. Sabemos que el vector, que produce un segmento ST descendido como se muestra en el fragmento del ECG, se encuentra en la periferia, es decir, en el borde, de un área de isquemia subendocárdica. En otras palabras, el vector marca el final del área isquémica. Pero, ¿a qué lado de este vector se encuentra el área isquémica?

¿No lo sabes, verdad?

¿Está aquí, en el área sombreada de la Figura 2-18?

No lo sabes, ¿verdad?

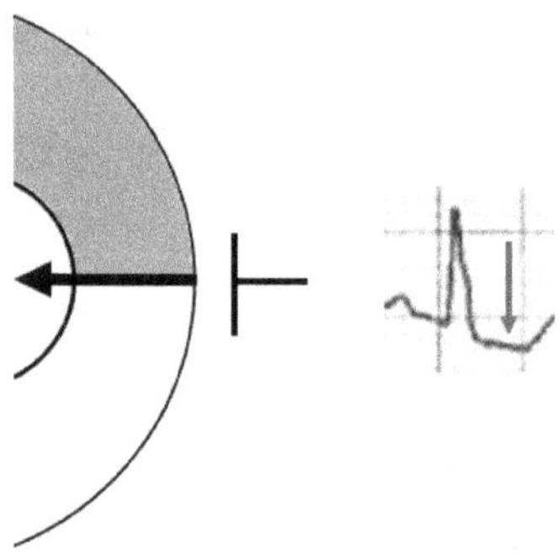

Figura 2-18

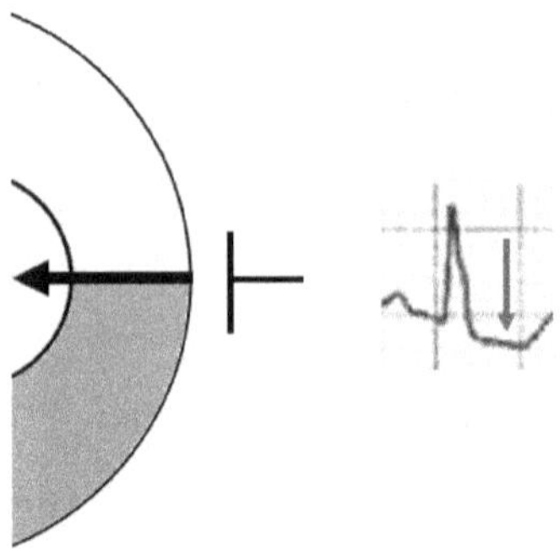

Figura 2-19

¿O está en el área sombreada de la Figura 2-19?

No lo sabes, ¿verdad?

Bien... para fines didácticos, supongamos que el vector (flecha) en la Figura 2-19 representa el borde superior de la isquemia subendocárdica. ¿Puedes decirme hasta dónde se extiende el área isquémica?

Todavía no lo sabes, ¿verdad?

Ahora, permíteme presentarte una situación hipotética: hay un ECG de 12 derivaciones con depresión del ST debido a una verdadera isquemia subendocárdica, no un cambio recíproco, en las derivaciones II, III y aVF. Esto significa que las derivaciones inferiores detectan el vector isquémico en la periferia o el borde de la isquemia subendocárdica. Ahora, dime dónde se localiza esa isquemia subendocárdica. ¿Crees que hay isquemia definitiva de la pared inferior? ¿Sabes con qué claridad está delimitado el borde? Pista: ¡Nunca será una línea recta como en estas ilustraciones! El borde del área isquémica puede ser la división entre el área inferior y un área más lateral. Por lo tanto, incluso con la depresión del ST de la isquemia subendocárdica que se manifiesta en las derivaciones inferiores, o en la mayoría de ellas, todavía no puedes estar seguro de si hay una cantidad significativa de isquemia en la parte inferior. Si la hay, ¿cuánta? ***Recuerda que una derivación puede registrar un vector que apunta hacia o desde su electrodo dentro de un rango de 180°. ¡No tienes ni idea de dónde se localiza exactamente esa isquemia subendocárdica!***

Por eso, la depresión del ST de la isquemia subendocárdica no es fiable para indicar su ubicación. Por lo tanto, evita usar términos localizadores como inferior, anterior, anteroseptal, etc., que no tienen sentido al referirse a laquemia subendocárdica. ¡Simplemente di "isquemia subendocárdica"!

Regla de Jones

La regla de Jones es una regla que desarrollé hace años para evitarme problemas a mí, ¡y ahora a ti también! Aunque la información se está difundiendo gradualmente, muchas personas que leen ECG todavía asumen que cualquier depresión del ST representa "isquemia subendocárdica". ¡Con demasiada frecuencia no es así! De ahí la regla de Jones:

> **Regla de Jones** | Cualquier depresión del ST en el ECG de un paciente con dolor torácico compatible con un síndrome coronario agudo debe considerarse un cambio recíproco a una isquemia transmural aguda hasta que se demuestre lo contrario.

> **Regla de Jones / Corolario Uno** | La depresión del segmento ST del cambio recíproco puede desarrollarse ANTES de la aparición de la elevación primaria (indicativa) del segmento ST.

> **Regla de Jones / Corolario Dos** | Incluso cuando TANTO la elevación del segmento ST de la isquemia transmural como la depresión del segmento ST del cambio recíproco están presentes en el mismo ECG, el cambio recíproco puede parecer mucho más evidente o llamativo. No lo olvide: un cambio recíproco ocurre en el

miocardio NORMAL, NO ISQUÉMICO. ¡Es la elevación del segmento ST, incluso si parece relativamente leve, la que constituye el principal problema!

Signo de Jones

La elevación del segmento ST ocurre después de que un segmento ST normal ha pasado de una ligera concavidad ascendente que se inclina gradual e imperceptiblemente hacia la onda T a una elevación manifiesta del segmento ST de isquemia transmural aguda, generalmente con una convexidad ascendente. El signo de Jones representa ese segmento ST cada vez más isquémico tal como aparece durante su transición a la elevación del segmento ST. En algún momento, el segmento ST formará una línea casi perfectamente recta desde el punto J hasta el pico de la onda T. Este es un signo que con frecuencia se pasa por alto o no se reconoce por lo que representa en un paciente con dolor torácico agudo. Se ha descrito en la literatura electrocardiográfica desde al menos mediados del siglo XX, pero nadie lo ha reivindicado. Me referí a él con tanta frecuencia en una de mis clases magistrales que los participantes comenzaron a llamarlo signo de Jones, y así es como sigo refiriéndome a él. La Figura 2-20 ilustra algunos ejemplos del signo de Jones:

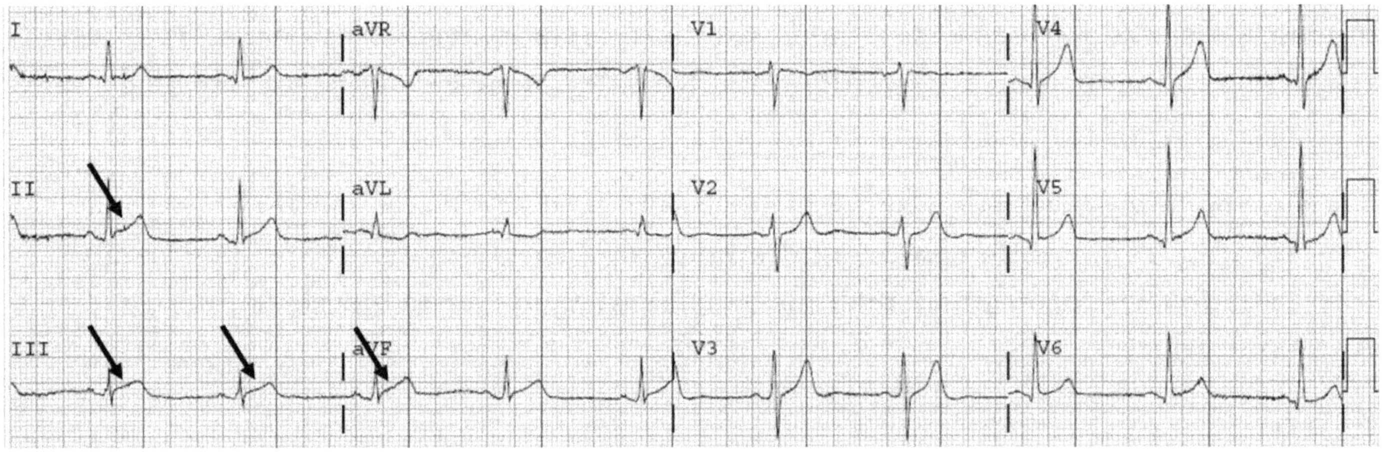

Figura 2-20

El signo de Jones está presente en el ECG (Figura 2-20) en las derivaciones II, III y aVF, pero especialmente en las derivaciones III y aVF. No tengo conocimiento de ningún estudio que haya informado sobre este hallazgo. No lo he investigado a fondo, salvo que lo he visto mencionado ocasionalmente en la literatura, sin nombre ni documentación. Quiero que entiendan que el signo de Jones, hasta donde yo sé, solo es aplicable durante un episodio de dolor torácico agudo. Desconozco su significado en el ECG de un paciente sin síntomas cardíacos.

No lo considero un "equivalente de STEMI", pero si están atendiendo a un paciente con dolor torácico y observan este signo, y aún no han llegado a un diagnóstico, deben repetir el ECG de 12 derivaciones cada 15-20 minutos.

¡Vamos a utilizar lo que has aprendido hasta ahora!

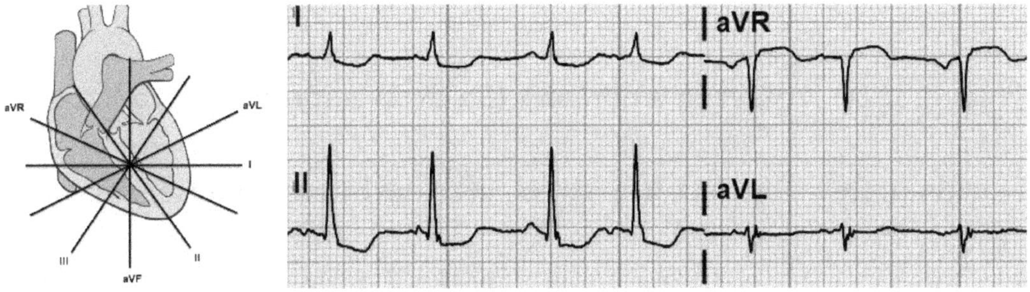

Figura 2-21

1. Observe las derivaciones I, II y aVR en la Figura 2-21. Utilizando la cuadrícula de referencia hexaxial, ¿en qué dirección se desplaza la corriente de lesión con respecto al polo positivo de la derivación I?
   ¿En qué dirección se desplaza la corriente de lesión en la derivación II?
   ¿En qué dirección se desplaza la corriente de lesión en la derivación aVR?
   ¿Por qué hay elevación del segmento ST en la derivación aVR?

2. Basándose únicamente en estas tres derivaciones (I, II y aVR en la Figura 2-21), ¿por qué sospecharía firmemente que se trata de isquemia subendocárdica verdadera y no de cambios recíprocos?

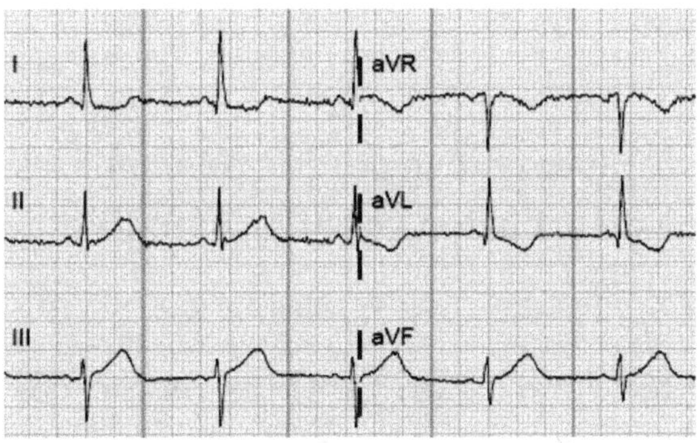

Figura 2-22

1. Las ondas T en las derivaciones II, III y aVF (Figura 2-22) no son altas. ¿Se consideran aun así ondas T hiperagudas? Si es así, ¿por qué? Si no, ¿por qué?

2. ¿Por qué hay depresión del segmento ST en las derivaciones I y aVL? ¿Se trata de isquemia subendocárdica? Si es así, ¿por qué? Si no, ¿por qué?

3. Si respondió "cambio recíproco" en la pregunta n.° 2, ¿dónde se encuentra la elevación

del segmento ST que provoca la reciprocidad en esas derivaciones?

Respuestas a las preguntas

Figura 2-21

1. Derivación I: De izquierda a derecha (La derivación I observa la cola negativa del vector).
   Derivación II: Hacia arriba y a la derecha (La derivación II observa la cola negativa del vector).
   Derivación aVR: Hacia arriba y a la derecha (La derivación aVR observa la cabeza positiva del vector).

2. Los cambios recíprocos siempre ocurren en un patrón vascular. Solo existen dos patrones vasculares en el plano frontal: basolateral (derivaciones I y aVL) e inferior (derivaciones II, III y aVF). No existe ningún patrón vascular que incluya las derivaciones I y II; por lo tanto, probablemente estemos ante un ejemplo de isquemia subendocárdica, no un cambio recíproco (de hecho, tomé este fragmento de un ECG que manifiesta isquemia subendocárdica circunferencial).

CONSEJO CLAVE | Aunque solo existen dos patrones vasculares en el plano frontal, la reciprocidad puede ocurrir entre cualquier par de derivaciones en el mismo plano, siempre que sus polos positivos estén separados por al menos 90°.

Figura 2-22

1. Se consideran ondas T hiperagudas porque tienen bases muy anchas, son simétricas y se presentan en una distribución vascular (circulación de la pared inferior, derivaciones II, III y aVF).

2. Las derivaciones I y aVL presentan cambios recíprocos en respuesta a la isquemia transmural que se está desarrollando (pero aún no presente) en las derivaciones inferiores. Las derivaciones basolaterales (I y aVL) y las derivaciones inferiores (II, III y aVF) tienen una relación recíproca: la elevación del segmento ST en un conjunto de derivaciones provocará el cambio recíproco de depresión del segmento ST en el otro.

3. Hay una elevación muy sutil del segmento ST en la derivación III, que cualquier seguidor del paradigma OMI señalaría rápidamente. Sin embargo, recuerde que el primer corolario de la Regla de Jones es que "el cambio recíproco a una isquemia

aguda puede aparecer antes de la elevación del segmento ST". Por ejemplo, si un paciente presenta dolor torácico clásico y el ECG inicial solo muestra depresión del segmento ST en las derivaciones II, III y aVF, debe repetir el ECG cada 15-20 minutos para detectar el desarrollo de elevación del segmento ST en las derivaciones I y aVL (y especialmente en la derivación aVL).

Por otro lado, no conozco ninguna situación en la que la elevación del segmento ST aparezca antes de la depresión del segmento ST del cambio recíproco.

Lectura recomendada

Bayés de Luna, A. et al. Negative T Wave in Ischemic Heart Disease: A Consensus Article. Ann Noninvasive Electrocardiol 2014;19(5):426–441.

Daviglus ML, et al. Association of Nonspecific Minor ST-T Abnormalities With Cardiovascular Mortality. JAMA 1999; 281: 530-536.

Di Diego JM, Antzelevitch A. Acute myocardial ischemia: Cellular mechanisms underlying ST segment elevation. Journal of Electrocardiology 47 (2014) 486 – 490.

Erling BF, Perron AD, Brady WJ. Disagreement in the interpretation of electrocardiographic ST segment elevation: a source of error for emergency physicians? Am J Emerg Med 2004;22:65-70.

Habash F, Albashaireh A, Madmani, ME, Paydak, H. ST Segment Elevation and Depressions In Supraventricular Tachycardia without Coronary Artery Disease. Case Reports in Cardiology. Volume 2018.

Levine, HD. Subendocardial infarction in retrospect: pathologic, cardiographic, and ancillary features. Circulation 72, No. 4, 790-800, 1985.

Li D, Li CY, Yong AC, Kilpatrick D. Source of Electrocardiographic ST Changes in Subendocardial Ischemia. Circ Res. 1998;82;957-970.

Samson WE, Scher AM. Mechanism of S-T segment alteration during acute myocardial injury. Circ Res. 1960 Jul;8:780-7. doi: 10.1161/01.res.8.4.780. PMID: 14441272.

Shelke B A, Kawade R, Sriram C. Pseudonormalization of T Waves after Coronary Angioplasty: A Medical Emergency. Ann Clin Case Rep. 2021;6:1912.

Simon A, et al. Pseudonormalisation of the T wave: old wine? Netherlands Heart Journal, Volume 15, Number 7/8, August 2007.

Zahran ME. The Pattern of Reciprocal Electrocardiography Changes in ST-Segment Elevation Myocardial Infarction Patients Presenting with Single-Vessel Disease versus Multi-Vessel Disease. International Journal of the Cardiovascular Academy. Volume 5, Issue 3, July-September 2019.

3
Isquemia y la onda T

Fundamentos de las ondas T normales

Verá muchos dibujos de potenciales de acción. Tenga en cuenta que un dibujo de un potencial de acción tiene fines ilustrativos y explicativos. No utilizamos los dibujos de potenciales de acción para interpretar un hallazgo en un ECG de la misma manera que utilizamos los diagramas de escalera para descifrar una arritmia compleja.

Dado que todos los cambios que dan lugar a las ondas T hiperagudas, las ondas T de reperfusión y la pseudonormalización de las ondas T son causados por isquemia, revisemos un potencial de acción fijo para el miocardio normal y veamos cómo el potencial de acción isquémico provoca estos cambios. Aquí solo analizaremos los cambios en la onda T, no la elevación ni la depresión del segmento ST. Aquí se muestran dos potenciales de acción normales, no isquémicos, de las regiones subendocárdica y subepicárdica (Figura 3-1).

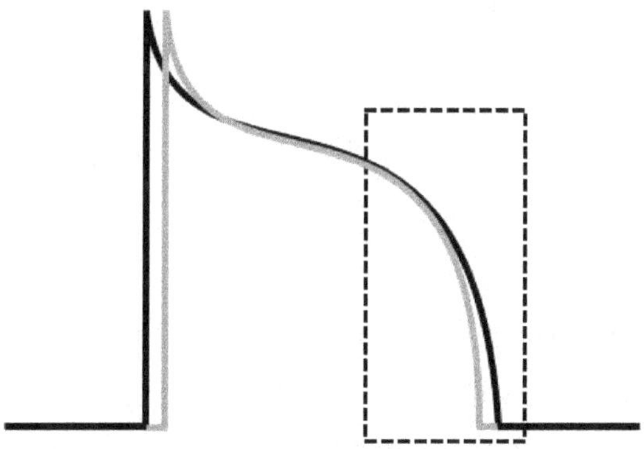

Figura 3-1

El cuadrado punteado indica la Fase 3, que representa la onda T. Esa es el área en la que nos centraremos. Sin embargo, necesitamos los potenciales de acción de dos sitios diferentes para demostrar la isquemia correctamente, así que añadamos el potencial de acción de un miocardio NORMAL (no isquémico). En este caso, utilizaremos los potenciales de acción de una célula subendocárdica normal y una célula subepicárdica normal.

El potencial de acción con las líneas negras representa el subendocardio normal, y el potencial de acción con las líneas grises representa el subepicardio normal. El voltaje en mV se mide verticalmente y el tiempo en ms se mide horizontalmente. Como puede ver, la Fase 0 del potencial de acción epicárdico comienza más tarde que la Fase 0 del potencial de acción subendocárdico.

Ahora, aquí es donde comienza mucha confusión. Las líneas negras y grises aparecen juntas en el potencial de acción durante la Fase 4, pero al inicio de la despolarización (Fase 0), el subendocardio comienza su Fase 0 primero, seguido del epicardio. Eso es normal, pero ¿por qué ocurre de esa manera? Los potenciales de acción viajan a través del tejido conductor (fibras de Purkinje) en el tercio interno de la pared miocárdica, pero para llegar al epicardio, deben recorrer el resto del camino mediante transmisión célula a célula. Por lo tanto, el impulso de despolarización llega al epicardio y lo activa (despolariza) después del subendocardio, incluso en condiciones normales.

CLAVE | La despolarización siempre comienza en el subendocardio* en circunstancias normales, mientras que la repolarización comienza en el subepicardio en circunstancias normales. En circunstancias anormales, la repolarización puede comenzar en el subendocardio. ¡Esta es la diferencia entre una onda T positiva y una invertida! Si la repolarización comienza en el subepicardio, lo cual es normal, la onda T aparecerá positiva; si comienza en el subendocardio, la onda T estará invertida. Esto es importante: recuérdelo cuando vea un QRS a un lado de la línea de base y su onda T al otro.

*La despolarización ventricular puede comenzar fuera del subendocardio en dos casos: ectopia ventricular y preexcitación ventricular.

También debería haber notado que la región epicárdica completa la repolarización primero. Vuelve a la línea de base, que se supone que es de -90 mV, ligeramente antes del potencial de acción subendocárdico. Esto también es normal. Esto crea una situación en la que, en cualquier punto de los dos potenciales de acción durante la Fase 3 (el cuadrado punteado), el subendocardio (en este ejemplo) está más despolarizado que el epicardio.

PEARL | Un potencial de acción con una meseta más alta en la escala vertical está más despolarizado.

Aquí es donde muchas personas necesitan ayuda para comprender lo que está sucediendo. No es necesario visualizar cargas externas en las células ni vectores que viajan de negativo a positivo. Recuerde que el vector de repolarización tendrá una cabeza negativa y una cola positiva. El electrodo de registro en la superficie verá esta cola positiva y registrará una deflexión positiva, una onda T positiva. Por lo tanto, la repolarización que comienza en el subepicardio dará como resultado una onda T positiva cuando se registra con un electrodo de superficie.

PEARL | Al abordar la despolarización y la repolarización, recuerde que el vector de despolarización tiene una cabeza positiva y una cola negativa. La parte que esté frente al electrodo de registro determinará si la deflexión en el ECG será positiva o negativa. La repolarización es, por supuesto, justo lo contrario: una cabeza negativa y una cola positiva. Basándose en la polaridad de la onda T, si está invertida, entonces sabe que el electrodo de registro vio una cabeza negativa viajando hacia él, lo que significa que la repolarización tuvo que haberse originado (es decir, apareció primero) en el subendocardio.

Si la repolarización comienza en el subendocardio, recuerde que el vector de repolarización tendrá una cabeza negativa y una cola positiva. ¿Qué verá ahora el electrodo de registro de superficie? Verá una carga negativa viajando hacia él y registrará una deflexión negativa: ¡una onda T invertida! Por lo tanto, una onda T invertida significa que la repolarización ha comenzado, de forma muy anormal, en el subendocardio.

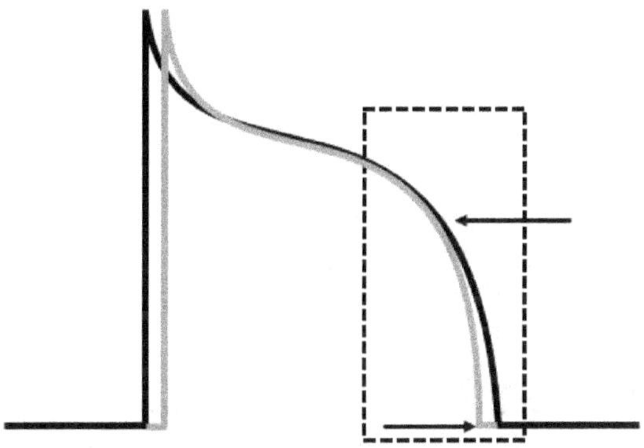

Figura 3-2 | Secuencia normal de repolarización

Hay dos puntos que requieren especial atención al interpretar los potenciales de acción, y los he señalado con pequeñas flechas (Figura 3-2):

La flecha superior indica el punto en el que el potencial de acción subepicárdico (PA) comienza a repolarizarse antes que el PA subendocárdico, y comienza su separación del PA subendocárdico. Dado que ambos, en este ejemplo, son tejidos normales y no isquémicos, los potenciales de acción epicárdico y subendocárdico son muy similares hasta este punto. El voltaje en el que el epicardio se separa del subendocardio indicará la altura de la onda T (su amplitud).

La flecha inferior indica la diferencia de tiempo entre los dos potenciales de acción debido a la diferencia en la pendiente de la Fase 3. Esta medición determinará el ancho de la onda T.

CONSEJO PRÁCTICO | Si una onda T hiperaguda es positiva, alta y ancha, entonces sabemos que el subepicardio comenzó su repolarización muy pronto, desde un nivel de voltaje más alto. Si una onda T hiperaguda es positiva, corta y ancha (y siempre serán anchas), entonces sabemos que la repolarización subepicárdica comenzó un poco más tarde.

Uso e interpretación de diagramas de potenciales de acción con corrientes de lesión

Para interpretar correctamente los potenciales de acción (PA), debe recordar tres cosas:

1. Las corrientes eléctricas en los tejidos biológicos viajan de negativo a positivo, ambas cargas externas.

2. Cuando se trata de corrientes de lesión, solo nos interesan las cargas en el exterior de la membrana celular (sarcolema). Una célula despolarizada tiene un exterior negativo. Una célula repolarizada tiene un exterior positivo. Por lo tanto, una corriente de lesión viajará del tejido más despolarizado al menos despolarizado. Durante la Fase 2, esto sería del tejido normal al tejido isquémico.

3. Cuando hablamos de un vector que viaja del tejido más despolarizado al menos despolarizado, estamos hablando de una corriente de lesión, no de un potencial de acción. La dirección del potencial de acción depende de la actividad de múltiples canales iónicos (INa, IK, IK1, IKATP, ICaL) y de si la célula gana o pierde iones positivos. NO depende de las cargas externas.

Veamos un ejemplo:

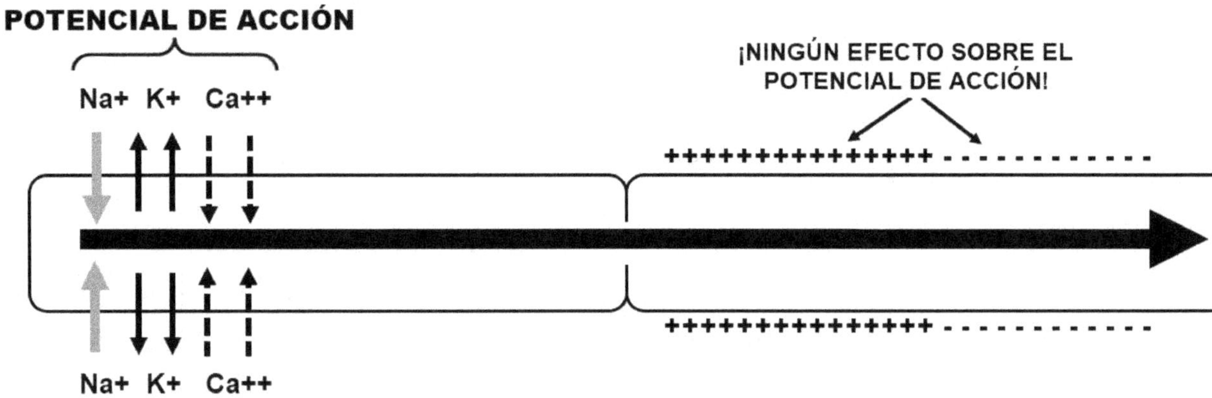

Figura 3-3

Como se puede observar en la Figura 3-3, el potencial de acción se inicia y se mantiene mediante intercambios iónicos a través de canales iónicos específicos. La actividad de estos canales iónicos provoca el cambio de polaridad de la carga interna y determina si se produce despolarización o repolarización. Nada de esto depende de la carga externa de las células distantes.

Ondas T hiperagudas

Las ondas T hiperagudas (Figura 3-4) son un fenómeno subendocárdico. En la Figura 3-5, el potencial de acción interno representa una región subepicárdica cada vez más isquémica, y el potencial de acción externo representa células miocárdicas medias normales y no isquémicas. (Si bien es cierto que un potencial de acción representa solo una célula, a menudo

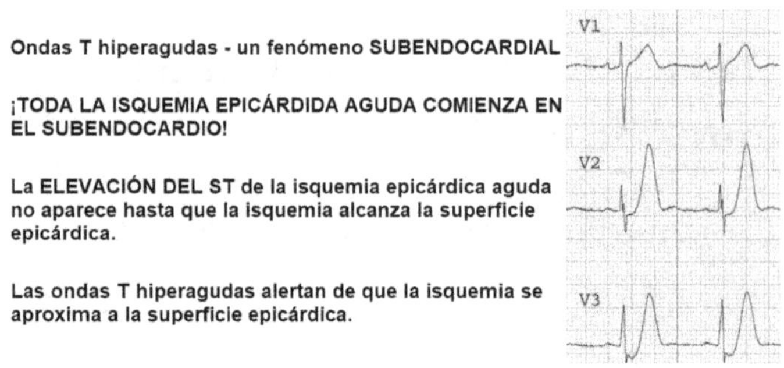

Figura 3-4

utilizamos esa única célula para representar una región del miocardio).

Como puede ver, el potencial de acción de la célula subepicárdica isquémica presenta todas las características esperadas de una célula isquémica:

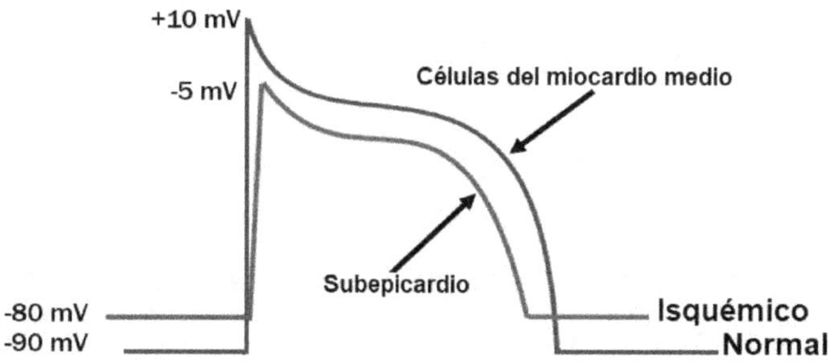

Figura 3-5a

1. Mayor despolarización durante la Fase 4 (-80 mV en lugar de -90 mV)
2. Menor despolarización durante la sístole (Fases 2 y 3)
3. Repolarización más temprana (segmento ST más corto) debido a la mayor salida de K^+ de la célula

La pared ventricular se divide en tres capas.

1. La capa más externa es la capa subepicárdica, que incluye el epicardio. La capa subepicárdica normalmente comienza su Fase 3 antes que las otras dos capas, por lo que tiene la duración del potencial de acción más corta.
2. La capa intermedia es la capa mediomiocárdica. Comienza su Fase 3 en último lugar, por lo que tiene la duración del potencial de acción más larga.
3. La capa más interna (junto a la cavidad ventricular) es la capa subendocárdica, que incluye el endocardio. Comienza su Fase 3 entre las otras dos capas, lo que le confiere una duración del potencial de acción intermedia.

Hay dos cosas que debe recordar sobre las ondas T, TODAS las ondas T:

1. El inicio de la onda T estará determinado por la célula que comienza su Fase 3 PRIMERO (generalmente el subepicardio).
2. El final de la onda T estará determinado por la célula que alcanza el potencial de membrana en reposo (Fase 4) ÚLTIMO (generalmente el mediomiocardio).

¡NO SE CONFUNDA! | "Pero Dr. Jones", exclama usted. "Usted dijo que toda la isquemia comienza en la capa subendocárdica. ¿Cómo puede el epicardio ser isquémico pero no el mediomiocardio, que se encuentra entre el endocardio y el epicardio?" Recuerde que solo una parte del miocardio es isquémica. La isquemia de la porción interna de la capa epicárdica (esa parte de la capa epicárdica debajo y separada del epicardio superficial) determinará el inicio más temprano de la repolarización, mientras que las células mediomiocárdicas en las áreas no isquémicas determinarán el final de la repolarización.

En circunstancias normales, el epicardio y la capa epicárdica (subepicardio) comienzan la Fase 3 antes que las otras capas miocárdicas (subendocardio y mediomiocardio). La última capa en lograr la repolarización (para regresar a la Fase 4, la línea de base) es la capa mediomiocárdica (a veces llamada "subendocardio profundo").

Una onda T positiva, sea hiperaguda o no, indica un origen en la capa subepicárdica. Una onda T invertida, sea hiperaguda o no, indica un origen en la capa subendocárdica.

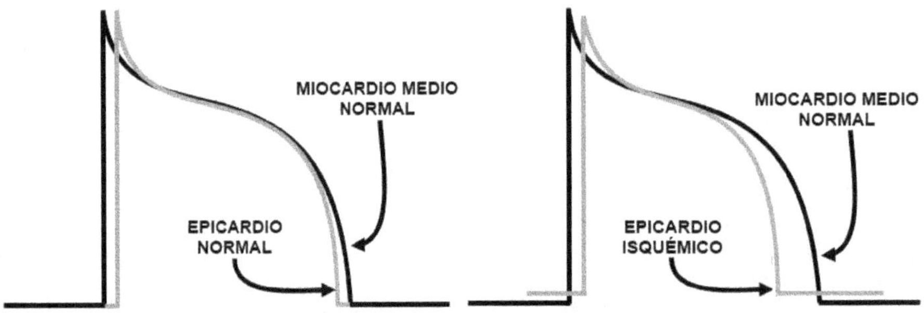

Figura 3-5b

La isquemia comienza en el subendocardio y se extiende hacia el epicardio (Figura 3-5c). Durante su expansión, afectará a la capa media del miocardio. Sin embargo, la isquemia aún no ha alcanzado el epicardio. Por lo tanto, el epicardio y el subepicardio continúan repolarizándose normalmente. Aunque el subendocardio y el miocardio medio isquémicos comienzan la Fase 3 antes de lo normal (para ellos) —como ocurre en todas las células isquémicas—, el subepicardio normal aún se repolariza antes. El segmento ST presenta una depresión en este momento (debido a la corriente de lesión que viaja del tejido normal al isquémico), pero las ondas T, que no se ven afectadas por la corriente de lesión durante la Fase 2, permanecen normales y positivas.

Finalmente, la isquemia progresiva alcanza la parte inferior de la capa subepicárdica y las células subepicárdicas comienzan a isquemizarse. Estas células ahora comienzan a repolarizarse mucho antes que antes (cruz blanca, Figura 3-5c). Este inicio más temprano de la Fase 3 comienza desde un nivel de voltaje más alto (lo que hace que las ondas T sean más altas de lo normal) y el potencial de membrana en reposo se alcanza mucho antes que en las células del miocardio medio, lo que hace que las ondas T sean más anchas de lo normal. La finalización de la onda T no cambia

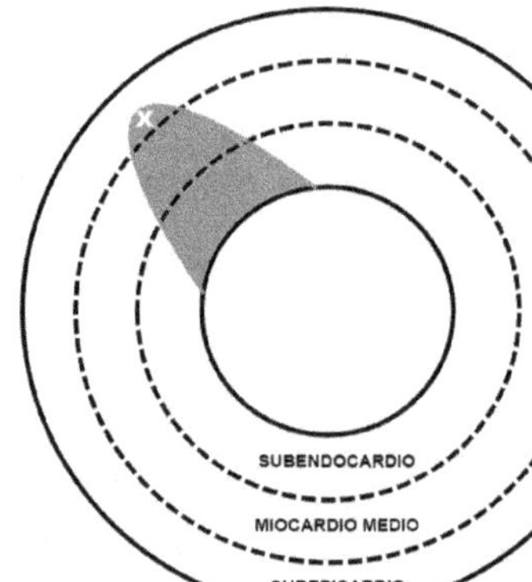

Figura 3-5c

porque está determinada por las células del miocardio medio en el tejido normal no isquémico, que siempre tendrán la mayor duración del potencial de acción.

Antes de cualquier isquemia, las células subepicárdicas normales marcan el inicio de la onda T porque comienzan su Fase 3 primero. Las células del miocardio medio normales marcan el final de la onda T porque tienen la mayor duración del potencial de acción de las tres capas y se repolarizan en último lugar. Cuando aparece la isquemia, solo la repolarización de las células subepicárdicas ahora isquémicas afecta la onda T (Figura 3-5b). Las células del miocardio medio en el área normal no isquémica continúan marcando el final de la onda T. Eso no cambia. Sin embargo, las células subepicárdicas isquémicas ahora se repolarizan incluso antes que las células subepicárdicas normales, por lo que las células subepicárdicas isquémicas marcarán un inicio aún más temprano de la onda T. Las ondas T hiperagudas no crecen extendiendo su pendiente descendente hacia adelante, sino extendiendo su pendiente ascendente hacia atrás.

A medida que la isquemia avanza hacia el epicardio, las ondas T se vuelven más anchas y la Fase 2 se acorta hasta el punto de que ya no se observa. En el ECG, el segmento ST desaparece en la pendiente ascendente de la onda T hiperaguda, que ahora parece originarse en el punto J (derivación V1, Figura 3-6):

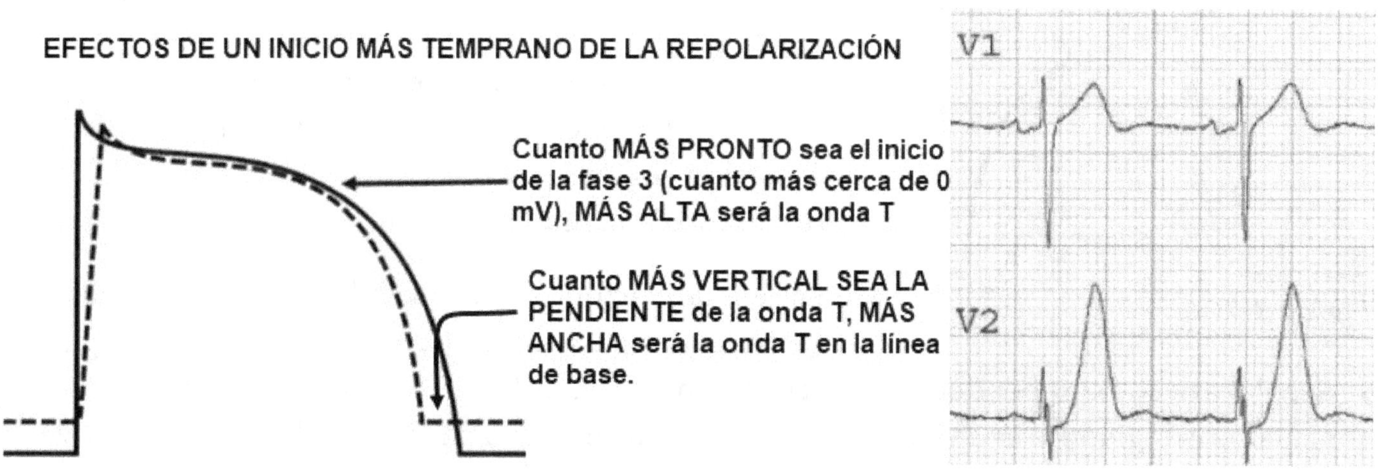

Figura 3-6

PERLA | Si el paciente presenta dolor torácico pero las ondas T no son altas, compruebe la magnitud del segmento ST. A menudo, a medida que las ondas T hiperagudas evolucionan a elevación del segmento ST, la rama proximal de la onda T parece originarse directamente del complejo QRS, lo que elimina el segmento ST. La derivación V1 en la Figura 3-6 (arriba) es un buen ejemplo.

CONSEJO | En electrocardiografía, cuando decimos epicardio, generalmente nos referimos al subepicardio. Lo mismo se aplica al endocardio y al subendocardio.

Ondas T de reperfusión

Después de la reperfusión, las ondas T se invierten. La Figura 3-7 muestra que el subepicardio isquémico ahora se repolariza más lentamente. Pero, ¿POR QUÉ se repolariza más lentamente?

PERLA | Solo hay tres vectores implicados en la isquemia que debe conocer:
1) Despolarización: cabeza positiva, cola negativa;
2) Repolarización: cabeza negativa, cola positiva;
3) Corriente de lesión: cabeza positiva, cola negativa (igual que la despolarización).

El restablecimiento de la circulación a las células epicárdicas viables ha reducido considerablemente la salida de K^+ de las células, y la Fase 2 ya no está acortada (Figura 3-7).

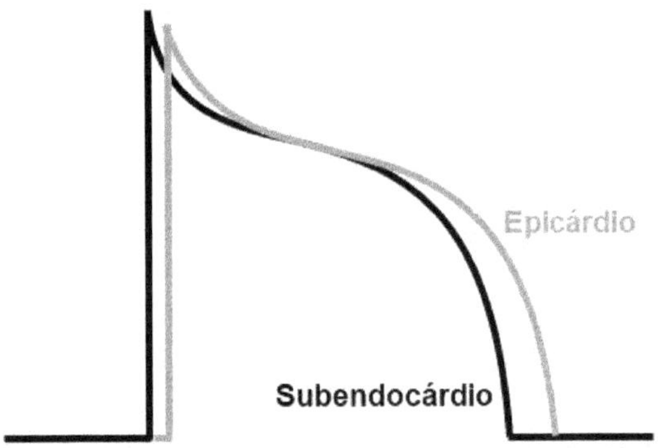

Figura 3-7

El lugar y el inicio de la repolarización han cambiado: el subendocardio se repolariza antes que el subepicardio, que se isquemizó más recientemente (Figura 3-6). Dado que el subendocardio aún presenta una isquemia relativa en comparación con el subepicardio, sus potenciales de acción son más cortos, lo que provoca un inicio más temprano de la repolarización.

La repolarización comienza ahora en el subendocardio. La onda de repolarización, con su componente negativo, se desplaza desde el subendocardio hacia el subepicardio. Un electrodo de superficie colocado sobre la zona registrará un impulso negativo que se dirige hacia él y una deflexión negativa en el ECG. Así es como se forma la onda T de reperfusión.

El subendocardio es el primero en desarrollar isquemia debido a su microcirculación comprometida. Las arterias subepicárdicas de mayor calibre tardarán más en manifestar isquemia. Con el restablecimiento de la circulación, las arterias subepicárdicas de mayor calibre se beneficiarán primero de la resolución de la isquemia, y la duración de su potencial de acción se prolongará. Sin embargo, el subendocardio permanecerá isquémico un poco más de tiempo, y la duración de su potencial de acción seguirá siendo más corta hasta que la isquemia se haya resuelto por completo. Por eso, los potenciales de acción posteriores a la reperfusión presentan una Fase 3 subepicárdica más tardía.

CLAVE | La porción terminal de la onda T se invierte primero durante la reperfusión porque las células miocárdicas en la periferia de la zona isquémica se recuperan más rápido que las del centro. Cuando se restablece el flujo sanguíneo, las células de los bordes normalizan sus potenciales de membrana más rápidamente, lo que provoca la inversión inicial de la porción terminal de la onda T.

Reperfusión y la pseudonormalización de la onda T

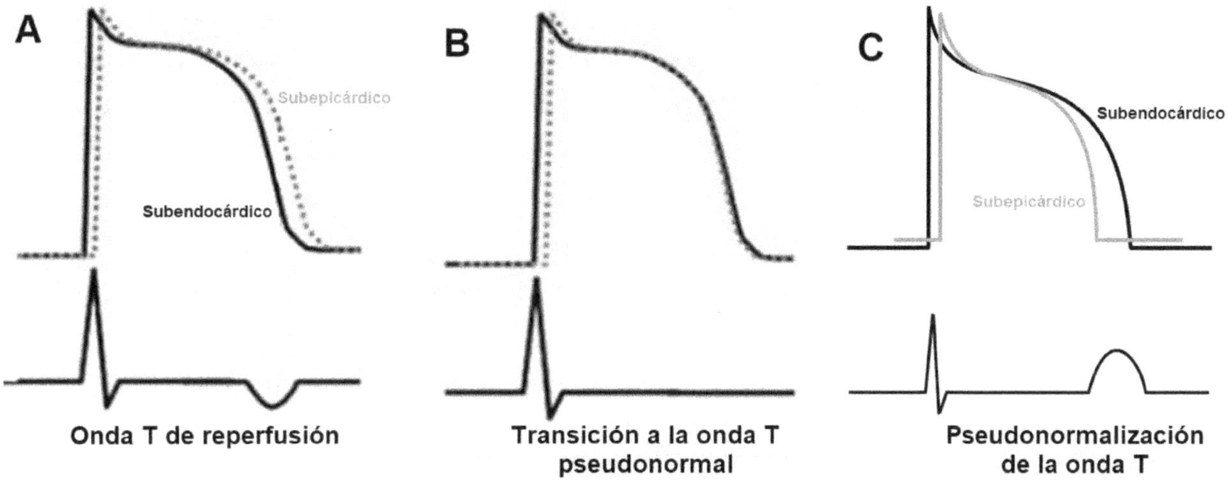

Figura 3-8

La pseudonormalización de la onda T siempre comienza después de la reperfusión. La reperfusión indica el final del episodio isquémico. Este "final" no dura mucho para algunos pacientes desafortunados. La isquemia reaparece, quizás debido a una nueva ruptura de placa o una trombosis del stent. ¿Cómo se manifiesta esto en el ECG de 12 derivaciones? Comencemos con...

La reperfusión y su efecto en la onda T

Las ondas T de reperfusión están invertidas, lo que significa que el subepicardio tarda ahora más en repolarizarse que el subendocardio (Figura 3-9A). Recuerde que hay dos razones por las que el subepicardio se repolariza primero:

1. ¡Es normal! En condiciones normales, el subepicardio se repolariza primero debido a la actividad de una gran cantidad de canales de K^+ llamados IKs, que potencian enormemente la repolarización.

2. Cuando hay isquemia, el subepicardio se repolariza incluso antes debido a la mayor pérdida de K^+ de los miocitos. La activación de los canales K_{ATP} y la inactivación de la bomba Na^+/K^+ (Na^+/K^+ ATPasa) promueven la pérdida de K^+ del miocito y conducen a una repolarización más temprana, es decir, un inicio más temprano de la Fase 3.

Como podemos ver en la Figura 3-8A, después de la reperfusión, la repolarización subepicárdica comienza después de la repolarización subendocárdica. Por lo tanto, la Fase 3 del subepicardio ocurre ligeramente más tarde. Esto da como resultado la característica inversión de la onda T que anuncia el final del episodio isquémico. Tenga en cuenta que la inversión de la onda T comienza en la porción terminal de la onda T, por lo que la onda T de reperfusión es inicialmente bifásica (Figura 3-9).

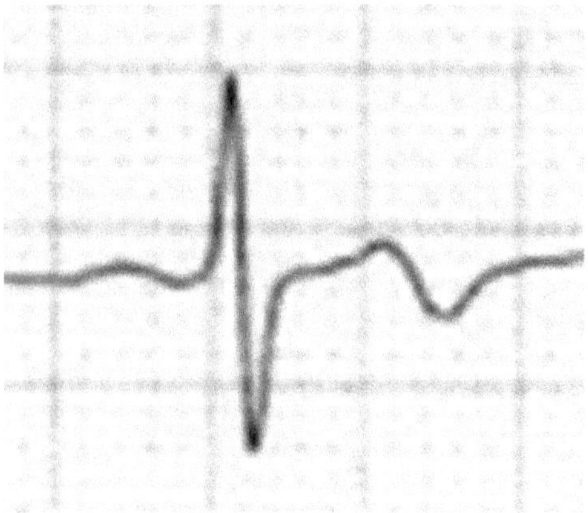

Figura 3-9

Si la isquemia comienza a reaparecer, especialmente antes del tiempo esperado de normalización de las ondas T invertidas, los potenciales de acción isquémicos de la capa subepicárdica comenzarán a acortarse debido al inicio más temprano de la repolarización. En algún momento, el subendocardio y el subepicardio se repolarizarán aproximadamente al mismo tiempo, y la onda T será isoeléctrica (Figura 3-8B). Sin embargo, con el tiempo, el subepicardio comenzará a repolarizarse antes que el subendocardio, y las ondas T volverán a ser positivas, pero desafortunadamente, por la razón equivocada (Figura 3-8C).

Así es como ocurre la pseudonormalización de la onda T.

Respecto a la verdadera normalización de las ondas T después de la reperfusión

> **RECUERDE |** Después de una reperfusión exitosa, las ondas T deben permanecer invertidas de 1 a 3 semanas e incluso ocasionalmente más tiempo. Cualquier normalización de la onda T antes de ese tiempo debe considerarse cuidadosamente, y cualquier normalización de la onda T antes de los siete días debe considerarse como evidencia de nueva isquemia hasta que se demuestre lo contrario.

Otra afección, la pericarditis postinfarto temprana (EPIP), también puede hacer que las ondas T de reperfusión se vuelvan positivas prematuramente. Aprenderá más sobre la EPIP más adelante en este libro. La duración del potencial de acción (y, por inferencia, el intervalo QT) de las células en un área de miocardio con isquemia aguda siempre se acortará. Sin embargo, esto no es evidente en el ECG de 12 derivaciones de superficie debido a la mayor duración de los potenciales de acción en otras áreas y capas del miocardio (particularmente la capa mediomiocárdica). Aunque no afecta el intervalo QT (o QTc), este acortamiento del potencial de acción afectará la forma de la repolarización en el ECG. A medida que se resuelve la isquemia del subendocardio y las capas mediomiocárdicas, los potenciales de acción de las células vuelven a su duración normal, la repolarización en esas capas volverá a ocurrir después de la capa epicárdica, y las ondas T volverán a su estado normal y positivo.

Comprensión del momento de la corriente de lesión

La corriente de lesión visible ocurre principalmente durante la Fase 2, el segmento ST en el ECG. Hay dos momentos en el potencial de acción en los que no hay actividad eléctrica neta (o casi ninguna actividad eléctrica neta): la Fase 2 y la Fase 4. La corriente de lesión durante la Fase 4 no es detectable en el ECG de 12 derivaciones porque no hay un desplazamiento visible del segmento T-P durante esa fase. Por supuesto, hay intercambio iónico durante ambas fases, pero las corrientes de entrada y salida tienden a equilibrarse.

La corriente de lesión produce tres tipos de desviación del segmento ST:

1. Elevación del ST en la isquemia transmural vista por un electrodo de registro suprayacente,
2. depresión del ST en la isquemia subendocárdica cuando la isquemia no es transmural, vista desde un electrodo suprayacente, y
3. la depresión del ST de un cambio recíproco registrado por un electrodo que cubre el miocardio normal y que observa la corriente de lesión en el lado opuesto del ventrículo alejándose de él. En raras ocasiones, una depresión primaria del ST debido a una isquemia subendocárdica real puede producir una elevación del ST de forma recíproca.

Dado que la corriente de lesión se produce después de la despolarización, aparecerá durante la Fase 2. No tiene que competir con ninguna corriente contraria (la entrada de Ca^{++} a través de los canales de Ca^{++} de tipo L no es un problema).

Tenga en cuenta que la diferencia en la morfología del potencial de acción normal y el potencial de acción isquémico es lo que da forma a la onda T, no tanto la corriente de lesión, que no tiene un efecto distintivo sobre la onda T (Fase 3). Permítanme explicarlo...

El miocardio, el potencial de acción y la corriente de lesión son tres entidades separadas. La corriente de lesión es el resultado del contacto entre el miocardio normal y el miocardio isquémico. Debido a que la forma del potencial de acción está determinada por el miocardio a través del cual viaja, un miocardio normal (no isquémico) producirá un potencial de acción con características únicas, y un miocardio isquémico producirá un potencial de acción con sus propias características distintivas, pero diferentes. Las características de una onda T hiperaguda, por ejemplo, están determinadas por la cantidad de despolarización alcanzada durante la Fase 0 y el tiempo de inicio y la velocidad de repolarización durante la Fase 3.

Esa es una de las razones por las que la onda T permanece positiva durante el episodio isquémico agudo y generalmente no experimenta ningún cambio hasta la reperfusión (excepto los cambios de hiperagudeza). Por lo tanto, cuando se observa una derivación con elevación del ST pero ondas T invertidas, lo más probable es que se trate de una isquemia subaguda posterior a la reperfusión. Las ondas T en las derivaciones con elevación del segmento ST no se invierten antes de la reperfusión.

Lecturas recomendadas

Bayés de Luna A, et al. Negative T Wave in Ischemic Heart Disease: A Consensus Article. Ann Noninvasive Electrocardiol 2014;19(5):426–441.

D'Ascenzi F, et al. Interpretation of T-wave inversion in physiological and pathological conditions: Current state and future perspectives. Clin Cardiol. 2020;43:827–833.

Joy M, Trump DW. Significance of minor ST segment and T wave changes in the resting electrocardiogram of asymptomatic subjects. Br Heart J. 1981; 45: 48-55.

Miller MA, et al. Giant T-Wave Inversions and Extreme QT Prolongation. Circ Arrhythm Electrophysiol. 2009;2:e42-e43. Miller MA, et al. Giant T-Wave Inversions and Extreme QT Prolongation. Circ Arrhythm Electrophysiol. 2009;2:e42-e43.

Patel C, et al. Is there a significant transmural gradient in repolarization time in the intact heart?: Cellular Basis of the T Wave: A Century of Controversy. Circ Arrhythm Electrophysiol. 2009;2:80-88

Reinig MG, Harizi R, Spodick D. Electrocardigraphic T and U wave discordance. Ann Noninvasive Electrocardiol 2005;10:41–46.

Somers MP, Brady WJ, Perron AD, Mattu A. The prominant T wave: electrocardiographic differential diagnosis. Am J Emerg Med 2002;20: 243-51.

Tamura A, Nagase K, Mikuriya Y, et al. Significance of spontaneous normalization of negative T wave in infarct related leads during healing of anterior wall acute myocardial infarction. Am J Card 1999;84:1341–1344.

4

Infarto

¡La isquemia no es un infarto!

El infarto es uno de los términos más mal utilizados en medicina. Un infarto es tejido muerto. No se puede revivir. Sin embargo, si busca en internet un artículo sobre cómo reconocer un infarto, todos los artículos tratarán en realidad sobre isquemia, no sobre infarto. ¡La isquemia NO es un infarto! Pregúntele a cualquiera que haya completado un libro o programa tipo "Conviértase en un genio del ECG en 3 días" cómo reconocer un infarto y le responderán invariablemente: "¡Ondas Q!". La mayoría de las ondas Q NO indican un infarto. De hecho, ¡la mayoría de las ondas Q son normales! Entonces, ¿cómo se determina si hay un infarto REAL sin depender completamente de la presencia o ausencia de ondas Q?

Dicho esto, admito que decir "infarto agudo de miocardio" es mucho más fácil que decir "isquemia transmural aguda". ¡También es mucho más fácil de escribir!

Entonces, si un "infarto agudo de miocardio" no es realmente un infarto, ¿qué ES un infarto?

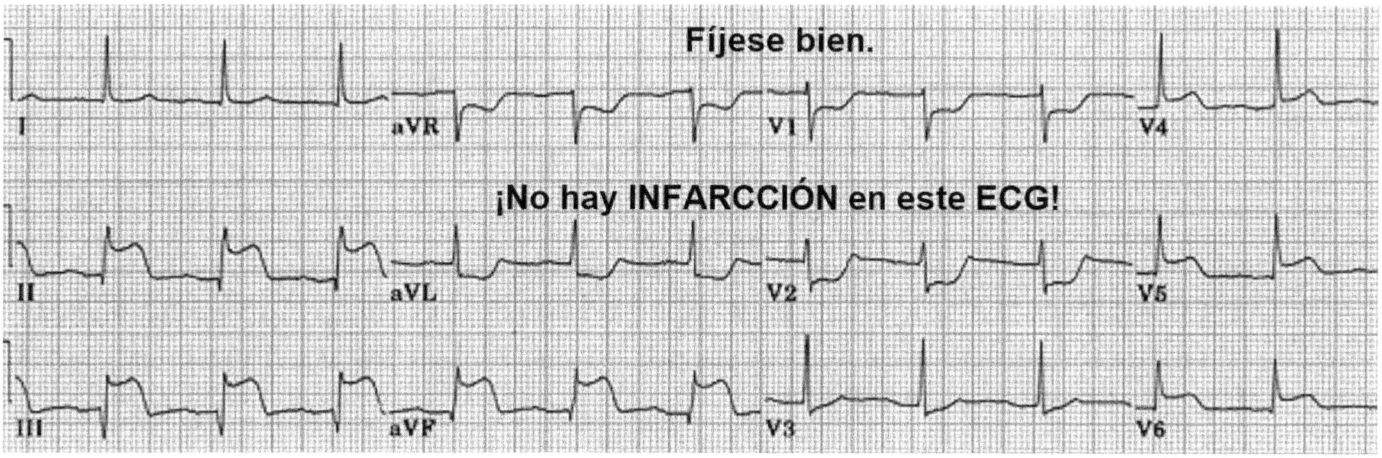

Figura 4-1

El infarto se refiere a tejido muerto en el que todos los procesos metabólicos y la capacidad de conducir potenciales de acción han cesado... permanentemente.

PERLA | ¡El hecho de que el tejido infartado ya no pueda conducir un potencial de acción NO significa que ya no pueda conducir electricidad! Sin embargo, la conducción de electricidad y la propagación de un potencial de acción son fenómenos muy diferentes. Curiosamente, ambos ocurren en el corazón humano vivo. Una corriente de lesión es una corriente eléctrica, no un potencial de acción.

¿Cómo distinguimos la isquemia del infarto?

A primera vista, uno pensaría que sería una pregunta fácil de responder, pero no lo es. Esto se debe a que a veces la isquemia puede parecer un infarto, y a veces el infarto puede parecer isquemia.

Ondas Q

La característica típica de un infarto es la aparición de ondas Q patológicas en las derivaciones que cubren la región infartada. (¡El "genio del ECG de 3 días" tenía razón!) Las ondas Q patológicas tendrán una duración (ancho) de al menos 40 ms (0,04 segundos o un cuadrado pequeño). Algunas fuentes indican que el ancho mínimo es de 0,03 segundos (30 ms). Otros criterios requieren que la profundidad de la onda Q sea de 1/4 a 1/3 de la amplitud total del complejo QRS. La mayoría (incluido yo) nos preocupamos más por el ancho de la onda Q (y yo uso 40 ms).

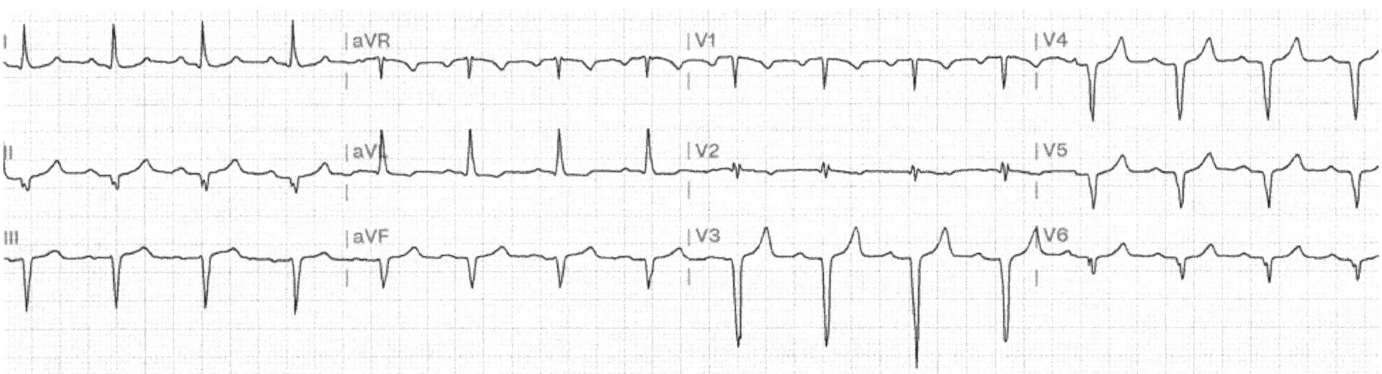

Figura 4-2

La Figura 4-2 representa DOS infartos: un infarto inferior antiguo y un infarto anterior antiguo. En este ECG, el infarto se manifiesta por ondas QS. Las ondas Q pueden presentar dos morfologías diferentes: QR o QS.

NOTA | Utilizamos letras mayúsculas y minúsculas para indicar el tamaño relativo de las deflexiones en un complejo QRS. No existe una regla estándar al respecto. Los complejos QRS en las derivaciones II y aVF (Figura 4-2) podrían designarse como "qs", mientras que en la derivación V3, podrían informarse como "QS".

NOTA | También utilizamos los términos antiguo, previo, completado y remoto para referirnos a un infarto ya establecido de duración desconocida. Si, además de las ondas Q patológicas, existen signos de un infarto reciente, como elevación residual del segmento ST, disminución de la amplitud de la onda R y/o ondas T invertidas en una distribución vascular, lo denominaríamos infarto subagudo. El término "subagudo" implica que el infarto ocurrió en los últimos días o quizás una semana antes (sin un intervalo de tiempo específico, simplemente recientemente).

Tenga especial cuidado con las ondas Q de aspecto patológico en la derivación III. Son bastante frecuentes: aparecen en la derivación III, pero no hay ondas Q patológicas en las derivaciones II ni aVF. Aquí tiene un ejemplo:

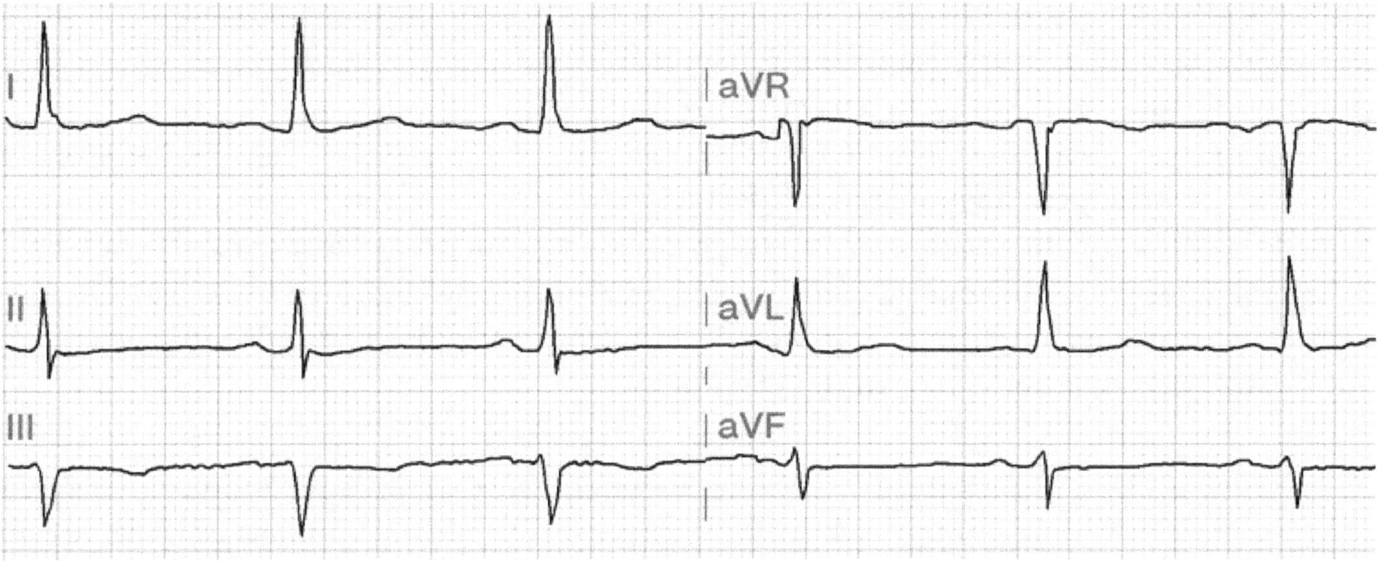

Figura 4-3

Esto (Figura 4-3) tiene mala pinta. No cabe duda de que el complejo QS en la derivación III se considera una onda Q patológica (de hecho, una onda QS), lo que le da un aspecto muy preocupante. Mi consejo: acostúmbrese a verlo. ¡Es bastante común! Y no tiene por qué preocuparse, porque le mostraré algo que le tranquilizará con respecto a las ondas Q "patológicas" en la derivación III.

En primer lugar, debe recordar que para diagnosticar isquemia aguda o un infarto de miocardio consumado, es necesario observar evidencia en al menos dos derivaciones contiguas (según el paradigma actual de STEMI). Veamos la cuadrícula de referencia hexaxial (CRH):

Como se muestra en el CRH (Figura 4-4), las derivaciones II y III están separadas por la derivación aVF. Un área de isquemia o infarto no puede simplemente "saltarse" la derivación aVF y afectar solo a las derivaciones II y III. Por lo tanto, si una onda Q va a ser válida en la derivación III o en la derivación II, ¡también debe afectar a la derivación aVF! Si bien un infarto de miocardio inferior previo puede afectar a las tres derivaciones inferiores, también podría afectar solo a dos; pero si afecta solo a dos derivaciones, una de ellas debe ser la derivación aVF.

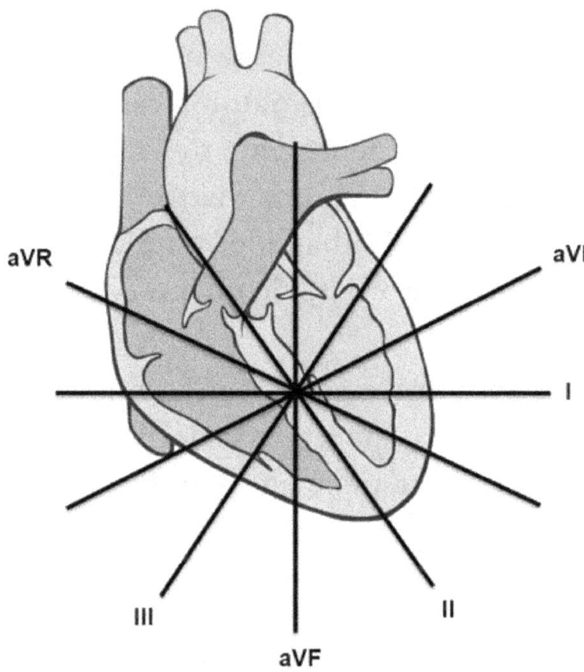

Figura 4-4

CONSEJO | Existe una isquemia transmural aguda que afecta solo a la derivación III de las derivaciones inferiores, denominada patrón de Aslanger. Sin embargo, la afectación de la derivación III no es el único hallazgo de este patrón. Existen otras razones más probables para que aparezca una onda Q de aspecto patológico en la derivación III sin que haya un infarto. El patrón de Aslanger es raro; las ondas Q de aspecto patológico en la derivación III son comunes.

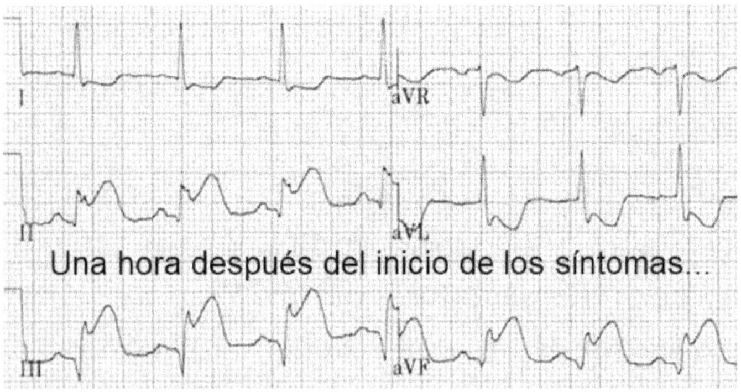

Figura 4-5

Es importante observar cuándo comienzan a aparecer las ondas Q patológicas. Observe este ECG (Figura 4-5). Este ECG (solo se muestran las derivaciones de las extremidades) se registró aproximadamente una hora después del inicio de los síntomas del paciente, ¡y ya presenta ondas Q! Sería muy inusual que una oclusión coronaria aguda progresara a infarto tan rápidamente. Este es un fenómeno que ocurre con frecuencia. Estas ondas Q NO se deben a un infarto, sino a un retraso en la conducción causado por isquemia transmural aguda. El corazón todavía está isquémico en este punto: está enfermo, pero aún no ha sufrido un infarto.

Así es como puedo determinarlo:

1. Los segmentos ST todavía están elevados. No han comenzado a disminuir de amplitud.

2. No hay inversiones de la onda T por reperfusión, ni siquiera al final del complejo QRS.

3. Las ondas R todavía son relativamente altas.

La isquemia aguda aún persiste. Las ondas Q aparecen tempranamente en las derivaciones que cubren el área isquémica debido a la ralentización de la conducción. ¿Qué significa esto? ¿Cómo sucede?

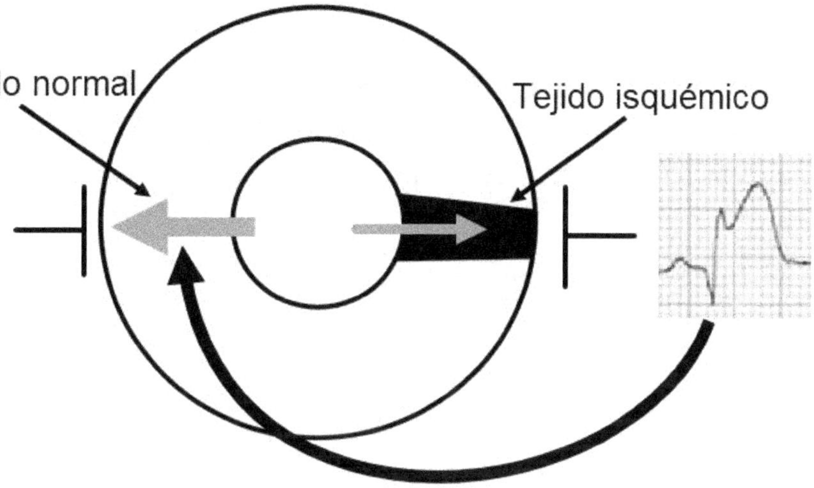

Figura 4-6

La conducción siempre es lenta en el tejido isquémico. Esto se representa en la Figura 4-6 mediante la flecha gris más pequeña. Sin embargo, la conducción en el lado opuesto del ventrículo, que no presenta isquemia, es normal. Entonces, ¿qué detecta primero el electrodo de registro superficial situado sobre el área isquémica durante la Fase 0: el impulso de conducción lenta que finalmente dará lugar a una onda R o el impulso de conducción rápida en el otro lado del ventrículo, que viaja en dirección opuesta?

Por supuesto, el electrodo de registro situado sobre el área isquémica detectará el impulso que viaja a través del tejido normal en la dirección opuesta. Esto se registrará como una deflexión negativa inicial: una onda Q. ¡Pero no hay infarto, solo isquemia! Es el mismo principio por el cual se registran las ondas Q después de un infarto completo, pero en este caso, no se debe a una interrupción completa de la conducción debido al infarto, sino a un retraso en la conducción debido a la isquemia.

Las ondas Q tempranas son detectadas por el electrodo situado sobre el miocardio isquémico. Los cambios recíprocos son detectados por el electrodo situado sobre el miocardio normal, ubicado en el lado opuesto del ventrículo.

DATO CLAVE | Irónicamente, las ondas Q siempre son registros del miocardio normal. Representan el vector de despolarización en el lado opuesto del ventrículo (o corazón) que se aleja del electrodo de registro. Aparecen antes que las otras deflexiones del intervalo QRS debido al retraso en la conducción dentro del área isquémica.

Pérdida de la amplitud de la onda R ("Mala progresión de la onda R")

Junto con la aparición de ondas Q patológicas, la pérdida de la amplitud (altura) normal de la onda R es otro signo de infarto de miocardio antiguo. A veces, las ondas R se reducen en altura; a veces, desaparecen por completo. Aquí hay un ejemplo (Figura 4-7):

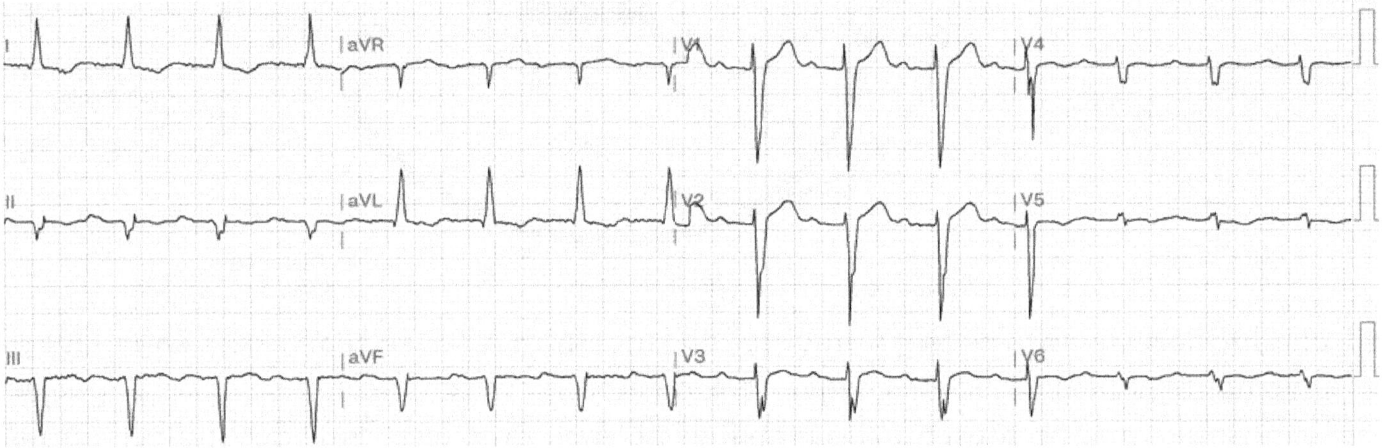

Figura 4-7

Observe primero las derivaciones inferiores. Hay una minúscula onda r después de cada onda Q en las derivaciones II y aVF. No sabemos qué tan altas eran las ondas R antes del infarto, pero lo más probable es que fueran más altas y no estuvieran precedidas por ondas Q. Ahora observe las derivaciones V4-V6. No hay ondas Q en estas derivaciones, pero las ondas R se han reducido drásticamente de tamaño. Esto es muy típico de las derivaciones precordiales. Las derivaciones precordiales con ondas R altas a menudo pierden la amplitud de las ondas R después de un infarto de miocardio, pero no siempre forman ondas Q. Sabemos que es típico que los complejos QRS en las derivaciones V4-V6 tengan ondas R altas, por lo que lo que ha sucedido aquí es muy evidente.

Aunque un bloqueo fascicular anterior puede causar un patrón similar, recuerde que los complejos QRS durante un bloqueo fascicular anterior izquierdo (BFAL) siempre tienen una morfología "rS", no una "qr".

CONSEJO | Siempre hay tiempo para una breve lección sobre la interpretación del ECG de 12 derivaciones. En este ECG (Figura 4-7), ha habido un infarto inferior y anterior previo. Cuando estos dos infartos están presentes, especialmente cuando uno es antiguo y el otro aún se encuentra en la fase isquémica aguda (elevación del segmento ST), ¿qué estructura debería preocuparle? Encontrará la RESPUESTA más adelante en este capítulo.

Con frecuencia escuchará la frase "mala progresión de la onda R" en la interpretación del ECG. Seguro que ya la ha oído. Esta es una expresión algo ambigua y sobreutilizada que se suele emplear en las conversaciones.

DEFINICIÓN | "Expresión ambigua": Una palabra o frase que se utiliza para evitar comprometerse con un diagnóstico u opinión concretos, como usar el término "TSV" cuando no se tiene ni idea de qué taquicardia de complejo estrecho está presente. En inglés, utilizamos el verbo "to hedge", que significa evitar comprometerse con una respuesta definitiva. Este tipo de respuesta también se denomina "hedge".

Varias afecciones pueden provocar una "mala progresión de la onda R" que son más comunes que un infarto de miocardio antiguo: EPOC, bloqueo fascicular anterior, colocación incorrecta de los electrodos precordiales, sobrecarga del ventrículo derecho y desviación del eje izquierdo, por nombrar algunas. La Figura 4-8 es un ejemplo de "mala progresión de la onda R" debido a una sobrecarga del ventrículo derecho (observe el tamaño de las ondas P en las derivaciones inferiores y en la derivación V1):

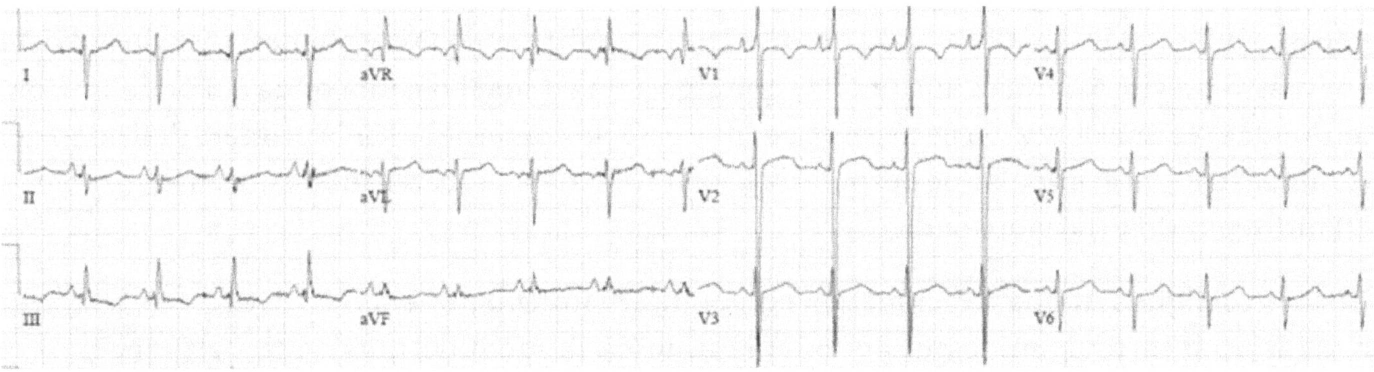

Figura 4-8

RESPUESTA | La estructura que debe ser motivo de especial atención es el tabique interventricular. Esté alerta ante una posible ruptura entre 4 y 7 días después de la última oclusión. El tabique recibe su irrigación sanguínea principalmente de la arteria descendente anterior (ADA) y la arteria descendente posterior. Si una de estas arterias ha sufrido un infarto previamente, es probable que la otra sea la única fuente de irrigación sanguínea para el tabique. La presencia de una arteria del cono larga puede ser útil, pero no siempre está presente. Si bien es poco probable que se produzca una ruptura septal en el momento de la oclusión más reciente, algunos pacientes presentan un infarto subagudo. Estos son los pacientes que deben ser vigilados con mayor atención, ¡ya que el tabique podría romperse mientras el paciente está bajo su cuidado!

Muesca

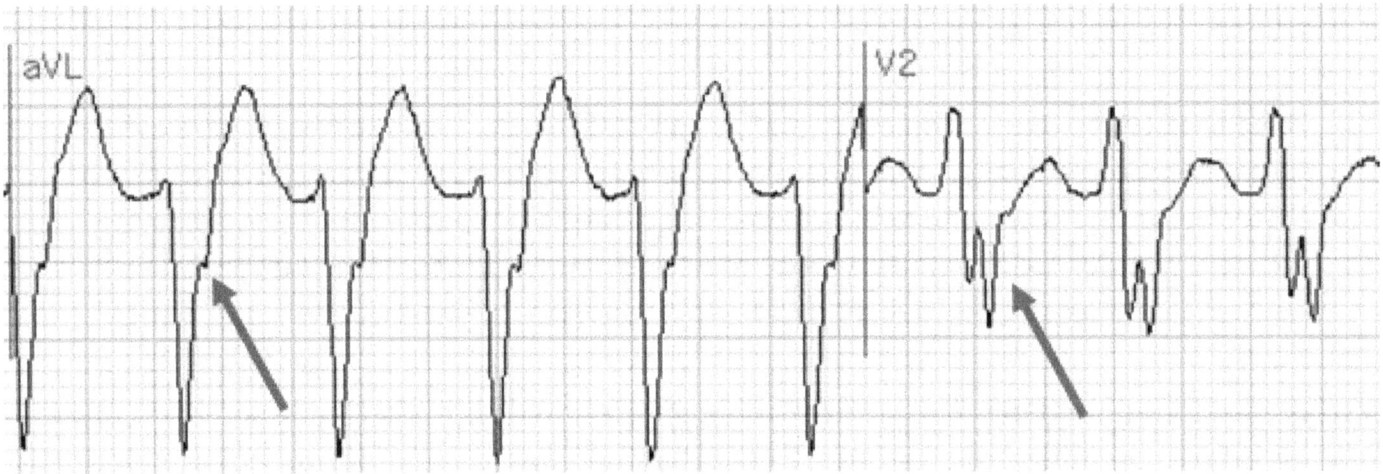

Figura 9

Aquí hay algo a tener en cuenta: los infartos de miocardio antiguos y ya consolidados se caracterizan por la presencia de ondas Q (o q). Una onda Q patológica debe tener una duración mínima de 40 milisegundos (0,04 segundos). Por lo tanto, el impulso de despolarización que viaja a través del miocardio debe encontrar el área infartada dentro de los primeros 40 milisegundos del intervalo QRS; de lo contrario, no habrá onda Q patológica, incluso si existe un infarto previo. No existe una onda Q que siga a una onda R o a una onda S. Por definición, una onda Q es una deflexión negativa y, cuando está presente, debe ser la primera deflexión del complejo QRS. Si el impulso de despolarización no encuentra el área infartada en los primeros 40 milisegundos, no habrá onda Q.

Otros tres signos, todos relacionados con el intervalo QRS, pueden indicar un infarto de miocardio previo: la muesca (a menudo más evidente durante el bloqueo de rama izquierda), la fragmentación (muescas adicionales, básicamente una extensión de la muesca) y el ensanchamiento inespecífico (que puede extenderse más allá de 120 ms).

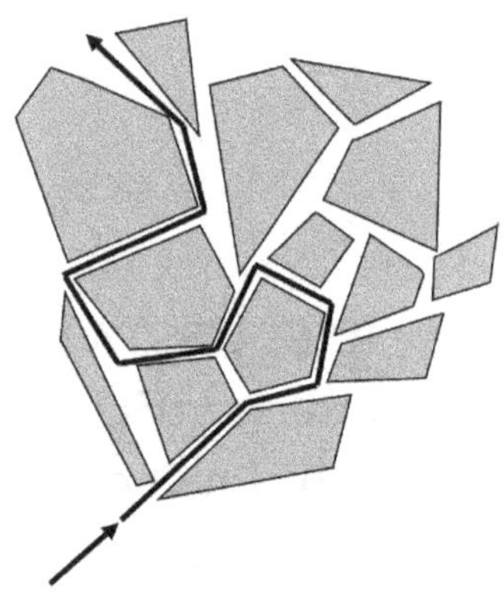

Figura 4-10

Una muesca en el complejo QRS que aparece más de 40 ms después del inicio del QRS es muy sugestiva de un infarto previo (Figura 4-9). La muesca se produce cuando el impulso de despolarización encuentra un área de infarto previo con una forma muy irregular (Figura 4-10). Esto hace que el impulso cambie de dirección una o más veces, lo que se manifiesta en el ECG como una muesca (si solo hay un cambio de dirección) o un QRS fragmentado (si hay más de un cambio de dirección). La muesca es especialmente relevante cuando aparece en la pendiente ascendente de la onda S durante un bloqueo de rama izquierda. La razón es que la pendiente ascendente de la onda S se produce durante la despolarización del ventrículo izquierdo, que se despolariza después del ventrículo derecho. La mayoría de los infartos ocurren en el ventrículo izquierdo. La Figura 4-7 muestra una muesca en las derivaciones V3 y V4.

Fragmentación del complejo QRS

La fragmentación implica una interrupción de la vía normal del impulso durante la despolarización, posiblemente causada por una cicatriz fibrótica no conductora. Aquí hay un ejemplo (Figura 4-11):

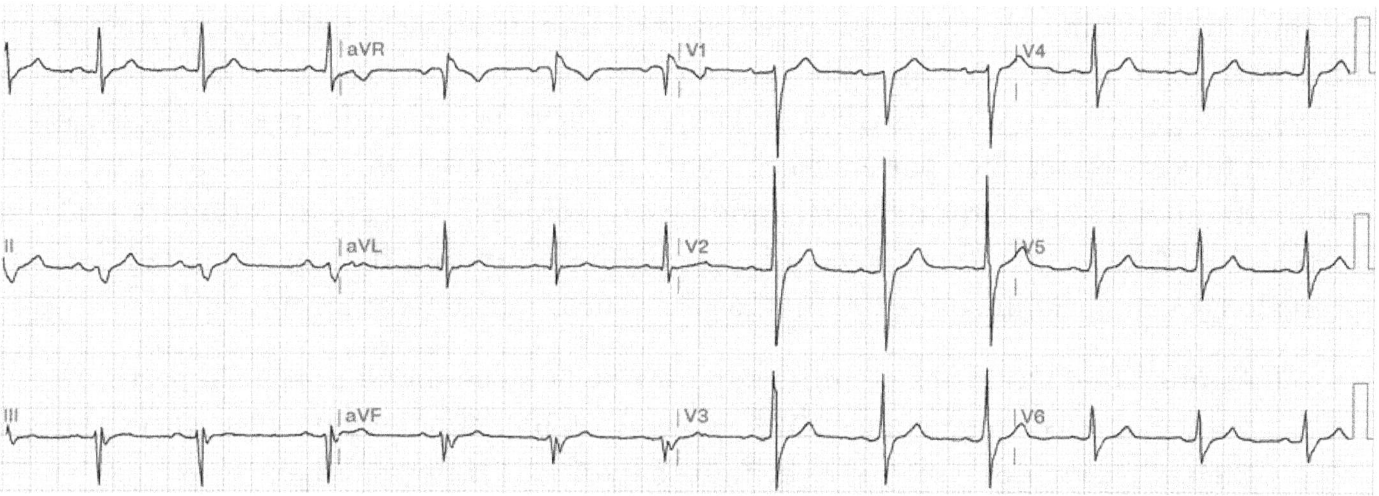

Figura 4-11

Observe los intervalos QRS en las derivaciones III y aVF. Esto es fragmentación, que tiene la misma implicación que las muescas y las ondas Q. Esta es otra forma en que un infarto previo se registra en el ECG cuando la cicatriz se encuentra a más de 40 ms del inicio de la despolarización ventricular.

PERLA | La fragmentación del intervalo QRS siempre representa un infarto de miocardio previo y ya consolidado. NO sugiere isquemia actual. Lo mismo se aplica a las muescas en las ondas S durante las taquicardias de complejo ancho. Algunas fuentes informan que las muescas son evidencia de isquemia miocárdica aguda concurrente; ¡esto NO es correcto! La fragmentación del QRS es indicativa de un infarto de miocardio previo y ya consolidado. No lo confunda con la muesca cerca del vértice de la onda R en las derivaciones inferiores, que indica una comunicación interauricular tipo ostium secundum (signo de crochetage).

Retraso inespecífico de la conducción intraventricular

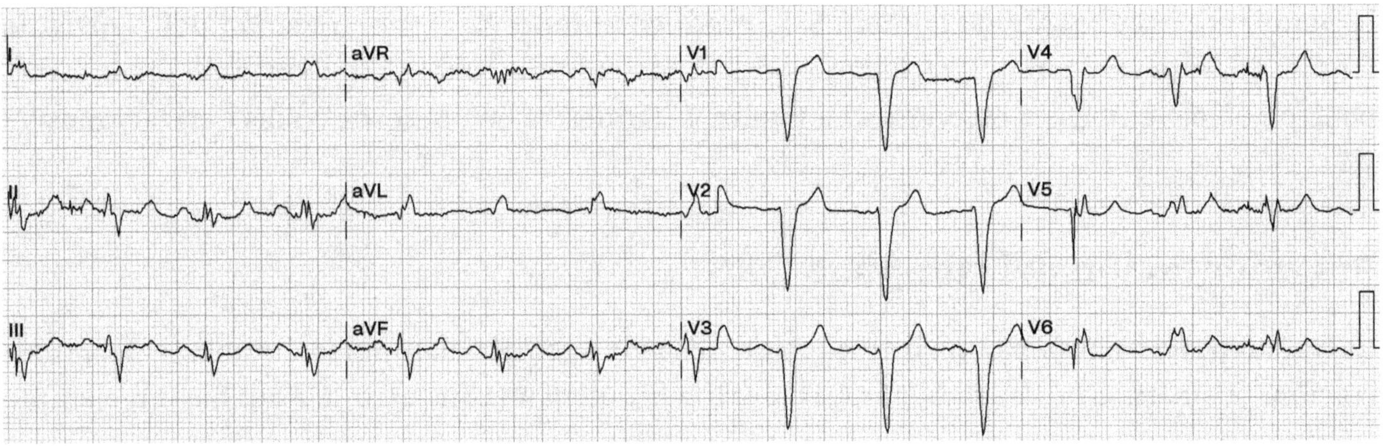

Figura 4-12

¿Cuándo fue la última vez que pensó en la causa de un retraso inespecífico de la conducción intraventricular, a veces denominado "ensanchamiento inespecífico del QRS"? Una de las causas más comunes es una cicatriz debida a un infarto de miocardio previo. Otras causas incluyen fibrosis miocárdica por envejecimiento, trastornos del tejido conectivo o material extraño (amiloide, depósitos de hierro, nódulos sarcoideos). En este ECG (Figura 4-12), la duración del QRS es de 130 ms. Recuerde que el límite superior de la normalidad para un intervalo QRS en un adulto es de 100 ms. La gente suele cometer dos errores aquí...

1. Asumen que 120 ms es el límite superior de la normalidad porque, a partir de esa duración, se considera que el QRS presenta un bloqueo de rama. ¡Ese NO es el caso! Cien milisegundos (100 ms) es el límite superior de la normalidad.

2. Muchas personas no tienen en cuenta la anchura de cualquier onda S presente. Solo observan la onda R para evaluar la anchura del QRS. ¡Eso puede ser un grave error!

El electrocardiógrafo interpretó este ECG (Figura 4-12) como un bloqueo de rama izquierda. ¿Hay algo en este ECG que le parezca inconsistente con ese diagnóstico? En ninguna parte de este ECG hay una anomalía de repolarización secundaria. ¡Esto NO es un bloqueo de rama izquierda! Es un retraso inespecífico de la conducción intraventricular, muy probablemente debido a una cicatriz previa, pero también podría deberse a un medicamento o a un efecto farmacológico.

Lecturas recomendadas

Conti CR. Classic Myocardial Infarction With a Silent 12-Lead Electrocardiogram (How Come?). Clin. Cardiol. 34, 10, 586–587 (2011).

Raitt M, et al. Appearance of Abnormal Q Waves Early in the Course of Acute Myocardial Infarction: Implications for Efficacy of Thrombolytic Therapy. JACC Vol. 25, No. 5 April 1995:1084-1088.

Sankardas MA, et al. Of Occlusions, Inclusions, and Exclusions Time to Reclassify Infarctions? Circulation. 2021;144:333–335.

5

Anatomía del corazón

Existen dos maneras de visualizar el corazón:

1. el enfoque anatómicamente correcto, que es el método más preciso, o

2. el concepto anatómico simplificado y esquemático, que, si bien no es del todo exacto, es mucho más fácil de conceptualizar, comprender y aprender.

Yo utilizo ambos métodos. El método simplificado, aunque menos preciso, es útil para adquirir conocimientos básicos, pero siempre es fundamental comprender que este método simplificado no es completamente exacto... ¡no es la realidad!

Anatomía básica del corazón

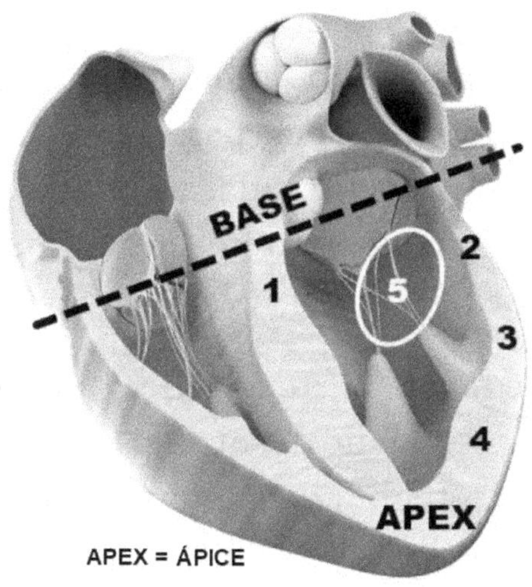

Figura 5-1

Comencemos con algunos puntos de referencia básicos del corazón. Tenga en cuenta que he mostrado el corazón intencionadamente en la posición de San Valentín. Aprenderá más sobre la posición de San Valentín más adelante; simplemente tenga en cuenta que NO es anatómicamente correcta y se utiliza solo con fines didácticos.

La BASE del corazón es el área (línea punteada en la Figura 5-1) que separa las aurículas de los ventrículos. El ÁPICE es la parte inferior de ambos ventrículos, el punto más alejado de las válvulas auriculoventriculares. En una representación anatómicamente precisa, la línea que indica la base será casi vertical. En lugar de bombear sangre hacia abajo al ventrículo derecho, la aurícula derecha descarga su contenido de derecha a izquierda.

Veamos los términos que utilizamos hoy en día para ciertos puntos de referencia (Figura 5-1)...

TABIQUE BASAL (o TABIQUE BASILAR) (anteriormente tabique proximal, pero "tabique proximal" todavía se usa con frecuencia)

PARED BASOLATERAL (anteriormente pared lateral superior)

PARED LATERAL (también conocida anteriormente como pared posterior)

PARED APICOLATERAL (anteriormente pared lateral inferior)

PARED INFEROBASAL o INFEROLATERAL (anteriormente pared posterior)

Ahora, examinemos el problema con más detalle reconociendo la diferencia entre la posición de San Valentín del corazón y su verdadera posición anatómica (Figura 5-2).

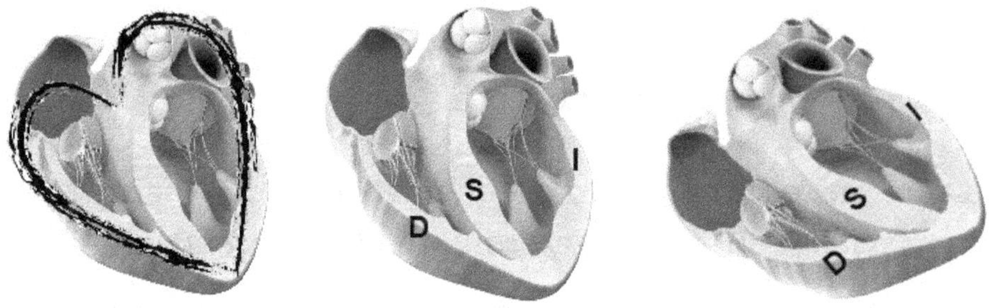

Posición Valentine A. Posición Valentine B. Posición anatómica verdadera

Figura 5-2

La figura 5-2A muestra el corazón en la posición de San Valentín. Observe la ubicación de la pared lateral derecha del ventrículo derecho (R), la posición casi vertical del tabique interventricular (S) y la pared lateral del ventrículo izquierdo (L).

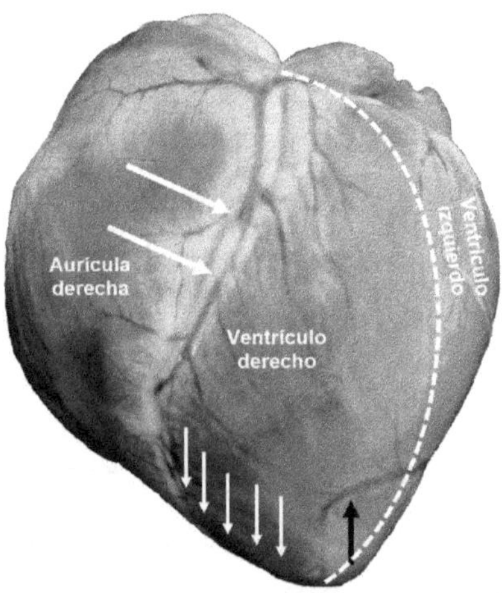

Figura 5-3

Ahora observe la Figura 5-2B en la posición anatómica real y fíjese dónde se encuentran ahora esas estructuras. La pared lateral izquierda sigue siendo la pared lateral izquierda, ¡pero está situada posteriormente! Ahora bien, ¿dónde está la pared anterior del ventrículo izquierdo? El tabique interventricular es la pared anterior del ventrículo izquierdo. El término anteroseptal tiene más sentido ahora, ¿verdad?

Y si abriera el tórax de un paciente por la parte anterior, ¿vería los ventrículos derecho e izquierdo uno al lado del otro? ¡No! Solo vería el ventrículo derecho porque en realidad es un ventrículo anterior, ¡no una cavidad del lado derecho!

Aquí tiene una ilustración anatómicamente correcta del corazón en el tórax (Figura 5-3)...

Las dos flechas blancas grandes indican la arteria coronaria derecha (ACD), NO la arteria descendente anterior izquierda (ADA). La flecha negra apunta a la porción distal de la ADA. Y lo que se ve como la parte anterior del corazón es la pared lateral (libre) derecha del corazón.

Hay dos características anatómicas en esta ilustración que quiero que preste especial atención y recuerde cuando hablemos de los infartos del ventrículo derecho:

1. La ACD llega a la parte inferior del corazón y recorre su superficie inferior o diafrag-

mática como la arteria marginal aguda (flechas blancas pequeñas).

2. La porción más anterior del corazón es el ventrículo derecho.

¡Estos son dos datos muy importantes que debe recordar! ¡Recuérdelos!

Desafortunadamente, durante décadas, la anatomía se ha enseñado de tal manera que se ha perdido la distinción entre lo simplificado y lo real. Las facultades de medicina y enfermería graduaban a estudiantes sin una comprensión adecuada de la verdadera anatomía del corazón. ¡Voy a corregir eso ahora mismo!

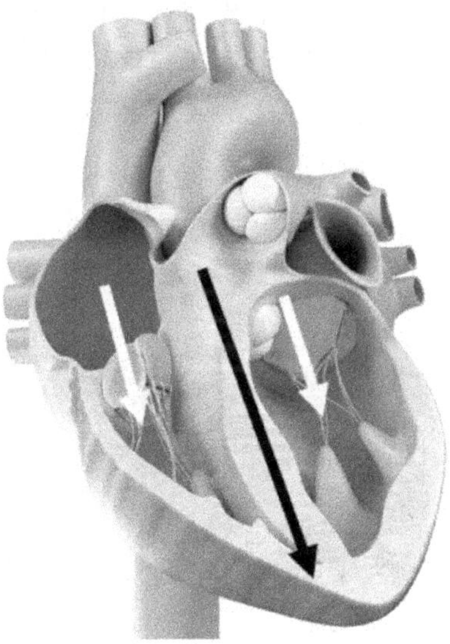

Figura 5-4

La figura 5-4 es una ilustración del corazón que utilizo a menudo en mis clases porque representa ciertas estructuras de forma anatómicamente correcta. Sin embargo, la ilustración en sí, en cuanto a su posición, NO es precisa en absoluto. Esto es lo que se conoce como la posición de San Valentín. La posición de San Valentín muestra las cuatro cavidades del corazón con un tabique interventricular vertical que separa los ventrículos en cavidades derecha e izquierda.

¡Eso es incorrecto! La razón por la que existen tantas ilustraciones del corazón en la posición de San Valentín probablemente se deba a fines didácticos. Como mencioné, se pueden ver las cuatro cavidades del corazón en una sola ilustración. Pero la realidad es:

Los ventrículos NO son cavidades derecha/izquierda; en cambio, son cavidades anterior/posterior. El ventrículo derecho es anterior al ventrículo izquierdo. En una ilustración anatómicamente correcta, se vería principalmente solo el ventrículo derecho, con una pequeña porción del ventrículo izquierdo visible a lo largo del margen izquierdo.

En consecuencia, si el tabique interventricular no divide el ventrículo derecho del ventrículo izquierdo, entonces debe separar el ventrículo anterior del ventrículo posterior. ¿Qué posición debe adoptar para dividir la parte "frontal" de la "posterior"? Tendría que ser paralelo (o casi paralelo) al plano frontal. Si se observara el corazón directamente desde el frente (Figura 5-5), primero se vería la pared anterior del ventrículo derecho, luego la cavidad del ventrículo derecho y luego la pared posterior del ventrículo derecho... ¡que es el tabique interventricular!

¡Pero un momento! Si el tabique es la pared posterior del ventrículo derecho, y el ventrículo izquierdo se encuentra posterior al ventrículo derecho, ¡entonces el tabique también debe ser la pared anterior del ventrículo izquierdo! Si bien este puede ser un concepto nuevo para usted, ya se enseñaba hace muchos años en un libro sobre interpretación de ECG del gran Dr. Leo Schamroth, uno de los pioneros más famosos de la electrocardiografía. Sus libros parecen haber caído en el olvido, al menos en Estados Unidos, y lamentablemente fueron reemplazados por libros que prometían "convertirte en un experto en ECG en 3 días".

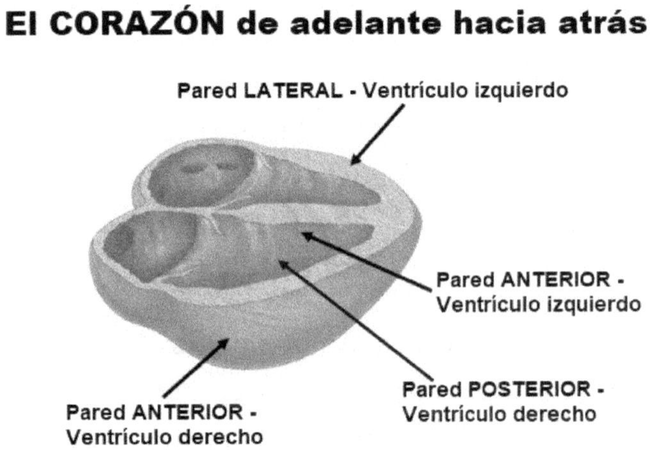

Figura 5-5

En nuestro vocabulario aún persisten vestigios de la antigua (y correcta) terminología. El término "anteroseptal" debería tener ahora un nuevo significado para ustedes. Además, la isquemia anterior se refiere a la isquemia de la pared anterior del VENTRÍCULO IZQUIERDO, NO a la pared anterior del CORAZÓN. ¡La pared anterior del CORAZÓN es la pared anterior (pared libre derecha) del VENTRÍCULO DERECHO! ¿Cómo afecta este concepto de ventrículo anterior/posterior frente a ventrículo derecho/izquierdo a la interpretación del ECG de 12 derivaciones?

Solo tenemos que observar la derivación V1:

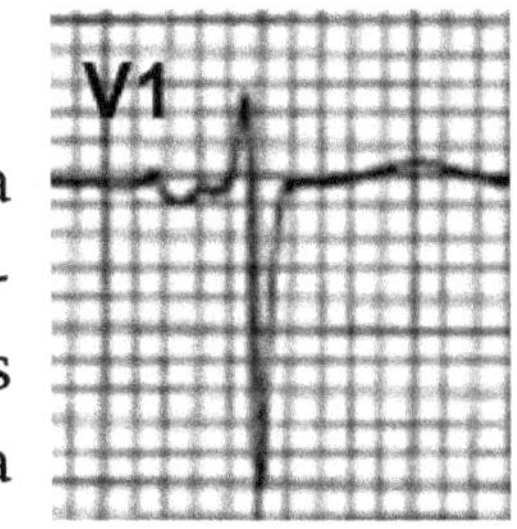

Figura 5-6

La figura 5-6 muestra un complejo QRS típico de la derivación V1: hay una pequeña onda r septal que representa la activación del septo de izquierda a derecha, la cual se interrumpe bruscamente por una onda S más profunda que representa la despolarización de derecha a izquierda de la pared lateral del ventrículo izquierdo. Probablemente les enseñaron que la onda r septal se debía a la activación de izquierda a derecha del tabique interventricular. ¡Y se lo creyeron! (No se preocupen, ¡yo también!). Pero esa información se basaba completamente en la posición de Valentine del corazón, que ahora sabemos que es incorrecta. Veamos cómo se vería un vector de "izquierda a derecha" con el corazón en su posición anatómicamente correcta (Figura 5-7)...

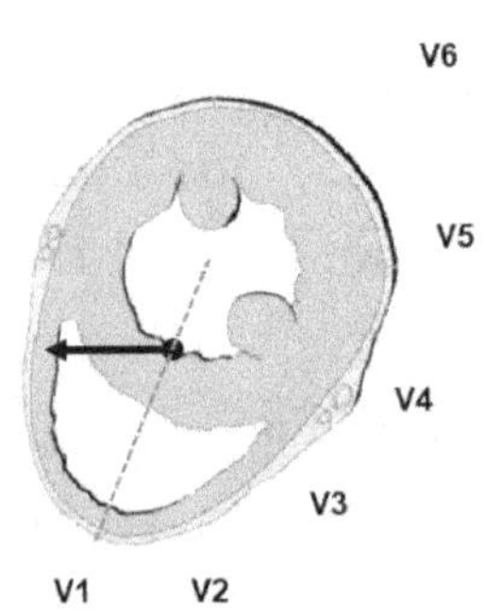

Figura 5-7

Aquí se muestra una sección transversal del corazón en su orientación correcta dentro del tórax: el ventrículo derecho está situado delante del ventrículo izquierdo, y el tabique interventricular es casi paralelo al plano frontal. La flecha negra gruesa indica la dirección de "izquierda a derecha" del vector de despolarización inicial del tabique interventricular, como se explicó anteriormente. La línea de puntos negra representa el eje de la derivación V1.

¿Qué observa aquí? ¡El vector de "izquierda a derecha" es casi perpendicular al eje de la derivación V1! ¿Cuál es el resultado electrocardiográfico de un vector que se desplaza perpendicularmente al eje de una derivación? ¡El electrodo no registra NADA en esa derivación! Ahora veamos una versión diferente de la despolarización septal inicial (Figura 5-8):

Con el corazón en su posición correcta en el tórax (Figura 5-8), se observa que la despolarización inicial del tabique interventricular produce un vector que, si bien está ligeramente orientado de izquierda a derecha, se describe con mayor precisión como un vector que se desplaza de posterior a anterior y directamente hacia el polo positivo de la derivación V1. Por eso hay una pequeña onda r septal en la derivación V1 (en condiciones normales). NOTA: Tradicionalmente, seguimos diciendo "de izquierda a derecha".

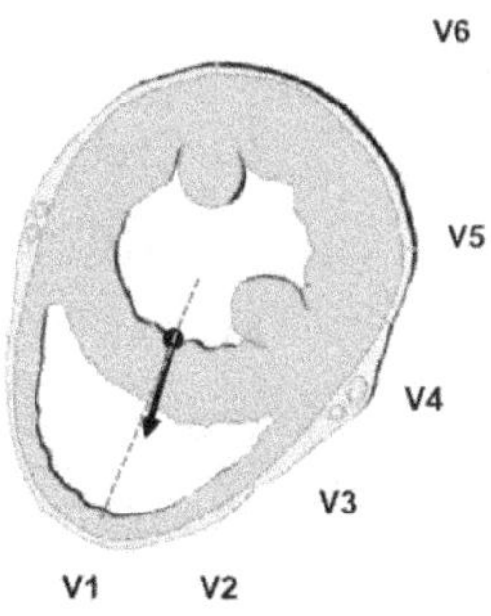

Figura 5-8

Patrones vasculares en el ECG de 12 derivaciones

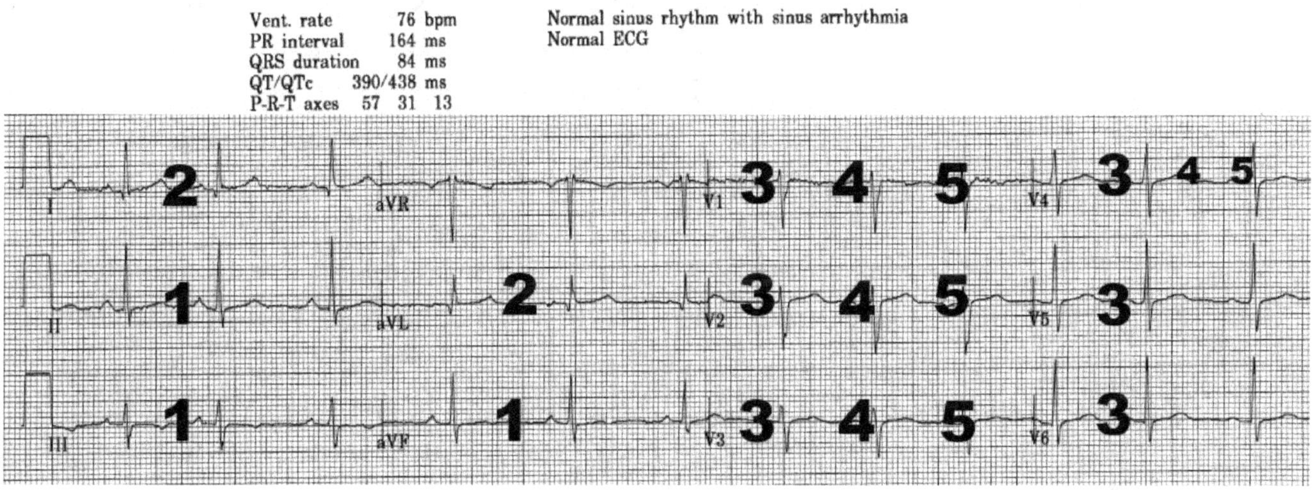

Figura 5-9

Observando la Figura 5-9 (página anterior):

1. Las derivaciones II, III y aVF comprenden las DERIVACIONES INFERIORES. Visualizan la pared inferior o diafragmática. Aunque las derivaciones II y III están una al lado de la otra en este formato de ECG particular, NO son contiguas. La derivación aVF se encuentra entre ellas. Esto es mucho más claro cuando se utiliza el formato de Cabrera.

2. Las derivaciones I y aVL son las DERIVACIONES BASOLATERALES. Anteriormente se denominaban "derivaciones laterales altas", y a menudo se sigue utilizando ese término. Estas derivaciones visualizan la pared lateral del ventrículo izquierdo desde aproximadamente su punto medio hacia la base del corazón. Debe recordar que la base del corazón es el plano que separa las aurículas de los ventrículos.

3. Las derivaciones V1 a V6 son las DERIVACIONES PRECORDIALES ANTERIORES. A menudo se dividen en las derivaciones anteroapicales (V1-V3, anteriormente an-

teroseptales) y las derivaciones anterolaterales (V4-V6). A menudo me refiero a las derivaciones V4 a V6 como las DERIVACIONES APICOLATERALES.

4. Las derivaciones V1-V3 (y a veces V4) a veces manifiestan depresión del segmento ST, lo que indica una isquemia transmural aguda de la pared inferolateral del ventrículo izquierdo. En realidad, es la pared lateral del ventrículo izquierdo, pero muchas personas aún no han aceptado ese hecho. La depresión del segmento ST que se observa en estas derivaciones es la recíproca de la elevación del segmento ST que se vería en las derivaciones V7-V9... si se registraran esas derivaciones. Aunque las derivaciones V7-V9 se denominan DERIVACIONES POSTERIORES, seguimos refiriéndonos a las derivaciones precordiales anteriores por sus nombres reales: V1, V2, etc.

5. Las derivaciones V1-V3 (y a veces V4) también desempeñan un papel importante en otra isquemia transmural aguda: la que se debe a un infarto de miocardio del ventrículo derecho. Esta presentación de un infarto de miocardio del ventrículo derecho a menudo pasa desapercibida debido a una cancelación de las fuerzas posteriores y anteriores. Es causada por una oclusión proximal de la arteria coronaria derecha. Debe ser capaz de reconocer este tipo de infarto de miocardio porque tiende a ser muy letal, con una alta mortalidad intrahospitalaria.

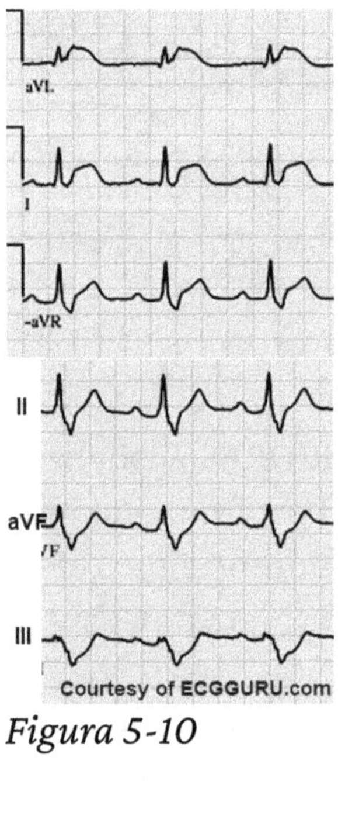

Figura 5-10

Estas son las áreas vasculares estándar en los ECG de 12 derivaciones de este formato. Otro formato, el formato Cabrera, presenta cada derivación en el orden en que aparece en la cuadrícula de referencia hexaxial, comenzando con la derivación aVL y continuando en el sentido de las agujas del reloj. Se añade una nueva derivación (-aVR) a +30° entre las derivaciones I y II. Es la derivación recíproca de la derivación aVR, situada a -150°. Aquí se muestra un ejemplo (Figura 5-10) de las derivaciones de las extremidades dispuestas en el formato Cabrera (adaptado de ECGGURU.com):

Lecturas recomendadas

James TN. Anatomy of the Crista Supraventricularis: Its Importance for Understanding Right Ventricular Function, Right Ventricular Infarction and Related Conditions. JACC Vol. 6, NO.5; November 1985: 1083-95.

James, TN. The Coronary Circulation and Conduction System in Acute Myocardial Infarction. PROGRESS IN CARDIOVASCULAR DISEASES, VOL. 10, No. 5 (MARCH), 1968: 410-449.

Mori S, et al. Revisiting the Anatomy of the Living Heart. Circulation Journal. Vol.80, January 2016: 24-33.

Sadeghpour A and Alizadehas A. The Right Ventricle: A Comprehensive Review From Anatomy, Physiology, and Mechanics to Hemodynamic, Functional, and Imaging Evaluation.Arch Cardiovasc Imaging. 2015 November; 3(4):e35717.

6

Arteria coronaria principal izquierda (ACI, ACPI) y su anatomía

La isquemia y el infarto de miocardio se producen debido a oclusiones, completas o parciales, de una arteria coronaria. ¿Conoce todas las arterias coronarias? ¿Está seguro? ¿Conoce todas sus ramas? ¿Está seguro? ¿En cuántas ramas se divide la arteria coronaria principal izquierda? ¿Dijo dos? ¿Está seguro?

¡Empecemos!

La Arteria Coronaria Principal Izquierda (ACPI, la "principal izquierda")

La arteria coronaria principal izquierda (ACPI), generalmente llamada "principal izquierda", se origina en el lado izquierdo de la aorta. En el 70% de los casos, se divide en dos ramas, que también se denominan arterias coronarias: la arteria descendente anterior izquierda (también conocida como arteria interventricular anterior) y la arteria circunfleja izquierda (también conocida como rama circunfleja). La arteria descendente anterior izquierda se conoce más comúnmente como DAI o ADA, y la arteria circunfleja izquierda como ACx. Sin embargo, en aproximadamente el 30% de los casos, una tercera arteria se ramifica de la ACPI, la rama intermedia (RI). La rama intermedia irriga aproximadamente la misma zona que la primera rama diagonal de la ADA (más sobre esto más adelante).

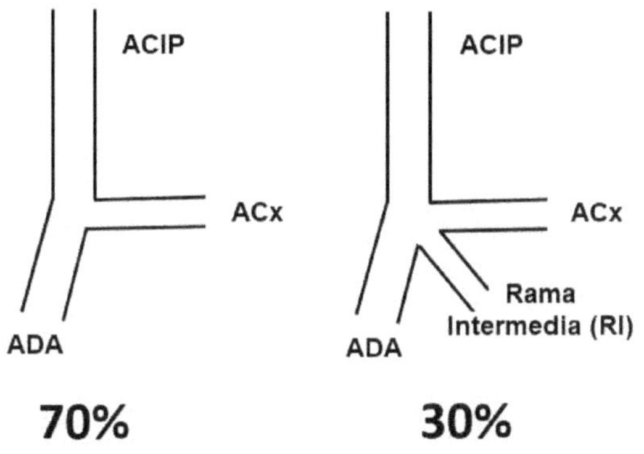

Figura 6-1

Al igual que con todas las arterias coronarias, las oclusiones pueden ser parciales o completas. Una oclusión parcial de la arteria coronaria principal izquierda (ACPI) suele ser un proceso gradual que se desarrolla a lo largo de los años. El efecto resultante en el miocardio es isquemia subendocárdica circunferencial. Esta forma de isquemia subendocárdica se reconoce por la depresión del segmento ST con inversión de la onda T. Es generalizada y afecta las distribuciones vasculares de la arteria descendente anterior (DAI, ADA) y todas sus ramas, la arteria circunfleja (ACx) y todas sus ramas, y la rama intermedia (si está presente). Esta es un área de riesgo muy grande (área de riesgo: el miocardio afectado por la pérdida de circulación). Esta es una isquemia muy peligrosa y generalmente se trata con cirugía de bypass. La isquemia subendocárdica circunferencial se presenta como una depresión difusa del segmento ST con inversión de la onda T en al menos ocho de las doce derivaciones.

PERLA | ¡La depresión del segmento ST de la isquemia subendocárdica NO SE LOCALIZA! No existe la isquemia subendocárdica inferior, anteroseptal o anterolateral. Cualquiera que utilice esos términos no está al día con la literatura médica (y con "al día" me refiero a los últimos 15-20 años). Cuando vea una depresión del segmento ST que considere que se debe a isquemia subendocárdica, diga: "Veo una depresión del segmento ST que indica isquemia subendocárdica".

La oclusión completa repentina de la LMCA generalmente se presenta como muerte súbita cardíaca. La supervivencia hasta la llegada a un centro médico es bastante rara. Las víctimas de este evento devastador que han sobrevivido a menudo presentan anomalías anatómicas de las arterias coronarias. Un paciente presentaba un origen anómalo de la LCx a partir de la arteria coronaria derecha en lugar de la LMCA, lo que le salvó la vida. También ayuda si la víctima tiene una arteria coronaria derecha superdominante (una "mega-arteria").

Lectura recomendada

Nguyen VH, Talarico Jr EF. A morphometric anatomical study on the division of the left main coronary artery and myocardial bridges. Eur. J. Anat. 22(4); 355-365 (2018).

7

Anatomía de la arteria descendente anterior izquierda (ADA)

Arteria descendente anterior izquierda (ADA)

La arteria descendente anterior izquierda (ADA) tiene algunas ramas que quizás desconozca. Casi todo el mundo conoce las ramas diagonales (de las cuales puede haber de dos a seis) y las ramas perforantes septales (de las cuales suele haber de dos a cuatro). Las ramas diagonales irrigan la pared lateral izquierda del ventrículo, y las ramas perforantes septales irrigan los dos tercios anteriores del tabique interventricular (el "tabique").

Me gustaría detenerme aquí un momento porque es en este punto donde algunas personas se confunden respecto a qué parte del tabique me refiero cuando digo "anterior". Observe este diagrama (Figura 7-1) para asegurarse de comprender de qué estoy hablando...

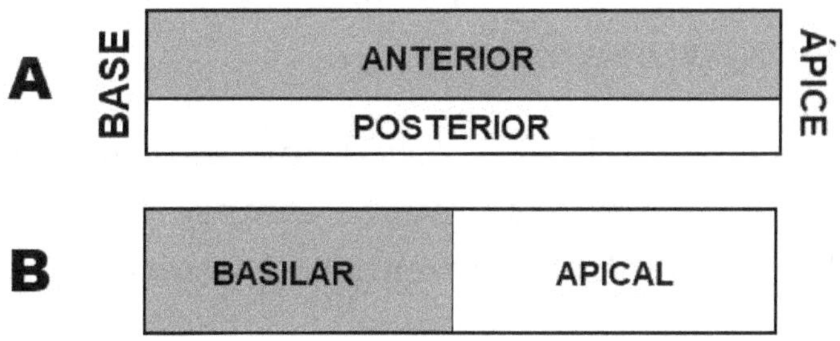

Figura 7-1

Cada rectángulo representa el tabique interventricular visto en toda su longitud desde el lado derecho. Si queremos dividir el tabique en las áreas irrigadas por la arteria descendente anterior (ADA) y la arteria descendente posterior, hablaríamos del tabique anterior o posterior, y así es como se vería (Figura 7-1A). Si, por tabique "anterior", nos referimos al área más cercana a las válvulas cardíacas, entonces usaríamos el término basal (Figura 7-1B). En la punta distal de los ventrículos se encuentra el ápex, o área apical.

La mayoría de los profesionales piensan que la ADA solo irriga el ventrículo izquierdo, pero eso no es cierto. ¡La ADA también es una importante fuente de irrigación para el ventrículo derecho! Cuando la arteria descendente posterior (más sobre esto más adelante) se origina en la arteria coronaria derecha, lo que ocurre aproximadamente en el 80-85% de los casos, las ramas perforantes septales de la ADA forman una anastomosis muy importante con las ramas perforantes septales de la arteria descendente posterior.

Además de las conocidas ramas diagonales hacia la pared lateral izquierda del ventrículo, la ADA también envía ramas diagonales a la pared anterior del ventrículo derecho. Sin embargo, tendrá que buscar mucho tiempo para encontrar ilustraciones anatómicas que muestren estas ramas. Y cuando se muestran en un dibujo, generalmente no están etiquetadas. Otra conexión con el ventrículo derecho es a través de la arteria del cono izquierdo, que se anastomosa con la arteria del cono derecho en la parte proximal y basal del tabique. Una cuarta conexión con la circulación del lado derecho es una arteria llamada arteria de la banda moderadora.

Veamos un diagrama esquemático de la arteria descendente anterior izquierda:

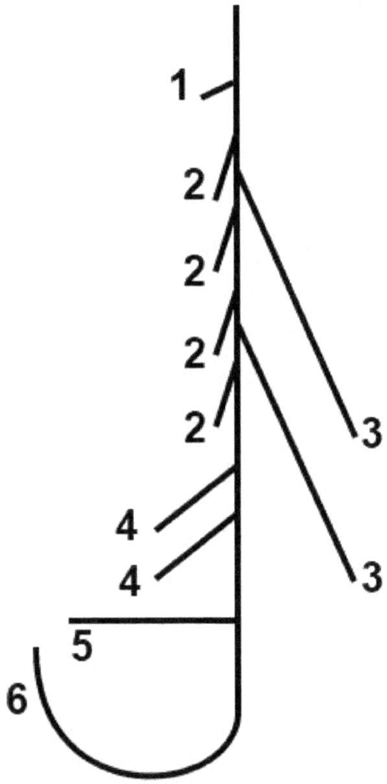

Figura 7-2

Rama del cono izquierdo: importante anastomosis con la circulación del lado derecho (su ubicación es variable, no siempre se encuentra proximal); no se considera al diagnosticar una oclusión proximal de la arteria descendente anterior izquierda (ADA).

Ramas perforantes septales: número variable; las ramas proximales irrigan ambas ramas del haz de His y también proporcionan una importante conexión con la circulación del lado derecho.

Ramas diagonales: principal fuente de irrigación sanguínea para las paredes basolateral (derivaciones I, aVL) y apicolateral del ventrículo izquierdo (derivaciones V4-V6).

Ramas diagonales derechas: irrigan la pared libre anterior del ventrículo derecho; su oclusión NO provoca compromiso hemodinámico causado por un infarto del ventrículo derecho.

Arteria de la banda moderadora: importante fuente de irrigación sanguínea para el ventrículo derecho.

6. Extensión circunfleja: presente en el 75-80% de las personas; proporciona irrigación al 25% o más de la pared inferior del ventrículo izquierdo.

Las posiciones relativas de la primera rama diagonal (D1) y la primera rama perforante septal (S1) son variables: a veces S1 aparece antes que D1, y a veces D1 aparece antes que S1. La oclusión de la ADA puede presentar un aspecto muy diferente en un ECG de 12 derivaciones dependiendo de su ubicación con respecto a las posiciones de la primera rama perforante septal (S1) y la primera rama diagonal (D1).

CONSEJO | Nunca asuma que la primera rama diagonal (D1) sigue a la primera rama perforante septal (S1), aunque generalmente sea así. A menudo se representan de esa manera en los diagramas, pero ocasionalmente D1 precede a S1.

Existen tres tipos de arterias descendentes anteriores izquierdas:

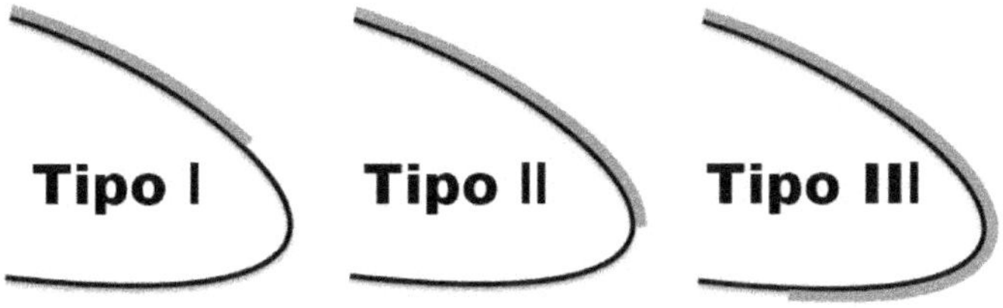

Figura 7-3

La arteria descendente anterior (ADA) de tipo I es corta y no llega al vértice del corazón.

La ADA de tipo II llega al vértice, pero no se extiende más allá.

La ADA de tipo III se extiende más allá del vértice y recorre la pared inferior, irrigando al menos el 25% de su circulación. Este es el tipo más común de los tres y está presente en el 75-80% de las personas. Se la conoce comúnmente como ADA circunfleja.

Ahora, veamos la relación entre la primera rama septal perforante (S1) y la primera rama diagonal (D1). Aunque existen varias ramas septales perforantes y varias ramas diagonales, hablamos de ellas como si solo hubiera una de cada una porque no podemos distinguir qué rama septal perforante o diagonal está implicada en la patología. Dado que la primera rama septal perforante y la primera rama diagonal están tan cerca, solo las consideramos a ellas.

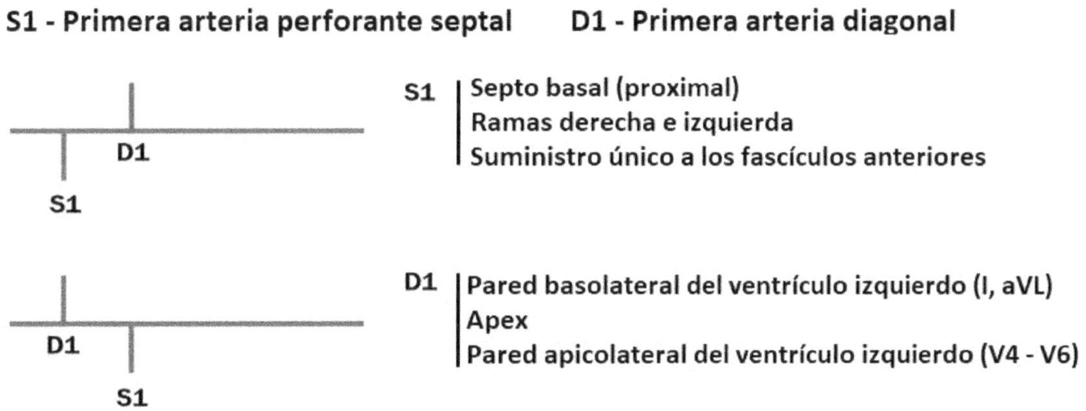

Figura 7-4

La posición de S1 y D1 con respecto a la otra es variable: normalmente, S1 aparece primero, pero a veces D1 aparece primero. La figura 7-4 también indica las estructuras irrigadas por cada rama.

Lectura recomendada

Kubicka RA and Smith C. How to interpret coronary arteriograms. RadioGraphics. Volume 6, Number 4; July, 1986: 661-701.

8

Anatomía de la arteria coronaria derecha (ACD)

La arteria coronaria derecha (ACD) es muy interesante porque presenta tres variantes: dominante, no dominante y codominante (con la arteria circunfleja izquierda). Como persona encargada de interpretar el ECG, le interesará principalmente saber si la arteria coronaria derecha es dominante o no dominante. No se preocupe por la forma codominante. Cada variante tiene implicaciones específicas con respecto al suministro de sangre al corazón. Analicemos primero la forma dominante de la arteria coronaria derecha, ya que es la más común (aproximadamente entre el 80% y el 85% de los casos). El siguiente diagrama es una versión esquemática y simplificada de la arteria coronaria derecha para facilitar su memorización. NO es anatómicamente correcto. Le mostraré las diferencias en un momento.

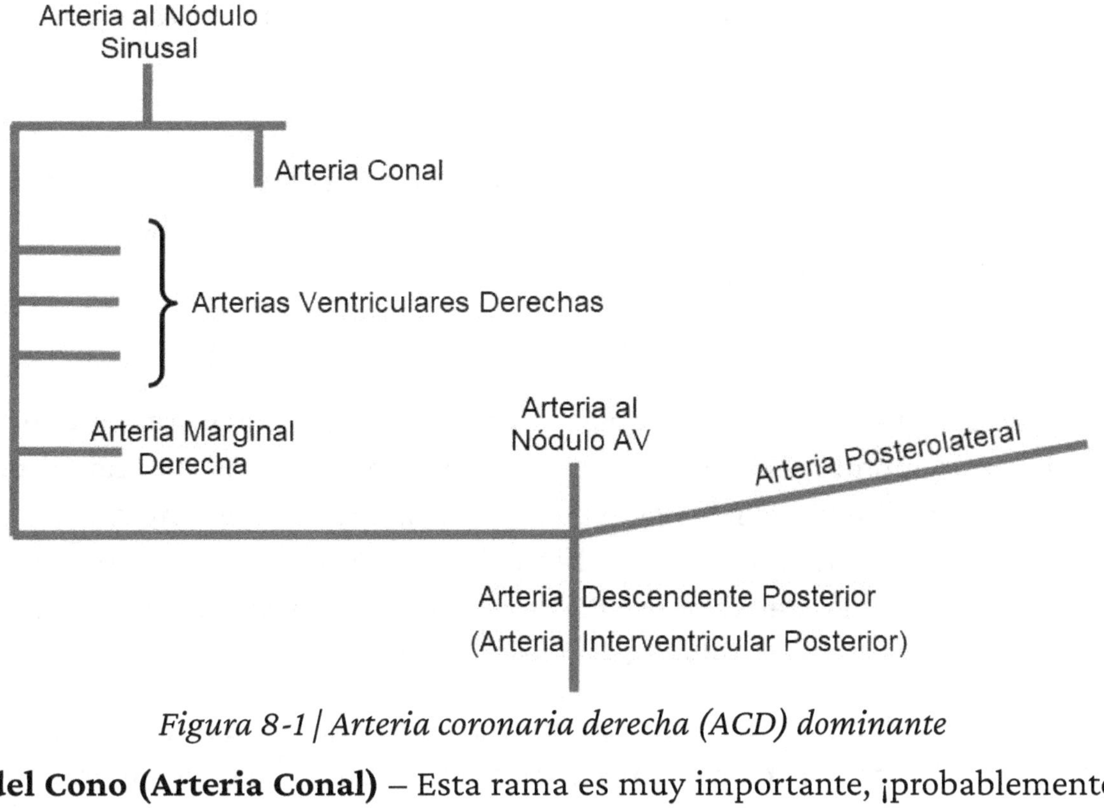

Figura 8-1 | Arteria coronaria derecha (ACD) dominante

Arteria del Cono (Arteria Conal) – Esta rama es muy importante, ¡probablemente la rama más importante de la que nunca hayas oído hablar! Esta arteria es una fuente principal de circulación colateral para una arteria descendente anterior izquierda enferma. Forma una anastomosis con la ADA. La arteria conal a veces se origina directamente de la aorta, lo que la convierte en una tercera arteria coronaria. A veces, es corta y no puede alcanzar el septo basal, lo que la hace de poca ayuda para la ADA, pero con frecuencia es larga (y de gran ayuda para la

ADA). También es la principal fuente de suministro de sangre al tracto de salida del ventrículo derecho y una importante fuente de circulación para el septo basal.

Arteria del Nódulo SA – La arteria del nódulo SA se origina muy proximalmente, probablemente porque hay menos oclusiones a ese nivel de la ACD. El nombre de la arteria es algo impreciso, ya que también resulta ser la principal proveedora de sangre a toda la aurícula derecha.

Arterias Ventriculares Derechas – Estas arterias suministran sangre a la pared libre del ventrículo derecho, algo lateralmente.

Arteria Marginal Aguda – La rama marginal aguda suministra la mayor parte de la sangre a la superficie anterolateral del ventrículo derecho. En una ACD no dominante (10-15% de las veces), representa la última rama de la ACD y su terminación. Es muy importante tener en cuenta que discurre a lo largo de la superficie diafragmática del ventrículo derecho.

Arteria del Nódulo AV – Esta arteria irriga el nódulo AV, una estructura de la aurícula derecha. Es por eso que la isquemia debido a una oclusión de la ACD (o ACx) ocasionalmente causa bloqueos AV, incluyendo bloqueo AV de primer grado, bloqueo AV de segundo grado Mobitz I y bloqueo AV de tercer grado (completo). No causa un bloqueo AV Mobitz II porque ese bloqueo se localiza en el sistema de His-Purkinje debajo del nódulo AV.

Arteria Descendente Posterior (ADP) – La rama descendente posterior (también conocida como arteria interventricular posterior) suministra circulación a la pared inferior del ventrículo izquierdo. Sin embargo, solo suministra aproximadamente la mitad de la pared inferior, contribuyendo la LAD y la LCx con el resto.

A partir de este punto, la ACD solo suministra sangre al ventrículo izquierdo.

Arteria Posterolateral – Esta arteria también se conoce como rama posterolateral de la ACD. Cualquiera de los dos nombres es correcto. Puede haber una, y a veces dos, ramas posterolaterales. Esta rama contribuye a la irrigación de la pared lateral o inferolateral (anteriormente posterior) del ventrículo izquierdo y su pared apicolateral. Ocasionalmente, se observan cambios en el segmento ST en las derivaciones V5-V6 que pueden atribuirse a una alteración de la circulación en la(s) rama(s) posterolateral(es) de la arteria coronaria derecha.

Quiero que recuerden algo sobre la arteria coronaria derecha dominante, que se muestra en la Figura 8-2. El corazón está posicionado anatómicamente, tal como se encuentra en el tórax:

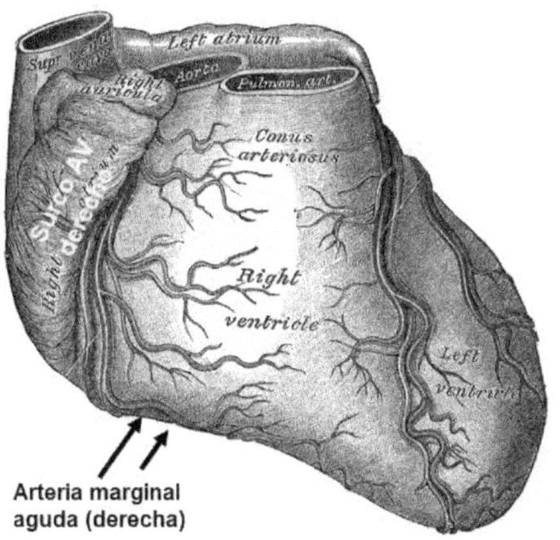

Figura 8-2

La arteria coronaria derecha (ACD) suele describirse como originándose en la aorta y rodeando el surco auriculoventricular. La mayoría de los médicos conciben el surco auriculoventricular como una estructura horizontal, ya que así se representa habitualmente en las ilustraciones del corazón en la posición de Valentine. ¡Pero esto no es correcto! El surco auriculoventricular derecho es una estructura vertical. Por lo tanto, la arteria marginal aguda no discurre a lo largo del lado derecho del ventrículo derecho, como se muestra en muchas ilustraciones, sino a lo largo de la parte inferior del ventrículo derecho, como se observa en la Figura 8-2. El flujo sanguíneo desde la aurícula derecha hacia el ventrículo derecho es de derecha a izquierda, en lugar de de arriba abajo. Recuerde bien este punto, ya que utilizará este conocimiento para resolver una paradoja que encontrará cuando hablemos de los infartos del ventrículo derecho.

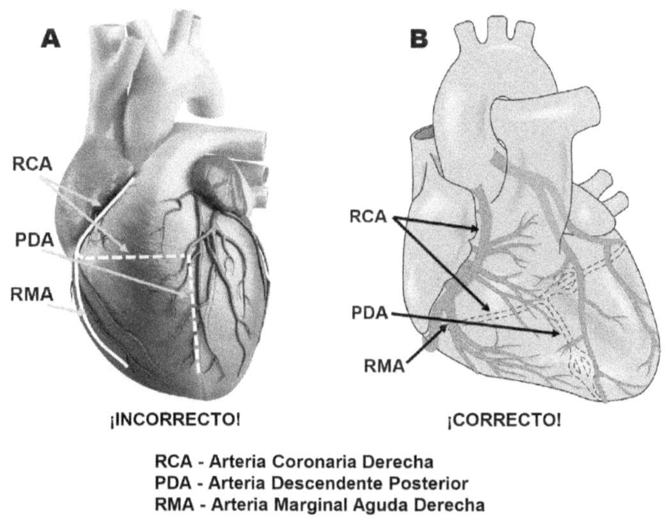

Figura 8-3

La mayoría de las ilustraciones de la arteria coronaria derecha (ACD), como la Figura 8-3A, muestran la arteria (línea blanca continua) como un bucle horizontal alrededor de la base de la aurícula derecha (unión auriculoventricular), que luego se dirige hacia la parte posterior del corazón y desciende como la arteria descendente posterior (ADP) (línea punteada blanca). La ACD, de hecho, rodea la base de la aurícula derecha, ¡pero la aurícula derecha está a la derecha del ventrículo derecho, no encima! Por lo tanto, la ACD forma un bucle vertical, no horizontal (Figura 8-3B). La ADP comienza su recorrido en una dirección más horizontal que vertical. El origen de la arteria marginal aguda (hacia el ventrículo derecho) generalmente se muestra como un vaso que desciende, pero como se puede observar, discurre horizontalmente a lo largo de la superficie diafragmática (inferior) del corazón (pared libre anterior del ventrículo derecho). Observe nuevamente la Figura 8-2, que muestra una ilustración anatómicamente correcta de la ACD y su ubicación en el corazón.

PERLA | Recuerde siempre que existen dos paredes anteriores: una para el ventrículo izquierdo y otra para el ventrículo derecho. Independientemente de si una oclusión causa isquemia de la pared anterior izquierda o derecha, el ECG se verá muy similar: elevación del segmento ST en las derivaciones precordiales anteriores. Y recuerde siempre que existen dos paredes inferiores: una pared inferior del ventrículo izquierdo y una pared inferior del ventrículo derecho. De nuevo, la isquemia en cualquiera de estas áreas provocará una elevación del segmento ST en las derivaciones II, III y aVF.

Lectura recomendada

Greet B, et al. Anomalous Right Coronary Artery and Sudden Cardiac Death. (Circ Arrhythm Electrophysiol. 2012;5:e111-e112.

9

Anatomía de la arteria circunfleja izquierda (ACx)

Al igual que la arteria coronaria derecha (ACD), la arteria circunfleja izquierda (a veces llamada rama circunfleja) existe en tres formas: dominante, no dominante y codominante (con la ACD). Es no dominante aproximadamente el 85% de las veces. A continuación se muestra un dibujo esquemático de la arteria circunfleja izquierda dominante completa y sus ramas (Figura 9-1):

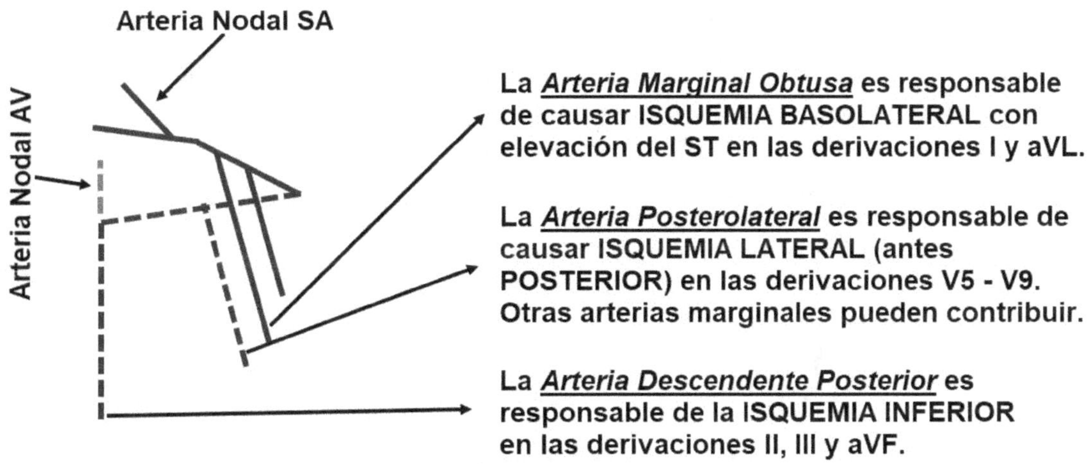

Figura 9-1

Las líneas punteadas representan la ACx y aquellas ramas que se encuentran detrás del corazón.

Arteria del nódulo SA: la arteria del nódulo SA siempre se localiza muy proximalmente en la LCx, al igual que en la ACD. La LCx y la ACD tienen una relación diferente con respecto a sus arterias del nódulo SA: normalmente solo hay una presente. La ACD es dominante aproximadamente el 85% de las veces, y la LCx es dominante aproximadamente el 15% de las veces (para su información: estos porcentajes varían considerablemente según la fuente consultada, así que téngalo en cuenta). Si bien estos porcentajes de dominancia se aplican a la arteria del nódulo AV, NO se aplican a la arteria del nódulo SA. La ACD irriga el nódulo SA (y la aurícula derecha) en el 55% de las personas, y la LCx irriga el nódulo SA (y la aurícula derecha) en el 45%. ¡Que la ACD o la LCx irrigue el nódulo SA no tiene nada que ver con la dominancia de ninguna de ellas! Una arteria no dominante puede irrigar el nódulo SA y la aurícula derecha, mientras que solo la arteria dominante puede irrigar el nódulo AV.

Es necesario aclarar la terminología de la arteria circunfleja izquierda con respecto a las ramas marginales y marginales obtusas (arterias).

> **PERLA |** La ACD proporciona la arteria marginal *aguda*, y la LCx proporciona la arteria marginal *obtusa*. La superficie lateral del ventrículo derecho se denomina *margen agudo*, y la superficie lateral del ventrículo izquierdo se denomina *margen obtuso*. Ambos términos se consideran actualmente arcaicos.

Algunas fuentes se refieren a todas las ramas marginales como marginales obtusas. En cambio, otras fuentes afirman que solo puede haber una arteria marginal obtusa, que debe ser bastante grande y tener sus propias ramas anteriores y posteriores. Este es mi consejo: si simplemente está interpretando un ECG e intentando tratar a un paciente con dolor torácico agudo, ¡no se preocupe por esto! Intentar distinguir entre marginales y marginales obtusas no ofrece ningún beneficio en la electrocardiografía. Consideraremos todas las ramas marginales, obtusas o no, como un solo grupo para fines diagnósticos. Al igual que consideramos todas las ramas diagonales de la ADA como D1, consideraré todas las ramas marginales de la ACx como una sola marginal obtusa para simplificar las cosas.

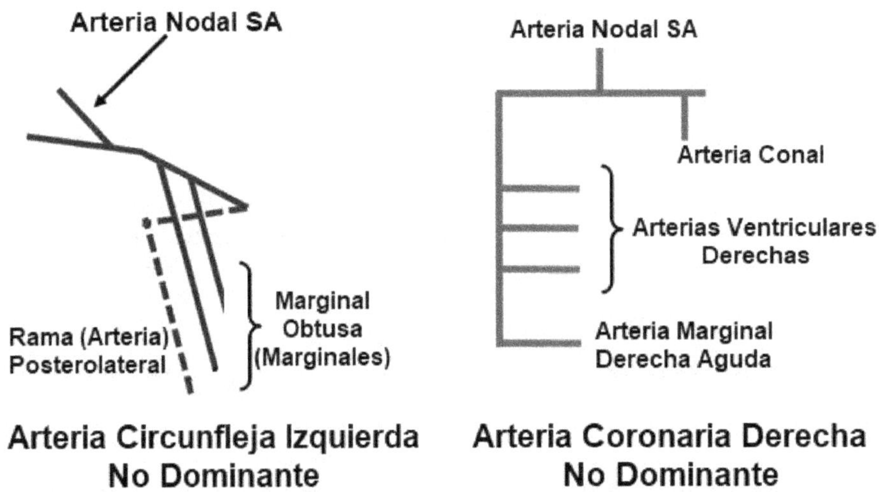

Figura 9-2

La rama marginal obtusa y la primera diagonal comparten parte del mismo territorio, pero la rama marginal obtusa se extiende más posterolateralmente y ocasionalmente puede causar isquemia inferolateral. La D1 no puede hacerlo porque no se extiende tanto posteriormente. La oclusión de cualquiera de estas arterias puede causar elevación del segmento ST en las derivaciones I y aVL.

Existe una diferencia importante entre las formas no dominantes de la arteria coronaria derecha (ACD) y la arteria circunfleja izquierda (ACx) (Figura 9-2). Cuando la ACx es no dominante, pierde las arterias del nódulo AV y la descendente posterior, pero conserva la rama posterolateral. Cuando la ACD es no dominante, pierde la arteria del nódulo AV, la arteria descendente posterior y las ramas posterolaterales. La ACD no dominante termina con la arteria marginal (a veces llamada arteria marginal aguda).

Esto significa que la oclusión de la rama posterolateral de una ACx no dominante podría provocar un infarto posterolateral (inferolateral) si las ramas posterolaterales de la ACD no proporcionan suficiente circulación a esa zona.

PERLA | Incluso cuando la ACD es dominante, la ACx no dominante y la arteria descendente anterior (ADA) aún contribuyen con la mitad de la circulación a la pared inferior del ventrículo izquierdo.

Si bien las oclusiones de la ACD o la ACx pueden causar isquemia inferolateral (anteriormente posterior), la mayoría de los casos involucran a la ACx, y prácticamente todos los casos de isquemia inferolateral en ausencia de isquemia inferior se deben a oclusiones de la ACx.

Lectura recomendada

Dunn R, et al. The clinical features of isolated left circumflex coronary artery disease. Circulation 69, No. 3, 477-484, 1984.

Ogobuiro I, Wehrle CJ, Tuma F. Anatomy, Thorax, Heart Coronary Arteries. [Updated 2023 Jul 24]. In: StatPearls [Internet]. Treasure Island (FL): StatPearls Publishing; 2024 Jan-. Available from: https://www.ncbi.nlm.nih.gov/books/NBK534790/

10

Anatomía de la arteria conal

La rama del cono de la arteria coronaria derecha (ACD) —a veces presente como arteria del cono, que nace directamente de la aorta— es probablemente el vaso sanguíneo más importante del que nunca hayas oído hablar. También se la denomina frecuentemente arteria conal. Suministra sangre al tracto de salida del ventrículo derecho (TSVD) y al septo basal derecho, que también forma parte del TSVD. Sin embargo, quizás su función más importante sea su papel como vía de irrigación colateral para la arteria descendente anterior izquierda (ADA).

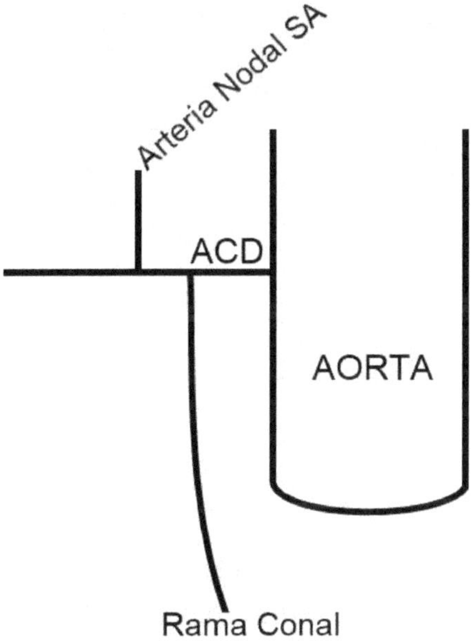

Figura 10-1

La rama del cono suele ser la primera rama de la arteria coronaria derecha (ACD). O bien, puede originarse de su propio ostium en el seno de Valsalva derecho, junto al ostium de la ACD. Generalmente aparece en el vídeo durante una angiografía coronaria si es una rama de la ACD. Si no, el catéter se ha colocado distal a la rama del cono, donde esta se separa de la ACD, o bien está presente como una arteria del cono independiente que surge como un vaso separado de la aorta. En tales casos, a menudo se la denomina la tercera arteria coronaria (¡y realmente lo es!).

La arteria del cono se curva y irriga el tracto de salida del ventrículo derecho (TSVD, Figura 9-2), también conocido anatómicamente como infundíbulo o cono arterioso, de ahí el nombre de la arteria.

Cuando la arteria del cono derecha es larga, generalmente se conecta con la circulación del lado izquierdo a través de una rama correspondiente de la arteria descendente anterior (ADA) y puede actuar como fuente de circulación colateral. Esta anastomosis suele ser muy proximal, pero a veces puede ser más distal. Cuando la arteria del cono derecha es corta, no ayuda a la ADA.

Si aún no lo sabía, aprenderá que la elevación del segmento ST en la derivación V1 con evidencia de una oclusión de la ADA no es un indicador fiable de una oclusión proximal al primer perforante septal (S1). Durante mucho tiempo, se pensó que la elevación del segmento ST en la derivación V1 debido a una oclusión proximal de la ADA implicaba una oclusión proximal a S1. Sin embargo, una arteria del cono larga (generalmente hablamos de la rama o arteria del cono en términos de cono largo o cono corto) puede proporcionar suficiente circulación al septo basal para prevenir la isquemia y la elevación del segmento ST en la derivación V1.

Ejemplo: ocasionalmente verá un ECG en el que no hay elevación del segmento ST en la derivación V1, pero sí hay elevación del segmento ST en V2-V6, y pensará: "¡Ajá! ¡La oclusión es distal al primer perforante septal!". Luego, recibe el informe de cateterismo unas horas después y se encuentra una oclusión proximal a S1 y D1. ¿Cómo es posible? ¡No hay desviación del segmento ST en la derivación V1! Es cierto, pero debe haber habido una rama del cono derecha larga que proporcionó suficiente circulación colateral al septo basal y previno cualquier isquemia significativa en esa área. Por lo tanto, la derivación V1 tenía un aspecto perfectamente normal. ¡Y la rama (o arteria) del cono puede proporcionar suficiente circulación colateral para evitar la elevación del segmento ST en la derivación V1!

Cuando comienza la elevación del segmento ST en la derivación V2, generalmente indica una oclusión de la arteria descendente anterior (DA) distal a S1, pero no siempre. Lo sabrá una vez que vea el informe de cateterismo.

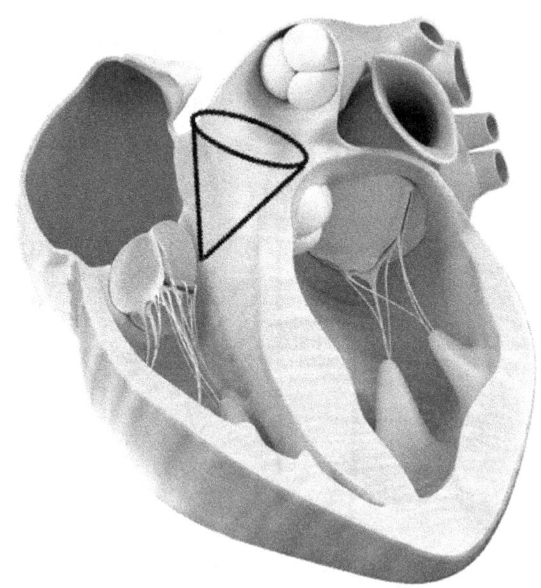

Figura 10-2 | Tracto de salida del ventrículo derecho (RVOT)

Pero supongamos que un paciente tiene una rama del cono derecho larga que, a su vez, desarrolla una oclusión aguda. A veces, esto no se debe a ninguna enfermedad aterosclerótica, ¡puede ser iatrogénico! Ocasionalmente, al introducir un catéter en el ostium de la arteria coronaria derecha (ACD), un médico puede ocluir el origen proximal de la rama del cono, o puede ocluirse por la colocación de un stent proximal. ¿Qué sucede entonces?

La elevación del segmento ST en las derivaciones V1-V3 puede ser causada por la oclusión de dos arterias coronarias: la DA y la ACD. La arteria circunfleja (LCx) no causa elevación del segmento ST en esas derivaciones; por lo tanto, debe excluirse inmediatamente del diagnóstico diferencial. Cuando hay elevación del segmento ST en la derivación V1 debido a una oclusión proximal de la ACD, generalmente está involucrada la rama del cono.

PERLA | Una isquemia anterior aguda ("infarto de miocardio") puede ser causada por una oclusión de la arteria descendente anterior (DA) O de la rama del cono de la arteria coronaria derecha (ACD). Sigue siendo un infarto de miocardio anterior independientemente de qué arteria esté ocluida o qué pared anterior esté afectada.

Ahora, demuestre usted su conocimiento de la anatomía —y las consecuencias de la anatomía— de la arteria del cono derecho...

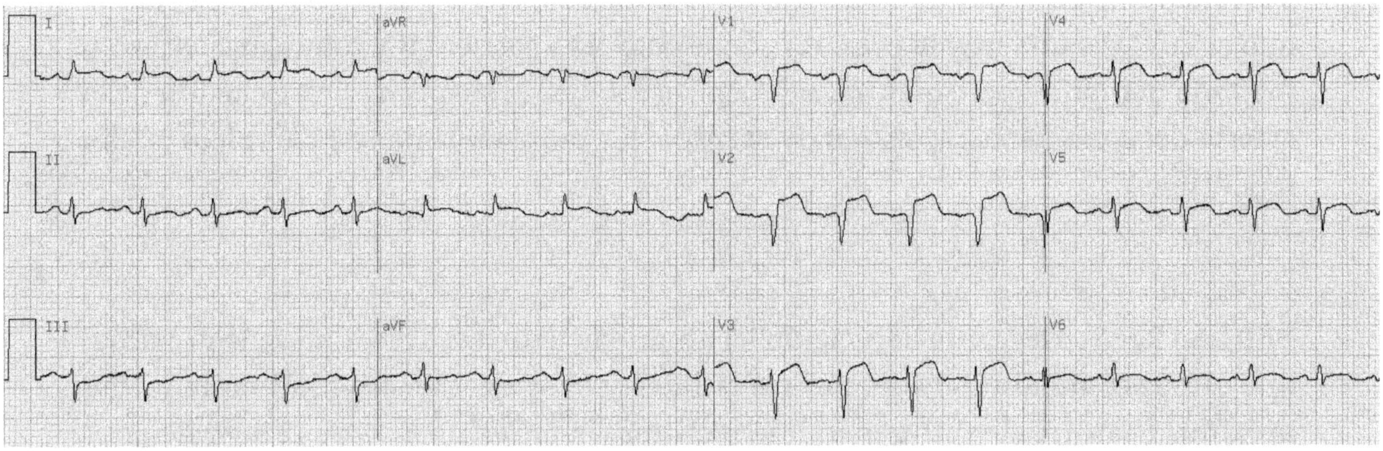

Figura 10-3

En este ECG (Figura 10-3) se observa una isquemia epicárdica anterior aguda ("infarto de miocardio"), manifestada por elevación del segmento ST en las derivaciones precordiales, incluyendo la derivación V1, y en las derivaciones I y aVL. Hay depresión del segmento ST en las derivaciones inferiores, lo que representa un cambio recíproco a la elevación del ST en la derivación aVL.

> **PERLA |** Utilizamos el cambio recíproco a la isquemia aguda para validarla cuando las desviaciones del segmento ST son sutiles, sospechosas o dudosas. No es necesario en este ECG (Figura 10-3) ya que la elevación del ST es evidente.

La elevación del segmento ST se extiende por todo el precordio. Las oclusiones de la arteria descendente anterior (ADA) o de la arteria coronaria derecha (ACD) pueden causar esto, pero aquí hay un indicio importante de que la arteria responsable es la ADA. ¿Lo ve? Hay elevación del segmento ST en las derivaciones I y aVL con cambios recíprocos en las derivaciones inferiores. La ACD no causa elevación del segmento ST en las derivaciones I y aVL bajo ninguna circunstancia, ni cambios recíprocos en las derivaciones II, III o aVF.

Aquí está la pregunta: ¿Qué tipo de rama o arteria del cono está presente: cono largo o cono corto?

Si hubiera estado presente una arteria del cono larga, probablemente habría proporcionado suficiente circulación colateral para proteger el septo basal, y no habría habido elevación del segmento ST en la derivación V1. Sin embargo, hay elevación del segmento ST en la derivación V1, lo que significa que la arteria del cono era corta y no fue de ninguna ayuda para la ADA ocluida.

CONSEJO | La arteria del cono derecha proporciona irrigación al tracto de salida del ventrículo derecho (infundíbulo, cono arterioso, TSVD y septo basal). Recuerde que el TSVD es una fuente importante de ectopia ventricular y taquicardias, en su mayoría benignas, pero algunas pueden ser letales. Si sospecha una oclusión de la arteria del cono derecha, ¡esté muy atento a las taquiarritmias de complejo ancho repentinas!

PERLA | Recuerde que la derivación V1 no puede detectar actividad más proximal que el punto medio del septo entre la base y el ápex. La actividad en la mitad proximal (basal) del septo generalmente no es visible en un ECG de 12 derivaciones porque aparece después de 40 ms. Las deflexiones producidas se superponen a las deflexiones en las derivaciones V3 y V4.

Lectura recomendada

de Augustin, JA, et al. Collateral Circulation From the Conus Coronary Artery to the Anterior Descending Coronary Artery: Assessment Using Multislice Coronary Computed Tomography. Rev Esp Cardiol. 2010;63(3):347-51.

Ben-Gal T, et al. Importance of the Conal Branch of the Right Coronary Artery in Patients With Acute Anterior Wall Myocardial Infarction: Electrocardiographic and Angiographic Correlation. JACC Vol. 29, No. 3; March 1, 1997.

Eichhöfer J, Curzen N. Unexpected Profound Transient Anterior ST Elevation After Occlusion of the Conus Branch of the Right Coronary Artery During Angioplasty. Circulation. 2005;111:e113-e114.

Kuno T, Fujisawa T, Numasawa Y, Takahashi T. The electrocardiogram change of conus branch occlusion during right coronary artery angioplasty. Case Reports in Internal Medicine, 2015, Vol. 2, No. 2; 7-9.

Lyle M, et al. Conus artery occlusion causing isolated right ventricular outflow tract infarction: novel application of cardiac magnetic resonance in anterior STEMI. Cardiovascular Diagnosis and Therapy, Vol 6, No 3 June 2016.

Udaya Sankari T, Vijaya Kumar J, Saraswathi P. THE ANATOMY OF RIGHT CONUS ARTERY AND ITS CLINICAL SIGNIFICANCE. Recent Research in Science and Technology 2011, 3(10): 30-39.

11

Cambios recíprocos | Regla de Jones

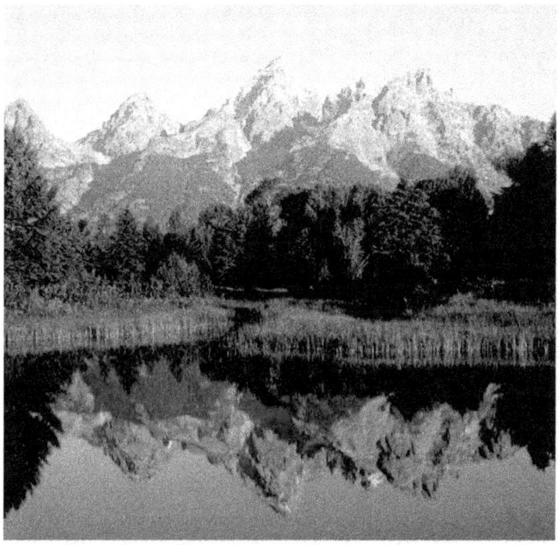

Figura 11-1

Así como un estanque en calma refleja el paisaje circundante con la orientación invertida, los cambios recíprocos durante un episodio isquémico agudo reflejan el miocardio isquémico, pero también a la inversa.

La figura 11-2 muestra un ECG de 12 derivaciones que manifiesta isquemia transmural aguda con cambios recíprocos.

Este ECG presenta elevación del segmento ST en las derivaciones I y aVL y en las derivaciones V2 a V5. En el plano frontal, observamos depresión del segmento ST en las derivaciones III y aVF (ligeramente en la derivación II), cambios recíprocos a la elevación del segmento ST en las derivaciones I y aVL.

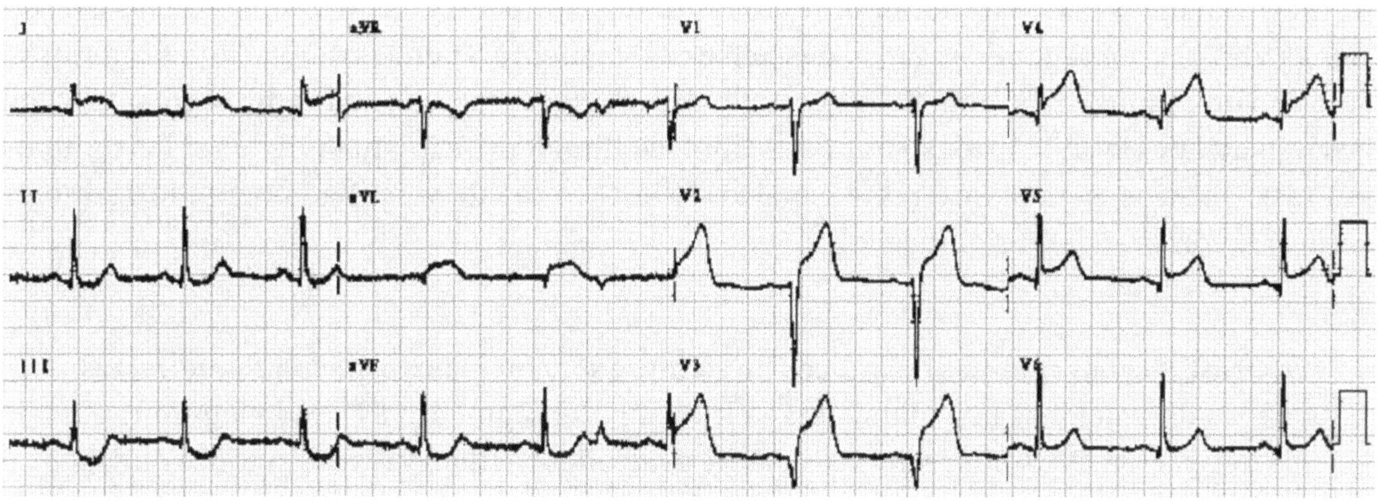

Figura 11-2

PERLA | Las derivaciones en el plano frontal no actúan de forma recíproca con las derivaciones en el plano horizontal (o transversal) y viceversa. Aunque las derivaciones I y aVL manifiestan la misma isquemia que la "observada" por las derivaciones precordiales, las derivaciones inferiores solo pueden reaccionar a los cambios en las derivaciones I y aVL porque todas se encuentran en el mismo plano.

"Pero", preguntas, "¿por qué necesito los cambios recíprocos si la elevación del segmento ST en las derivaciones I y aVL es tan obvia?" "Esa es una muy buena pregunta", respondo. "No necesitas los cambios recíprocos en absoluto para hacer el diagnóstico... ¡en este ECG!"

Veamos otro ECG de 12 derivaciones (Figura 11-3):

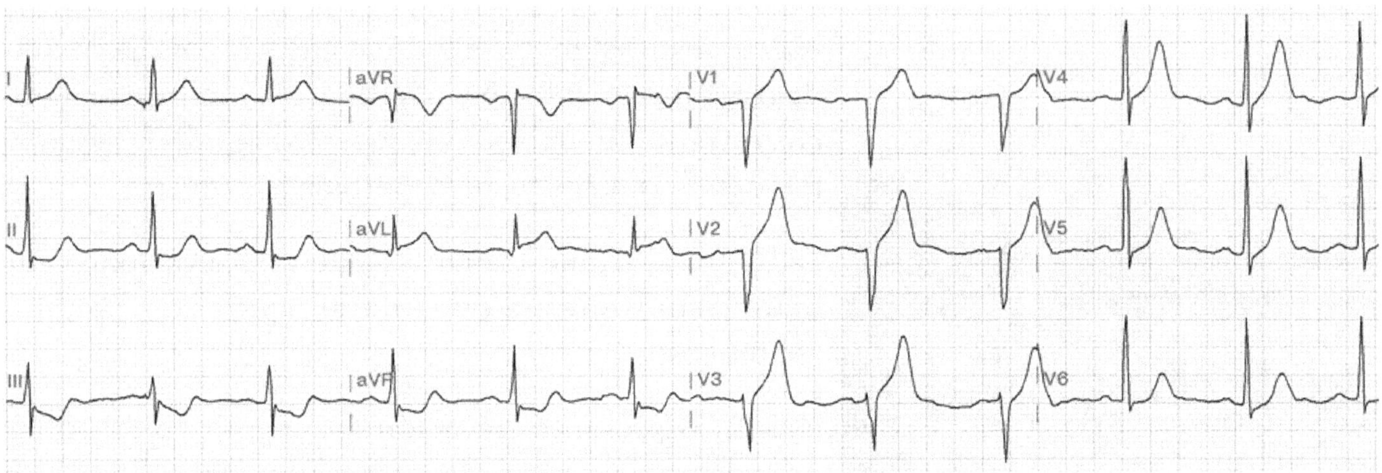

Figura 11-3

¿Qué hallazgo en este ECG le llamó la atención primero? ¿Fueron las ondas T hiperagudas en las derivaciones V1-V5? ¿Fue el descenso del segmento ST en las derivaciones II, III y aVF? ¿O fue la elevación del segmento ST en las derivaciones I y aVL?

La mayoría de las personas notan primero las ondas T hiperagudas (como las de las derivaciones V1-V4) y, en segundo lugar, el descenso del segmento ST en las derivaciones inferiores. Solo con un examen más minucioso notan finalmente los cambios agudos del segmento ST en las derivaciones I y aVL. Y de eso trata este libro: cualquier principiante puede ver los cambios grandes y obvios, pero el intérprete experto de ECG ve rápida y confiadamente los cambios sutiles, ¡y comprende su significado!

> **CONSEJO |** Los cambios recíprocos no siempre son imágenes especulares perfectas de las derivaciones que manifiestan elevación del segmento ST. En la Figura 11-3, la derivación aVL y sus recíprocas, las derivaciones II, III y aVF, tienen todas ondas T positivas. A veces, las ondas T en las derivaciones recíprocas están invertidas... pero a veces no lo están.

El valor de un cambio recíproco es confirmar o validar su impresión de una elevación muy sutil del segmento ST que involucra otras derivaciones. Igualmente importante, la presencia de lo que parecen ser cambios recíprocos en el ECG de un paciente con dolor torácico creíble, pero sin evidencia de elevación del segmento ST, es una advertencia para observar al paciente y repetir el ECG cada 15-20 minutos.

PERLA | Si el paciente presenta dolor torácico creíble, NUNCA descarte un infarto agudo de miocardio con un solo ECG "normal" o solo 12 derivaciones.

¿Cuál es la base de un cambio recíproco? Hay dos cosas que debe comprender:

Primero, la derivación que manifiesta un cambio recíproco debe estar a > 90° del polo positivo de una derivación que manifiesta elevación del segmento ST. Cuanto mayor sea la separación de los dos ejes, especialmente de los dos polos positivos, más obvia será la reciprocidad. Si las derivaciones están separadas por no más de unos pocos grados más allá de los 90°, los cambios recíprocos serán prácticamente imposibles de detectar en un ECG de 12 derivaciones. Sin embargo, cuanto más se acerque la separación a 180°, más evidente será el cambio recíproco. En el plano frontal, no hay dos derivaciones separadas 180° entre sí; una separación de 180° respecto al polo positivo de la derivación I sigue siendo la derivación I. Observe en la Figura 11-4 que la separación máxima en el plano frontal es de 150°, que es la separación entre las derivaciones III y aVL, las derivaciones II y aVR, y las derivaciones I y aVR. En el plano horizontal (derivaciones precordiales), la separación sí puede aproximarse a los 180°.

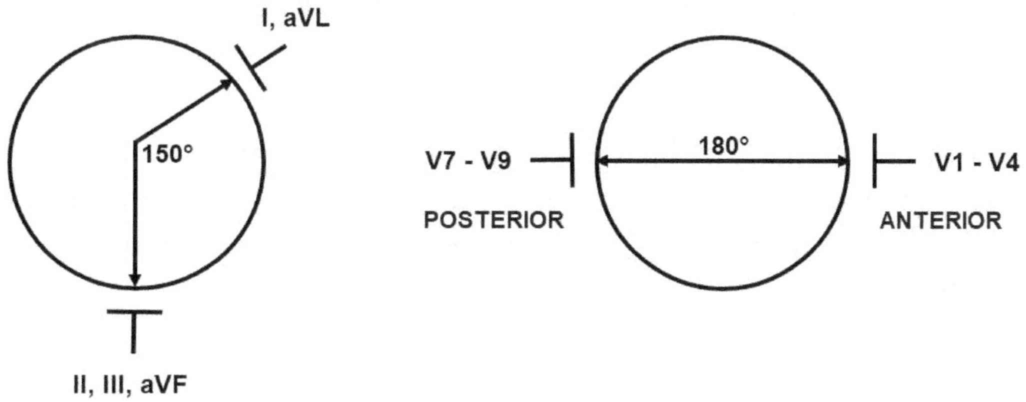

Figura 11-4

En segundo lugar, una derivación solo puede actuar como recíproca de otra derivación que comparta el mismo plano. Puede haber "ondas Q patológicas" en los segmentos ST de las derivaciones V1-V4, pero las derivaciones inferiores nunca lo detectarán. ¿Por qué? Recordemos que las derivaciones inferiores están en el plano frontal, y todas las derivaciones precordiales están en el plano horizontal. Dado que estos dos planos son perpendiculares, las derivaciones en un plano no pueden detectar eventos en el otro plano. Podrían considerarse invisibles entre sí. Entonces, ¿por qué hay depresión del segmento ST en las derivaciones inferiores del ECG de la Figura 11-3? Estas depresiones del segmento ST son una respuesta a las elevaciones del segmento ST en las derivaciones I y aVL, que se encuentran en el mismo plano (plano frontal) que las derivaciones inferiores y reaccionan a la misma isquemia que las derivaciones V1-V4.

"¡Pero las depresiones del segmento ST son muy evidentes, y las elevaciones del segmento ST son tan sutiles que podrían pasar desapercibidas!", exclamas.

"Sí, es correcto", respondo. "¡Esa es precisamente la razón por la que los cambios recíprocos son tan importantes!" De hecho, este es un punto crucial. Supongamos que un paciente varón de 56 años llega a la sala de emergencias quejándose de un dolor torácico típico de síndrome coronario agudo, que comenzó solo cuarenta y cinco minutos antes de su llegada. Le realizas un ECG de 12 derivaciones, pero solo muestra depresión del segmento ST en las derivaciones I y aVL. Nada cumple con los criterios de STEMI. Esta situación sería similar al ECG de la Figura 11-3. ¡Todavía no has descartado un infarto agudo de miocardio en este paciente!

REGLA DE JONES | La depresión del segmento ST en el ECG de 12 derivaciones de cualquier paciente que presente un dolor torácico creíble de tipo síndrome coronario agudo debe considerarse un cambio recíproco a una isquemia aguda localizada en otro lugar hasta que se demuestre lo contrario. El cambio recíproco de depresión del segmento ST puede aparecer antes que el cambio indicativo de elevación del segmento ST (Corolario 1), o, incluso cuando ambos están presentes, el cambio recíproco puede ser más evidente que la elevación del segmento ST (Corolario 2).

¿Comprendes el concepto de "reciprocidad" y "derivaciones recíprocas"? Si crees que la reciprocidad solo se refiere a la depresión del segmento ST que se observa en las derivaciones opuestas a aquellas con elevación del segmento ST... entonces sabes un poco sobre recipro cidad... ¡pero solo un poco!

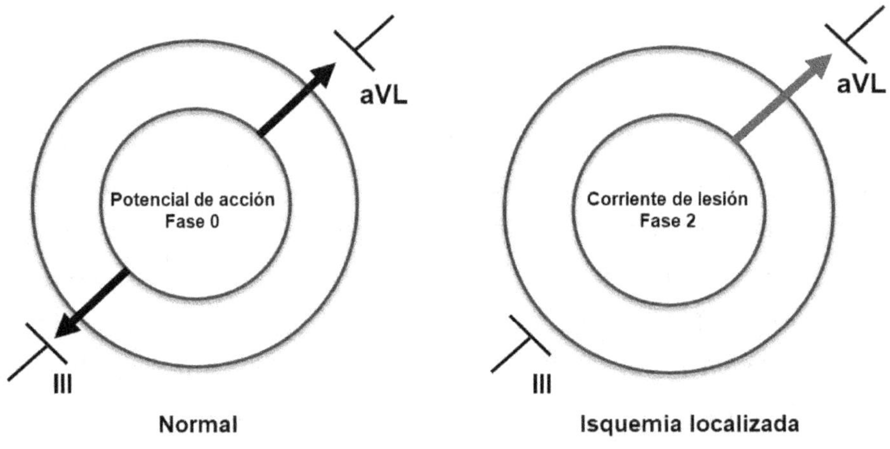

Figura 11-5

Cada latido cardíaco normal es producto de la reciprocidad. Se estima que casi el 90% de la actividad eléctrica del corazón nunca se registra debido a que los vectores opuestos que viajan en direcciones contrarias se anulan entre sí, como se muestra en el diagrama "normal" de la Figura 11-5. Me refiero a este concepto como anulación de fuerzas (y muchos otros también lo hacen), pero a veces puede encontrarse como contrapeso o equilibrio. Aprenderá mucho más sobre la anulación de fuerzas en el próximo capítulo.

PERLA | La reciprocidad y la anulación de fuerzas ocurren entre los mismos grupos de pares recíprocos. Si solo uno de los grupos de electrodos se encuentra sobre tejido isquémico, se producirá reciprocidad. Si ambos grupos de electrodos se encuentran sobre el mismo tipo de tejido (ambas áreas isquémicas o ambas áreas no isquémicas), se producirá una anulación de fuerzas. Dos derivaciones no pueden actuar recíprocamente a menos que una de ellas esté registrando miocardio normal no isquémico.

Veamos qué implica la reciprocidad.

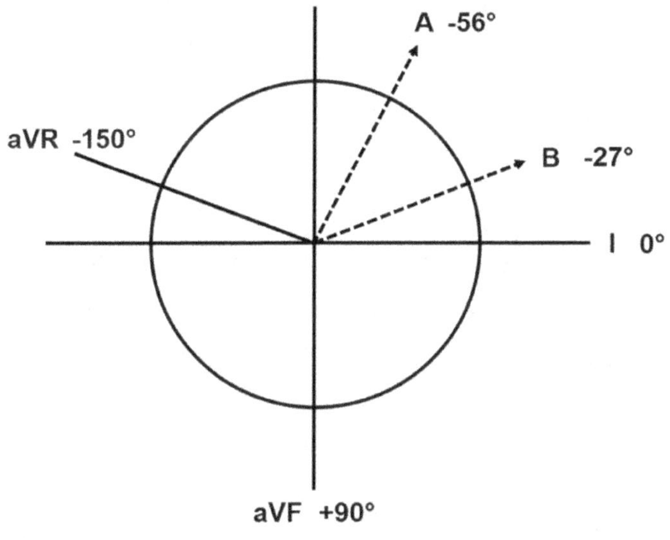

Figura 11-6

En la Figura 11-6, vemos dos flechas punteadas (vectores). El polo positivo de la derivación aVR está a 150° de la derivación I, que es la mayor distancia posible entre dos polos positivos en el plano frontal; por lo tanto, debería poder manifestar cierta reciprocidad con la derivación I. Si bien, teóricamente, podría reaccionar recíprocamente al vector “A”, dudo seriamente que usted, yo o cualquier otra persona pueda detectar algún cambio recíproco en el ECG. Sin embargo, no habría problema en ver que la derivación aVR reaccione recíprocamente al vector “B”.

Observe el segundo diagrama de la Figura 11-5 (etiquetado como “Isquemia localizada”). Solo hay un vector, y se dirige hacia el polo positivo de la derivación aVL. Debido a su dirección hacia la derivación aVL, esta derivación registrará una deflexión positiva y ascendente. Sin embargo, el polo positivo de la derivación III ve el vector alejándose de él, por lo que registra la misma deflexión como negativa o invertida.

En este punto siempre surge una pregunta: ¿Cómo puede el polo positivo de la derivación III ver el vector opuesto alejándose de él cuando tiene un vector que se dirige hacia él? ¿En qué se diferencia de las condiciones del primer diagrama de la Figura 11-5? Mi respuesta es la siguiente: ¡ve el vector opuesto alejándose de él con mucha facilidad porque no hay ningún vector que se dirija hacia él! La explicación se encuentra en el texto situado en el centro de cada diagrama.

En el primer diagrama, los vectores opuestos representan la despolarización que ocurre durante un potencial de acción. La misma actividad ocurre simultáneamente en ambos lados del corazón. Esto sucede durante la Fase 0: ¡despolarización! El segundo diagrama ocurre durante la repolarización: Fase 2. Y el vector que apunta hacia el polo positivo de la derivación aVL no es ni un potencial de acción ni despolarización, ¡es una corriente de lesión! Una corriente de lesión es una corriente eléctrica completamente separada y diferente de un potencial de acción.

Durante la Fase 2 en un corazón normal, todo el miocardio se ha despolarizado como resultado de la Fase 0. Esencialmente, no hay intercambio neto de iones entre el interior y el exterior de la célula. La entrada de calcio durante la Fase 2 compensa la salida de potasio, lo que da como resultado una ligera meseta. También se produce una pausa similar en la actividad eléctrica transmembrana durante la Fase 4. Sin embargo, parece haber cierta isquemia en la región basolateral del ventrículo izquierdo debajo del electrodo aVL (brazo izquierdo). Se ha desarrollado una corriente de lesión, completamente independiente del potencial de acción, cuyo vector apunta hacia el electrodo aVL. Por lo tanto, la derivación aVL producirá una deflexión positiva durante la Fase 2, y, por supuesto, esa "deflexión positiva" se registra como una elevación del segmento ST.

Pero recuerde: ¡esto es la Fase 2! El miocardio debajo del electrodo de la derivación III es normal y no isquémico. Momentáneamente, está en reposo. Por lo tanto, no hay actividad eléctrica adicional entre este y la cola negativa del vector de la corriente de lesión en el lado opuesto del ventrículo. Así, detecta la cola negativa e inscribe una "deflexión negativa" durante la Fase 2, que se registra como una depresión del segmento ST.

> **PERLA |** La forma que adopta la reciprocidad depende no solo de la ubicación y la dirección de los vectores, sino también de la fase del potencial de acción durante la cual se manifiestan los vectores.

Así es como se desarrollan los cambios recíprocos:

Un electrodo de registro detecta primero el impulso de despolarización que se desplaza hacia él y registra una deflexión positiva. Los estudiantes a menudo me han preguntado: "¿Acaso el impulso de despolarización y la corriente de lesión no se anulan mutuamente?". No, no se anulan porque no ocurren simultáneamente. La corriente de lesión no existe hasta después de la despolarización.

El vector de despolarización aparece primero y genera una deflexión positiva porque tiene una cabeza positiva y una cola negativa y se desplaza hacia el electrodo de registro. La despolarización es seguida por un vector de repolarización con una cabeza negativa y una cola positiva, que se desplaza mucho más lentamente y en la dirección opuesta. En condiciones normales, el electrodo de registro registrará una onda T positiva porque detecta la cola positiva del vector de repolarización.

Entre la despolarización y la repolarización hay un área en el potencial de acción conocida como meseta. En el ECG, se denomina segmento ST. Si bien el segmento ST también forma parte de la repolarización, hay poco intercambio iónico neto durante ese tiempo, con poco movimiento hacia el potencial de membrana en reposo (-90 mV). Esto permite que las cargas externas tanto en las células isquémicas como en las normales permanezcan momentáneamente fijas. Durante este tiempo, podemos observar los efectos de una corriente de lesión sin la interferencia del resto del potencial de acción (es decir, la Fase 3: la onda T). Los vectores de las corrientes de lesión tienen cabezas positivas y colas negativas, al igual que el vector de despolarización.

PERLA | Las corrientes de lesión (también llamadas corrientes de daño) solo pueden manifestarse durante períodos de relativa inactividad iónica. Durante las fases 2 y 4 del potencial de acción, se produce poco o ningún intercambio iónico neto. Esto permite que las cargas externas permanezcan fijas el tiempo suficiente para que se desarrolle una corriente de lesión. Durante la despolarización y la repolarización activas, las cargas externas cambian rápidamente y dicha actividad no es propicia para una corriente de lesión pasiva.

Tras el/los vector/es de despolarización, se registra el vector de la corriente de lesión y se inscribe una elevación del segmento ST. La repolarización comienza en el subepicardio, incluso durante la isquemia transmural. Por lo tanto, el electrodo suprayacente registra una onda T positiva porque el vector de repolarización se aleja de él y tiene una cola positiva.

PEARL | ¡La isquemia transmural NO es un infarto! ¡El miocardio NO está muerto! Puede, y de hecho lo hace, conducir un potencial de acción, incluyendo la repolarización. Por eso, durante la isquemia, la onda T permanece positiva. No se invierte hasta que el episodio isquémico se resuelve.

Los confusos cambios recíprocos en las derivaciones V1-V3

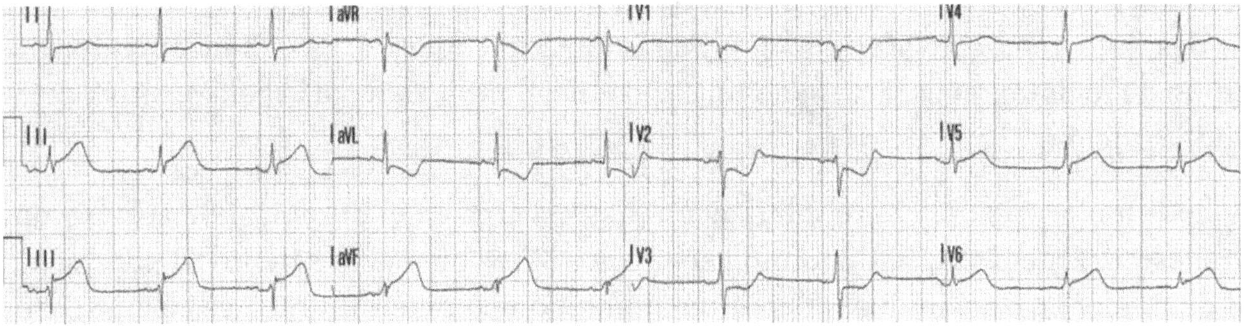

Figura 11-7

Las depresiones del segmento ST observadas en las derivaciones V1-V3 (y ocasionalmente en la derivación V4) son responsables de algunas de las ideas erróneas más confusas en electrocardiografía. Muchas personas que interpretan electrocardiogramas todavía intentan relacionar la depresión recíproca del segmento ST en esas derivaciones con la elevación del segmento ST observada en las derivaciones II, III y aVF. Como se mencionó anteriormente, la reciprocidad solo ocurre entre derivaciones en el mismo plano.

La Figura 11-7 muestra elevación del segmento ST en las derivaciones II, III y aVF. También vemos depresión del segmento ST en las derivaciones I, aVL y V1-V3. Solo las derivaciones I y aVL son recíprocas a la elevación del segmento ST en las derivaciones II, III y aVF. Las derivaciones V1-V3 no lo son porque el plano horizontal es perpendicular al plano frontal.

> **CONSEJO |** ANTERIOR es lo opuesto a POSTERIOR; INFERIOR es lo opuesto a SUPERIOR. ¿Qué derivaciones se designan como derivaciones SUPERIORES? Permítanme responderles: ¡NINGUNA! Pero, ¿qué derivaciones en el plano frontal estarían ubicadas SUPERIORES a las derivaciones INFERIORES? Las derivaciones I y aVL.

"Entonces, ¿la depresión del segmento ST en las derivaciones V1-V3 no representa un cambio recíproco?", preguntan. "¡Oh, sí, lo es! ¡Absolutamente!", respondo.

"¿Pero cómo puede ser recíproca a las derivaciones inferiores? ¡Acabas de decir que están en dos planos diferentes, perpendiculares entre sí!", exclaman. "No, dije que las derivaciones V1-V3 no eran recíprocas a la elevación del segmento ST en las derivaciones II, III o aVF. ¡Pero la depresión del segmento ST sí es un cambio recíproco!"

"Entonces, ¿dónde está la elevación del segmento ST que causa la reciprocidad? ¿Podría deberse a esa sutil elevación del segmento ST en la derivación V6?" "No, esa sutil elevación del segmento ST en la derivación V6 es algo que analizaremos más adelante en este libro. Las derivaciones con la elevación del segmento ST responsable del descenso del segmento ST en las derivaciones V1-V3 no se registraron en este ECG. Las derivaciones responsables rara vez se registran, ¡incluso cuando registrarlas aportaría mayor claridad! Habríamos observado elevación del segmento ST en las derivaciones V7-V9... si se hubieran registrado. Esos son los electrodos directamente opuestos a la pared anterior del tórax. Registrar las derivaciones posteriores cuando hay elevación del segmento ST en las derivaciones inferiores y descenso del segmento ST en las derivaciones V1-V3 es innecesario. Ahora podemos considerar el descenso del segmento ST en las derivaciones V1-V3 en esas circunstancias como una isquemia lateral o inferolateral (ambos términos se refieren a la misma área isquémica).

PERLA | Los descensos del segmento ST en las derivaciones V1-V3, generalmente (pero no siempre) asociados con la elevación del segmento ST en las derivaciones II, III y aVF, representan cambios recíprocos, pero no con respecto a las elevaciones del segmento ST en las derivaciones inferiores del plano frontal. Son recíprocos a las elevaciones del segmento ST en las derivaciones V7-V9, situadas frente a las derivaciones V1-V3, pero que rara vez se registran.

IMPORTANTE | Los diferentes planos del corazón son designaciones que existen solo en los cálculos dentro del propio electrocardiógrafo. Ciertamente no existen en el corazón físico. Estamos analizando la parte de la estructura que se cruza con esos planos imaginarios. Todos estos cálculos se realizan para nuestra comodidad y, afortunadamente, ¡funcionan!

La reciprocidad tiene sus imitadores

La isquemia miocárdica aguda no es la única afección que puede producir cambios recíprocos en el ECG de 12 derivaciones (desafortunadamente). También se pueden observar cambios recíprocos en la miocarditis aguda, la miocardiopatía de Takotsubo, los aneurismas ventriculares, la embolia pulmonar, y la pericarditis posinfarto temprana (¡NO la pericarditis posviral!).

Comprensión de la línea de base del ECG

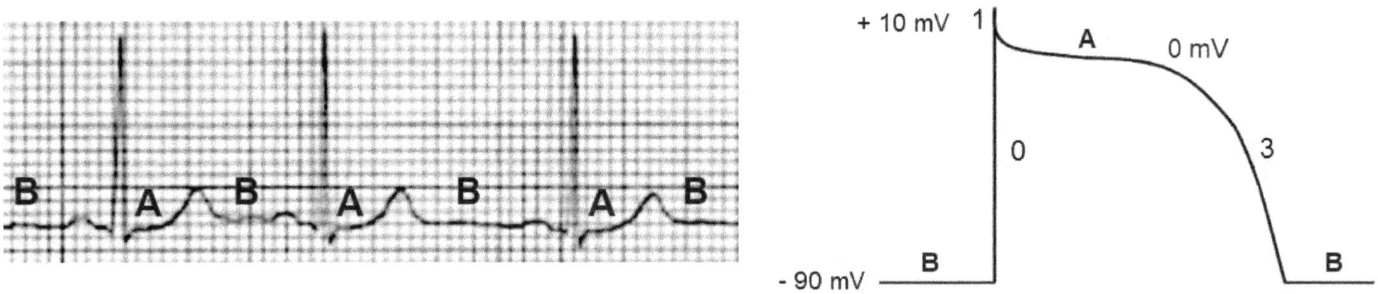

Figura 11-8

El capítulo 2 le presentó las teorías de la corriente de lesión sistólica y diastólica, donde aprendió cómo el electrocardiógrafo ajusta la línea de base a un nivel estándar y fijo. Esto nos impide ver la depresión del segmento ST del segmento T-P durante una isquemia aguda. ¿Pensaba que el electrocardiógrafo solo hacía esto durante la isquemia? ¡Hace lo mismo cuando no hay isquemia! Observe este fragmento de ECG (Figura 11-8) y compare los segmentos T-P y ST con sus ubicaciones correspondientes (Fases 4 y 2, respectivamente) en el potencial de acción. Aunque el segmento T-P y el segmento ST parecen estar en niveles similares en el fragmento de ECG, el diagrama del potencial de acción revela que en realidad están separados por aproximadamente 90 mV.

NOTA | Los términos inferolateral e inferobasal se usan a menudo indistintamente en este libro. Ambos se refieren al área del corazón conocida anteriormente como la "pared posterior". Ahora sabemos que lo que antes conocíamos como la "pared lateral del ventrículo izquierdo" es en realidad esa "pared posterior". Entonces, ¿por qué no la llamamos simplemente "pared lateral"? Porque muchas personas no pueden aceptar que lo que siempre han llamado la "pared posterior" es en realidad la pared lateral. Entonces, ¿cuándo se convirtió la pared lateral en la verdadera "pared posterior"? ¡Hace aproximadamente un millón de años!

Lectura recomendada

Camara EJN, et al. Reciprocal ST Change in Acute Myocardial Infarction: Assessment by Electrocardiography and Echocardiography. JACC. Vol. 2, No 2 August 1983: 251-7.

Martí D, et al. Letter to the Editor: Usefulness of Reciprocal Changes in the Diagnosis of Myocardial Infarction With Minimal ST-segment Elevation. Rev Esp Cardiol. 2016;69(7):699–709.

Parale GP, et al. Importance of Reciprocal Leads in Acute Myocardial Infarction. JAPI. Vol. 52; MAY 2004.

12
Cancelación de Fuerzas

Si me pidieran que enumerara las razones más comunes por las que los infartos agudos de miocardio no se detectan en los electrocardiogramas de 12 derivaciones, no tardaría en mencionar la cancelación de fuerzas. Es posible que nunca haya oído hablar de este fenómeno, ya que es bastante complejo y no suele tratarse en los cursos de electrocardiografía, ni presenciales ni en línea. Muchas personas lo confunden con el cambio recíproco, pero no es exactamente lo mismo. Aunque no es un concepto muy conocido y es algo avanzado, no es difícil de entender... pero para ello es necesario hablar de vectores.

Comenzaré haciéndole dos preguntas:

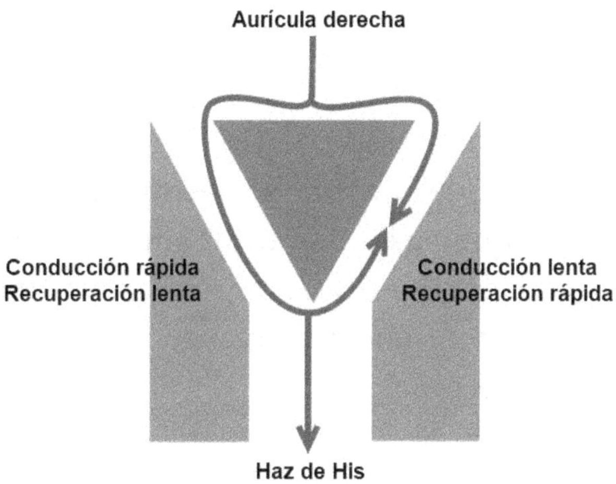

Figura 12-1

Primera pregunta: ¿qué sucedería si dos vectores que se desplazan uno hacia el otro colisionaran, de forma directa y frontal? No necesitamos ir más allá de cada latido cardíaco normal para encontrar la respuesta.

Cada latido auricular se propaga por las vías rápida y lenta del nodo AV para llegar al haz de His y, finalmente, a los ventrículos. El impulso que viaja por la vía rápida llega primero al final, entra en el haz de His y luego regresa en sentido retrógrado por la vía lenta. El impulso que comenzó a viajar por la vía lenta se encuentra con el impulso retrógrado, ¡y colisionan frontalmente! ¿Qué sucede? Ambos se anulan... y luego el proceso comienza de nuevo. Este es un tipo de cancelación de fuerzas que ocurre principalmente en el sistema de conducción. ¡Es real! No se trata de un cálculo teórico.

Segunda pregunta: ¿qué sucedería si dos vectores (dos corrientes de lesión) de cargas similares viajaran simultáneamente en direcciones opuestas, cada uno a través del miocardio isquémico? Ciertamente no se anularían entre sí porque nunca entrarían en contacto. Cada uno continuaría avanzando a través del miocardio isquémico.

Aquí tenemos una representación simplificada del corazón con dos áreas de isquemia. Cada área se ha vuelto transmural y envía corrientes de lesión hacia los electrodos de registro suprayacentes: las derivaciones III y aVL. ¡Pero los segmentos ST se ven completamente normales! ¡No hay ningún indicio de isquemia! ¿Por qué estas derivaciones no manifiestan elevación del segmento ST?

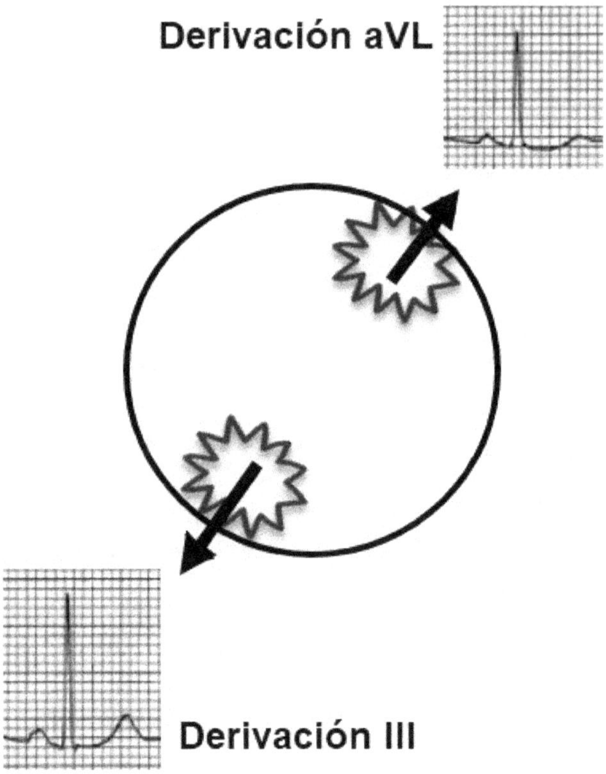

Figura 12-2

¡No se deje engañar! ¡La isquemia está ahí, y sigue siendo tan peligrosa como siempre! En este caso, los dos vectores no se anulan al colisionar en la misma vía o fibra, un evento real que ocurre dentro del corazón. En cambio, se cancelan mutuamente en el ECG al viajar en direcciones opuestas, lo cual NO es un evento real en el corazón, sino que ocurre solo dentro del electrocardiógrafo. Seamos claros: los vectores que viajan en direcciones opuestas son reales; la cancelación de fuerzas en el ECG es un fenómeno del electrocardiógrafo.

¿Recuerda al principio del último capítulo cuando mencioné que el vector de despolarización y el vector de corriente de lesión no interferían entre sí porque no eran eventos simultáneos: la corriente de lesión ocurría después de la despolarización? En ese caso, solo había una corriente de lesión. Ahora tenemos dos corrientes de lesión simultáneas que causan elevación del segmento ST, ¡que no aparece en el ECG en ninguno de los casos!

> **¡MUY IMPORTANTE!** | Cuando dos corrientes de lesión viajan simultáneamente en direcciones opuestas, sus fuerzas eléctricas se cancelarán mutuamente en el registro del ECG, y los segmentos ST resultantes pueden parecer normales o con desviaciones del segmento ST que pueden ser menores, sutiles o fáciles de pasar por alto.

¿Qué hallazgos en un ECG de 12 derivaciones indican que se está produciendo una cancelación de fuerzas?

> **PERLA** | Lo primero que debería hacerle sospechar que puede estar ante este fenómeno es un paciente con factores de riesgo, un historial creíble acompañado de dolor torácico compatible con síndrome coronario agudo y un ECG "normal".

Siempre sospeche si la condición de un paciente parece desproporcionadamente peor de lo que sugiere el ECG.

La mayoría de los cardiólogos considerarían que una oclusión limitada y distal de la arteria descendente anterior es menos probable que cause problemas o complicaciones (aunque ciertamente no la descartarían). Sin embargo, debido a la cancelación de fuerzas, lo que puede parecer una oclusión pequeña y limitada de la arteria descendente anterior distal puede representar en realidad un área de riesgo muy grande con consecuencias muy peligrosas.

¿Qué oclusiones tienen más probabilidades de resultar en una cancelación de fuerzas? Oclusión proximal de una arteria descendente anterior izquierda de tipo 3

Aquí está el primer escenario: una oclusión de la arteria descendente anterior izquierda de tipo 3, distal a S1 y proximal a D1.

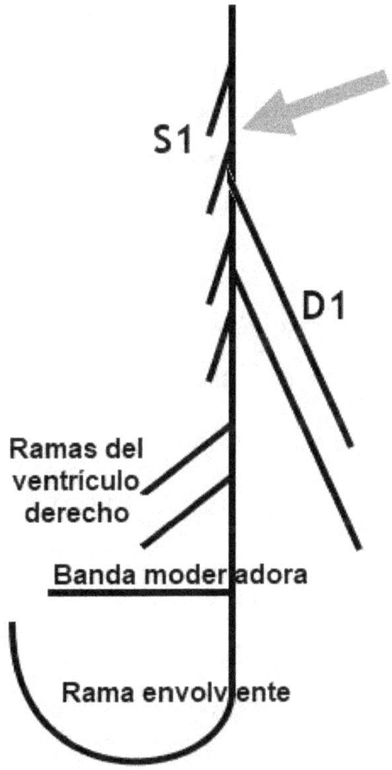

Figura 12-3

¿Qué veremos en el ECG de 12 derivaciones?

PERLA | Cuando dos corrientes de lesión viajan en direcciones opuestas, se produce una cancelación de fuerzas y es posible que se observe una desviación del segmento ST mínima, ¡o incluso ninguna! Si solo hay una corriente de lesión y dos electrodos de registro opuestos, una derivación mostrará el cambio principal de elevación del segmento ST y la otra mostrará un cambio recíproco. El cambio recíproco se manifestará en la derivación con el electrodo que se encuentra sobre tejido normal, no isquémico. Recuerde: la depresión del segmento ST de un cambio recíproco ocurre en el miocardio normal, no isquémico.

Para ver qué sucede con una oclusión pre-diagonal de una arteria descendente anterior izquierda (DAI) de tipo 3 (una oclusión proximal a la rama D1), consulte la Figura 12-3. Eso es exactamente lo que se muestra allí. ¿Cómo se verá el ECG (Figura 12-4)?

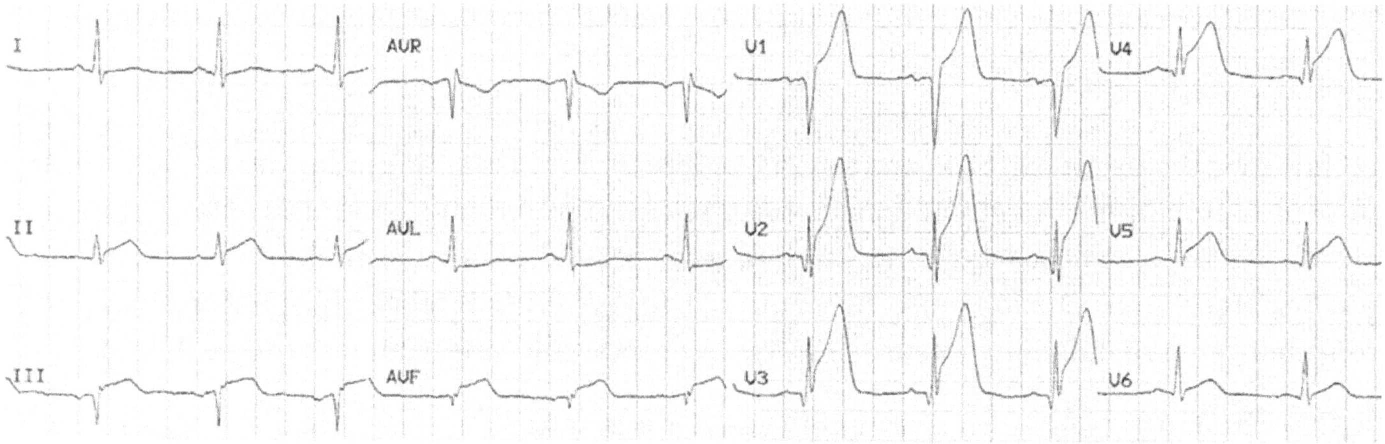

Figura 12-4

Hay una elevación evidente del segmento ST en todas las derivaciones precordiales y en las derivaciones II, III y aVF. Se observa isquemia de grado 3 en las derivaciones V2-V4. Si la oclusión fuera distal a D1, no habría tanta isquemia desde V2 en adelante. Dado que se trata de una oclusión proximal de una arteria descendente anterior (ADA) de tipo 3 ("envolvente") con afectación evidente de la pared inferior, las reglas habituales para localizar una oclusión de la ADA no son aplicables. La pared basolateral (derivaciones I y aVL) debe estar afectada, ya que se encuentra en el centro de la zona isquémica. Sin embargo, observe las derivaciones I y aVL. No muestran elevación del segmento ST. Lo más probable es que haya una cancelación de fuerzas entre las derivaciones inferiores y las basolaterales.

Una oclusión de una ADA de tipo 3 ("envolvente") puede, sin duda, provocar una depresión del segmento ST en la derivación aVL, pero en esos casos la oclusión es distal a D1 y no se observarán cambios isquémicos tan profundos en las derivaciones V2-V4.

Si tiene dudas sobre la reciprocidad frente a la cancelación de fuerzas, consulte de nuevo esta ilustración:

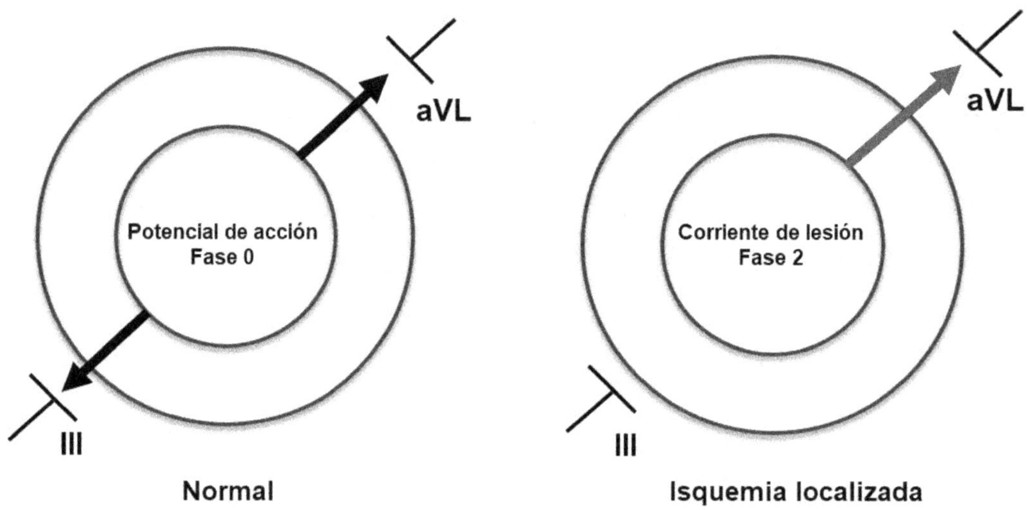

Figura 12-5

Aquí tenemos otro ejemplo de cancelación de fuerzas:

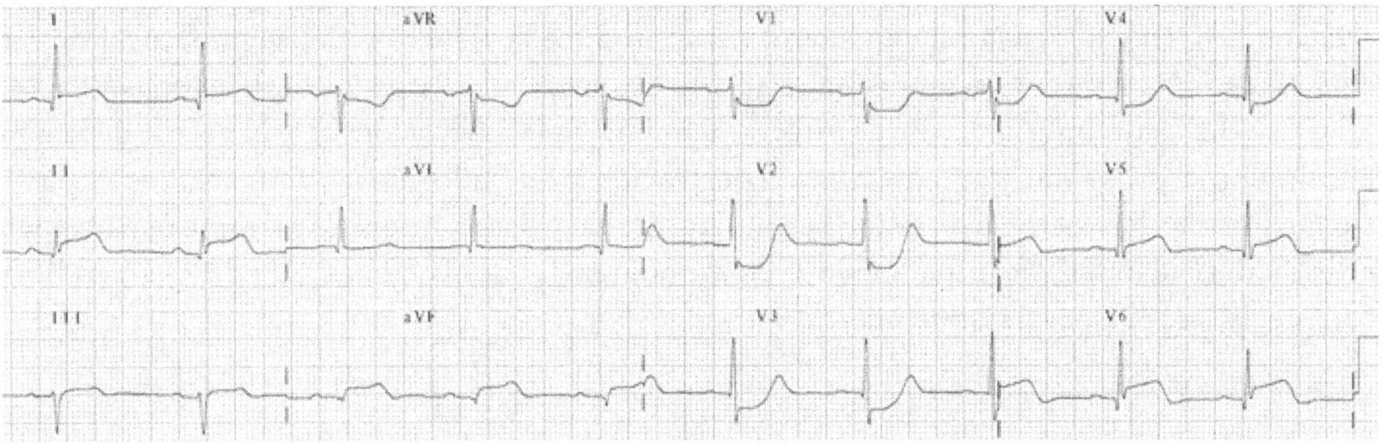

Figura 12-6

En la Figura 12-6 observamos una marcada depresión del segmento ST en las derivaciones V1 a V4 y una elevación del segmento ST en las derivaciones I, II, aVF, V5 (leve) y V6. Es evidente que existe una isquemia transmural inferolateral aguda (anteriormente denominada "posterior") indicada por la depresión del segmento ST. Utilizando *el método de eliminación diagnóstica de Jones*, sabemos que la arteria descendente anterior (ADA) no puede ser la arteria responsable, ya que no causa isquemia inferolateral. El ECG anterior (Figura 12-4) mostraba una cancelación de fuerzas debido a una oclusión pre-diagonal de la ADA, ¡pero este es diferente! La arteria responsable debe ser la arteria coronaria derecha (ACD) o la arteria circunfleja (ACx).

Hay elevación del segmento ST en la derivación I. Las oclusiones de la ACD no producen elevación del segmento ST en la derivación I. Esto descarta la ACD como la arteria responsable. Por lo tanto, se trata de una oclusión de la ACx. Esta puede producir elevación del segmento ST en la derivación I porque la rama marginal obtusa irriga la zona basolateral de la pared del ventrículo izquierdo, exactamente igual que la primera rama diagonal de la ADA. Pero también debería producir elevación del segmento ST en la derivación aVL. Entonces, ¿dónde está la elevación del segmento ST en la derivación aVL? Volveremos a esta pregunta en un momento.

Esta oclusión de la ACx también ha provocado elevación del segmento ST en las derivaciones II y aVF. También hay elevación del segmento ST en la derivación III, pero es muy sutil. ¿Por qué no es tan evidente como en las otras derivaciones inferiores?

Puedo responder a ambas preguntas al mismo tiempo: cancelación de fuerzas. El ECG de la Figura 12-6 representa una oclusión proximal de una ACx, es decir, proximal a la arteria marginal obtusa. Esto significa que la oclusión también es proximal a la arteria descendente posterior y a la arteria posterolateral. Obviamente, esta ACx es una arteria dominante porque ha afectado la pared inferior del ventrículo izquierdo. No podría hacerlo a menos que fuera dominante. Aun así, podría producir un infarto inferolateral, sea dominante o no.

La arteria marginal obtusa es responsable de la elevación del segmento ST en las derivaciones I y aVL. La arteria descendente posterior produce la elevación del segmento ST en las derivaciones II, III y aVF, y la rama posterolateral produce la elevación del segmento ST en las derivaciones V7 a V9 con la depresión recíproca del segmento ST en las derivaciones V1 a V4. El vector de lesión inferior se dirige directamente hacia la derivación III, y el vector de lesión basolateral se dirige directamente hacia la derivación aVL. Dado que las derivaciones III y aVL son recíprocas, los vectores de lesión se anulan entre sí y dan la impresión de que ocurre poco en estas derivaciones. Afortunadamente, contamos con las derivaciones I, II y aVF para indicar con precisión las áreas de isquemia.

PERLA | Sería raro que las derivaciones III y aVL se anularan perfectamente entre sí, ya que no están a 180° una de la otra, sino a 150°. En el diagrama de Cabrera, 180° con respecto al polo positivo de una derivación corresponde a la misma derivación, ¡pero a su polo negativo!

Bien, hemos visto ejemplos de anulación de fuerzas durante oclusiones de la arteria descendente anterior izquierda (ADA) y la arteria circunfleja izquierda (ACx), pero ¿puede ocurrir lo mismo con las oclusiones de la arteria coronaria derecha (ACD)? Veamos otro ECG:

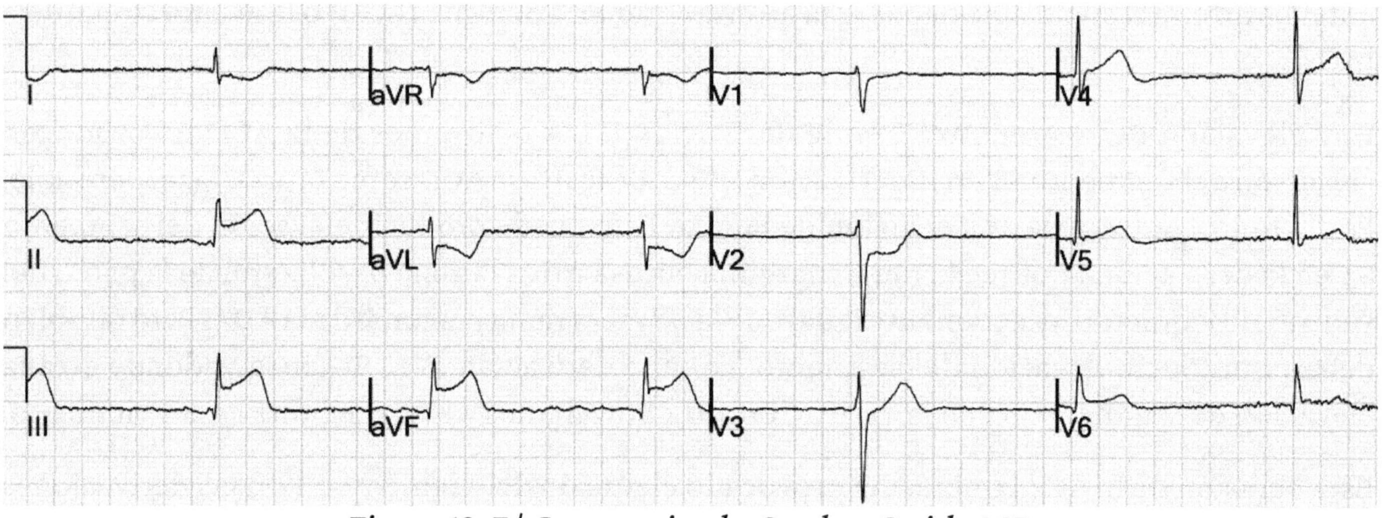

Figura 12-7 | Con permiso de: Stephen Smith, MD

En la Figura 12-7, vemos elevación del segmento ST en las derivaciones II, III y aVF con depresión recíproca del segmento ST en las derivaciones I y aVL. En las derivaciones precordiales hay una clara depresión del segmento ST en la derivación V2 con una sutil depresión del segmento ST en la derivación V3. Las ondas T en las derivaciones V3 y V4 parecen sospechosamente anchas. Hay una isquemia transmural aguda de la pared inferior del ventrículo izquierdo con cambios recíprocos que confirman nuestra impresión. La depresión del segmento ST que parece limitada a las derivaciones V2 y V3 no puede ser causada por una oclusión de la arteria descendente anterior (ADA), lo que deja a la arteria coronaria derecha (ACD) y a la arteria circunfleja (ACx) como posibles culpables. La elevación del segmento ST en la derivación III es visiblemente mayor que la elevación del segmento ST en la derivación II; por lo tanto, la ACD es la arteria culpable. Además, la ACx no puede producir elevación del segmento ST en la derivación V1. ¿Qué? ¿No ve la elevación del segmento ST en la derivación V1? ¡Está ahí! Mire con más atención. Es la elevación del segmento ST en la derivación V1 causada por el infarto del ventrículo derecho que se cancela con la elevación del segmento ST situada inferolateralmente. Por lo tanto, la depresión del segmento ST del infarto inferolateral más la elevación del segmento ST del infarto del ventrículo derecho han producido una derivación V1 con un segmento ST normal, todo ello causado por una única oclusión proximal de una ACD dominante.

¡Felicidades! ¡Acaba de ser engañado por la arteria coronaria derecha! Estos tres ejemplos son los que probablemente encontrará con mayor frecuencia, ¡pero puede ser peor! Se sabe que la oclusión proximal de una ADA de tipo 3 "envolvente" con un área de riesgo muy grande puede producir una elevación mínima del segmento ST.

El objetivo de este capítulo es: cuando vea a un paciente con dolor torácico clásico, tenga especial cuidado de que el ECG "no diagnóstico" no sea en realidad el resultado de una cancelación de fuerzas.

Indicadores de que hay una cancelación de fuerzas en el ECG...

1. Si hay elevación del segmento ST en la derivación I, también debería haber elevación del segmento ST en la derivación aVL. Son contiguas, separadas por solo 30° en la cuadrícula de referencia hexaxial. Cuando la derivación I manifiesta elevación del segmento ST pero la derivación aVL no, considere que probablemente ha habido una cancelación de fuerzas. Observe la derivación III para ver si ha ocurrido lo mismo en las derivaciones inferiores.

2. Si hay elevación del segmento ST en las derivaciones II y aVF, pero no hay elevación del segmento ST o solo una elevación mínima en la derivación III, sospeche una cancelación de fuerzas. Las derivaciones III y aVL son recíprocas. Examine la derivación aVL para ver si presenta alguna elevación del segmento ST o si su elevación del segmento ST es visiblemente menor que la de la derivación I. Si es así, es probable que se haya producido una anulación de fuerzas entre estas dos derivaciones.

3. En presencia de elevación del segmento ST en las derivaciones inferiores (II, III, aVF), la depresión del segmento ST en la derivación V2 con un segmento ST normal e isoeléctrico en la derivación V1 siempre debe alertarle sobre una anulación de fuerzas

entre la elevación del segmento ST del infarto del ventrículo derecho (derivación V1) y la elevación del segmento ST de un infarto inferolateral concurrente (derivaciones V7-V9).

Lectura recomendada

Madias JE. Difficulties in assessing the presence, duration, severity, extent, and evolution of acute myocardial ischemia and infarction: ischemic ST-segment counterpoise as a plausible explanation. Journal of Electrocardiology 39 (2006) 156 – 159.

Rautaharju PM. ST segment deviation counterpoise—a different perspective. Journal of Electrocardiology 39 (2006) 160 – 161.

Reproducido del blog de ECG del Dr. Smith

Los siguientes electrocardiogramas se reproducen con la amable autorización del Dr. Stephen W. Smith. Puede encontrar estos y otros casos muy interesantes y educativos en su blog (Blog de ECG del Dr. Smith) en: https://hqmeded-ecg.blogspot.com/

Figura 12-7

Fecha: martes, 30 de mayo de 2023
"Chest pain and shock: Is there a right ventricular OMI on this ECG? And should he undergo transcutaneous pacing?"

13

Infarto de miocardio por oclusión (IMO)

¿Qué es el infarto de miocardio por oclusión (IMO)?

El infarto de miocardio por oclusión es un enfoque para el diagnóstico de oclusiones completas o casi completas de una arteria coronaria. No es un algoritmo ni un conjunto de reglas o criterios que deban cumplirse para confirmar o descartar un diagnóstico. Se diferencia del paradigma STEMI en que este último es un enfoque más rígido: "si ve esto, haga aquello". En cambio, el paradigma IMO se basa en "utilizar el razonamiento clínico y todos los recursos disponibles" para diagnosticar una oclusión coronaria.

El paradigma STEMI utiliza la elevación del segmento ST en una cantidad específica como indicador de oclusión coronaria aguda (OCA). El IMO no se limita solo al segmento ST, sino que también considera la onda T, el intervalo QRS, el historial clínico, el examen físico, los biomarcadores, la ecografía o ecocardiograma y la observación con mediciones seriadas o ECG repetidos.

La característica más destacada del paradigma IMO es que no descarta automáticamente una isquemia/infarto agudo si no se cumple la elevación mínima del segmento ST en ciertas derivaciones. Con el paradigma STEMI, el profesional de la salud que atiende al paciente se centra en si el segmento ST cumple con el protocolo STEMI, que se convierte en el objetivo principal del enfoque diagnóstico.

Utilizando el paradigma IMO, el profesional de la salud se centra en determinar si ha habido una oclusión completa o casi completa de la arteria coronaria. El profesional que sigue el paradigma IMO sabe que solo aquellos pacientes con una oclusión real se beneficiarán de la intervención farmacológica o percutánea. Cualquier otro paciente correrá un mayor riesgo de sufrir complicaciones graves por una trombólisis o ICP innecesaria. Estas complicaciones ocurren; yo mismo las he presenciado durante mi carrera como médico de urgencias. Pero también saben que la adhesión dogmática a un protocolo fijo omitirá el 25% o más de las oclusiones reales que se beneficiarían de una ICP oportuna.

CONSEJO | Si bien la IA será un complemento útil para sus habilidades de interpretación del ECG, recuerde tres cosas: 1) no es infalible, 2) no diagnostica por usted, sino que le proporciona "probabilidades" y 3) USTED seguirá siendo totalmente responsable de la interpretación del ECG.

¿Por qué no debería usar solo la elevación del segmento ST como enfoque diagnóstico?

Mencione UN hallazgo electrocardiográfico que sea patognomónico de un infarto agudo de miocardio. No se demore mucho pensando en ello, ¡porque no hay ninguno! La elevación del segmento ST, la depresión del segmento ST y todos los cambios en la onda T observados en el infarto agudo de miocardio, así como los cambios en el QTc, se observan en otras afecciones, de hecho, en muchas otras afecciones. La hipertrofia ventricular izquierda, la repolarización precoz ("variante normal de elevación del ST"), la miocarditis, la miopericarditis, la miocardiopatía de Takotsubo, la embolia pulmonar y la hiperpotasemia pueden presentarse con elevación del segmento ST... por nombrar algunas.

La sensibilidad no es muy buena considerando la gravedad del diagnóstico, y la especificidad no es tan buena como a menudo se cree. Además, usted se centra en un solo aspecto del ECG: el segmento ST. La especificidad mejora a medida que los criterios para usar el segmento ST para el diagnóstico se vuelven más restrictivos, pero una sensibilidad ya deficiente empeora aún más (es decir, se pasarán por alto más infartos agudos de miocardio). El uso del paradigma STEMI da como resultado que se pasen por alto entre el 25 y el 30% de las oclusiones coronarias agudas que se beneficiarían de una intervención inmediata. Así es: muchos de los infartos de miocardio sin elevación del ST que usted ingresó para tratamiento médico eran en realidad oclusiones coronarias completas o casi completas que requerían revascularización inmediata. Pero solo recibieron tratamiento médico. Otros infartos de miocardio se pasaron por alto por completo.

Cuando se publicaron por primera vez los criterios STEMI en 2000, la prueba de isquemia transmural aguda (lo que erróneamente llamamos "infarto de miocardio") era una elevación de la CK-MB. La angiografía no se utilizó en el estudio que definió los criterios, lo que dio lugar a la promoción del segmento ST como factor determinante para quién recibiría o no intervención. Si bien el análisis de CK-MB fue una mejora con respecto al uso de los análisis de SGOT, LDH y CK total, poco tiempo después nos dimos cuenta de que no era tan específico como pensábamos (o esperábamos) originalmente. Se descubrió que la isoenzima CK-BB también podía provocar un resultado falso positivo de CK-MB. La CK-MB está presente en el músculo esquelético, el diafragma, el intestino delgado, el útero y la próstata, además del corazón. Sus niveles pueden estar elevados en casos de lesión muscular esquelética, esfuerzo físico, miopatías de diversos tipos, cáncer de pulmón, pancreatitis y carcinoma de células renales. En muchos casos, no es la CK-MB la que está elevada, sino la CK-MM y/o la CK-BB, que se modifican por otros procesos bioquímicos, lo que resulta en una elevación falsa positiva en la prueba de CK-MB. Sin embargo, lo que se observaría sería una elevación del segmento ST, que puede o no indicar una isquemia aguda, y una elevación de la CK-MB, que también puede o no indicar una isquemia aguda. ¿Cuándo fue la última vez que atendió a un paciente con dolor torácico solicitando una prueba de CK-MB? ¿No lo recuerda? Permítame responderle: ¡fue la última vez que utilizó el protocolo STEMI!

Si reemplaza el paradigma STEMI, ¿ya no consideraremos la elevación del segmento ST para diagnosticar un infarto agudo de miocardio?

Seguirá utilizando las directrices actuales para STEMI cuando sean diagnósticas de isquemia transmural. Sin embargo, no las utilizará para descartar isquemia transmural aguda u oclusión coronaria aguda. Comprenderá que las elevaciones del segmento ST de 0,5 a 1 mm pueden indicar una oclusión aguda dependiendo de las circunstancias y otros hallazgos, incluidos los hallazgos no electrocardiográficos. El paradigma IMO no se desarrolló necesariamente para reemplazar el uso de las desviaciones del segmento ST que sugieren fuertemente la presencia de una oclusión coronaria aguda. Se creó para incluir aquellos casos que fueron excluidos incorrectamente por los criterios STEMI actuales: ese 25-30% de oclusiones coronarias agudas que se pasaron por alto por completo o se diagnosticaron erróneamente como no STEMI y se relegaron al tratamiento médico.

¿Cuáles son los requisitos de IMO para diagnosticar (o descartar) un IMO?

Solo hay UN requisito: tendrá que mejorar su habilidad diagnóstica en electrocardiografía, así como la utilización de otros recursos diagnósticos: anamnesis, examen físico, ecografía/ecocardiografía y la comprensión de que las manifestaciones de una oclusión coronaria aguda son procesos dinámicos y a menudo requieren exámenes y observaciones repetidas. El conocimiento introductorio y superficial no será suficiente. Esto por sí solo debería motivar a aquellas facultades de medicina que ignoran la enseñanza de la electrocardiografía a incluirla en su plan de estudios.

¿Cómo maximizo mis habilidades diagnósticas al adherirme al paradigma IMO?

Primero, debe mejorar su habilidad diagnóstica para interpretar el ECG de 12 derivaciones (o de 15 o 18 derivaciones). El paradigma IMO requerirá una interpretación avanzada y experta del ECG.

CONSEJO | Simplemente "leer" un ECG no es suficiente. No basta con reconocer lo que aparece en el ECG; debe comprender lo que le está diciendo. Simplemente leer un ECG es como enumerar los hallazgos de un paciente en el examen físico sin intentar combinarlos para llegar a un diagnóstico.

Leer este libro es sin duda un paso en la dirección correcta. El Dr. Stephen Smith fue fundamental en el desarrollo del concepto de infarto de miocardio por oclusión (IMO). Su sitio web, "Dr. Smith's ECG Blog", contiene una versión descargable en PDF de "El Manifiesto IMO", que es una lectura muy valiosa sobre el infarto de miocardio por oclusión (IMO). También incluye numerosos debates avanzados sobre la interpretación del ECG, tanto antes como después de la publicación del "manifiesto" de la IMO. El sitio web se ha convertido en un libro de texto de ECG en línea.

Lectura recomendada

Aslanger EK. Beyond the ST-segment in Occlusion Myocardial Infarction (OMI): Diagnosing the OMI-nous, Turkish Journal of Emergency Medicine, 23, 1, (1), (2023).

Hillinger P. Strebel I. Abächerli R. et al. Prospective validation of current quantitative electrocardiographic criteria for ST-elevation myocardial infarction. Int J Cardiol. 2019; 292: 1-12

McLaren, J.T.T., Meyers, H.P., Smith, S.W. et al. From STEMI to occlusion MI: paradigm shift and ED quality improvement. Can J Emerg Med 24, 250–255 (2022).

14

Isquemia y sus disfraces | La regla de Jones

Analicemos con más detalle algunas áreas de isquemia aguda donde podría pasar algo desapercibido.

La isquemia, como saben, es una afección compleja con muchas manifestaciones. Algunas les resultarán familiares, otras quizás sean nuevas para ustedes. Puede ser crónica o aguda, y cada una presenta sus propios desafíos. Comprender estos matices es clave para brindar una atención cardíaca eficaz.

Amplitud de la onda R

El primer signo de isquemia aguda es probablemente uno que quizás nunca reconozcan o ni siquiera tengan la oportunidad de observar. Se trata de un aumento en la amplitud de la onda R en el área isquémica y puede ocurrir al comienzo de la isquemia transmural. El miocardio isquémico conduce más lentamente, por lo que los tejidos normales completan la despolarización antes que la despolarización en el área isquémica. Por lo tanto, las ondas R en el área isquémica no se ven contrarrestadas por fuerzas de cancelación y parecen más grandes. Este es un fenómeno muy transitorio y temprano, y es poco probable que se detecte sin un registro continuo que comience con la aparición del dolor.

Ondas T hiperagudas que NO son altas

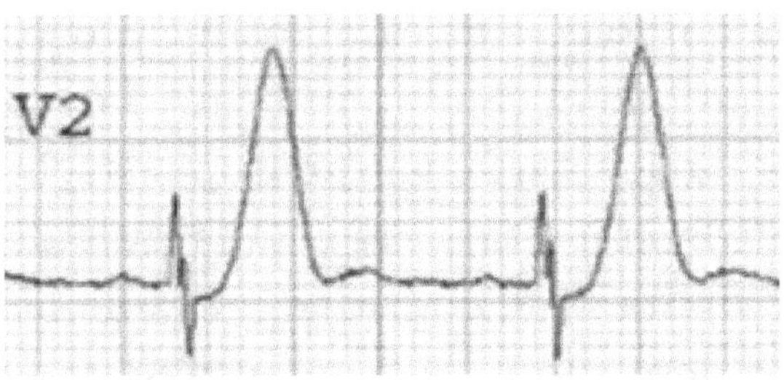

Figura 14-1

El segundo signo temprano de isquemia aguda, y uno que es mucho más probable que observe, es la presencia de ondas T hiperagudas.

La figura 14-1 muestra la onda T hiperaguda de aspecto clásico: alta, ancha y simétrica. Estas ondas T en particular se originan por debajo de la línea de base, lo cual no es lo habitual. La onda T hiperaguda "típica" se origina en la línea de base o en la onda R, ligeramente por encima de la línea de base. Su origen por debajo de la línea de base probablemente las clasifica como ondas T de De Winter, un tema importante que analizaremos en un capítulo posterior.

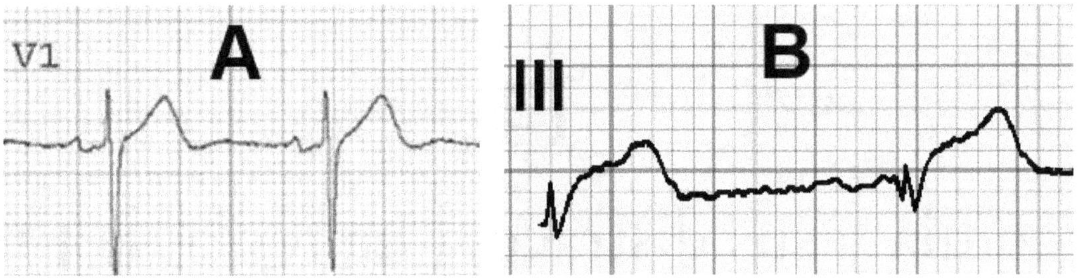

Figura 14-2

No todas las ondas T hiperagudas son altas, pero todas son mucho más anchas que las ondas T normales (Figura 14-1 y Figura 14-2).

Cambios recíprocos

Seguramente ya está familiarizado con los cambios recíprocos, pero recuerde que pueden causar cierta confusión.

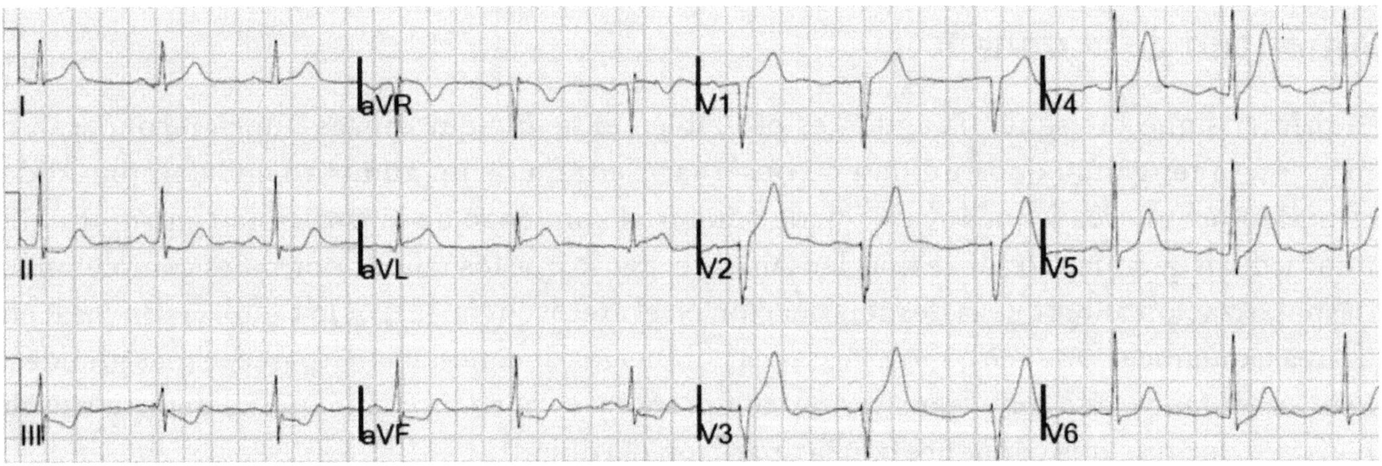

Figura 14-3

En primer lugar, pueden aparecer mucho antes de la elevación del segmento ST, lo que indica isquemia transmural, y en segundo lugar, aunque la elevación primaria del segmento ST esté presente, los cambios recíprocos pueden ser mucho más notables. Los cambios recíprocos también aparecerán en una distribución vascular, al igual que el cambio indicativo de la elevación del segmento ST. Sin embargo, la distribución vascular estará en un área opuesta. La isquemia transmural en el área basolateral (anteriormente lateral alta) dará como resultado cambios recíprocos en las derivaciones inferiores. En la Figura 14-3, considerando solo las derivaciones de las extremidades, ¿qué notó primero: la depresión del segmento ST muy evidente en las derivaciones II, III y aVF... o la elevación del segmento ST muy sutil en la derivación aVL? Además, tenga en cuenta que la depresión del segmento ST en las derivaciones inferiores es recíproca a la elevación del segmento ST en la derivación aVL, no a los cambios que ocurren en las derivaciones precordiales. Por supuesto, tanto la derivación aVL como las derivaciones precordiales están registrando la misma isquemia transmural aguda, pero las derivaciones inferiores (plano frontal) solo pueden reaccionar a la desviación del segmento ST en la derivación aVL (plano frontal) porque no pueden ver lo que sucede en las derivaciones precordiales (plano horizontal o transversal). Los dos planos son perpendiculares y cada uno es esencialmente "invisible" para el otro.

No confunda la tecnología con la anatomía. No existen planos frontales ni horizontales en el corazón; esos planos solo existen en los cálculos del propio electrocardiógrafo.

Esto no es "isquemia subendocárdica inferior". ¡No existe tal cosa como "isquemia subendocárdica inferior"! Ahora sabemos con certeza que la depresión del segmento ST de la verdadera isquemia subendocárdica no se localiza. Si observa una depresión del segmento ST localizada en una distribución vascular específica, especialmente en un paciente con síntomas compatibles con un síndrome coronario agudo (SCA), debe considerarla un cambio recíproco a una isquemia transmural aguda hasta que se demuestre lo contrario, ¡incluso si aún no hay elevación visible del segmento ST! ¡Esa es la regla de Jones!

Regla de Jones | Cualquier depresión del segmento ST en el ECG de 12 derivaciones de un paciente con síntomas compatibles con un síndrome coronario agudo (SCA) debe considerarse un cambio recíproco a una isquemia transmural aguda hasta que se demuestre lo contrario. La elevación del segmento ST puede estar presente o no en el ECG.

Primer corolario | Los cambios recíprocos pueden aparecer ANTES de la elevación del segmento ST.

Segundo corolario | Incluso cuando están presentes tanto los cambios recíprocos como la elevación primaria del segmento ST propia de la isquemia transmural, la depresión del segmento ST de los cambios recíprocos puede ser más pronunciada. ¡Nunca olvide que la elevación del segmento ST es el problema; los cambios recíprocos representan miocardio normal!

Cambios sutiles y a menudo inadvertidos del segmento ST-T

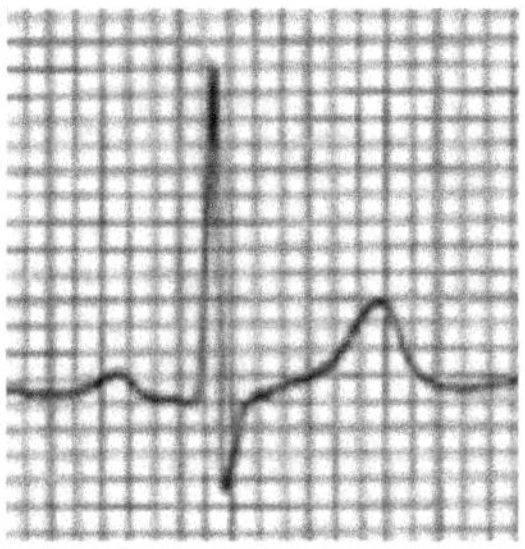
Figura 14-4a

Existen cambios en el segmento ST y la onda T que a menudo pasan desapercibidos. Antes de comenzar, aquí se muestra un segmento ST normal seguido de una onda T normal (Figura 14-4a):

Observe que el segmento ST no permanece mucho tiempo en la línea de base; comienza a ascender inmediatamente. La onda T es ligeramente asimétrica, ¡lo cual es normal! Además, no hay ninguna indicación de dónde termina el segmento ST y comienza la onda T (Figura 14-4a), de forma análoga a la transición de la Fase 2 a la Fase 3 en el potencial de acción (Figura 14-4b). Esto también es normal.

Tres signos sutiles de isquemia son los segmentos ST planos, las ondas T simétricas y el origen abrupto de la onda T a partir del segmento ST, es decir, se crea un ángulo agudo al comienzo de la onda T donde debería haber una curva suave. No debería ser posible distinguir dónde termina el segmento ST y comienza la onda T.

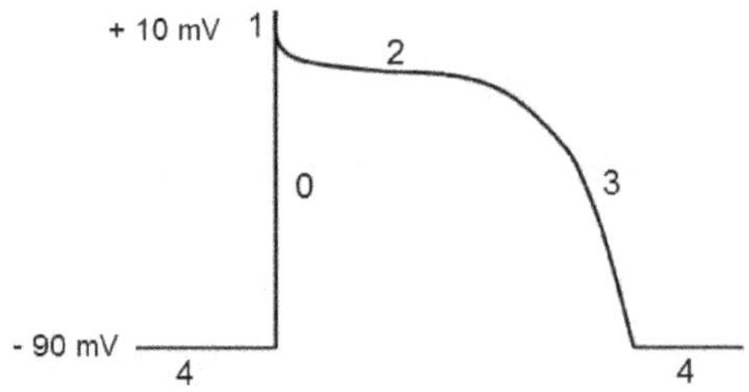

Figura 14-4b

Veamos:

En la Figura 14-5, el segmento ST es plano: permanece en la línea de base durante demasiado tiempo. Cualquier duración superior a tres cuadrados pequeños (120 ms) suele ser muy sospechosa de isquemia. La onda T también es bastante simétrica. Esto no es normal. ¿Hay un ángulo agudo que indique el inicio abrupto de la onda T? No, en realidad no.

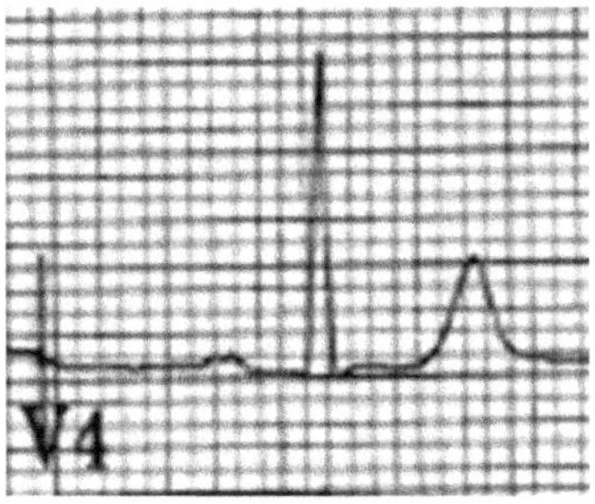

Figura 14-5

> **PERLA |** Si registrara mil electrocardiogramas en personas sanas, encontraría principalmente ondas T asimétricas, aunque un pequeño porcentaje de mujeres sanas presentarían ondas T simétricas (esto no está validado, pero se basa en casi 40 años de experiencia). Considere siempre la simetría de la onda T como un indicador leve de isquemia, especialmente en mujeres. ("Indicador leve" = un hallazgo con baja a moderada especificidad)

Veamos otro ejemplo de isquemia sutil:

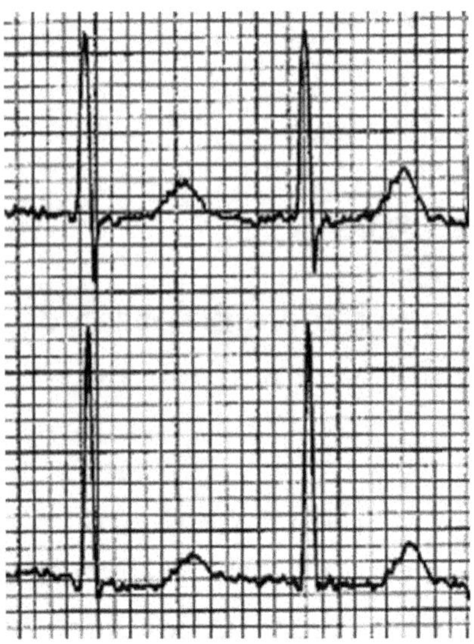

Figura 14-6

El fragmento de la Figura 14-6 muestra los tres signos de isquemia sutil: segmentos ST planos, ondas T simétricas y un ángulo agudo que indica el inicio de la onda T. Observe lo agudo que es el ángulo entre el segmento ST y el inicio de la onda T en comparación con el de la Figura 14-5.

Pongamos en perspectiva la simetría de la onda T

Mientras revisaba mi colección de electrocardiogramas de la época en que trabajaba en la sala de emergencias del hospital del Instituto del Corazón de Texas, me impresionó la cantidad de electrocardiogramas que presentaban ondas T simétricas. La mayoría eran mujeres, pero también había algunos hombres. Por supuesto, se trataba de una población con una alta proporción de enfermedades cardíacas, por lo que no debería ser demasiado sorprendente. Estas personas sintieron la necesidad de acudir a una sala de emergencias y se les realizó un electrocardiograma de 12 derivaciones, por lo que, sin duda, existía un sesgo de selección. A menos que vea muchos electrocardiogramas "de rutina" de personas relativamente sanas, es posible que también observe algunos electrocardiogramas con ondas T simétricas en su práctica.

Signo de Jones

Llevo muchos años enseñando electrocardiografía avanzada, y hay un signo que me resulta especialmente útil para reconocer los cambios iniciales y muy sutiles de la isquemia transmural aguda. Tiene este aspecto (tercer latido) (Figura 14-7):

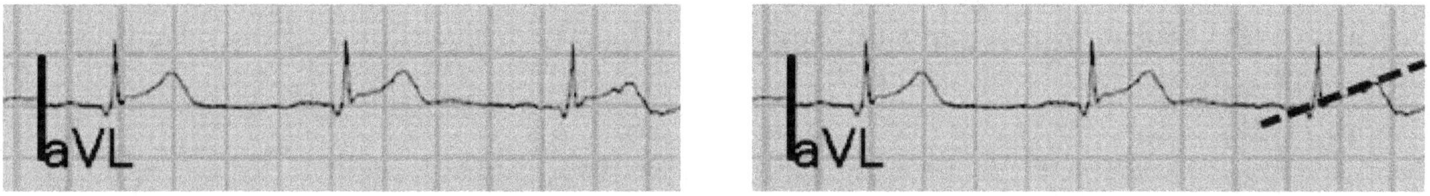

Figura 14-7 | Signo de Jones

El signo consiste en el aplanamiento de un segmento ST ascendente. En el fragmento anterior (Figura 14-7), se observa una ligera concavidad del segmento ST en los dos primeros latidos de cada fragmento, pero en el tercer latido, el segmento ST, aunque sigue siendo ascendente, se ha vuelto muy recto. He encontrado referencias a este signo que se remontan a mediados del siglo XX, pero nunca con un nombre propio, nunca con un epónimo. Hace años, en uno de mis cursos avanzados de electrocardiografía, estaba hablando sobre este signo y una participante preguntó cómo se llamaba. Le dije que no conocía ningún nombre, así que la clase empezó a referirse a él como *el signo de Jones.*

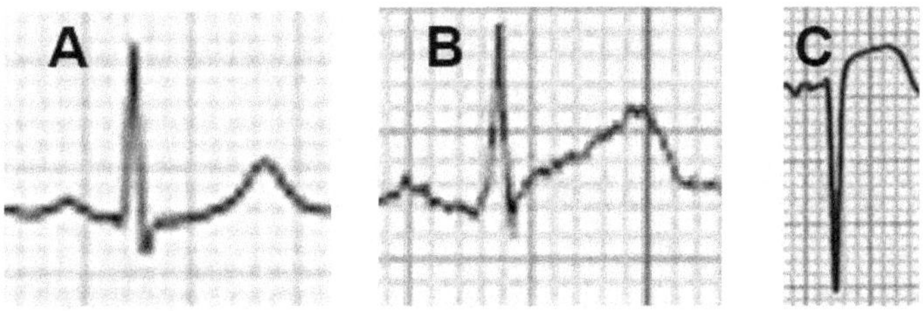

Figura 14-8

Para que el segmento ST pase del fragmento A (Figura 14-8), que es normal, al fragmento C, que muestra una elevación convexa del segmento ST, en algún momento debe pasar por la morfología del fragmento B. Un ECG de 12 derivaciones registrado en ese momento muestra un segmento ST en ascenso, desde un segmento ST normal hasta la elevación del segmento ST característica de la isquemia transmural aguda.

Nunca consideré esto como un equivalente de STEMI, pero es un signo que debe tomarse muy en serio si el paciente presenta dolor torácico. Aquí hay otro ejemplo del signo de Jones (Figura 14-9):

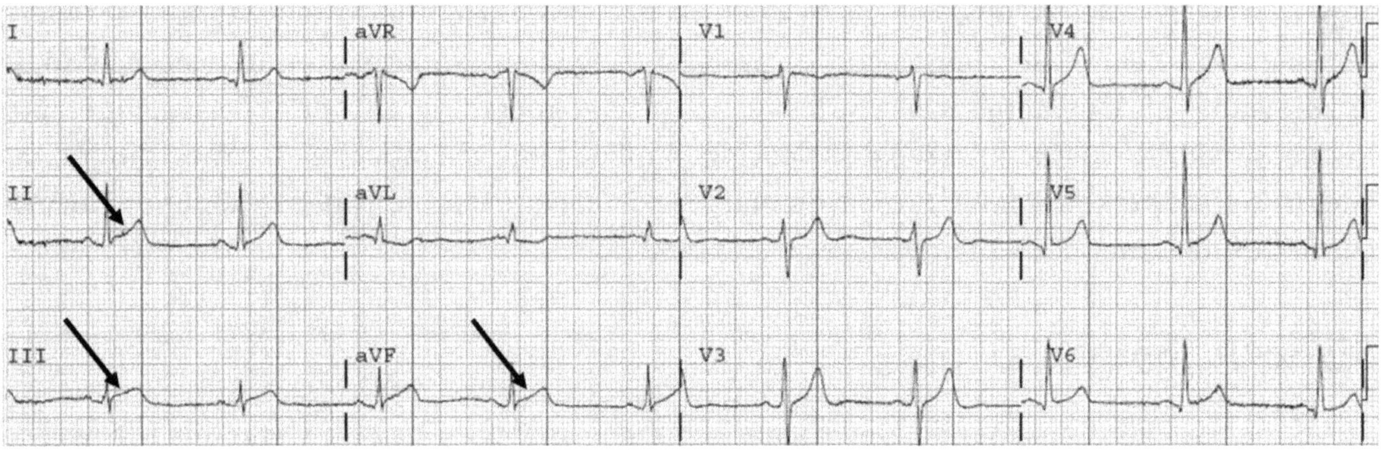

Figura 14-9

El signo de Jones resulta especialmente útil cuando existe una isquemia aguda de la pared basolateral (anteriormente denominada "lateral alta") y el eje medio del QRS (ÂQRS) está cerca de +60°, lo que provoca que el complejo QRS en la derivación aVL sea muy pequeño (Figura 14-10):

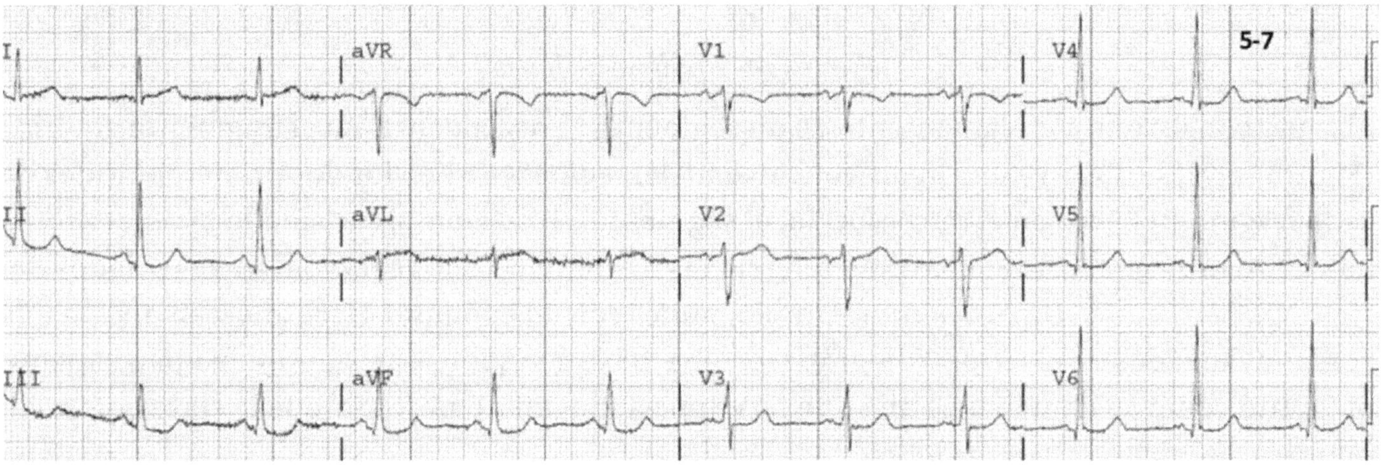

Figura 14-10

No permita que un pequeño artefacto lo distraiga de la forma del segmento ST y su significado.

El ECG de 12 derivaciones y la determinación de la agudeza

Una de las cosas que debe determinar de vez en cuando es la agudeza de los cambios en el ECG. Los pacientes llegan diciendo que han tenido dolor en el pecho desde hace solo unos minutos hasta muchas horas. Con un poco de experiencia, comenzará a notar que algunos de los ECG de pacientes con dolor en el pecho durante "horas a días" parecen bastante agudos cuando deberían parecer subagudos... o incluso más como un infarto completo. Siempre es mejor confiar en lo que ve en el ECG. El paciente no necesariamente está mintiendo; de hecho, puede haber estado experimentando angina inestable durante 24 a 48 horas, y luego, de repente, la arteria se ocluyó por completo, lo que lo llevó a buscar atención médica (¡finalmente!).

¿Cómo debemos evaluar la agudeza en un ECG de 12 derivaciones? Estos hallazgos indican que el episodio isquémico es agudo:

Ondas T hiperagudas.

En raras ocasiones, las ondas T hiperagudas pueden persistir durante gran parte de la isquemia transmural, a menudo fusionándose con el segmento ST y la porción terminal del QRS para producir elevación del ST. Pero, en general, si ve ondas T hiperagudas, está viendo un proceso muy agudo. Y, si ve ondas T hiperagudas en las que el inicio de la onda T está separado del punto J del complejo QRS, ¡la isquemia aún no se ha vuelto transmural! ¡Eso es muy agudo!

Falta de ondas Q de infarto.

Este es un punto delicado que requiere cierta experiencia. Las ondas Q de infarto aparecen muchas horas o un día después, después de la reperfusión. No aparecen al inicio de la isquemia transmural aguda. Sin embargo... las ondas Q de retraso de la conducción isquémica pueden aparecer dentro de la primera hora de la oclusión y pueden estar presentes cuando el paciente llega al centro médico. Estas ondas Q no implican infarto, sino una ralentización de la conducción a través del tejido isquémico, no infartado. Las ondas Q que aparecen antes de los signos de reperfusión (resolución de la elevación del ST, inversión terminal o completa de la onda T) probablemente sean las ondas Q de retraso de la conducción isquémica y no las ondas Q de infarto. Habrá elevación del ST. No habrá inversión terminal de la onda T. Las ondas Q debidas al retraso en la conducción isquémica suelen desaparecer tras la reperfusión.

Falta de signos de reperfusión.

La reperfusión se produce al final del episodio isquémico. En este momento, el paciente ya no debería sentir dolor. O bien se ha salvado el miocardio o bien se ha producido un infarto completo. Todo ha terminado. Los signos de reperfusión son una disminución de la elevación del segmento ST y una inversión de las ondas T, comenzando por la porción terminal. Si no hay inversión de la onda T terminal y los segmentos ST siguen elevados, la isquemia debe considerarse persistente y aún en la fase aguda.

Lectura recomendada

Birnbaum, Y. Distortion of the Terminal Portion of the QRS on the Admission Electrocardiogram in Acute Myocardial Infarction and Correlation With Infarct Size and Long-Term Prognosis (Thrombolosis In Myocardial Infarction 4 Trial). Am J Cardiol 1996;78:396-403.

Cohn PF, Fox KM, Daly C. Silent myocardial ischemia. Circulation 2003;108:1263—77.

Conti CR. Classic Myocardial Infarction With a Silent 12-Lead Electrocardiogram (How Come?). Clin. Cardiol. 34, 10, 586–587 (2011).

Das, MK, et al. Fragmented Wide QRS on a 12-Lead ECG : A Sign of Myocardial Scar and Poor Prognosis. Circ Arrhythm Electrophysiol 2008;1;258-268.

Duque-González L, et al. The U wave: an ignored wave filled with information. Cardiovascular and Metabolic Science. Vol. 32 No. 4; October-December 2021.

France RJ, Formolo JM, Penney DG. Value of Notching and Slurring of the Resting QRS Complex in the Detection of Ischemic Heart Disease. Clin. Cardiol. 13, 190-196 (1990).

Glancy DL. TV1 taller than TV6 as the only electrocardiographic indication of cardiac diseas e.BUMC PROCEEDINGS 2001;14:303–304.

Hackel DB, Wagner GS. Acute Circumferential Subendocardial Infarction. Clin. Cardiol. 15,373-376 (1992)

15
Reperfusión y sus manifestaciones en el ECG

Cuando era residente de medicina interna (hace muchos años), nos enseñaron las tres I: Isquemia, Lesión ("Injury") e Infarto. También nos enseñaron que la inversión de la onda T era el *primer* signo de isquemia. Eso fue en 1973. Ese concepto provenía de un artículo publicado en 1943. En 1957, ese concepto fue *completamente refutado*, y se demostró que *en humanos, el primer signo fiable de isquemia en un electrocardiograma de 12 derivaciones eran las ondas T hiperagudas*. Sin embargo, allí estaba yo en 1973, todavía recibiendo la misma información errónea que había sido desmentida 16 años antes. Pero no nos detengamos ahí... estamos en 2024, y mientras recopilaba información para este libro, me encontré con un sitio web que enseñaba "Cómo leer un electrocardiograma" y que promovía la misma información errónea... ¡67 años después!

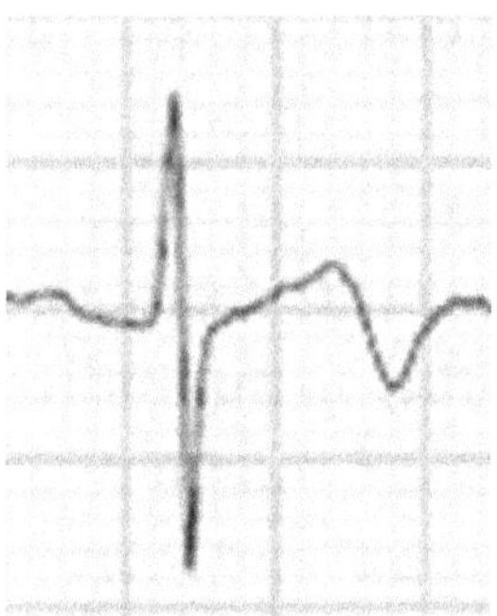
Figura 15-1

La reperfusión marca el final del episodio isquémico, y se identifica en el ECG por la inversión de la onda T, comenzando por su porción terminal (Figura 15-1). En este punto, el paciente debería dejar de sentir dolor. La onda T no se invierte hasta que se produce la reperfusión; debe estar positiva durante el episodio isquémico. Una onda T invertida no es el primer signo de isquemia. ¡Cualquiera que afirme lo contrario no ha actualizado sus conocimientos de ECG desde 1957 (¡eso son 67 años en el momento de esta publicación)! ¿Acaso saben que hemos ido a la luna y hemos vuelto?

CONSEJO | La isquemia suele iniciar una repolarización más temprana de lo normal. Esto generalmente afecta a la capa epicárdica, ya que el epicardio normalmente comienza la repolarización antes que el endocardio.

Reconocer la reperfusión en el ECG implica más que solo la inversión de la onda T. La elevación del segmento ST debe disminuir al menos un 50%... ¡pero un 75% sería aún mejor! Volviendo a las ondas T, la onda T debe invertirse al menos 3 mm para que la reperfusión se considere exitosa.

¿Por qué se invierte la onda T durante la reperfusión?

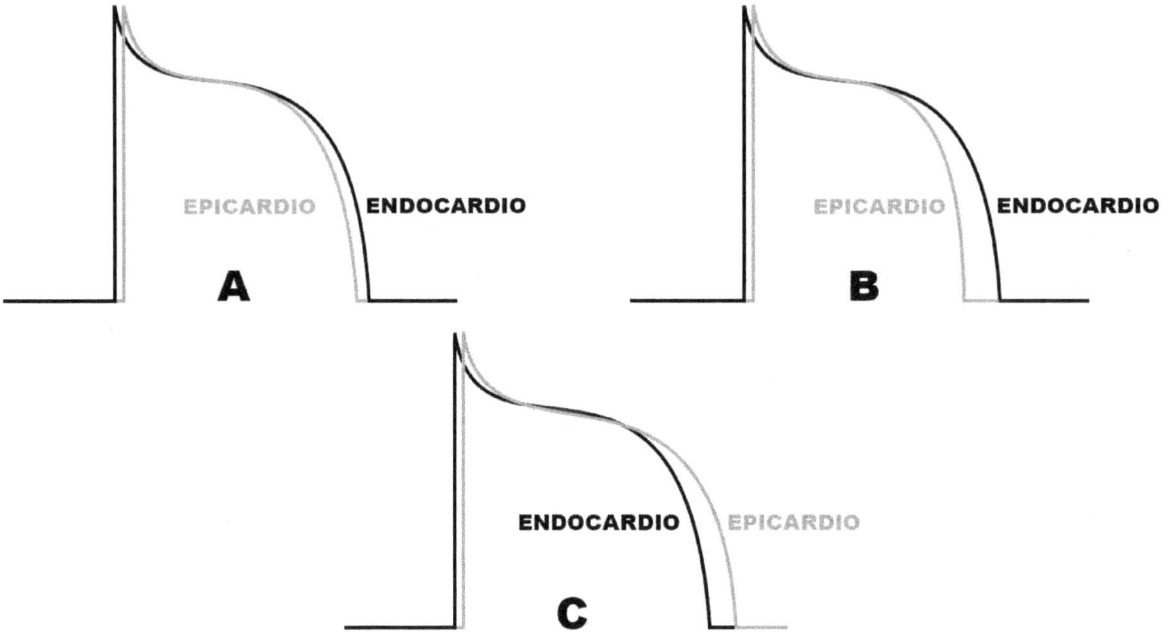

Figura 15-2

En la Figura 15-2A, vemos miocardio normal representado por dos potenciales de acción (uno negro y uno gris) de miocitos ventriculares funcionales. El potencial de acción negro representa el endocardio y el potencial de acción gris representa el epicardio. El epicardio se repolariza (vuelve a la línea de base) primero porque, de todas las capas, es la que tiene mayor abundancia de canales IKS, responsables de la eliminación de K+ de la célula. El subíndice "S" significa LENTO ("SLOW") porque estos canales se activan lentamente y son más activos durante la Fase 3. Observe que la distancia entre las pendientes de la Fase 3 para el endocardio y el epicardio en la repolarización completa no está separada por mucho tiempo. Por lo tanto, la onda T, aunque positiva, no es muy ancha.

> **PERLA |** Cuando el epicardio se repolariza ANTES que el endocardio, la onda T será positiva.

En la Figura 15-2B, vemos que el epicardio se repolariza mucho antes que el endocardio. No se equivoque: AMBAS capas son isquémicas y el endocardio también se repolariza antes, pero no tanto como el epicardio. Ahora observe la diferencia de tiempo entre las dos capas en la repolarización completa. ¡Es mayor! ¡Eso significa que la onda T es positiva y ancha! ¿A qué se parece eso? ¡Ondas T hiperagudas! Dado que las ondas T hiperagudas son fenómenos subendocárdicos, la isquemia epicárdica probablemente se encuentra en la capa subepicárdica profunda y aún no ha llegado a la superficie epicárdica. En otras palabras, todavía no es completamente transmural.

En la Figura 15-2C, vemos los efectos de la reperfusión. La arteria epicárdica se ha reabierto y la sangre vuelve a fluir a través de ella. Las capas epicárdica y subepicárdica se beneficiarán primero, por lo que el epicardio ya no se repolariza tan pronto como durante la isquemia. Sin embargo, las capas endocárdicas aún no se han beneficiado de la reperfusión: todavía están algo isquémicas y, debido a esa isquemia, el subendocardio se repolariza antes que el epicardio.

PERLA | Cuando el endocardio comienza la repolarización ANTES que el epicardio, la onda T estará invertida.

CONSEJO | Cuando aparece inversión de la onda T en el ECG de 12 derivaciones con una distribución vascular, con o sin elevación del segmento ST, en un paciente con o sin dolor torácico, siempre se debe considerar en primer lugar la presencia de ondas T de reperfusión. Esto sugiere fuertemente un infarto de miocardio subagudo o al menos reciente. Posteriormente, se pueden considerar: 1) embolia pulmonar aguda, 2) miocardiopatía hipertrófica apical, 3) miocardiopatía de Takotsubo, 4) miocardiopatía arritmogénica, 5) la tercera etapa de la pericarditis aguda y 6) el patrón juvenil de la onda T.

Durante la reperfusión, la disminución de la elevación del segmento ST y la inversión de la onda T no siempre están perfectamente sincronizadas. La inversión terminal de la onda T comienza mientras aún hay elevación del segmento ST. Esto contrasta con la pericarditis aguda, en la que la inversión de la onda T no comienza hasta que el segmento ST ha vuelto a la línea de base. Lo mismo ocurre con la miocardiopatía de Takotsubo.

PERLA | El diagnóstico de pericarditis aguda es complejo para un intérprete de ECG inexperto. Si la elevación del segmento ST aún está presente cuando la onda T comienza a invertirse, es probable que se trate de la resolución de un infarto agudo de miocardio. Si la elevación del segmento ST se ha resuelto completamente antes de que comience la inversión de la onda T, es probable que se trate de la tercera etapa de la pericarditis aguda. Sin embargo, el diagnóstico de la pericarditis aguda y su diferenciación de la isquemia aguda y la reperfusión son mucho más complejos (véase el Capítulo 26).

Lectura recomendada

Atar S, et al. Electrocardiographic markers of reperfusion in ST-elevation myocardial infarction. Cardiol Clin 24 (2006) 367–376.

Bayes de Luna A, et al. Negative T Wave in Ischemic Heart Disease: A Consensus Article. Ann Noninvasive Electrocardiol 2014;19(5):426–441.

Hira, R.S., Moore, C., Huang, H.D., Wilson, J.M., & Birnbaum, Y. (2014). T wave inversions in leads with ST elevations in patients with acute anterior ST elevation myocardial infarction is associated with patency of the infarct related artery. Journal of electrocardiology, 47 4, 472-7.

Santoro, G.M., Antoniucci, D., Valenti, R., Bolognese, L., Buonamici, P., Trapani, M., Boddi, V., & Fazzini, P.F. (1997). Rapid reduction of ST-segment elevation after successful direct angioplasty in acute myocardial infarction. The American journal of cardiology, 80 6, 685-9.

Vaturi, M., & Birnbaum, Y. (2004). The Use of the Electrocardiogram to Identify Epicardial Coronary and Tissue Reperfusion in Acute Myocardial Infarction. Journal of Thrombosis and Thrombolysis, 10, 5-14.

Wehrens XH, et al. A comparison of electrocardiographic changes during reperfusion of acute myocardial infarction by thrombolysis or percutaneous transluminal coronary angioplasty. Am Heart J. 2000 Mar;139(3):430-6.

Wellens HJJ. The electrocardiographs signs of reperfusion. In: The ECG in Acute Myocardial Infarction and Unstable Angina. Developments in Cardiovascular Medicine, Vol 245. Springer, Boston, MA. (2002).

16

Reconocer los signos de isquemia

Los signos sutiles de la isquemia transmural aguda (infarto de miocardio)

Algunas isquemias transmurales agudas son tan evidentes que incluso un principiante en la interpretación del ECG puede reconocerlas fácilmente. Sin embargo, muchas otras son sutiles y no se prestan a una identificación inmediata. No obstante, suelen dejar "pistas" o "indicios" que nos invitan a examinarlas con mucha más atención. Nos centraremos en estas últimas: aquellas que corremos el riesgo de interpretar erróneamente o pasar por alto por completo. Esta explicación se aplicará al análisis de todas las sospechas de oclusión de las arterias coronarias. Comencemos...

¿Existe elevación del segmento ST (STE) con un patrón vascular?

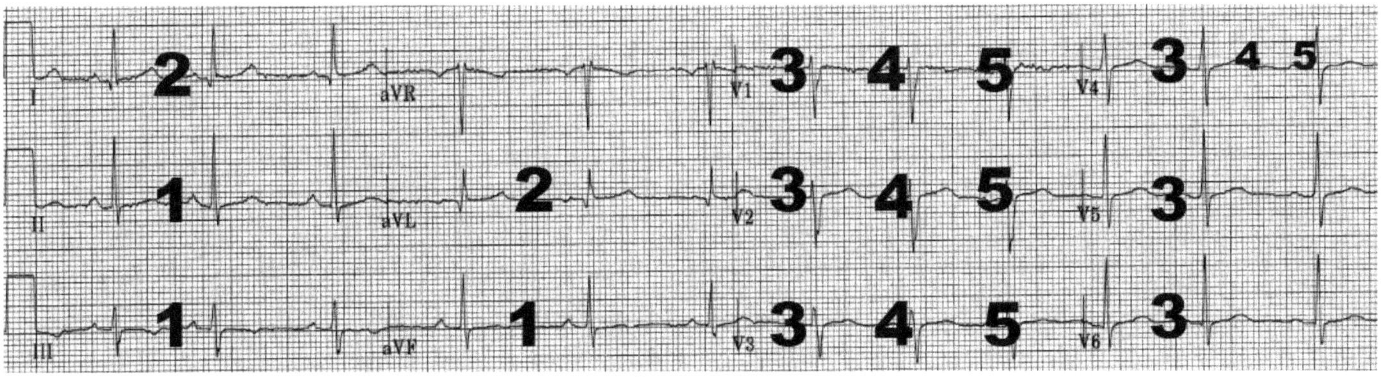

Figura 16-1

1. Pared inferior del ventrículo izquierdo

2. Pared basolateral (anteriormente "lateral superior") del ventrículo izquierdo

3. Pared anterior extensa del ventrículo izquierdo

4. Pared inferolateral del ventrículo izquierdo (solo depresión del segmento ST)

5. Ventrículo derecho anterior

6. V7-V9: Pared inferolateral del ventrículo izquierdo (elevación del segmento ST)

La elevación del segmento ST es muy útil para localizar el área de isquemia (Figura 16-1), por lo que nuestro primer paso es determinar si está limitada a un patrón vascular específico en el ECG de 12 derivaciones. No se preocupe aún por la depresión del segmento ST; la abordaremos más adelante. Si no está seguro de los patrones vasculares en el ECG de 12 derivaciones, revise la última sección del Capítulo 5 ("Patrones vasculares en el ECG de 12 derivaciones") o estudie la Figura 16-1. Si hay elevación del segmento ST, ¿está causada por isquemia aguda?

Amplitud de la onda R

El primer signo de isquemia aguda probablemente sea uno que nunca reconozca ni tenga la oportunidad de observar. Se trata de un aumento en la amplitud de la onda R en el área isquémica y puede ocurrir al comienzo de la isquemia transmural. El miocardio isquémico conduce más lentamente, por lo que los tejidos normales completan la despolarización antes que la despolarización en el área isquémica. Por lo tanto, las ondas R en el área isquémica no se ven contrarrestadas por fuerzas de cancelación y aparecen más grandes. Este es un fenómeno muy transitorio y temprano, y es poco probable que se observe sin un registro continuo que comience con el inicio del dolor.

El Capítulo 24 – "Isquemia y sus imitadores" está dedicado a los "imitadores" del infarto de miocardio con oclusión (IMO).

Ondas T hiperagudas (OTHA)

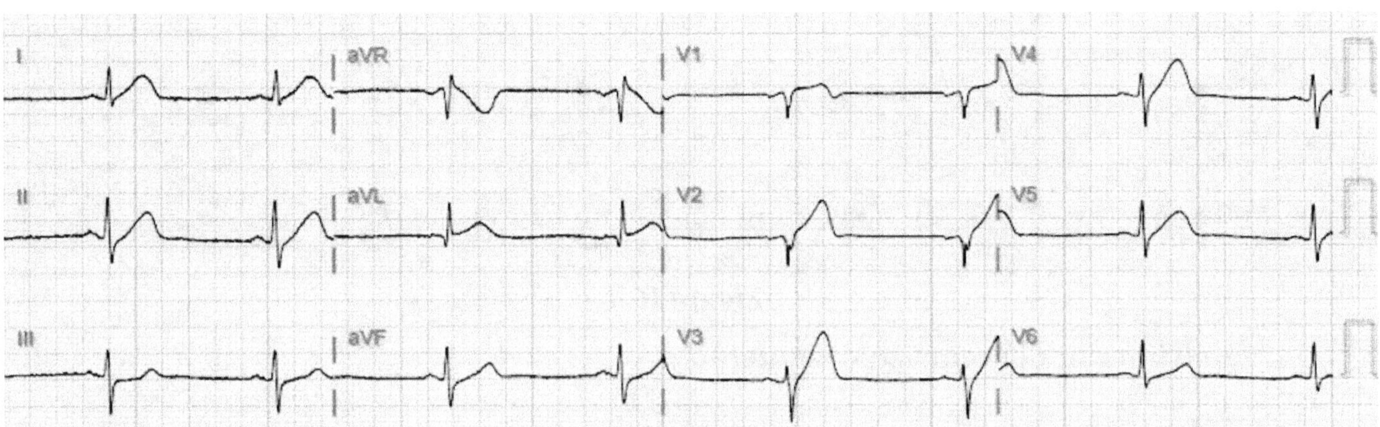

Figura 16-2

¿Cuál es el primer signo fiable que se puede observar en un ECG de 12 derivaciones que indica una isquemia aguda, a punto de convertirse en transmural? ¡Ondas T hiperagudas! Las ondas T hiperagudas son un fenómeno subendocárdico que se observa justo antes de que la isquemia alcance la superficie epicárdica. Este es el mejor momento para detectar una isquemia potencialmente transmural y detener su progresión. A diferencia del descenso del segmento ST en la isquemia subendocárdica, las ondas T hiperagudas son ligeramente mejores para localizar dónde aparecerá la isquemia transmural. Suelen aparecer en las derivaciones que pronto manifestarán elevación del segmento ST, pero algunas derivaciones pueden no progresar más allá de las ondas T hiperagudas. Algunas ondas T hiperagudas retroceden y desaparecen sin progresar a la elevación del segmento ST porque pueden aparecer en derivaciones que cubren áreas del miocardio ricas en circulación colateral y/o que se han beneficiado del preacondicionamiento isquémico.

El ECG de la Figura 16-2 muestra ondas T hiperagudas en las derivaciones I, II, probablemente aVL y V2-V5. En el plano frontal, podemos ver que las ondas T hiperagudas están presentes no solo en las derivaciones izquierdas, sino también en una de las derivaciones inferiores: la derivación II. ¿Por qué? No olvide que la derivación II, además de ser una derivación inferior, también es una derivación izquierda. La onda T invertida en la derivación aVR también parece mucho más grande de lo habitual para esa derivación. La derivación aVR no es una derivación izquierda. ¡Es la derivación que está más a la derecha que cualquier otra! Entonces, ¿por qué manifiesta una onda T hiperaguda invertida? Echemos un vistazo rápido a la rejilla de referencia hexaxial (Figura 16-3):

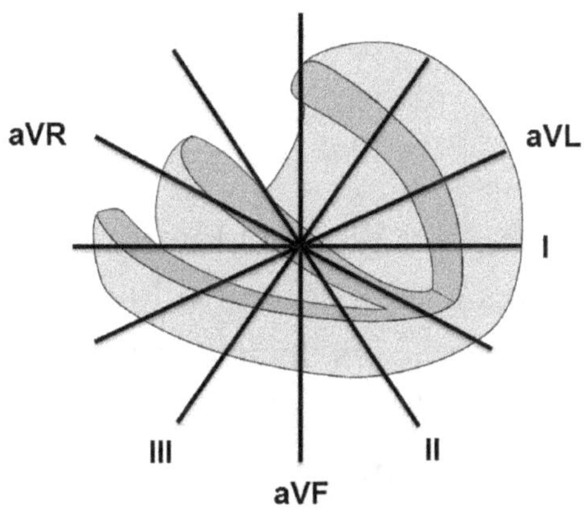

Figura 16-3

Observe que los polos positivos de las derivaciones aVR y II están separados 150°, al igual que los polos positivos de las derivaciones aVR e I. Esta es la misma separación que existe entre las derivaciones III y aVL. Por lo tanto, al igual que las derivaciones III y aVL, las derivaciones II y aVR, y las derivaciones I y aVR pueden actuar de forma recíproca, y esa es precisamente la razón por la que la derivación aVR presenta una onda T hiperaguda negativa: se debe a que la derivación II manifiesta una onda T hiperaguda positiva y la onda T en la derivación I también es hiperaguda.

PERLA | El hecho de que dos derivaciones puedan actuar de forma recíproca no significa que lo hagan en todas las circunstancias. Por ejemplo, las derivaciones V1 y V6 están situadas de forma que pueden actuar recíprocamente, y a veces lo hacen, ¡pero normalmente no!

PERLA | Las ondas T hiperagudas no se limitan solo a las ondas T positivas; las ondas T invertidas también pueden ser hiperagudas. La Figura 16-2 es un buen ejemplo. Además, las ondas T invertidas grandes en las derivaciones V1-V3 deben tenerse en cuenta al diagnosticar un infarto agudo de miocardio inferior. Estas ondas T pueden representar la reciprocidad de las ondas T hiperagudas en el área inferolateral del ventrículo izquierdo (derivaciones V7, V8 y V9).

Las ondas T hiperagudas clásicas son ondas T altas, anchas y simétricas, localizadas en la distribución vascular de la isquemia. Observe el énfasis en "ancha". Las ondas T hiperagudas se denominan isquemia tipo 1 de Sclarovsky-Birnbaum. Puede progresar (y generalmente lo hace) al menos al tipo 2 (elevación del segmento ST no superior al 50% de la altura de la onda R). Sin embargo, la isquemia tipo 1 puede resolverse espontáneamente y detener su progresión si existe suficiente circulación colateral en el área afectada y/o preacondicionamiento isquémico. Por lo tanto, el paciente podría estar experimentando un síndrome coronario agudo y usted solo podría observar las ondas T hiperagudas, que se resuelven espontáneamente.

No todas las ondas T hiperagudas son altas, pero todas son mucho más anchas que una onda T normal (Figura 16-4). Las ondas T hiperagudas de la Figura 16-4 no son más altas que las ondas r septales en la derivación V1, ¡pero aun así son hiperagudas!

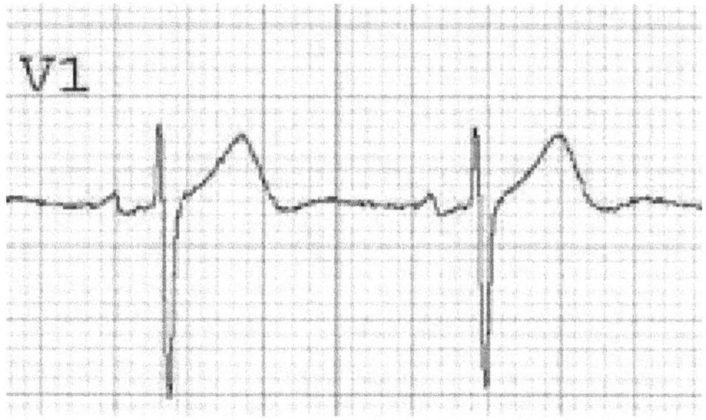

Figura 16-4

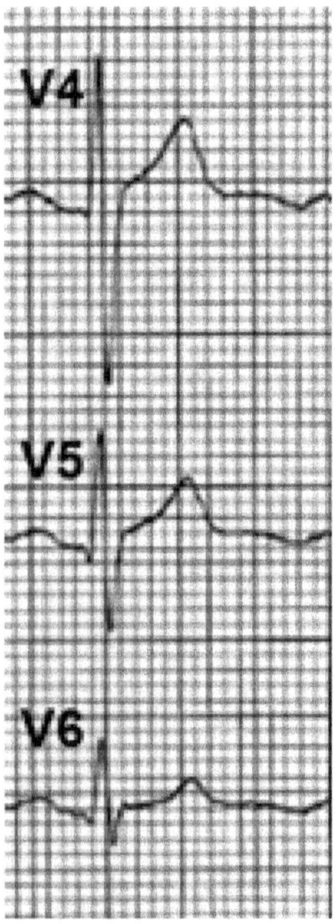

Figura 16-5

¿Qué opinan de las ondas T en las derivaciones V4 y V5 de la Figura 16-5? ¿Les parecen hiperagudas? Permítanme decirles que el contexto juega un papel importante aquí. Tras revisar este ECG, aunque las derivaciones V4 y V5 probablemente representen hiperagudeza, la derivación V6 ciertamente no la presenta. Hay algo que deben notar: existe una diferencia significativa en la amplitud de los complejos QRS que preceden a las grandes ondas T. Las despolarizaciones mayores tienden a resultar en repolarizaciones mayores. De nuevo... solo necesitan sospechar isquemia.

Consideremos un escenario particular en la Figura 16-6: Cuando la mayoría de las personas ven este ECG, inmediatamente señalan las "ondas T hiperagudas", especialmente cuando les digo que el paciente tiene dolor en el pecho. Pero luego les digo que el paciente es un hombre de 29 años con excelente salud que recientemente comenzó un programa de levantamiento de pesas sin supervisión y ahora tiene dolor en el pecho que empeora al presionar justo... AHÍ (¡ay!). Entonces, la atención se desvía de la isquemia aguda a un problema no cardíaco. Analicemos todos los signos en este ECG (Figura 16-6) que nos indican: "¡ESTO NO ES UN INFARTO AGUDO DE MIOCARDIO!"

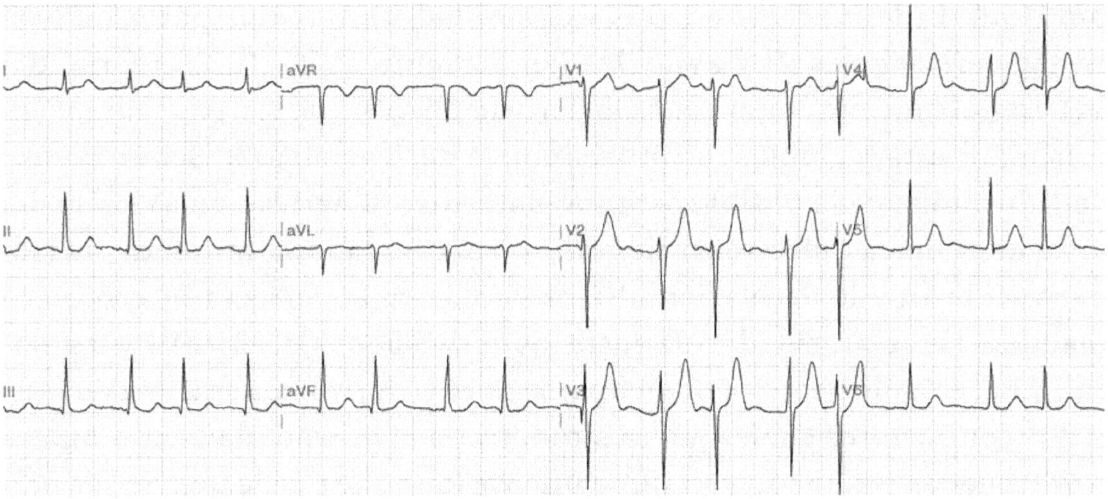

Figura 16-6

Las ondas T altas e "hiperagudas" aparecen solo en las derivaciones con complejos QRS muy grandes. Los complejos QRS más pequeños tienen ondas T mucho más pequeñas y de tamaño más adecuado. Recuerde: la onda S forma parte del QRS. Cuando hablamos de la amplitud del QRS, incluimos la onda R MÁS la onda S. Muchas personas tienden a considerar solo la onda R.

Todas las ondas T tienen bases relativamente estrechas. Todas las ondas T hiperagudas tendrán bases anchas, ¡todas ellas! Reconocer con seguridad la diferencia entre una base estrecha y una ancha requiere práctica y experiencia.

No hay indicios de isquemia en las derivaciones del plano frontal: no hay elevación del segmento ST, ni ondas T hiperagudas, ni cambios recíprocos del segmento ST.

Existe una progresión normal de la relación R/S desde la derivación V1 hasta la derivación V6. La relación es mayor en la derivación V4 o V5 y luego disminuye.

Siga leyendo para una discusión más detallada de los signos de isquemia aguda...

Cambios recíprocos

Deberá saber dónde buscar los cambios recíprocos. Recuerde los dos primeros corolarios de la regla de Jones: 1) los cambios recíprocos pueden aparecer ANTES del cambio primario de elevación del segmento ST en las derivaciones afectadas, y 2) incluso cuando la elevación del segmento ST y los cambios recíprocos están presentes en el ECG, los cambios recíprocos pueden parecer mucho más impresionantes que la elevación primaria del segmento ST. ¡No se deje engañar! La elevación del segmento ST es el verdadero problema, no la depresión del segmento ST de un cambio recíproco, que, como verá, ¡en realidad representa miocardio NORMAL!

En el plano frontal (derivaciones de las extremidades), hay dos pares de derivaciones recíprocas: las derivaciones III y aVL y las derivaciones aVR y II. En teoría, dado que la derivación I está a la misma distancia de la derivación aVR que la derivación II (150°), también debería manifestar cambios recíprocos con la derivación aVR. Según mi experiencia, nunca he encontrado que la posible reciprocidad entre la derivación aVR y la derivación I sea de gran ayuda clínica o electrocardiográfica. Por otro lado, comprender la reciprocidad entre la derivación III y la derivación aVL es vital para la correcta interpretación de los ECG. En realidad, la reciprocidad se da entre las derivaciones II, III y aVF y las derivaciones I y aVL. Sin embargo, solo necesita preocuparse por las derivaciones III y aVL (Figura 16-7). Recuerde: dos conductores cualesquiera situados en el mismo plano con una separación superior a 90° pueden interactuar recíprocamente (aunque puede que no sea perceptible).

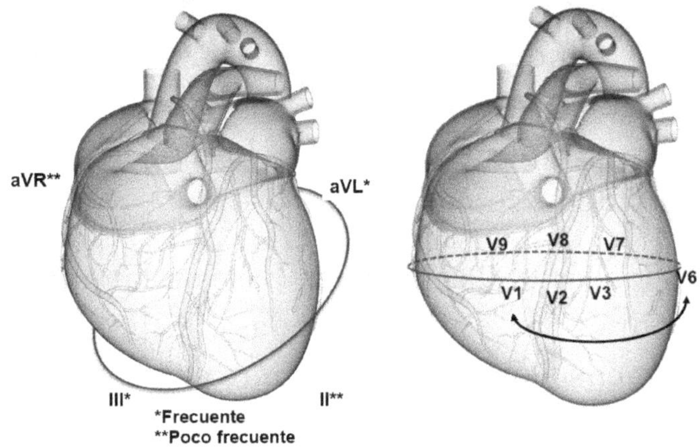

Figura 16-7

Sin embargo, existen algunas sorpresas en el plano horizontal (derivaciones precordiales). En primer lugar, las derivaciones anteriores (V1-V3) NO son recíprocas a las derivaciones inferiores (II, III, aVF). ¡Las derivaciones anteriores son recíprocas a las derivaciones posteriores! Las derivaciones V1-V3 son recíprocas a las derivaciones V7-V9. La depresión del segmento ST en las derivaciones V1-V3 asociada a isquemia inferolateral es un cambio recíproco a la elevación del segmento ST que se produce en las derivaciones V7-V9... pero es posible que no se haya dado cuenta de ello porque no se registraron las derivaciones posteriores. Cuando hay elevación del segmento ST en las derivaciones V1-V3 debido a una oclusión proximal de la arteria descendente anterior (ADA), las derivaciones V7-V9 manifiestan depresión del segmento ST, pero, de nuevo, es posible que no se haya dado cuenta de ello porque no se registraron las derivaciones posteriores.

Para diagnosticar una isquemia transmural inferolateral aguda (infarto de miocardio), las derivaciones posteriores solo necesitan una elevación del segmento ST de 0,5 mm. Los electrodos para estas derivaciones están mucho más alejados de la superficie isquémica que registran. En consecuencia, los complejos QRS y las desviaciones del segmento ST tienden a ser mucho más pequeños que en la región anterior, donde los electrodos están muy cerca de la superficie del corazón.

Existe un segundo par de derivaciones recíprocas en el plano horizontal: la derivación V1 es recíproca a las derivaciones V5 y V6. Están lo suficientemente separadas como para que las derivaciones V5 y V6 actúen de forma recíproca a la derivación V1. Un ejemplo importante es la presencia de depresión del segmento ST en la derivación V5 con una oclusión de la ADA proximal a S1.

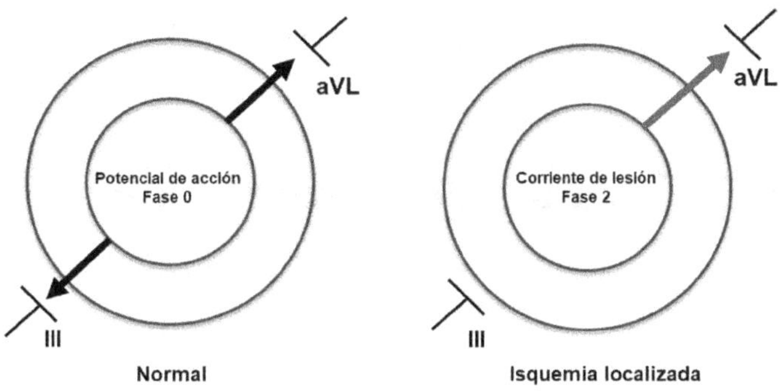

Figura 16-8

Como mencioné en uno de mis otros comentarios, el hecho de que dos derivaciones sean recíprocas no las obliga a actuar de forma recíproca en todo momento. Deben existir condiciones favorables para que se produzcan cambios recíprocos. Normalmente, la despolarización y la repolarización en un lado del corazón ocurren casi simultáneamente con sus contrapartes en el lado opuesto, y sus respectivos vectores se desplazan en direcciones opuestas (Figura 16-8, "Normal"). Para que un cambio recíproco sea detectable en un ECG de 12 derivaciones, un lado del ventrículo se vuelve isquémico y manifiesta una corriente de lesión durante la Fase 2 (el segmento ST). En contraste, el lado opuesto, que se mantiene normal, permanece inactivo porque se ha despolarizado completamente durante la Fase 0 y momentáneamente no presenta actividad eléctrica neta (Figura 16-8, "Isquemia Localizada").

La Figura 16-9 muestra que no se produce un intercambio iónico neto durante la Fase 4 (el segmento T-P) y muy poco intercambio iónico neto durante la Fase 2 (el segmento ST). Si bien existe un intercambio iónico neto muy pequeño durante la Fase 2, es lo suficientemente pequeño como para permitir que el electrodo situado frente al electrodo con elevación del segmento ST registre lo que ocurre en el lado opuesto del ventrículo.

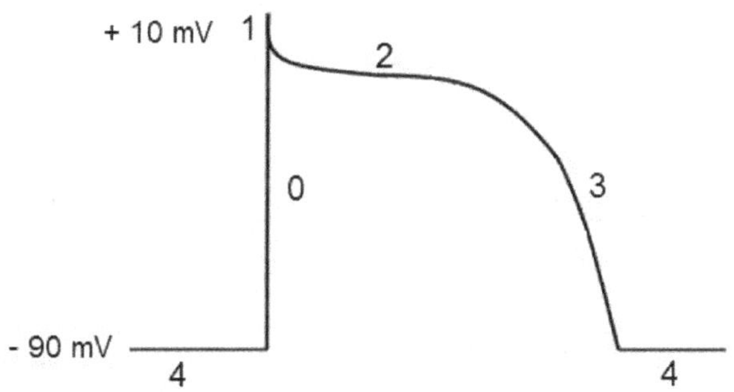

Figura 16-9

En la Figura 16-8 ("Isquemia Localizada"), el electrodo de la Derivación III puede visualizar la actividad debajo del electrodo de la Derivación aVL porque está "observando" a través de miocardio normal, inactivo y momentáneamente despolarizado. "Ve" la cola negativa de la corriente de lesión que se aleja del electrodo de la Derivación III y se dirige hacia el electrodo de la Derivación aVL, inscribiendo así una deflexión recíprocamente negativa. Esta es la base de los cambios recíprocos en la isquemia miocárdica aguda. El siguiente punto clave es muy importante...

PERLA | Los cambios recíprocos siempre se observan a través de miocardio normal, no isquémico. Sé que parece isquemia subendocárdica, ¡pero no lo es! Si una derivación manifiesta un cambio recíproco, el miocardio debajo de su electrodo debe ser normal. ¡Esta es la base de la Regla de Jones! También es la base de toda depresión del segmento ST isquémica que no sigue un patrón vascular. Y, contrariamente a la opinión de algunos autores, ¡una derivación no puede actuar recíprocamente con otra derivación que ya está actuando recíprocamente!

Determinación del Grado de Isquemia (Grados de Isquemia de Sclarovsky-Birnbaum)

Recordemos los tres grados de isquemia:

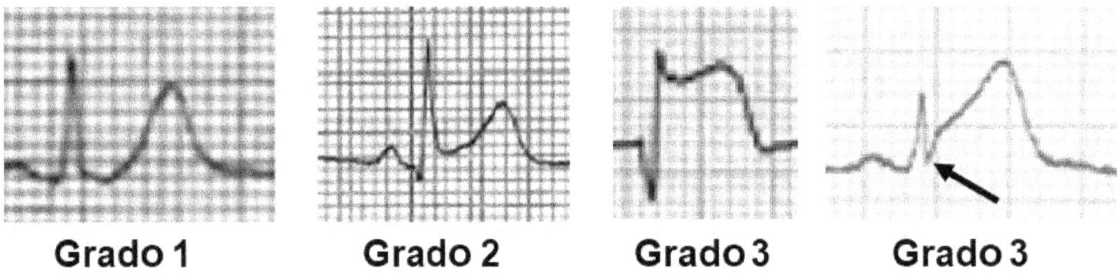

Figura 16-10

Grado 1: Ondas T hiperagudas

Grado 2: Elevación del segmento ST de hasta el 50% de la altura de la onda R en un complejo qR

Grado 3: Elevación del punto J ≥ 50% de la altura de la onda R en un complejo qR o pérdida de la profundidad de la onda S en un complejo rS

En cuanto a la Figura 16-10, una isquemia miocárdica aguda puede no progresar más allá del Grado 1 (ondas T hiperagudas). Si existe una buena circulación colateral y un preacondicionamiento isquémico adecuado, la isquemia puede resolverse espontáneamente en ese punto. Lo mismo puede ocurrir con la isquemia de Grado 2. El síndrome de Wellens probablemente representa precisamente eso: eventos isquémicos de Grado 1 o 2 que se resolvieron espontáneamente (es decir, se reperfundieron), y el paciente no presenta ninguna otra manifestación excepto una historia clínica muy característica y algunas ondas T invertidas (de reperfusión) en el ECG.

La isquemia de Grado 3 es un asunto completamente diferente. Se manifiesta en dos formas (Figura 16-8), que pueden estar presentes en el mismo ECG. La circulación colateral y el preacondicionamiento isquémico están ausentes o son completamente inadecuados. Incluso cuando se realiza la revascularización de forma muy oportuna, el daño ya está hecho. ¡Usted es la única esperanza del paciente!

Los tres grados de isquemia pueden estar presentes en el mismo ECG. Algunas áreas del corazón pueden progresar más rápidamente a un grado superior que otras. Su diagnóstico del grado de isquemia será el grado más alto de isquemia presente.

Progresión de la onda R (progresión de la relación R/S) a través del precordio

Es poco probable que esto sea un problema durante la isquemia aguda, pero puede observarse durante la fase subaguda post-isquémica, por ejemplo, cuando un paciente busca atención médica dos o tres días después de haber sufrido un infarto de miocardio. Sin embargo, recuerde que la mayoría de los ejemplos de "mala progresión de la onda R" NO son causados por un infarto de miocardio anterior previo. Si bien la progresión de la onda R en la Figura 16-11 parece muy ominosa, una rápida observación de las derivaciones del plano frontal revela un bloqueo fascicular anterior clásico. ¡Así es! Los bloqueos fasciculares anteriores ocurren con frecuencia sin un bloqueo de rama derecha completo concomitante. También hay cierta hipertrofia ventricular izquierda (HVI) presente.

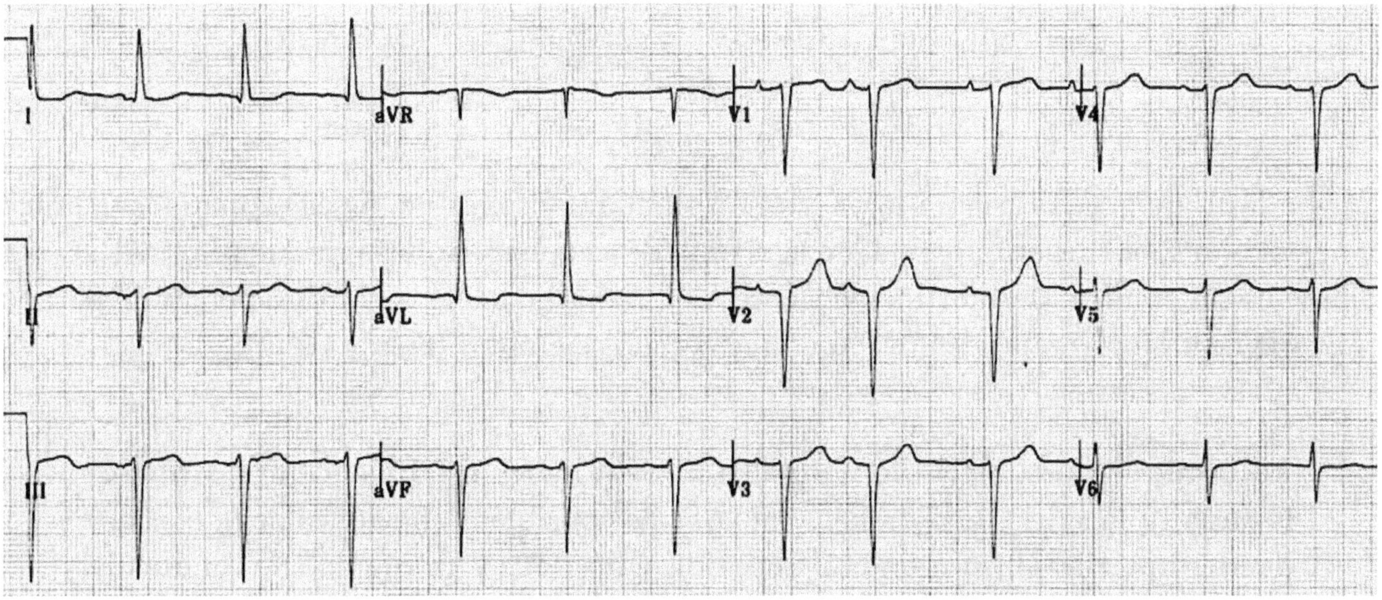

Figura 16-11

Onda T en la derivación V1 más alta que la onda T en la derivación V6

Este hallazgo es más indicativo de cardiopatía hipertensiva, que con frecuencia resulta en hipertrofia ventricular izquierda, lo que en muchos casos conduce a cardiopatía isquémica. Consideraría este hallazgo como un indicador poco concluyente. Dado que el ventrículo izquierdo se encuentra más posteriormente, detrás del ventrículo derecho, en lugar de a su lado izquierdo, su hipertrofia dará como resultado un vector QRS medio dirigido posteriormente hacia la gran masa ventricular. Esto provocará una onda S profunda en las derivaciones precordiales derechas V1 y V2. Antes de que la hipertrofia ventricular izquierda se vuelva crítica y desarrolle una anomalía de repolarización secundaria, el vector de la onda T estará dirigido en sentido opuesto al vector QRS, lo que resultará en una onda T alta y positiva en esas mismas derivaciones (V1 y V2). Un ejemplo de esto se muestra en la Figura 16-11. Observe algunos electrocardiogramas normales. Verá que la mayoría de las veces la derivación V6 presenta ondas R altas y, correspondientemente, ondas T también altas.

Ondas U invertidas

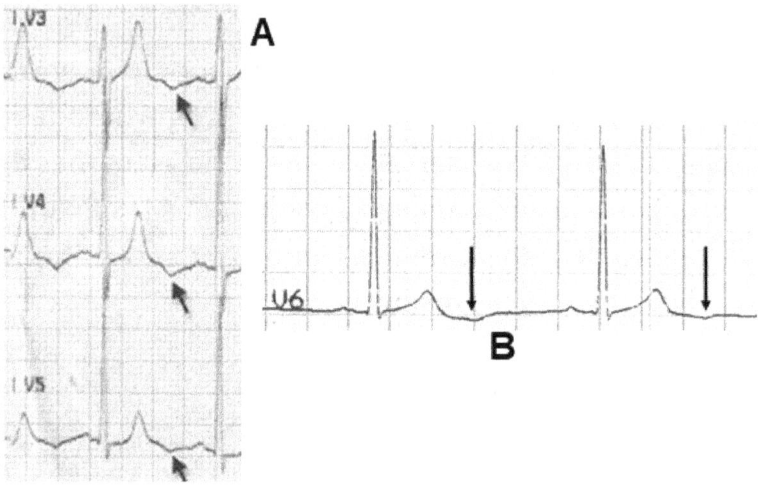

Figura 16-12

Las ondas U invertidas (Figura 16-12) son un signo muy sugestivo de cardiopatía isquémica y oclusión o suboclusión proximal de la arteria descendente anterior izquierda (DAI), tanto aguda como crónica. Desafortunadamente, este hallazgo suele pasar desapercibido para la mayoría de los intérpretes de ECG. Aquí hay algunos ejemplos (Figura 16-12):

> **Recuerde |** En circunstancias normales, no debe haber negatividad entre el final de la onda T y el inicio de la onda P. Solo hay dos posibles deflexiones negativas que pueden aparecer allí: una onda U invertida o una onda P' retrógrada no conducida.

Las ondas U invertidas en la Figura 16-12A son probablemente las ondas U invertidas más obvias que verá. Suelen ser extremadamente sutiles. En la Figura 16-12B, se ve cómo pueden estar algo ensanchadas e incluso ser más difíciles de detectar (¡y fáciles de pasar por alto!).

¿Cómo se compara el trazado con un trazado anterior?

Esto debería ser obvio. Intente utilizar el ECG más reciente siempre que sea posible.

Realice un ecocardiograma si es posible.

Una anomalía regional del movimiento de la pared es un fuerte indicador de isquemia/infarto agudo de miocardio. La miocarditis aguda también puede presentarse con una anomalía regional del movimiento de la pared. Esto podría complicar las cosas porque el paciente con miocarditis aguda puede presentarse exactamente igual que un paciente con un infarto agudo de miocardio. Si no hay anomalía del movimiento de la pared, ha descartado un infarto agudo de miocardio, pero aún no ha descartado la miocarditis aguda. La miocardiopatía de Takotsubo presentará anomalías del movimiento de la pared, pero serán más características de esta enfermedad.

Las áreas que se pasan por alto con mayor frecuencia...

Si el ECG no es diagnóstico y el dolor del paciente sugiere un síndrome coronario agudo, registre las derivaciones derechas y posteriores. Algunos "expertos" dirán que no se debe obtener un ECG del lado derecho si no hay infarto inferior, pero creo que han malinterpretado los problemas relacionados con los infartos del ventrículo derecho. Todos los infartos inferiores deben tener un ECG del lado derecho. Sin embargo, cuando el paciente presenta dolor torácico creíble y el ECG sigue sin ser diagnóstico, debe seguir buscando. Del tres al cinco por ciento de TODOS los infartos son infartos del ventrículo derecho sin elevación del segmento ST inferior. ¡Siga buscando!

La oclusión de la arteria circunfleja izquierda (LCx) es la causa más común de isquemias transmurales inferolaterales (anteriormente "posteriores"). La arteria coronaria derecha rara vez es la responsable cuando se produce un infarto de miocardio inferolateral sin un infarto de la pared inferior, pero esto no representa un problema para la arteria circunfleja izquierda (LCx). La razón radica en la anatomía de ambas arterias: la arteria posterolateral derecha se ramifica del tronco principal de la arteria coronaria derecha (RCA) en la misma ubicación que la rama descendente posterior derecha. Si una oclusión de la RCA causa un infarto inferior, probablemente también causará un infarto inferolateral (anteriormente denominado "posterior"). Para causar un infarto inferior sin un infarto inferolateral, la RCA debe ocluirse dentro de la arteria descendente posterior, o bien su rama posterolateral puede ser muy corta y no irrigar la pared inferolateral. La arteria descendente posterior de la LCx se ramifica después de la arteria posterolateral, por lo que incluso una LCx no dominante puede causar un infarto inferolateral sin causar un infarto inferior, y a veces lo hace.

Podría decir: "Pero, Dr. Jones, la RCA generalmente causa infartos de la pared inferior sin un infarto inferolateral concomitante. ¡Usted mismo lo acaba de decir!". Es cierto, pero olvida un detalle: incluso cuando la LCx no es dominante, lo que ocurre aproximadamente entre el 80% y el 85% de las veces, aún tiene una arteria posterolateral que irriga la pared inferolateral, protegiéndola cuando la RCA está ocluida. Incluso las ramas posteriores secundarias largas de la arteria marginal obtusa (OMA) pueden proporcionar circulación a esa zona. Ocasionalmente, la rama posterolateral de la RCA es corta, y la LCx sigue siendo la encargada de la circulación en esa área.

Reconociendo los signos de agudeza

A veces, los pacientes informan del inicio de sus síntomas muchas horas o incluso días antes de llegar a un centro médico. Con demasiada frecuencia, han sufrido un infarto de miocardio que ha progresado hasta completarse y se ha producido la reperfusión sin el beneficio de una intervención temprana y la preservación de una cantidad significativa de miocardio. Esto suele ser evidente en el ECG de 12 derivaciones por la presencia de ondas Q en las derivaciones afectadas, disminución o resolución de la elevación del segmento ST e inversión de la onda T.

Pero a veces, el ECG de 12 derivaciones cuenta una historia diferente: puede haber ondas T hiperagudas y elevación temprana del segmento ST. ¿Cómo se puede determinar con seguridad que el ECG refleja la verdadera duración de la isquemia (lo cual casi siempre ocurre)?

Algunos signos son muy sugestivos de agudeza en un ECG de 12 derivaciones:

1. ***Ondas T hiperagudas***.
   Aunque las ondas T hiperagudas suelen desaparecer cuando aparece la elevación del segmento ST, pueden permanecer en el ECG durante periodos de tiempo variables. Si bien esto puede ocurrir, generalmente es inusual. Lo mejor es asumir siempre que las ondas T hiperagudas son agudas.

2. ***Ausencia de ondas Q patológicas***. Este signo a veces es un poco más difícil de evaluar porque las ondas Q no relacionadas con el infarto a menudo aparecen en el ECG muy temprano en el curso del infarto de miocardio, literalmente a los pocos minutos del inicio de los síntomas. Estas ondas Q se deben a una conducción retrasada a través del tejido isquémico. El tejido isquémico conducirá un potencial de acción, pero no sin cierta dificultad. Estas ondas Q debidas a la conducción lenta no son ondas Q de infarto.

3. ***Elevación del segmento ST sin inversión de la onda T***. Si el segmento ST aún está elevado, pero no hay evidencia de inversión terminal de la onda T, y las ondas T sugieren hiperagudeza (anchas), entonces la isquemia aún está activa y el proceso es agudo.

4. ***Ausencia de inversión de la onda T***. La inversión de la onda T aparece al final del infarto de miocardio cuando se produce la reperfusión. Las ondas T NO se invierten durante la isquemia activa. Inicialmente puede presentarse como una inversión terminal de

la onda T y posteriormente como una inversión completa de la onda T. Este es un hallazgo tardío durante un infarto agudo de miocardio. Si no está presente, entonces el infarto de miocardio aún no ha llegado a este punto.

Algunas consideraciones:

1. Un electrocardiograma de 12 derivaciones normal NUNCA descarta la isquemia aguda.

2. A menos que el diagnóstico sea obvio en el primer ECG, nunca se conforme con un solo ECG en un paciente con dolor torácico. Repítalo cada 15-20 minutos.

3. NUNCA piense que ha descartado un infarto agudo de miocardio basándose en un solo ECG, solo doce derivaciones y una sola determinación de troponina cardíaca.

4. ¡Recuerde la regla de Jones!

PERLA | Parafraseando a Thomas A. Edison: "Cuando sienta que finalmente ha agotado todas las posibilidades y ha considerado todas las vías de investigación, recuerde solo una cosa... ¡obviamente no lo ha hecho!"

Bien... ¡veamos algunos ECG en el próximo capítulo!

Lectura recomendada

Aslanger E, et al. Recognizing electrocardiographically subtle occlusion myocardial infarction and differentiating it from mimics: Ten steps to or away from cath lab. Turk Kardiyol Dern Ars 2021;49(6):488-500.

Glancy DL. TV1 taller than TV6 as the only electrocardiographic indication of cardiac disease. BUMC Proceedings 2001;14:303–304.

Lindow T, et al. Electrocardiographic changes in the differentiation of ischemic and non-ischemic ST elevation. Scandinavian Cardiovascular Journal; 2020, Vol. 54, No. 2, 100–107.

17
Oclusiones clásicas de la DAI

La oclusión de la arteria descendente anterior izquierda (ADA) provoca diversos grados de morbilidad y mortalidad, dependiendo del lugar de la oclusión. En los últimos años, hemos obtenido nueva información sobre la localización del sitio de la oclusión basándonos en la información del ECG de 12 derivaciones. Junto con este progreso, hemos adquirido nuevos conocimientos sobre el papel de la anatomía cardiovascular. La electrocardiografía de la arteria descendente anterior izquierda no se trata solo de reconocer una oclusión, sino también de localizarla dentro de la arteria. Esta preocupación por el sitio de la oclusión no solo concierne al cardiólogo intervencionista que realizará una ICP, sino también al médico de urgencias, enfermero, asistente médico o paramédico que debe atender al paciente hasta que el cardiólogo asuma su cuidado.

Oímos hablar de oclusiones proximales y distales, pero ¿qué significan? ¿Proximal a qué? ¿Distal a qué?

Generalmente, se pueden considerar dos ramas como proximales: la primera rama perforante septal (S1) y la primera rama diagonal (D1). Estas son las dos primeras ramas de la ADA. Generalmente, S1 es la primera, seguida de D1, pero ocasionalmente D1 es la primera, seguida de S1. Las ramas perforantes septales irrigan los dos tercios superiores del tabique interventricular, la rama derecha del haz de His y el fascículo anterior. La primera rama diagonal irriga la pared anterolateral del ventrículo izquierdo, lo que provoca cambios en el segmento ST en las derivaciones I, aVL, V1-V6 y, en el 75-80% de la población, en las derivaciones II, III y aVF.

Una oclusión proximal a S1 es la peor, con un área de riesgo muy grande. Las complicaciones son frecuentes y la morbilidad/mortalidad es bastante alta. Una oclusión proximal a D1, pero distal a S1, es casi igual de grave, con una alta tasa de complicaciones y una mayor morbilidad/mortalidad. Las oclusiones distales a D1 tienden a provocar un área de riesgo menor con menos complicaciones y menor morbilidad/mortalidad.

PERLA | Pasé años intentando recordar estadísticas: el 38% de los pacientes hicieron esto y el 61% hicieron aquello. Esto solo me generaba confusión y nunca cambió mi manejo del paciente. Simplemente recuerde si la frecuencia de una complicación (por ejemplo) es alta o baja. Esto es todo lo que necesita saber para gestionar un paciente de forma adecuada y eficaz. Basar una decisión de tratamien-

> to en el hecho de que algo ocurra el 54% en lugar del 48% de las veces se llama jugar a la lotería, pero, en este caso, ¡está jugando con la vida del paciente y posiblemente con su carrera!

Durante muchos años, se pensó que la elevación del segmento ST en la derivación V1 indicaba que la oclusión era proximal a S1. La elevación del segmento ST en la derivación aVL significaba que la oclusión era proximal a D1. Incluso yo lo enseñé en mis primeros años de docencia sobre interpretación de ECG. Sin embargo, ni la elevación del segmento ST en la derivación V1 ni en la derivación aVL (por sí solas) son indicadores fiables. Ahora lo sabemos mejor y aún podemos localizar la oclusión de la arteria descendente anterior (ADA) a partir de la información del ECG de 12 derivaciones con una precisión razonable. Aquí hay algunos métodos más fiables que le permitirán localizar la oclusión en la ADA, evaluar el área en riesgo y prepararse para las posibles consecuencias mientras el paciente está bajo su cuidado:

La oclusión de la ADA proximal a S1 se indica mediante:

1. Elevación del segmento ST en la derivación aVR – cualquier cantidad
2. Depresión del segmento ST en la derivación V5; si no en la derivación V5, entonces en la derivación V6
3. Depresión del segmento ST en la derivación III > elevación del segmento ST en la derivación aVL (indica oclusión proximal a S1 y D1)
4. Aparición reciente de bloqueo completo de rama derecha

La oclusión de la ADA proximal a D1 (pero distal a S1) se indica mediante:

1. Depresión del segmento ST en las derivaciones II, III y aVF
2. Elevación del segmento ST en la derivación aVL con elevación del segmento ST en cualquiera de las derivaciones V1-V3

La arteria coronaria derecha (ACD) no puede causar elevación del segmento ST en la derivación aVL, y la arteria circunfleja (ACx) no puede causar elevación del segmento ST en la derivación aVL con elevación del segmento ST en ninguna de las derivaciones del grupo V1-V3.

Puede haber o no elevación del segmento ST en la derivación V1 con cualquiera de los criterios anteriores.

¿Cómo puede ocluirse la ADA proximal a S1 y D1 sin causar ninguna elevación del segmento ST en la derivación V1? La respuesta es la primera rama de la ACD: la rama del cono. Cuando la rama del cono es larga, irriga el tracto de salida del ventrículo derecho, incluido el septo, el área cubierta por el electrodo de la derivación V1. Por lo tanto, la circulación colateral de la ACD puede prevenir la isquemia del septo y evitar la elevación del segmento ST en la derivación V1, incluso con una oclusión proximal de la ADA. Sin embargo, cuando la rama del cono es corta, no sirve de nada.

Bien... ¡veamos nuestro primer electrocardiograma!

ECG 1

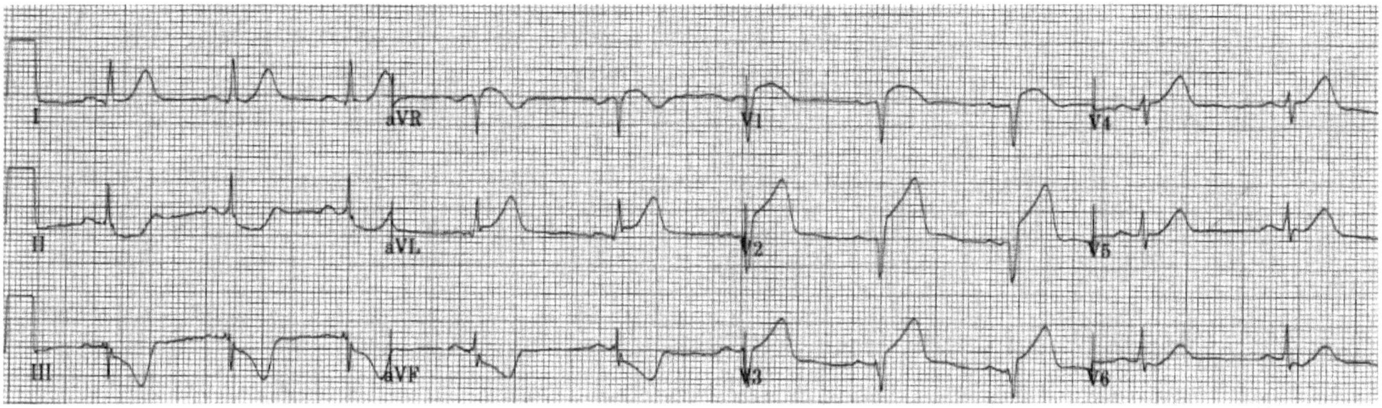

Figura 17-1

LO BÁSICO

El ritmo es sinusal y regular, la frecuencia cardíaca es normal (60-100/minuto) y los intervalos QRS son estrechos y normales. No hay evidencia de bloqueos o retrasos de la conducción.

Qué significa esto:

Sinusal y regular: No hay ritmo ectópico ni evidencia de irregularidades del ritmo, como arritmia sinusal, pausas o bloqueos sinoauriculares, bloqueos auriculoventriculares o retrasos.

Frecuencia cardíaca normal: No hay bradicardia, que podría indicar un aumento de la estimulación vagal debido a una respuesta al dolor, ni taquicardia, que sería ominosa en el contexto de isquemia aguda (taquicardia ventricular, shock cardiogénico). La taquicardia sinusal no es típica de una isquemia/infarto agudo.

Los intervalos QRS son estrechos y normales: No hay bloqueo de rama ni defecto de conducción intraventricular inespecífico.

No hay evidencia de bloqueos o retrasos de la conducción: No hay evidencia de bloqueos sinoauriculares o auriculoventriculares.

BUSCANDO ELEVACIÓN DEL SEGMENTO ST OBVIA

Hay una elevación del segmento ST obvia en las derivaciones aVL y V1-V3.

BUSCANDO ELEVACIÓN DEL SEGMENTO ST SUTIL

Definiré "elevación sutil del segmento ST" como una elevación del segmento ST inferior a 1,0 mm o que no cumple con los criterios de STEMI. No hay otra elevación del segmento ST presente.

BUSCANDO ONDAS T HIPERAGUDAS

Todas las ondas T en este ECG son hiperagudas, tanto positivas como negativas, excepto en la derivación aVR.

BUSCANDO DEPRESIÓN DEL SEGMENTO ST EN UN PATRÓN VASCULAR

Hay depresión del segmento ST en las derivaciones II, III y aVF, presentándose como depresión del segmento ST en un patrón vascular.

BUSCANDO LA ARTERIA CAUSANTE

Hay elevación del segmento ST en la derivación aVL y depresión del segmento ST en las derivaciones inferiores. Se descarta la arteria coronaria derecha (RCA).
Hay elevación del segmento ST en las derivaciones V1-V3. Se descarta la arteria circunfleja izquierda (LCx).
La arteria descendente anterior izquierda (LAD) es la arteria causante (¡no es de extrañar, ya que este capítulo trata sobre oclusiones de la LAD!).

¿DÓNDE SE LOCALIZA LA OCLUSIÓN EN LA ARTERIA?

Hay elevación del segmento ST en la derivación aVR, depresión del segmento ST en las derivaciones V5 y V6, y la depresión del segmento ST en la derivación III es mayor que la elevación del segmento ST en la derivación aVL.

La oclusión es proximal tanto a S1 como a D1.

> **PERLA |** El hecho de que una lesión sea proximal a S1 no significa automáticamente que sea proximal a D1.

BÚSQUEDA DE POSIBLES COMPLICACIONES

Taquicardia ventricular (TV) / Fibrilación ventricular (FV): La primera complicación que suele presentarse en muchas isquemias transmurales agudas es la taquicardia ventricular o la fibrilación ventricular. Es más frecuente durante las primeras horas del inicio de la oclusión y, posteriormente, tres o cuatro días después. Esté preparado para ello, independientemente de la arteria ocluida.

La taquicardia ventricular suele ser una taquicardia ventricular polimórfica que puede, o no, parecerse exactamente a la torsade de pointes. Sin embargo, la torsade de pointes solo ocurre durante un intervalo QT prolongado, a menudo favorecido por un nivel bajo de potasio sérico. El tratamiento es muy específico. La taquicardia ventricular polimórfica durante un infarto agudo de miocardio es causada por isquemia, no por un intervalo QT prolongado. El tratamiento es el mismo que para cualquier otra taquicardia ventricular por reentrada.

Colapso cardiovascular súbito: Esto es menos común que una taquiarritmia ventricular. Aun así, puede ocurrir cuando la oclusión afecta al tronco principal izquierdo o a la porción proximal de cualquiera de las arterias coronarias. Dichas oclusiones dan lugar a áreas de riesgo muy extensas. Otras complicaciones pueden provocar un colapso cardiovascular. En la arteria descendente anterior izquierda, esto podría incluir:

- **Infarto del sistema de conducción**: Una oclusión proximal a S1 probablemente resultará en un bloqueo completo de rama derecha (BCRD) debido a la pérdida de la contribución de S1 a la circulación de la rama derecha del haz de His. Sin embargo, el infarto del área del haz común izquierdo adicionalmente resultaría en un bloqueo auriculoventricular (AV) completo de tercer grado. Con un área tan grande en riesgo en el ventrículo izquierdo, un marcapasos de escape ventricular puede no aparecer o, debido a su baja frecuencia intrínseca, puede no ser suficiente para mantener la vida.

- **Rotura de la pared libre del ventrículo izquierdo**: Este es un evento raro, que generalmente ocurre de cuatro a siete días después de la oclusión. Esto no será un problema si el paciente se presenta inmediatamente en estado agudo, pero si el paciente se presenta en estado subagudo, como ocurre en algunos casos, varios días después del evento, podría producirse una rotura de la pared libre del ventrículo izquierdo mientras está bajo su cuidado.

- **Rotura septal**: Con un infarto previo de la arteria coronaria derecha (ACD) y una rama del cono (o arteria) corta, la pérdida de circulación al tabique interventricular podría debilitarlo excesivamente y provocar una rotura septal. Al igual que la rotura de la pared libre del ventrículo izquierdo, este es un evento raro y generalmente ocurre de cuatro a siete días después de la oclusión. Si el paciente se presenta en estado subagudo, como ocurre en algunos casos, varios días después del evento, podría producirse una rotura septal mientras está bajo su cuidado.

- **Insuficiencia cardíaca congestiva**: La fracción de eyección puede haberse reducido considerablemente, lo que resulta en insuficiencia cardíaca congestiva.

PERLA | Si el paciente se presenta en estado subagudo, digamos unos cuatro días después de la oclusión, debe estar especialmente preparado para una taquiarritmia ventricular o una rotura septal o de la pared libre. Si el paciente presenta ectopia ventricular aumentada, preste mucha atención a los intervalos de acoplamiento. Si son cortos o si la extrasístole ventricular (PVC) cae en la pendiente descendente de la onda T, la posibilidad de una taquiarritmia ventricular letal es posiblemente inminente. ¡Y por inminente, me refiero a cuestión de minutos!

ANÁLISIS COMPLETO FINAL DEL ECG

Ritmo sinusal con frecuencia regular, sin ensanchamiento de los complejos QRS, sin ectopia ventricular. Esta es una oclusión extremadamente peligrosa debido a que la oclusión de la arteria descendente anterior (ADA) es proximal a S1 y D1. Existe un área muy grande en riesgo con mayor morbilidad y mortalidad intrahospitalaria. La tasa de complicaciones es alta y estas complicaciones pueden ocurrir durante el estado agudo y mientras está bajo su cuidado. ¡Prepárense para lo que pueda suceder!

¿Qué indica la elevación del segmento ST en la derivación V1? Indica la presencia de una arteria del *cono corta*, que no puede proporcionar la circulación colateral que probablemente evitaría la elevación del ST en esa derivación. Verifiquen esto en los demás electrocardiogramas.

PERLA ANATÓMICA | La activación de los ventrículos comienza en el lado izquierdo del tabique interventricular, aproximadamente a mitad de camino entre la base y el vértice. Luego se extiende hacia el vértice y asciende por la pared lateral del ventrículo izquierdo. Ese punto medio en el tabique entre la base y el vértice es el punto más proximal del tabique interventricular que puede visualizar la derivación V1. Y, por lo general, de hecho visualiza el tabique un poco más abajo e incluye parte del miocardio paraseptal en el vértice. Ahora denominamos a la elevación del segmento ST en las derivaciones V1 y V2 isquemia anteroapical, no isquemia anteroseptal. Por lo tanto, cuando vean elevación del segmento ST en esas derivaciones, estarán viendo isquemia aguda que definitivamente es distal a la primera perforante septal, ¡pero no necesariamente proximal a ella!

ECG 2

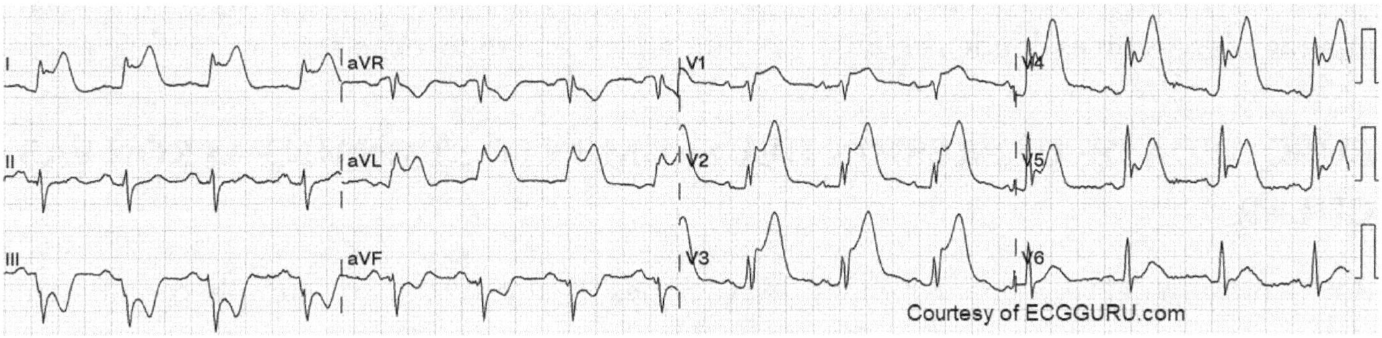

Figura 17-2

LO BÁSICO

El ritmo es sinusal y regular, la frecuencia es normal (alrededor de 100/minuto) y los intervalos QRS son estrechos y normales. No hay evidencia de bloqueos o retrasos de la conducción. No se deje engañar por las ondas T hiperagudas que le hagan pensar que los intervalos QRS son anchos: ¡no lo son!

BÚSQUEDA DE ELEVACIÓN DEL SEGMENTO ST EVIDENTE

Hay una elevación evidente del segmento ST en las derivaciones I, aVL y V1-V5.

BÚSQUEDA DE ELEVACIÓN DEL SEGMENTO ST SUTIL

No hay elevación sutil del segmento ST en este ECG.

BÚSQUEDA DE ONDAS T HIPERAGUDAS

Todas las derivaciones con elevación del segmento ST presentaban ondas T hiperagudas, que ahora están en transición hacia la elevación del segmento ST. La onda T en la derivación V6 también es probablemente hiperaguda. (Ver más abajo).

Durante la transición de la onda T hiperaguda a la elevación del segmento ST, el segmento ST se acorta progresivamente, como si la onda T se estuviera retrayendo hacia él. Cuando la pendiente ascendente de la onda T finalmente entra en contacto con el punto J, entonces "parece" ascender por la rama descendente de la onda R. Esto da como resultado la elevación característica del segmento ST, pero NO patognomónica, de una isquemia/infarto agudo.

Observe atentamente la derivación V6. Se trata de ondas T hiperagudas según dos observaciones: 1) su anchura, no su amplitud (altura), y 2) la "compañía que las acompaña". Estas ondas T siguen a ondas T hiperagudas muy grandes y clásicas (aunque están en transición cuando se registra el ECG). Compare las ondas T en la derivación V6 con las de la derivación II, que son normales. No existen mediciones ni criterios específicos que definan las ondas T hiperagudas. ¡Aquí es donde se requiere habilidad y, sobre todo, experiencia!

BÚSQUEDA DE DEPRESIÓN DEL SEGMENTO ST EN UN PATRÓN VASCULAR

Hay depresión del segmento ST en las derivaciones II, III y aVF, lo que cumple con nuestros criterios para un patrón vascular. Esta depresión del segmento ST es recíproca a la elevación del segmento ST en las derivaciones I y aVL.

BÚSQUEDA DE LA ARTERIA CAUSANTE

Por supuesto, ya sabemos que se trata de una oclusión de la arteria descendente anterior (DA), pero si no lo supiéramos, recomendaría el Método de Eliminación Diagnóstica de Jones:

La elevación del segmento ST en la derivación aVL descarta la arteria coronaria derecha (ACD).

La elevación del segmento ST en cualquiera de las derivaciones V1-V3 descarta la arteria circunfleja izquierda (LCx). Por lo tanto, la arteria descendente anterior izquierda (DAI) es la arteria responsable (¡pero eso ya lo sabíamos!).

¿DÓNDE SE LOCALIZA LA OCLUSIÓN EN LA ARTERIA?

La elevación del segmento ST en la derivación aVL y en las derivaciones V1-V3 sitúa la oclusión proximal a D1, al igual que el descenso del segmento ST en las derivaciones III y aVF. Ningún criterio en este ECG sitúa la oclusión proximal a S1. ¿Por qué no hay descenso del segmento ST en la derivación II, donde hay una elevación tan marcada del segmento ST en las derivaciones I y aVL?

BÚSQUEDA DE POSIBLES COMPLICACIONES

No hay alteraciones del ritmo en este ECG; sin embargo, hay una zona de riesgo muy extensa. Observando las derivaciones V2 y V3, se aprecian ejemplos clásicos de isquemia de grado III de Birnbaum-Sclarovsky. Este corazón no tenía protección: ni circulación colateral ni preacondicionamiento isquémico. Si este paciente sobrevive, será con importantes secuelas.

ANÁLISIS FINAL COMPLETO DEL ECG

Se trata de una oclusión de la arteria descendente anterior proximal a la rama D1, pero probablemente distal a S1. Si bien no hay signos de complicaciones en este momento, existe una alta probabilidad de que se desarrollen complicaciones inminentemente (taquicardia/fibrilación ventricular, shock cardiogénico). Esta oclusión afectó una zona de riesgo muy extensa y ya había progresado a isquemia de grado III al momento de la presentación en el servicio de urgencias. El pronóstico para este paciente es desfavorable.

ECG 3

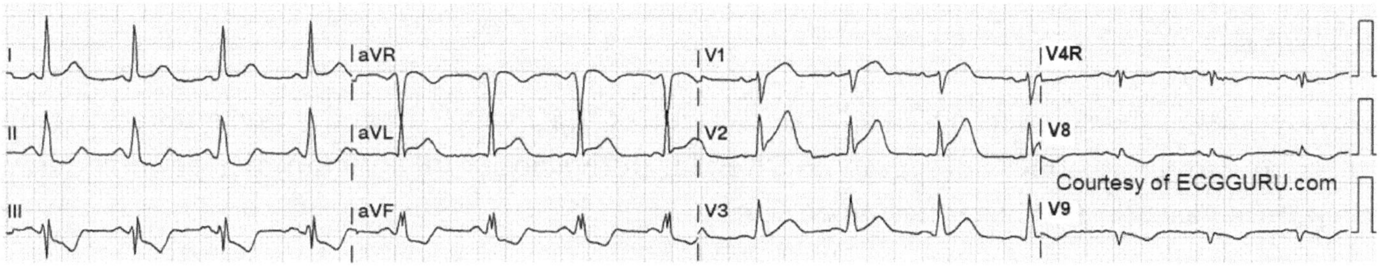

Figura 17-3

CONCEPTOS BÁSICOS

El ritmo es sinusal y regular, la frecuencia es normal (60-90/minuto) y los intervalos QRS son estrechos y normales.

Este es un ECG interesante. Si bien siempre prefiero registrar derivaciones adicionales, como las derivaciones V3R y V4R y las derivaciones V7-V9, esto solo lo hago cuando el ECG de 12 derivaciones no es diagnóstico o si quiero una mejor confirmación de un infarto del ventrículo derecho. En este caso, no tenemos dificultad para reconocer una oclusión de la arteria descendente anterior (ADA). No fue necesario, ni se obtendría información adicional, al registrar las derivaciones V4R, V8 y V9. Las derivaciones V4-V6 habrían sido mucho más útiles.

BÚSQUEDA DE ELEVACIÓN DEL SEGMENTO ST EVIDENTE

Hay una elevación evidente del segmento ST en las derivaciones aVL y V2.

BÚSQUEDA DE ELEVACIÓN SUTIL DEL SEGMENTO ST

Hay una elevación sutil del segmento ST en las derivaciones I, V1 y V3.

BÚSQUEDA DE ONDAS T HIPERAGUDAS

Hay ondas T hiperagudas positivas en las derivaciones V1-V3.
Hay ondas T hiperagudas invertidas en las derivaciones III, aVF, V8 y V9.

> **PERLA** | Recuerde: las ondas T hiperagudas pueden estar invertidas. Estas ondas T suelen ser recíprocas a las ondas T hiperagudas positivas ubicadas en otras derivaciones. Ocasionalmente, las ondas T hiperagudas invertidas son más notorias. Las ondas T hiperagudas invertidas recíprocas no representan isquemia en esa derivación. Solo "reflejan" lo que sucede en la derivación opuesta.

BÚSQUEDA DE DEPRESIÓN DEL SEGMENTO ST CON PATRÓN VASCULAR

Hay depresión del segmento ST en las derivaciones II, III y aVF, lo que representa un patrón vascular. Las depresiones del segmento ST en las derivaciones V8 y V9 también se consideran un patrón vascular (derivaciones posteriores).

¿DÓNDE SE LOCALIZA LA OCLUSIÓN EN LA ARTERIA?

Se observa elevación del segmento ST en la derivación aVR.

Una depresión del segmento ST en la derivación V5 o, en su defecto, en la derivación V6, habría confirmado con mayor precisión una oclusión proximal a S1.

La depresión del segmento ST en la derivación III es mayor que la elevación del segmento ST en la derivación aVL, lo que sugiere fuertemente una oclusión proximal tanto a S1 como a D1. Sin embargo, la elevación del segmento ST clara, aunque no contigua, en las derivaciones aVL y V2 también sugiere fuertemente una oclusión aislada de D1 (signo de la bandera sudafricana). La presencia de las derivaciones V4 a V6 habría sido útil.

Todos estos hallazgos sugieren una oclusión de D1, con una remota posibilidad de una oclusión proximal tanto a S1 como a D1.

BÚSQUEDA DE POSIBLES COMPLICACIONES

Actualmente, el ECG no muestra signos de una complicación inminente. Sin embargo, dado que la oclusión puede ser proximal tanto a S1 como a D1 (depresión del segmento ST en la derivación III > elevación del segmento ST en la derivación aVL), podría existir una zona de riesgo muy extensa, por lo que se debe estar alerta ante la posibilidad de taquiarritmias ventriculares (taquicardia ventricular polimórfica) o shock cardiogénico. Para una descripción más detallada, consulte el ECG n.° 1.

ANÁLISIS FINAL COMPLETO DEL ECG

Se trata de una oclusión muy proximal de la DA, probablemente aislada a D1, pero posiblemente proximal a S1. Parece haber progresado solo hasta isquemia de grado II, lo cual aún conlleva un riesgo significativo de complicaciones, tanto durante la hospitalización como posteriormente.

ECG 4

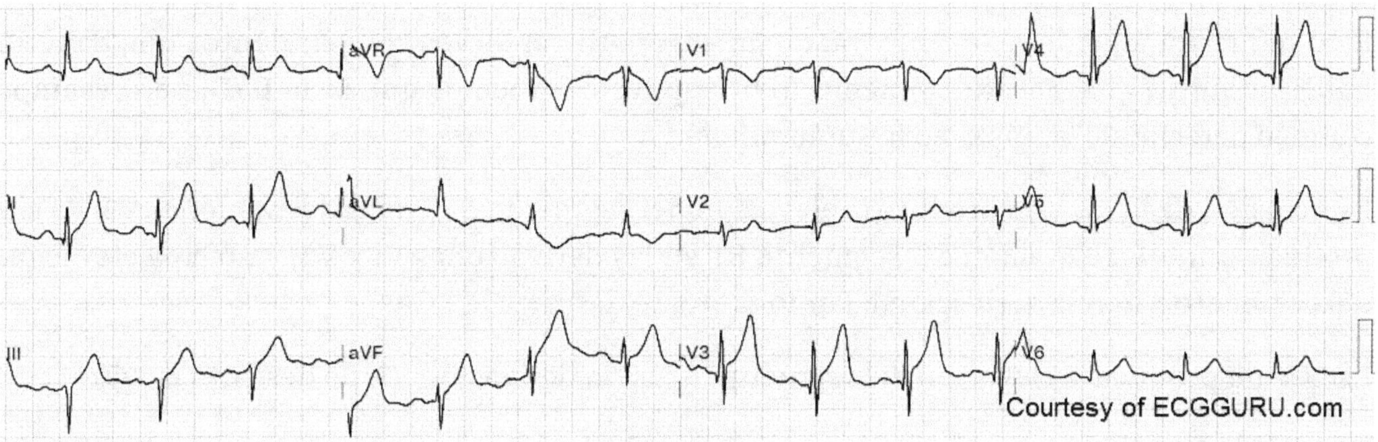

Figura 17-4

LO BÁSICO

El ritmo es sinusal y regular, la frecuencia es normal (60-100/minuto) y los intervalos QRS son estrechos y normales. No hay evidencia de bloqueos o retrasos de la conducción.

BUSCANDO ELEVACIÓN DEL SEGMENTO ST EVIDENTE

Hay una elevación evidente del segmento ST en las derivaciones V3-V5. Probablemente haya elevación del segmento ST en las derivaciones II, III y aVF, pero no puedo estar seguro debido a la línea de base fluctuante.

BUSCANDO ELEVACIÓN SUTIL DEL SEGMENTO ST

Hay una elevación sutil del segmento ST en la derivación I.

BUSCANDO ONDAS T HIPERAGUDAS

Las derivaciones inferiores y las derivaciones V3-V5 presentan ondas T hiperagudas. Las ondas T en la derivación V6 probablemente sean hiperagudas, dada "la compañía que las acompaña".

BUSCANDO DEPRESIÓN DEL SEGMENTO ST EN UN PATRÓN VASCULAR

Hay depresión del segmento ST en las derivaciones aVR, V1 y posiblemente en la derivación aVL. No hay depresiones del segmento ST en un patrón vascular.

BUSCANDO LA ARTERIA CAUSANTE

Esto requerirá algo de reflexión y razonamiento, utilizando los conocimientos que debería haber adquirido hasta este momento. (Por supuesto, sabemos que es la LAD, pero veamos cómo lo determinaríamos si no lo supiéramos).

La oclusión de la RCA no produciría elevación del segmento ST en las derivaciones V3-V5 sin producir también elevación del segmento ST en las derivaciones V1 y V2, y no crea elevación del segmento ST en la derivación I. Por lo tanto, se descarta la RCA.

La LCx no produciría elevación del segmento ST en la derivación V3. Se descarta la LCx.

Eso deja la LAD, que se confirmó en este caso particular.

¿DÓNDE SE LOCALIZA LA OCLUSIÓN EN LA ARTERIA?

No hay depresión del segmento ST en las derivaciones inferiores, ni elevación del segmento ST en la derivación aVR, ni depresión del segmento ST en las derivaciones V5 o V6. Hay una elevación sutil del segmento ST en la derivación I, pero no hay elevación del segmento ST en la derivación aVL. Hay una onda T invertida en la derivación aVL.

La oclusión es distal a S1 y D1 e involucra una LAD de tipo 3 "circunferencial".

BUSCANDO POSIBLES COMPLICACIONES

No hay indicios de una taquiarritmia inminente o colapso cardiovascular. Se mantienen las mismas precauciones con respecto a las taquiarritmias ventriculares paroxísticas. Son menos frecuentes con oclusiones distales más pequeñas, pero aun así pueden presentarse de forma inesperada. Para un análisis más completo, véase el ECG n.° 1.

ANÁLISIS COMPLETO FINAL DEL ECG

Este ECG muestra una oclusión de la arteria descendente anterior distal a la rama D1. Abarca el ápex e involucra una pequeña porción de la pared inferior del ventrículo izquierdo. El área en riesgo puede no ser muy extensa, pero este paciente aún corre riesgo de sufrir complicaciones.

ECG 5

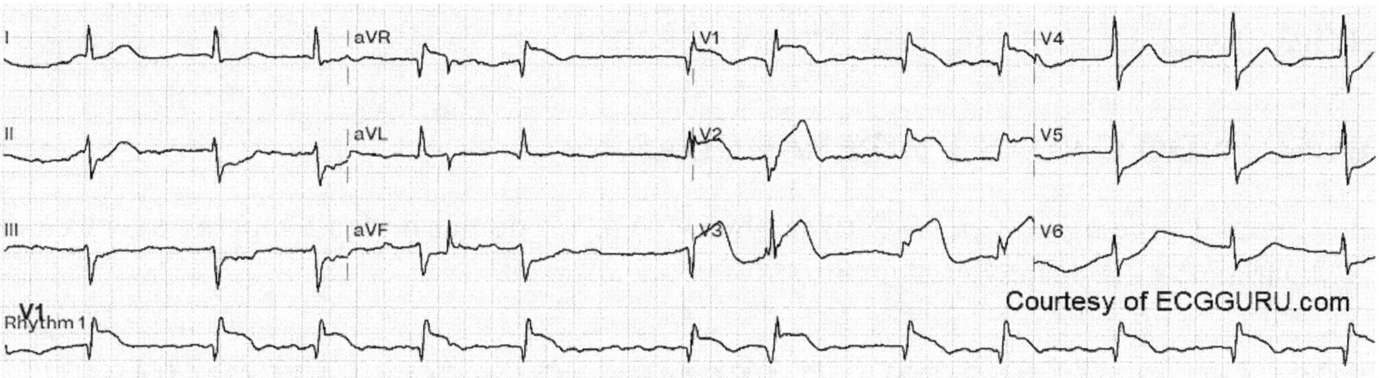

Figura 17-5

LO BÁSICO

El ritmo es fibrilación auricular, la frecuencia es irregular e irregularmente controlada (alrededor de 70/minuto), y los intervalos QRS son estrechos y normales.

¿Puede una oclusión de la arteria descendente anterior (ADA) causar fibrilación auricular? Normalmente no. La arteria coronaria derecha (ACD) o la circunfleja (LCx) irrigan el nódulo sinusal y la aurícula derecha independientemente de la dominancia. La ADA irriga las ramas del haz de His, por lo que cabría esperar un bloqueo de rama o un bloqueo bifascicular. El peor escenario sería un bloqueo cardíaco completo.

¡Siga leyendo! ¡Este es un ECG extremadamente interesante y complejo!

BUSCANDO ELEVACIÓN DEL SEGMENTO ST EVIDENTE

Hay una elevación evidente del segmento ST en las derivaciones V1-V3 y en la derivación aVR. Este ECG muestra una elevación del segmento ST que cumple los criterios de isquemia de grado 3: posible pérdida de la onda S en la derivación V3 y elevación del segmento ST mayor o igual a (≥) 50% de la altura de la onda R en la derivación V1.

La isquemia de grado 3 conlleva un pronóstico grave. Este corazón no se benefició de la circulación colateral ni del preacondicionamiento isquémico (episodios intermitentes de angina durante uno o dos días antes de la oclusión completa). Incluso con una reperfusión oportuna, el beneficio para este paciente será mínimo.

Deberíamos ver una elevación evidente del segmento ST en las derivaciones I y aVL. Sin embargo, la derivación I manifiesta una depresión muy sutil del segmento ST y la derivación aVL tiene un segmento ST prácticamente isoeléctrico. Abordaré este tema al final de esta discusión.

BUSCANDO ELEVACIÓN SUTIL DEL SEGMENTO ST

No hay elevación sutil del segmento ST en este ECG.

BUSCANDO ONDAS T HIPERAGUDAS

Hay ondas T hiperagudas en las derivaciones V2-V4. Las demás ondas T hiperagudas ya han evolucionado a elevación del segmento ST.

BUSCANDO DEPRESIÓN DEL SEGMENTO ST CON PATRÓN VASCULAR

Hay depresión del segmento ST en las derivaciones II, III y aVF y en las derivaciones V4-V6. Estas depresiones del segmento ST se ajustan a un patrón vascular. La depresión del segmento ST en las derivaciones inferiores probablemente sea recíproca a la elevación del segmento ST en las derivaciones I y aVL (¿No ve ninguna elevación del segmento ST en esas derivaciones? Espere un momento y se la mostraré). Otro problema aquí es el hecho de que la derivación V3 manifiesta isquemia de grado 3, ¡mientras que la derivación adyacente V4 presenta depresión del segmento ST! ¡Eso no tiene sentido! Hay muchas cosas que analizar en este ECG. BUSCANDO LA ARTERIA CAUSANTE

La oclusión de la arteria coronaria derecha (RCA) no produce depresión del segmento ST en todas las derivaciones inferiores. Por lo tanto, se descarta la RCA.

La oclusión de la arteria circunfleja izquierda (LCx) no produce elevación del segmento ST en las derivaciones V1-V3. Por lo tanto, se descarta la LCx.

La arteria descendente anterior izquierda (LAD) es la arteria causante.

¿DÓNDE SE LOCALIZA LA OCLUSIÓN EN LA ARTERIA?

La oclusión es proximal a S1 y D1.

Por favor, sígame atentamente y estudie el ECG mientras se lo explico (¡Aquí es donde pasa de ser un intérprete de ECG de nivel intermedio a un experto!):

1. Con elevación del ST en la derivación aVR y depresión del ST en la derivación V5, hemos demostrado que la oclusión se ha producido proximal a S1. Pero, ¿también se produjo proximal a D1? No asuma que S1 siempre es proximal a D1; ocasionalmente, no lo es.

2. La depresión del ST en la derivación III es mayor que la elevación del ST en la derivación aVL. Eso es fácil de determinar porque no hay elevación del ST en la derivación aVL. El segmento ST es isoeléctrico. Esto indica que la oclusión es proximal tanto a S1 como a D1.

3. Con una oclusión proximal al origen de la primera rama diagonal, debe haber isquemia del área basolateral, que está cubierta por los electrodos de las derivaciones aVL e I. Dudo que la LCx o la rama intermedia (presente solo en aproximadamente el 30% de las personas) proporcionen suficiente circulación para prevenir completamente cualquier isquemia en esta zona.

4. Puede que no haya elevación del ST en las derivaciones basolaterales debido a una cancelación de fuerzas.

5. Contrariamente a algunos informes, el hecho de que haya elevación del ST en las derivaciones anteroapicales (derivaciones V1-V3) y depresión del ST en las derivaciones inferiores no significa que estén directamente conectadas, aunque pueden estarlo indirectamente. Si las derivaciones inferiores actúan de forma recíproca, solo puede ser con las derivaciones I y aVL. Las derivaciones precordiales son perpendiculares al plano frontal; todos los vectores en el plano frontal son, en consecuencia, perpendiculares a las derivaciones precordiales y, por lo tanto, indetectables por ellas. Las derivaciones precordiales y las derivaciones basolaterales reaccionan a la misma isquemia, pero sus derivaciones recíprocas deben estar en el mismo plano que los cambios indicativos (es decir, la elevación del ST).

BÚSQUEDA DE POSIBLES COMPLICACIONES

La fibrilación auricular parece tener una frecuencia controlada porque la frecuencia habitual para la fibrilación auricular no tratada es de 120-150 latidos por minuto. Sin embargo, la pérdida de la contracción auricular combinada con una fracción de eyección (probablemente) reducida podría predisponer a este paciente a un shock cardiogénico. Y, por supuesto, la fibrilación auricular no excluye el desarrollo de taquicardia ventricular polimórfica. Para un análisis más completo, véase el ECG n.° 1.

ANÁLISIS COMPLETO FINAL DEL ECG

Es probable que el ECG muestre fibrilación auricular crónica en un paciente con una oclusión muy peligrosa de la arteria descendente anterior proximal a S1 y D1. Esto incluye un área de riesgo muy extensa. La isquemia de grado 3 significa que habrá una morbilidad significativa para este paciente si sobrevive. Cuando hay isquemia de grado 3 en el ECG de ingreso, incluso un tiempo rápido desde la llegada al hospital hasta la angioplastia a menudo no logrará salvar suficiente miocardio.

EL PROBLEMA DE LA AUSENCIA DE ELEVACIÓN DEL SEGMENTO ST EN LA DERIVACIÓN aVL

Hemos demostrado que la oclusión es proximal a S1 y D1. Por lo tanto, el área basolateral (derivaciones I y aVL) está definitivamente afectada: ¡está isquémica! Sin embargo, la derivación aVL presenta un segmento ST isoeléctrico cuando debería tener una marcada elevación del segmento ST. El segmento ST en la derivación I está mínimamente deprimido.

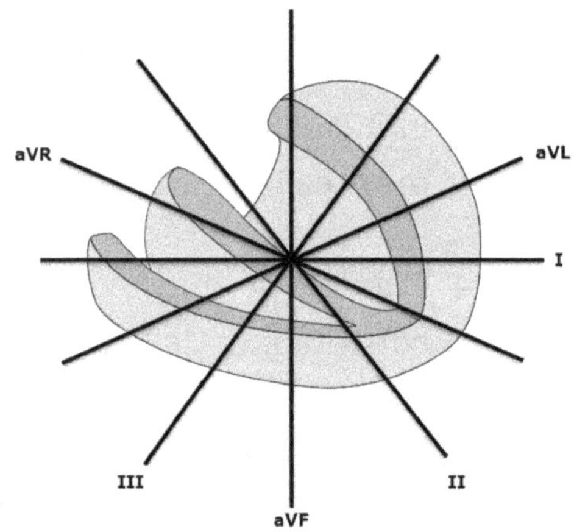

Figura 17-6

Al analizar un ECG con una isquemia transmural aguda de este grado, un segmento ST isoeléctrico solo puede deberse a dos cosas: o el electrodo está visualizando un área sin isquemia (sabemos que eso no es cierto), o es el resultado de una cancelación de fuerzas. ¡Nada más resultará en un segmento ST perfectamente isoeléctrico en una derivación aislada con cambios tan drásticos a su alrededor! Por lo tanto, debe ser un problema relacionado con una cancelación de fuerzas. Veamos la cuadrícula de referencia hexaxial:

Creemos que la reciprocidad en el plano frontal solo existe entre las derivaciones basolaterales (derivaciones I y aVL) y las derivaciones inferiores (derivaciones II, III y aVF). ¡Pero eso no es del todo cierto! La reciprocidad puede existir entre dos derivaciones cualesquiera que estén separadas por más de 90°. La cancelación de fuerzas ocurre solo entre derivaciones recíprocas en el mismo plano. Recuerde que, para que se produzca una cancelación de fuerzas, dos derivaciones recíprocas deben tener vectores que se desplacen simultáneamente en direcciones opuestas. Esto ocurre en el corazón normal durante la Fase 0. Pero en el corazón isquémico, también puede ocurrir durante la Fase 2 cuando ambos electrodos están sobre miocardio isquémico. Les mostré tres ejemplos de esto en el Capítulo 12 ("Cancelación de fuerzas"). Ahora, volvamos al ECG...

Limitándonos solo a las derivaciones del plano frontal (de las extremidades), observe atentamente la derivación aVL. Aunque su segmento ST es isoeléctrico, usted sabe que hay una elevación del ST oculta en alguna parte. Observe cómo reaccionan las derivaciones inferiores. (Siempre pienso en las depresiones del ST del cambio recíproco como "perros" ladrando a un "intruso", siendo la elevación del ST el "intruso". Normalmente se le puede ver, pero a veces no). ¡Hay isquemia en esa derivación! Pero, ¿qué podría estar cancelándola? No son las derivaciones inferiores: están reaccionando recíprocamente, lo que significa que el electrodo del pie izquierdo debe estar sobre miocardio normal, no isquémico. Ahora, observe la derivación aVR. Hay una elevación significativa del ST en la derivación aVR, pero ¿qué está viendo? Está viendo la misma isquemia que ven las derivaciones V1-V3, ¡y mire qué altos son los segmentos ST en esas derivaciones! La derivación aVL está a 120° de la derivación aVR, lo que está dentro del rango de reciprocidad. La derivación I está a 150° de distancia y también está bien posicionada para reaccionar recíprocamente. La reciprocidad y la cancelación de fuerzas no se limitan en el plano frontal solo a las derivaciones basolaterales e inferiores: la derivación aVR también puede reaccionar recíprocamente. Esto explicaría la falta de elevación del ST en las derivaciones basolaterales, pero los impresionantes cambios recíprocos en las derivaciones inferiores.

> **PERLA** | La cancelación de fuerzas es un fenómeno del electrocardiógrafo. Aunque borra la elevación del ST del papel del ECG, la isquemia representada por esa elevación del ST sigue presente. ¿De qué otra manera las derivaciones recíprocas podrían "saber" cómo reaccionar si no estuviera realmente presente?

Es probable que la elevación del segmento ST en la derivación aVR, antes de la cancelación de fuerzas, fuera similar a la elevación del segmento ST en las derivaciones anteroapicales (anteriormente "anteroseptales"). Sin embargo, se redujo debido a la cancelación de fuerzas, y la elevación del segmento ST en las derivaciones I y aVL se redujo hasta el punto de que el segmento ST en la derivación aVL fuera isoeléctrico y el segmento ST en la derivación I estuviera mínimamente deprimido.

Para que se produzca una cancelación de fuerzas durante la isquemia:

1. las dos derivaciones deben estar situadas de forma recíproca

2. deben estar en el mismo plano

3. ambas deben estar sobre tejido isquémico con corrientes de lesión que se dirigen hacia sus polos positivos.

En el ECG n.º 5, solo la derivación aVR y las derivaciones basolaterales cumplen los tres requisitos. Ahora bien, ¿por qué las derivaciones V4-V6 manifestaron depresión del segmento ST cuando la derivación V3 manifiesta isquemia de grado 3? Hay dos respuestas a esta pregunta. Primero, las derivaciones V5 y V6 reaccionan de forma recíproca a la derivación V1, lo que indica una oclusión proximal a S1. Segundo, puede haber una ligera depresión adicional del segmento ST causada por una colocación incorrecta de los electrodos para las derivaciones V4-V6. Es bastante común que los electrodos para las derivaciones V4-V6 se coloquen demasiado abajo en la pared torácica. Cuando esto sucede, se comportan como las derivaciones inferiores.

ECG 6

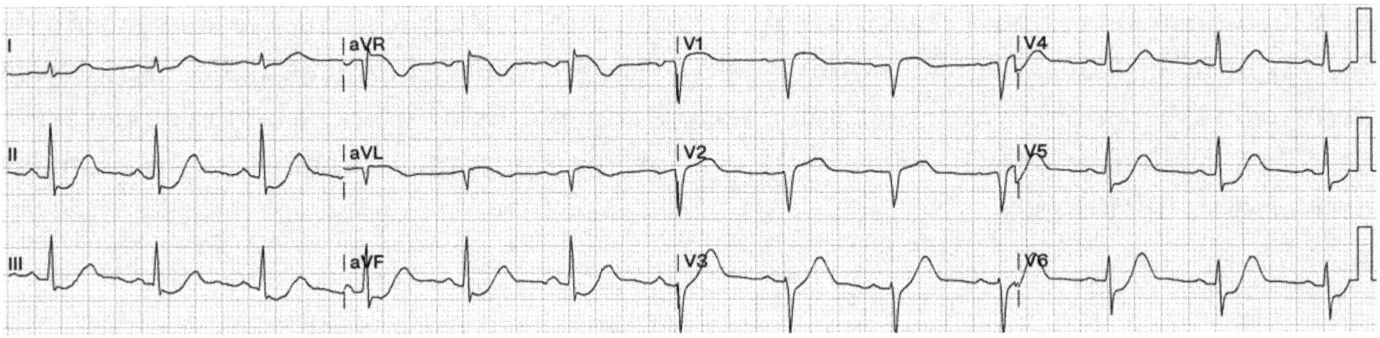

Figura 17-7

Sabemos poco sobre esta paciente: tiene 67 años y se queja de dolor en el pecho. Tras revisar el ECG, se le administró hidromorfona.

LO BÁSICO

El ritmo es sinusal y regular, la frecuencia cardíaca es normal (60-100/minuto) y los intervalos QRS son estrechos y normales. No hay evidencia de bloqueos o retrasos de la conducción.

BUSCANDO ELEVACIÓN DEL SEGMENTO ST EVIDENTE

Hay elevación del segmento ST en las derivaciones aVR y V1.

BUSCANDO ELEVACIÓN DEL SEGMENTO ST SUTIL

Hay una elevación muy sutil del segmento ST en la derivación V2.

BUSCANDO ONDAS T HIPERAGUDAS

Hay ondas T hiperagudas en las derivaciones II, III y aVF, y en las derivaciones V2-V6. Hay dos cosas muy importantes que debe tener en cuenta sobre estas ondas T hiperagudas:

Todas son anchas, ¡pero ninguna es alta! Si solo busca ondas T hiperagudas altas, ¡se perderá aproximadamente la mitad!

Observe dónde comienzan estas ondas T hiperagudas... ¡debajo de la línea de base! La mayoría de las veces, las ondas T hiperagudas se originan en la línea de base, el punto J o en algún punto de la pendiente descendente de la onda R. NO es típico que las ondas T hiperagudas se originen en un segmento ST deprimido.

Cuando vea este patrón, que puede presentarse en las derivaciones precordiales o en las derivaciones inferiores (¡aquí están en ambas!), solo debe pensar en dos cosas:

1. Ondas T de De Winter
2. Oclusión aguda de la arteria descendente anterior (ADA), ¡en la mayoría de los casos, proximal!

BUSCANDO DEPRESIÓN DEL SEGMENTO ST CON PATRÓN VASCULAR

Hay depresión del segmento ST en las derivaciones inferiores (patrón vascular inferior) y en las derivaciones V3-V6 (patrón anterolateral o anteroapical).

BUSCANDO LA ARTERIA CAUSANTE

Hay elevación del segmento ST en la derivación aVL y depresión del segmento ST en todas las derivaciones inferiores. Se descarta la arteria coronaria derecha (ACD).

Hay elevación del segmento ST en las derivaciones V1 y V2 (sutil). Se descarta la arteria circunfleja izquierda (LCx).

La arteria descendente anterior (ADA) es la arteria causante.

¿DÓNDE SE LOCALIZA LA OCLUSIÓN EN LA ARTERIA?

La depresión del segmento ST en la derivación III es mayor que la elevación del segmento ST en la derivación aVL. Esto indica una oclusión proximal tanto a S1 como a D1. La elevación del segmento ST en la derivación aVR con depresión del segmento ST en la derivación V5 sugiere una oclusión proximal a S1.

Finalmente, la paciente fue llevada a la sala de cateterismo, donde se encontró una oclusión del 99% de la arteria descendente anterior media. En fin, ningún método es 100% preciso, independientemente de lo que afirmen los autores en el artículo original. Siempre es posible que la oclusión original haya sido proximal, pero que luego se haya embolizado distalmente.

Las ondas T de De Winter en las derivaciones inferiores indican que esta paciente tiene una arteria descendente anterior tipo 3 "circunfleja". Tuvo cierta suerte de que la oclusión ocurriera distalmente, lo que probablemente limitó el área infartada. Si la oclusión hubiera ocurrido proximalmente, como sugería el ECG, habría habido un área de infarto mucho mayor. Digo "infarto" en lugar de "área en riesgo" porque el equipo de cardiología, que aparentemente desconocía las ondas T de De Winter, no tenía intención de llevar a esta paciente a la sala de cateterismo de forma oportuna.

BÚSQUEDA DE POSIBLES COMPLICACIONES

Cuando el manejo adecuado de un paciente como este se retrasa debido a una adhesión rígida al paradigma del STEMI, cualquier cosa puede suceder. Siempre se debe considerar la taquicardia ventricular polimórfica y el shock cardiogénico en cualquier infarto agudo de miocardio. Estas complicaciones pueden ocurrir repentinamente en un paciente aparentemente estable. Siempre téngalo en cuenta.

ANÁLISIS COMPLETO FINAL DEL ECG

Las ondas T de De Winter ahora se consideran un equivalente de STEMI y deben ser tratadas en la sala de cateterismo de forma urgente como cualquier otro STEMI u OMI. Esta paciente sufrió una oclusión de la arteria descendente anterior media, pero como el ECG no cumplía con los criterios de STEMI, se le negó la atención adecuada.

Para obtener más información sobre las ondas T de De Winter, lea el Capítulo 25, "Las isquemias epónimas".

Lectura recomendada

Birnbaum, Y, et al. Acute myocardial infarction entailing ST-segment elevation in lead aVL: Electrocardiographic differentiation among occlusion of the left anterior descending, first diagonal, and first obtuse marginal coronary arteries. American Heart Journal. Volume 131, Number 1, pp. 38-42.

Birnbaum, Y, et al. Common pitfalls in the interpretation of electrocardiograms from patients with acute coronary syndromes with narrow QRS: a consensus report. Journal of Electrocardiology 45 (2012) pp. 463– 475.

Birnbaum Y, Sclarovsky S , Solodky A, Tschori J, Herz I, Sulkes J, Mager A, Rechavia E: Prediction of the level of left anterior descending coronary artery obstruction anterior wall acute myocardial infarction by admission electrocardiogram. Am J Cardiol. 1993;72:823-826.

Birnbaum Y, Solodky A, Herz I, Kusniec J, Rechavia E, Sulkes J, Sclarovsky S: Implications of ST-segment depression in anterior acute myocardial infarction: Electrocardiographic and angiographic correlation. Arn Heart J. 1994;127: 1467-1473.

de Agustín, JA, et al. Collateral Circulation From the Conus Coronary Artery to the Anterior Descending Coronary Artery: Assessment Using Multislice Coronary Computed Tomography. Rev Esp Cardiol. 2010;63(3):347-51.

de Winter, RJ, et al. A New ECG Sign of Proximal LAD Occlusion. N Engl J Med. 359:19, Nov 2008.

Engelen, D, Gorgels, A, Cheriex, E. et al. Value of the electrocardiogram in localizing the occlusion site in the left anterior descending coronary artery in acute anterior myocardial infarction. J Am Coll Cardiol. 1999 Aug, 34 (2) 389–395.

Ghani A R, Mughal M S, Kumar S, et al. (February 15, 2021) Wrapped Left Anterior Descending Artery Presenting As Inferior Myocardial Infarction: Case Report and Review of the Literature. Cureus 13(2): e13358.

Haraphonggse M, Tanomsup S, Jugdutt B1: Inferior ST-segment depression during acute myocardial infarction: Clinical and angiographic correlation. J Am Coll Cardiol; 1984;4:467-476.

Kosuge M, et al. Electrocardiographic Criteria for Predicting Total Occlusion of the Proximal Left Anterior Descending Coronary Artery in Anterior Wall Acute Myocardial Infarction. Clin. Cardiol. 24, 33-38 (2001): 33-38.

Mahajan K, Batra A, Gupta A. de Winter sign-A STEMI Equivalent. Indian Heart J. 2018 Sep-Oct;70(5):761-764.

Montero-Cabezas JM, van-der-Kley F, Karalis I, Schalij MJ. Proximal Left Anterior Descending Artery Acute Occlusion With an Unusual Electrocardiographic Pattern: Not Everything Is ST Elevation. Rev Esp Cardiol. Vol. 68. Issue 6, pages 541-543 (June 2015).

Raitt, MH, et al. Appearance of Abnormal Q Waves Early in the Course of Acute Myocardial Infarction: Implications for Efficacy of Thrombolytic Therapy. JACC Vol. 25, No. 5. April 1995:1084- 8

Smith SW. Upwardly concave ST segment morphology is common in acute left anterior descending coronary occlusion. J Emerg Med 2006;31:69-77.

Tamura A, Kataoka H, Mikuriya Y, Nasu M: Inferior ST segment depression as a useful marker for identifying proximal left anterior descending artery occlusion during acute anterior myocardial infarction. Eur Heart J 1995;16:1795-1799.

Reproducido del blog de ECG del Dr. Smith

Los siguientes electrocardiogramas se reproducen con la amable autorización del Dr. Stephen W. Smith. Puede encontrar estos y otros casos muy interesantes y educativos en su blog (Blog de ECG del Dr. Smith) en: https://hqmeded-ecg.blogspot.com/

Figura 17-7
Fecha: miércoles, 31 de mayo de 2023
"Another myocardial wall is sacrificed at the altar of the STEMI/NonSTEMI mass delusion (and Opiate pain relief)."

18

BCRI y oclusiones de la DAI

Durante años, la presencia de un bloqueo completo de rama izquierda del haz de His (BCRIHH) representó un problema para quienes interpretaban los electrocardiogramas. Luego, en 1996, tras los ensayos GUSTO-1, la Dra. Elena Sgarbossa y colaboradores publicaron su artículo clásico "Diagnóstico electrocardiográfico del infarto agudo de miocardio en evolución en presencia de bloqueo de rama izquierda del haz de His" en el New England Journal of Medicine. ¡Esta fue una investigación pionera! Hasta entonces, se creía que no se podía diagnosticar un infarto agudo de miocardio si existía un BCRIHH, ¡lo cual era completamente falso! El diagnóstico de un infarto agudo de miocardio con BCRIHH solo resulta problemático en las derivaciones precordiales derechas (V1-V3). Los infartos agudos inferiores, los basolaterales (anteriormente, "laterales altos") y los apicolaterales inferiores (V4-V6) aún podían diagnosticarse sin dificultad. Observe la Figura 18-1:

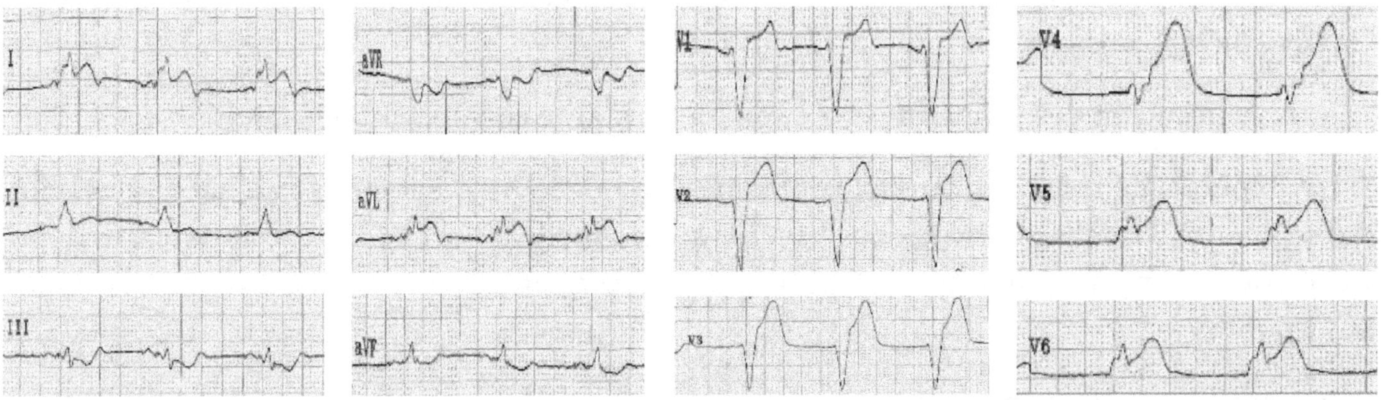

Figura 18-1

No es difícil observar una elevación inconfundible del segmento ST en las derivaciones I, aVL y V4-V6. Esto no representa una oclusión de la arteria coronaria derecha (RCA) debido a la elevación del segmento ST en la derivación aVL (e incluso en la derivación I). Pero aún no sabemos si la oclusión se debe a la arteria descendente anterior izquierda (LAD) o a la arteria circunfleja izquierda (LCx), ya que la oclusión de cualquiera de estas arterias puede producir las elevaciones del segmento ST mencionadas hasta ahora. Todo depende de las derivaciones V1-V3. Si hay una elevación real del segmento ST en esas derivaciones, entonces la arteria responsable es la LAD, ya que la LCx no causa elevación del segmento ST en las derivaciones V1-V3; de lo contrario, la LCx es la probable responsable.

PERLA | Cuando hay elevación del segmento ST en la derivación aVL y la única elevación del segmento ST en las derivaciones precordiales se encuentra en las derivaciones V4-V6, es estadísticamente más probable que la LCx sea la arteria responsable que la LAD.

Utilizando el algoritmo de 1996 producido por Sgarbossa et al., veamos si la elevación del segmento ST en las derivaciones V1-V3 se clasifica como elevación isquémica del segmento ST o si es simplemente la elevación esperada del segmento ST de un bloqueo de rama izquierda completo (cRBBB).

¿Hay una elevación del segmento ST ≥ 1 mm concordante con el complejo QRS?

Esto se aplica a todas las derivaciones con una relación R/S > 1.0 y no difiere del protocolo STEMI regular, excepto para las derivaciones V2 y V3. En los criterios de Sgarbossa, las derivaciones V1-V3 se abordan en los criterios n.° 2 y n.° 3. Sí / 5 puntos

¿Hay una depresión del segmento ST ≥ 1 mm en la derivación V1, V2 o V3?

Esto supone que el QRS tendrá una morfología rS debido a las derivaciones seleccionadas. Nuevamente, se trataría de una desviación del segmento ST de 1 mm o más concordante con el QRS. Se busca una isquemia inferobasal (inferolateral) (anteriormente conocida como "infarto de miocardio posterior"). No / 0 puntos

¿Hay una elevación del segmento ST ≥ 5 mm discordante con el complejo QRS?

Si hay bloqueo de rama izquierda, ¡y por supuesto que lo hay!, sabemos que habrá elevación del segmento ST en las derivaciones V1-V3 y quizás incluso más allá. Seleccionaron una elevación de ≥ 5 mm, asumiendo que dicha desviación probablemente indicaría isquemia aguda. Sí / 2 puntos

Este algoritmo se basa en una escala ponderada:

Criterio n.° 1: 5 puntos

Criterio n.° 2: 3 puntos

Criterio n.° 3: 2 puntos

Una puntuación de 3 puntos diagnostica un infarto agudo de miocardio (con bloqueo de rama izquierda completo). Como puede verse, el Criterio n.° 3 no aportó nada: no era suficiente por sí solo, y los otros dos criterios no lo necesitaban para confirmar el diagnóstico de infarto agudo de miocardio. En el ECG de la Figura 18-1 se observa un infarto agudo de miocardio según el Criterio n.° 1.

Criterios de Smith-Sgarbossa Modificados

Aunque el algoritmo de Sgarbossa era muy necesario, no estuvo exento de críticas. El Dr. Stephen Smith, médico de urgencias del Centro Médico del Condado de Hennepin (reconocido como una autoridad en electrocardiografía), examinó el algoritmo y consideró que podía mejorarse sin modificarlo por completo. De hecho, solo cambió dos aspectos:

Primero, reemplazó el tercer criterio por una proporción: la cantidad de elevación del segmento ST medida desde el punto J dividida por la profundidad de la onda S precedente, medida desde el inicio del complejo QRS hasta el punto más bajo de la onda S. Si la elevación del segmento ST es ≥ 25% de la profundidad de la onda S, entonces el criterio cumple con los requisitos para un diagnóstico de infarto agudo de miocardio. La proporción proporciona una precisión mucho mayor que una cantidad arbitraria: 100% de sensibilidad y 88% de especificidad.

Segundo, el algoritmo ya no está ponderado: una respuesta positiva a cualquiera de los tres criterios diagnostica un infarto agudo de miocardio.

Cabe destacar que los criterios n.° 1 y n.° 3 pueden aplicarse a cualquiera de las 12 derivaciones.

Los Criterios de Sgarbossa Modificados por Smith (desarrollados en 2012, validados independientemente en 2015) son los siguientes:

1. ¿Existe una elevación del segmento ST ≥ 1 mm concordante con el complejo QRS (en cualquier derivación)?
   Si "¡SÍ!" – Infarto agudo de miocardio

2. ¿Existe una depresión del segmento ST ≥ 1 mm en la derivación V1, V2 o V3?
   Si "¡SÍ!" – Infarto agudo de miocardio

3. ¿Es la proporción discordante excesiva (ST/S) ≥ 25%?
   Si "¡SÍ!" – Infarto agudo de miocardio

Utilicemos los Criterios de Sgarbossa Modificados por Smith para ver si un infarto agudo de miocardio se esconde detrás de un bloqueo de rama izquierda completo...

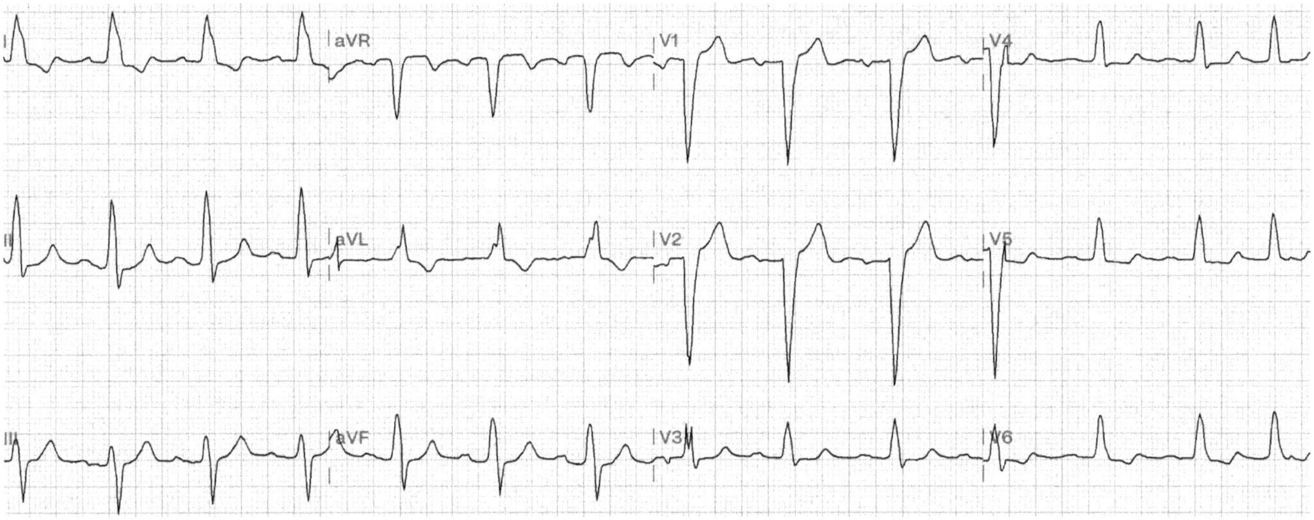

Figura 18-2

1. ¿Hay elevación del segmento ST ≥ 1 mm concordante con el complejo QRS?
   ¡NO!

2. ¿Hay depresión del segmento ST ≥ 1 mm en las derivaciones V1, V2 o V3?
   ¡NO!

3. ¿Es la relación de discordancia proporcionalmente excesiva (ST/S) ≥ 25%?
   ¡NO!

La relación de discordancia proporcionalmente excesiva de este ECG no indica un infarto agudo de miocardio.

PERLA | Un resultado negativo en cualquiera de los criterios enumerados en este capítulo no descarta una isquemia/infarto agudo. Dado que ninguno de estos criterios tiene una sensibilidad o especificidad del 100%, un resultado positivo no garantiza la presencia de un infarto agudo de miocardio. ¡Habrá falsos positivos y falsos negativos con todos estos algoritmos! Actualmente, no hay nada que se pueda hacer al respecto. ¡Simplemente acéptelo!

Opinión personal | En este momento, no creo que haya ninguna razón para usar los criterios de Sgarbossa sin la modificación de Smith.

Intentemos con otro...

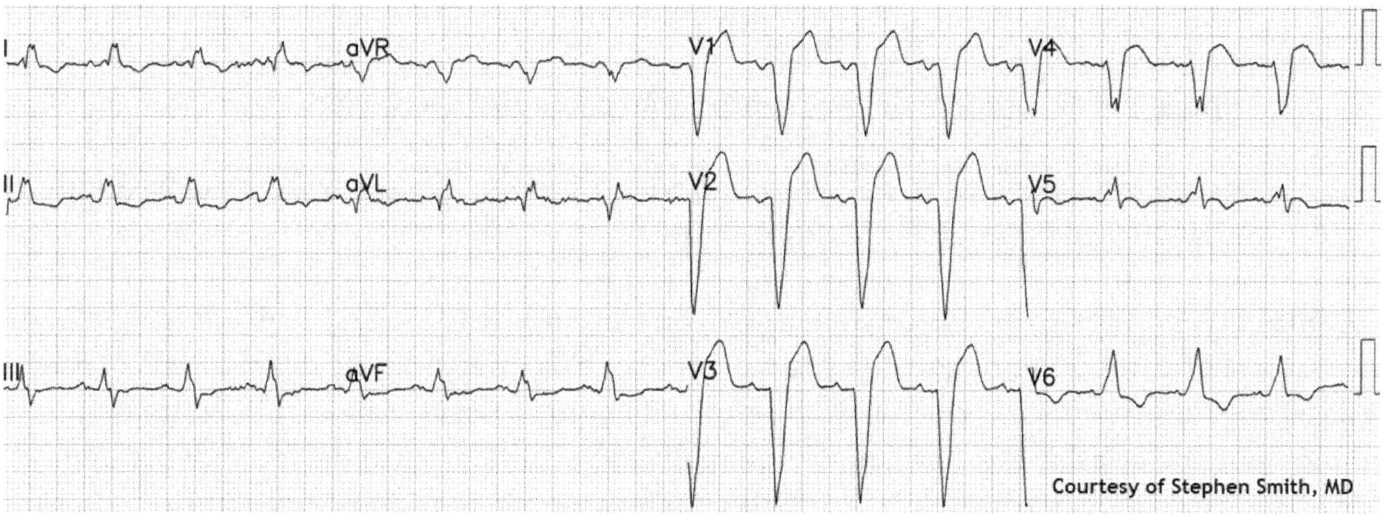

Figura 18-3

1. ¿Hay elevación del segmento ST ≥ 1 mm concordante con el complejo QRS?
   ¡NO!

2. ¿Hay depresión del segmento ST ≥ 1 mm en la derivación V1, V2 o V3?
   ¡NO!

3. ¿Es la relación de discordancia proporcionalmente excesiva (ST/S) ≥ 25%?
   Derivación V1: ST/S = 6/13 = 0,46 (46%) ¡SÍ!
   Derivación V2: ST/S = 5/20 = 0,25 (25%) ¡SÍ!
   Solo una derivación tiene que ser positiva. Incluí dos para que pudiera comprobarlo usted mismo.

Solo un criterio debe tener una respuesta positiva para llegar a un diagnóstico. Este ECG muestra un infarto agudo de miocardio.

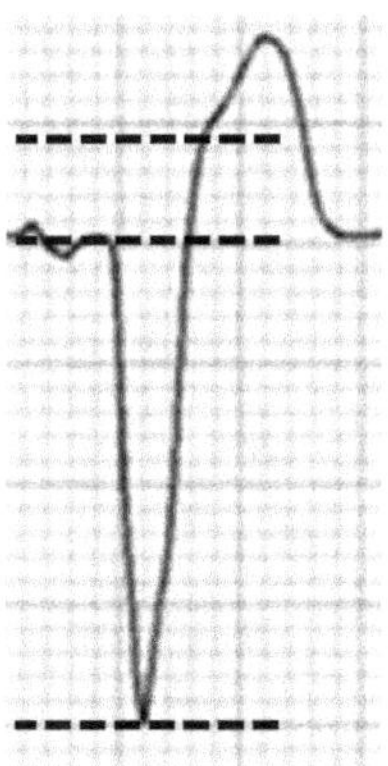

Figura 18-4

A la izquierda (Figura 18-4) se muestra cómo medir la elevación del segmento ST en el punto J y la profundidad de la onda S para calcular la relación de discordancia proporcionalmente excesiva (ST/S). En su artículo original, Smith estableció el umbral de esta relación para diagnosticar un infarto agudo de miocardio (IAM) en -0,25. No se preocupe por el signo negativo; no es necesario. Tomando el inicio del complejo QRS como línea de base, mida hasta el inicio del segmento ST (numerador) y hacia abajo hasta el punto más bajo de la onda S del mismo complejo QRS (denominador).

Criterios de Barcelona

Los Criterios de Barcelona (desarrollados en 2020, aún no validados independientemente) son los siguientes:

1. Elevación concordante del segmento ST en cualquier derivación ≥ 1 mm
2. Depresión concordante del segmento ST en cualquier derivación
3. Desviación discordante del segmento ST ≥ 1 mm en cualquier derivación donde la onda R o S, individualmente, sea ≤ 6 mm

Al igual que con los Criterios de Smith-Sgarbossa modificados, un resultado positivo en cualquiera de estos criterios constituye un diagnóstico de infarto agudo de miocardio. La ventaja es que no se requiere el cálculo de ninguna relación. La desventaja es que, hasta donde sé al momento de escribir este libro, no se han realizado estudios de validación independientes. Un estudio de validación fue realizado por las mismas personas que desarrollaron los criterios, pero, personalmente, prefiero los estudios independientes.

El Dr. Stephen Smith y colaboradores publicaron una crítica de los Criterios de Barcelona, señalando lo que consideraban fallos metodológicos. Es una lectura muy interesante y se puede encontrar en su sitio web: https://hqmeded-ecg.blogspot.com/2020/11/barcelona-rule-on-left-bundle-branch.html.

Mi consejo es tener precaución con cualquier nuevo cálculo que se utilice en el diagnóstico electrocardiográfico hasta que se haya realizado una validación independiente. Hasta donde sé, ningún estudio de validación ha encontrado que un método propuesto sea tan preciso como se sugiere en el artículo original.

Lectura recomendada

Borovac JA, Orsolic A, Miric D, Glavas D. The use of Smith-modified Sgarbossa criteria to diagnose an extensive anterior acute myocardial infarction in a patient presenting with a left bundle branch block. J Electrocardiol. 2021 Jan-Feb;64:80-84. doi: 10.1016/j.jelectrocard.2020.12.002.

Di Marco A, et al. New electrocardiographic Algorithm for the Diagnosis of Acute Myocardial Infarction in Patients With Left Bundle Branch Block. J Am Heart Assoc. 2020; 9:e015573.

Sgarbossa EB, Pinski SL, Barbagelata A, et al. Electrocardiographic diagnosis of evolving acute myocardial infarction in the presence of left bundle-branch block. GUSTO-1 (Global Utilization of Streptokinase and Tissue Plasminogen Activator for Occluded Coronary Arteries) Investigators. N Engl J Med 1996; 334:481.

Smith SW, Dodd KW, Henry TD, Dvorak DM, Pearce LA. Diagnosis of ST-elevation myocardial infarction in the presence of left bundle branch block with the ST-elevation to S-wave ratio in a modified Sgarbossa rule. Ann Emerg Med. 2012 Dec;60(6):766-76.

Reproducido del blog de ECG del Dr. Smith

Los siguientes electrocardiogramas se reproducen con la amable autorización del Dr. Stephen W. Smith. Puede encontrar estos y otros casos muy interesantes y educativos en su blog (Blog de ECG del Dr. Smith) en: https://hqmeded-ecg.blogspot.com/

Figura 18-3
Domingo, 11 de septiembre de 2022
"A man in his 60s with chest pain and LBBB"

19

Oclusiones clásicas de la ACD

ECG 1

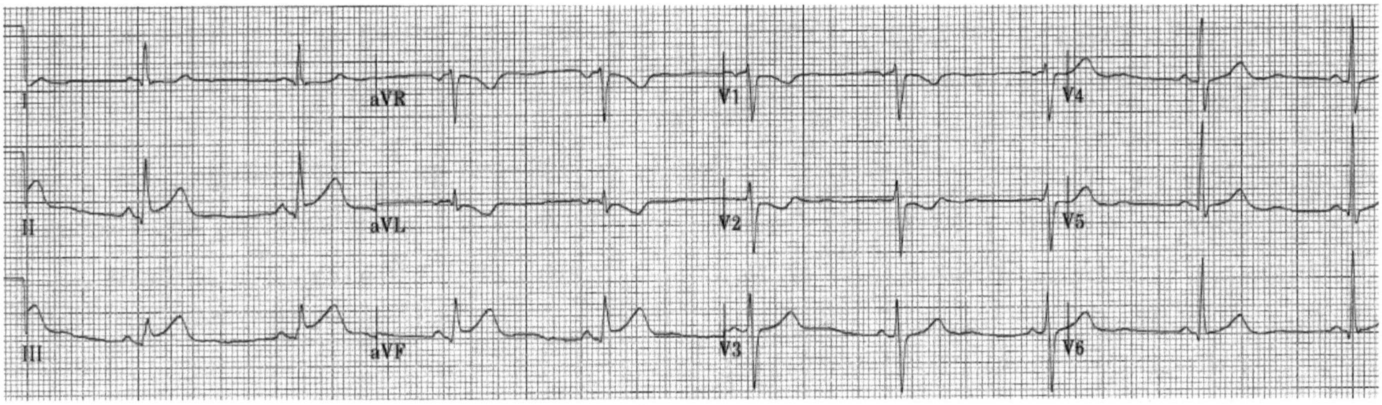

Figura 19-1

LO BÁSICO

El ritmo es sinusal y regular, la frecuencia es normal (60-100/minuto) y los intervalos QRS son estrechos y normales. No hay evidencia de bloqueos o retrasos de la conducción.

BÚSQUEDA DE ELEVACIÓN DEL SEGMENTO ST EVIDENTE

Las derivaciones II, III y aVF presentan una elevación evidente del segmento ST: 1 mm en las derivaciones II y aVF y 2 mm en la derivación III.

BÚSQUEDA DE ELEVACIÓN SUTIL DEL SEGMENTO ST

Dado que todas las derivaciones inferiores manifiestan al menos 1 mm de elevación del segmento ST (o más), no hay elevación "sutil" del segmento ST. Debería poder reconocer fácilmente una elevación del segmento ST de 1 mm. Quiero asegurarles que al definir la "elevación sutil del segmento ST" como una elevación del segmento ST inferior a 1,0 mm, no estoy dividiendo los ECG en "infarto de miocardio" y "no infarto de miocardio". ¡Los infartos de miocardio a menudo ocurren con elevaciones del segmento ST de 1,0 mm o menos!

Simplemente estoy dividiendo las elevaciones del segmento ST en "fáciles de ver" y "difíciles de ver".

BÚSQUEDA DE ONDAS T HIPERAGUDAS

La derivación I presenta una onda T de tamaño normal. Compárela con las ondas T en las derivaciones II, III y aVF. Hay una diferencia bastante notable. Observe el ancho de la base de las ondas T en las derivaciones inferiores en comparación con la derivación I. Todas las derivaciones inferiores manifiestan ondas T hiperagudas.

BÚSQUEDA DE DEPRESIÓN DEL SEGMENTO ST EN UN PATRÓN VASCULAR

La depresión del segmento ST en un patrón vascular en el ECG de un paciente con dolor torácico generalmente indica un cambio recíproco, y podemos verlo aquí. Cuando hay elevación del segmento ST en las derivaciones II, III y aVF, cualquier depresión del segmento ST en cualquiera de las derivaciones V1 a V4 debe considerarse un cambio recíproco a un infarto de miocardio inferobasal (inferolateral), específicamente, elevación del segmento ST en las derivaciones V7-V9.

BÚSQUEDA DE LA ARTERIA CAUSANTE

Ya ha aprendido sobre el método de eliminación diagnóstica de Jones para determinar la arteria causante. Veamos cómo nos ayudará con este ECG.

Si bien una oclusión distal de una arteria descendente anterior tipo 3 ("envolvente") puede producir elevación del segmento ST en las derivaciones inferiores, no produce depresión del segmento ST en ninguna de las derivaciones V1-V3 simultáneamente. La arteria descendente anterior no es la causante. Una arteria circunfleja izquierda (ACx) dominante puede producir los mismos hallazgos, pero debe ser dominante (lo cual ocurre aproximadamente entre el 10 y el 15% de las veces).

Una oclusión de una arteria coronaria derecha (ACD) dominante distal a la rama marginal derecha también puede producir los mismos hallazgos. ¿Cómo decidimos entre la ACx y la ACD? Existe un método sencillo y rápido para determinar qué arteria es la responsable. Es un método "rápido y aproximado" porque, si bien la sensibilidad es excelente, la especificidad es algo subóptima. Funciona la mayoría de las veces, pero he visto casos en los que no (y ustedes también los verán).

Determinamos la arteria responsable comparando la elevación del segmento ST en las derivaciones II y III. La derivación II, además de ser una derivación inferior, también es una derivación izquierda. Por lo tanto, monitoriza el área del ventrículo izquierdo irrigada principalmente por la arteria ACx. Además de ser una derivación inferior, la derivación III es una derivación derecha. Por lo tanto, monitoriza el área del ventrículo izquierdo que está irrigada principalmente por la ACD.

1. Si la elevación del segmento ST en la derivación II es mayor que la elevación del segmento ST en la derivación III, entonces la ACx es la responsable.

2. Si la elevación del segmento ST en la derivación III es mayor que la elevación del segmento ST en la derivación II, entonces la ACD es la responsable.

3. Si la elevación del segmento ST en ambas derivaciones es IGUAL, entonces se considera que la ACx es la responsable.

Así que... para que la ACD se considere la arteria responsable, la elevación del segmento ST en la derivación III debe ser mayor que la de la derivación II.

En este ECG, vemos que la elevación del segmento ST en la derivación III es mayor que la elevación del segmento ST en la derivación II. La ACD es nuestra arteria responsable. Esta es una muy buena regla, pero no está exenta de errores. Verán algún caso en el que la regla diagnosticó una oclusión de la ACD, pero la angiografía demostró una oclusión de la ACx. Aun así, es una buena regla y yo la utilizo.

¿DÓNDE SE LOCALIZA LA OCLUSIÓN EN LA ARTERIA?

Al tratar una oclusión de la ACD, nos preocupa principalmente su ubicación en relación con la rama marginal aguda (a veces llamada arteria marginal aguda). Una oclusión proximal a esa rama provocará un infarto del ventrículo derecho, lo que aumenta considerablemente la morbilidad y la mortalidad, lo que resulta en un pronóstico reservado. Hasta el 30% de estos pacientes nunca salen vivos del hospital. Reconocerá un infarto del ventrículo derecho por la elevación del segmento ST en la derivación V1, y a menudo también en las derivaciones V2 y V3. De hecho, en raras ocasiones, una oclusión proximal de una arteria coronaria derecha superdominante puede provocar una elevación del segmento ST en TODAS LAS DERIVACIONES PRECORDIALES. Una arteria coronaria derecha superdominante, a veces denominada megaarteria, se refiere a una arteria coronaria derecha dominante con una o varias ramas posterolaterales largas. Irriga una zona mucho mayor del ventrículo izquierdo de lo habitual, ¡mucho mayor!

Si un infarto del ventrículo derecho se produce simultáneamente con un infarto de miocardio inferobasal (inferolateral), la elevación del segmento ST en la derivación V1 causada por la isquemia del ventrículo derecho anulará el descenso del segmento ST, también en la derivación V1, debido al cambio recíproco de un infarto de miocardio inferobasal (Figura

19-2). Esto puede dar lugar a un segmento ST en la derivación V1 que parece bastante normal, mientras que el segmento ST en la derivación V2 permanece deprimido. Observe de nuevo el ECG de la Figura 19-1.

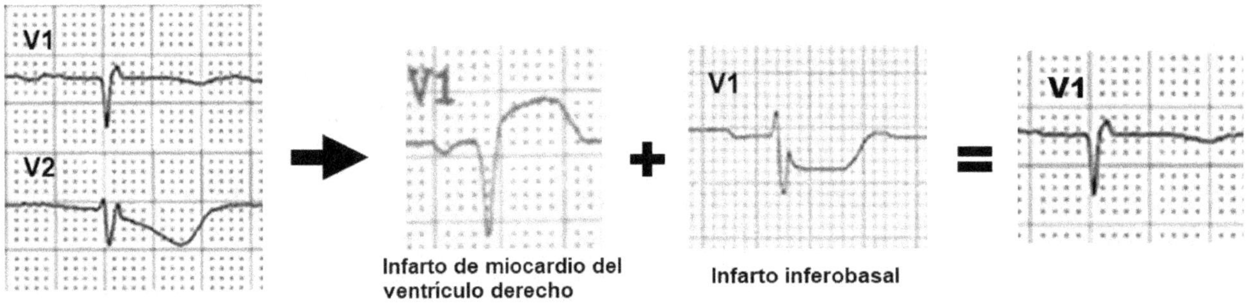

Figura 19-2

En realidad, no se trata de una elevación del segmento ST que anule la depresión del segmento ST. Lo menciono de esa manera porque ofrece una excelente explicación visual, pero no es del todo cierto. Se produce una cancelación de fuerzas entre el área isquémica del ventrículo derecho y el área isquémica de la pared inferolateral (anteriormente "posterior") del ventrículo izquierdo.

No hay evidencia de infarto del ventrículo derecho, por lo que la oclusión se encuentra distal a la rama marginal aguda.

BÚSQUEDA DE POSIBLES COMPLICACIONES

En casos de oclusión de una arteria coronaria derecha dominante, siempre se debe buscar:

1. Bloqueos AV (de primer grado, Mobitz I o de tercer grado) debido a la alteración de la circulación al nodo AV

2. Fibrilación auricular debido a la alteración de la circulación al nodo SA

3. Colapso cardiovascular debido a la extensión al ventrículo derecho

A todo paciente que presente un infarto de miocardio inferior (elevación del segmento ST en las derivaciones II, III y aVF) se le debe realizar inmediatamente un electrocardiograma con derivaciones derechas. Si hay algún indicio de posible extensión a la pared inferobasal, también se deben registrar las derivaciones posteriores (V7-V9).

ANÁLISIS COMPLETO FINAL DEL ECG

Este ECG muestra un infarto de miocardio inferior e inferolateral. No hay evidencia de bloqueo AV ni de infarto del ventrículo derecho.

ECG 2

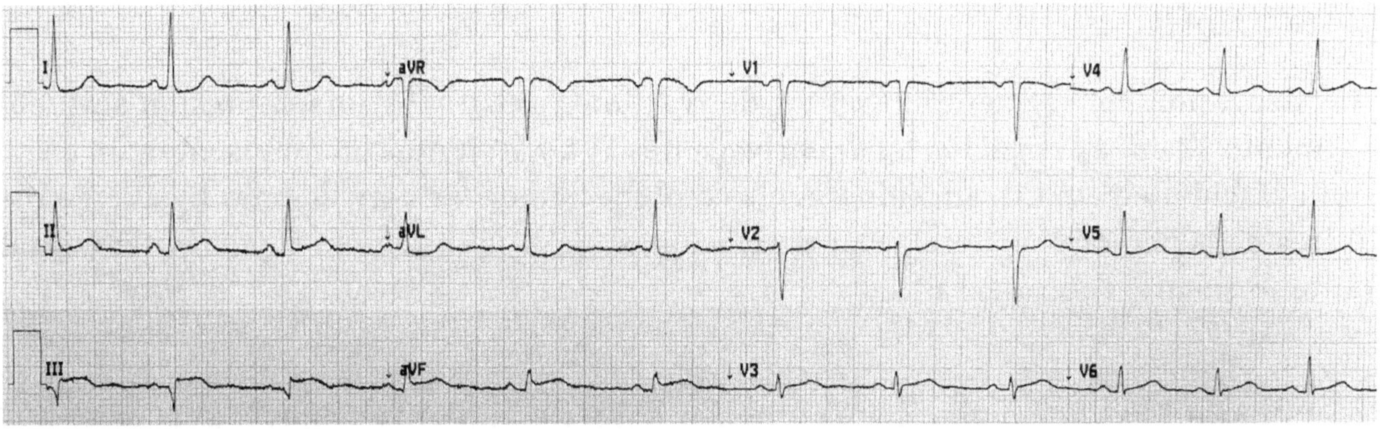

Figura 19-3

LO BÁSICO

El ritmo es sinusal y regular, la frecuencia es normal (60-100/minuto) y los intervalos QRS son estrechos y normales. No hay evidencia de bloqueos o retrasos de la conducción.

BÚSQUEDA DE ELEVACIÓN DEL SEGMENTO ST EVIDENTE

Hay una elevación del segmento ST evidente (≥ 1 mm) en las derivaciones II, III y aVF. Lo determinamos utilizando el inicio del QRS como línea de base. Normalmente prefiero usar el segmento T-P, pero el segmento T-P en este ECG tiene una pendiente descendente, lo que lo hace menos fiable como línea de base.

BÚSQUEDA DE ELEVACIÓN SUTIL DEL SEGMENTO ST

Se podría decir que las derivaciones V3-V6 manifiestan una elevación "sutil" del segmento ST. Sin embargo, existe cierta variabilidad en los puntos J, lo que hace que esta observación sea menos certera.

BÚSQUEDA DE ONDAS T HIPERAGUDAS

No hay ondas T hiperagudas claras presentes. Las ondas T en las derivaciones inferiores ya han pasado a ser elevación del segmento ST. Si este ECG se hubiera registrado antes, probablemente habría habido ondas T hiperagudas en esas derivaciones.

BÚSQUEDA DE DEPRESIÓN DEL SEGMENTO ST EN UN PATRÓN VASCULAR

Hay depresión del segmento ST en las derivaciones aVL y V2 y una depresión sutil del segmento ST en la derivación I. Las derivaciones aVL y V2 juntas no representan un territorio vascular en el ECG. Sin embargo, la combinación de las derivaciones I y aVL define el área de la pared basolateral, y las derivaciones V1, V2 y V3 definen el área anteroapical (anteriormente, anteroseptal).

> **PERLA** | Es común que el área vascular basolateral (derivaciones I, aVL) esté representada solo por la derivación aVL sin ninguna contribución de la derivación I. Tampoco es inusual que el área vascular de las derivaciones V1-V3 esté representada solo por la derivación V2. Ambas representaciones se observan con bastante frecuencia.

Podemos suponer que hay depresión del segmento ST en dos áreas vasculares: el área basolateral (derivaciones I y aVL) y el área anteroapical (derivaciones V1-V3), aunque solo esté presente una derivación de cada una de esas áreas.

BÚSQUEDA DE LA ARTERIA CAUSANTE

Observamos elevación del segmento ST en las derivaciones inferiores con una depresión recíproca del segmento ST en la derivación aVL. También hay una depresión recíproca del segmento ST en la derivación V2, pero no es recíproca a la elevación del segmento ST en las derivaciones II, III o aVF. Una oclusión de cualquiera de las tres arterias coronarias puede producir elevación del segmento ST en las derivaciones inferiores con depresión recíproca del segmento ST en la derivación aVL. ¡Las tres arterias pueden hacerlo! Pero vamos a descartar la arteria descendente anterior izquierda (DAI) debido a la depresión del segmento ST en la derivación V2. ¿Por qué?

La depresión del segmento ST en la derivación V2 es un cambio recíproco debido a un infarto inferobasal (a veces llamado inferolateral) (anteriormente infarto posterior). La DAI no puede producir un infarto inferobasal; por lo tanto, no puede producir su cambio recíproco en las derivaciones V1-V3. En consecuencia, la DAI no puede ser la arteria responsable.

Esto nos deja con la arteria circunfleja izquierda (ACx) y la arteria coronaria derecha (ACD). Ambas pueden producir un infarto de miocardio inferior acompañado de un infarto inferolateral. Sin embargo, hay una mayor elevación del segmento ST en la derivación III que en la derivación II (1,5 mm frente a 1,0 mm). Por lo tanto, podemos suponer que la ACD es la arteria responsable (recuerde: esta es una regla general y no 100% precisa).

Bien... entonces hemos determinado que la ACD es la arteria responsable.

¿DÓNDE SE LOCALIZA LA OCLUSIÓN EN LA ARTERIA?

Al tratar infartos de miocardio de la pared inferior debido a una oclusión de la arteria coronaria derecha (ACD), es importante saber si la oclusión es proximal o distal a la rama marginal aguda. ¡Esto es crucial! Una oclusión proximal a la rama marginal aguda provocará un infarto del ventrículo derecho. Estos infartos conllevan una mayor morbilidad y mortalidad y un pronóstico muy malo a corto plazo. Sin embargo, los pacientes que sobreviven suelen evolucionar favorablemente. Todo paciente que presente elevación del segmento ST en las derivaciones II, III y aVF, o incluso solo en dos de ellas, debe someterse a un ECG del lado derecho (o al menos a las derivaciones V3R y V4R) de inmediato. Durante mi carrera como internista y médico de urgencias, he visto lo que le puede suceder a un paciente con un infarto del ventrículo derecho si se le administra nitroglicerina antes de realizar un ECG del lado derecho y antes de establecer un acceso intravenoso seguro.

Entonces, ¿qué sugiere la presencia de un infarto del ventrículo derecho? Es la interacción de la elevación del segmento ST en la derivación V1 causada por la isquemia aguda del ventrículo derecho con la depresión simultánea del segmento ST en la derivación V1 que reacciona recíprocamente a la isquemia aguda del área inferolateral. Esto es lo que probablemente ha sucedido en este ECG:

La cantidad de isquemia del septo basal y la isquemia de la pared inferolateral del ventrículo izquierdo fueron aproximadamente iguales y se anularon mutuamente, lo que resultó en un segmento ST de apariencia normal en la derivación V1. La depresión del segmento ST en la derivación V2 causada por la isquemia inferolateral tuvo mayor profundidad que la altura de la elevación del segmento ST causada por la isquemia del ventrículo derecho. Por lo tanto, la elevación del segmento ST causada por la isquemia del ventrículo derecho se anuló por completo, y la depresión del segmento ST causada por una isquemia inferolateral mayor prevaleció ligeramente.

Ahora parecen observarse elevaciones sutiles del segmento ST en las derivaciones V3-V6. O bien esta ACD es superdominante, o el infarto del ventrículo derecho se manifiesta ligeramente hasta las derivaciones V5 y V6, donde la pérdida de la circulación proporcionada por las ramas posterolaterales de la ACD ha provocado isquemia transmural aguda en el área apicolateral (derivaciones V5 y V6). También es posible que las elevaciones muy sutiles del segmento ST sean en realidad una ilusión causada por alguna irregularidad de la línea de base.

PERLA | En mi experiencia, la elevación máxima del segmento ST durante un infarto agudo del ventrículo derecho ocurre con mayor frecuencia en la derivación V2. Y he observado esto en casi todos los casos. La amplitud de la elevación del segmento ST comienza a disminuir rápidamente desde la derivación V2 hasta la derivación V4.

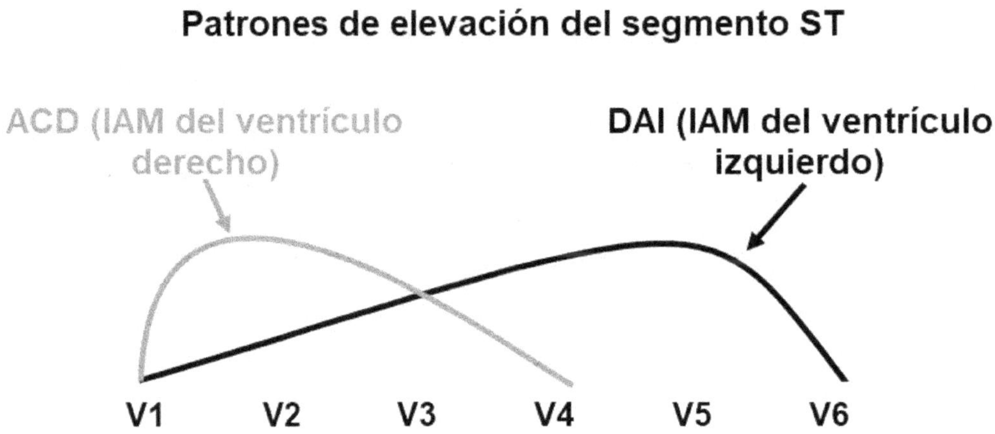

Figura 19-4

BÚSQUEDA DE POSIBLES COMPLICACIONES

El hecho de que exista una oclusión de la una arteria coronaria derecha (ACD) dominante significa que se debe tener mucha precaución con los bloqueos, particularmente los bloqueos AV. El vaso dominante, ya sea la ACD o la circunfleja izquierda (ACx), proporciona irrigación al nódulo AV, por lo que puede presentarse cualquier bloqueo AV, excepto un bloqueo AV de Mobitz II*. Los bloqueos AV de primer grado son bastante comunes con las oclusiones de la ACD. Es probable que se observe un bloqueo de Mobitz I de forma intermitente (también muy común) y, ocasionalmente, un bloqueo AV de tercer grado. Estos bloqueos suelen ser temporales; el paciente generalmente recupera la conducción normal tras la reperfusión. Un bloqueo AV de tercer grado puede requerir soporte temporal con un marcapasos, pero a menudo un marcapasos de la unión proporciona el ritmo de escape y el paciente evoluciona favorablemente.

La arteria coronaria derecha también proporciona irrigación al nódulo SA aproximadamente el 55% de las veces, lo que no depende de la dominancia. Una arteria no dominante también puede ser la fuente de irrigación del nódulo SA. La afectación de la arteria que irriga el nódulo SA a menudo conduce a fibrilación auricular, pero con mayor frecuencia se observa bradicardia. La aparición de fibrilación auricular durante un infarto agudo de miocardio nunca es un buen signo y generalmente tiene un pronóstico desfavorable.

Si el ventrículo derecho está afectado, se debe tener en cuenta que puede producirse un colapso cardiovascular en cualquier momento. Por supuesto, conocemos los riesgos de administrar nitroglicerina, morfina u otros vasodilatadores a estos pacientes, pero a menudo olvidamos que el colapso puede ocurrir incluso sin la administración de estos medicamentos.

Y, como con cualquier infarto agudo de miocardio debido a la oclusión de cualquier arteria coronaria, esté atento a la aparición repentina de taquicardia ventricular o fibrilación ventricular durante la primera o segunda hora de la isquemia aguda y nuevamente tres o cuatro días después.

*Los bloqueos AV de Mobitz II ocurren por debajo del nódulo AV, por lo que no se presentarán con isquemia del nódulo AV.

ANÁLISIS COMPLETO FINAL DEL ECG

Hay un infarto agudo de miocardio de la pared inferior del ventrículo izquierdo, que afecta la pared inferobasal y, muy probablemente, el ventrículo derecho. Hay un ritmo sinusal con una frecuencia cardíaca normal. No hay evidencia de bloqueos ni arritmias.

ECG 3

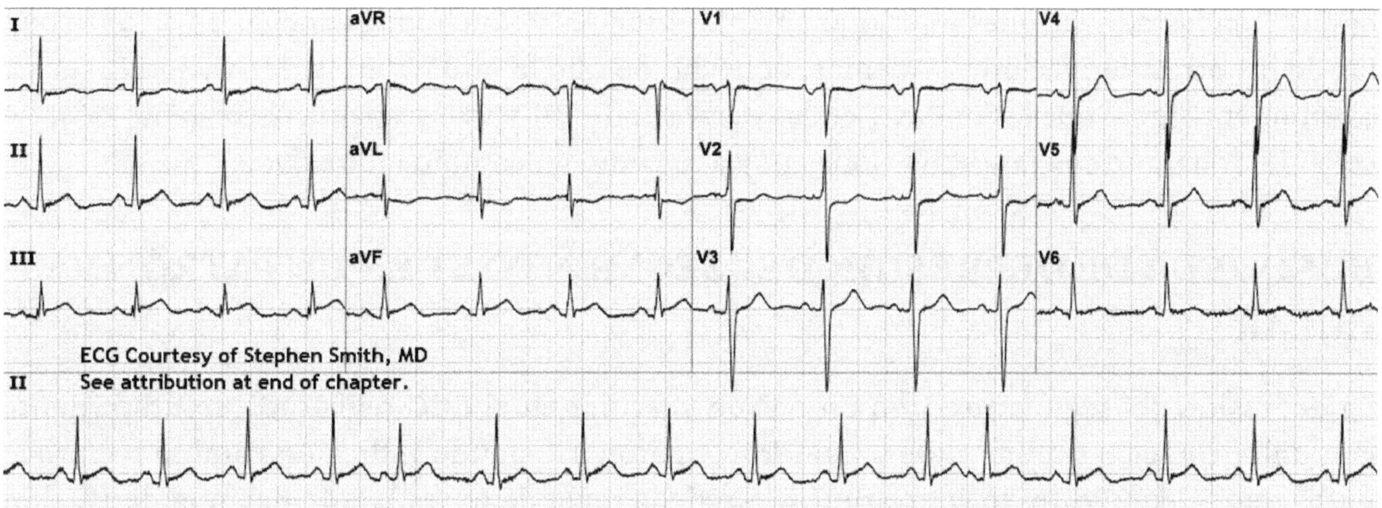

Figura 19-5 | Con la amable autorización del Dr. Stephen W. Smith

CONCEPTOS BÁSICOS

El ritmo es sinusal y ligeramente irregular debido a algunos complejos auriculares prematuros (CAP), la frecuencia cardíaca es de aproximadamente 100 latidos por minuto, y los intervalos QRS son estrechos y normales. No hay evidencia de bloqueos o retrasos de la conducción.

BÚSQUEDA DE ELEVACIÓN DEL SEGMENTO ST EVIDENTE

Las derivaciones III y aVF muestran una elevación del segmento ST evidente (≥ 1 mm), lo que cumple con el protocolo de STEMI.

> **PERLA** | Cualquier hallazgo que cumpla con el protocolo del paradigma STEMI es aceptable según el paradigma OMI. Sin embargo, el paradigma OMI también considera las desviaciones del segmento ST que no cumplen con el protocolo STEMI.

BÚSQUEDA DE ELEVACIÓN SUTIL DEL SEGMENTO ST

La elevación del segmento ST en la derivación II es sutil. Hay elevación del segmento ST, pero es inferior a 1 mm.

BÚSQUEDA DE ONDAS T HIPERAGUDAS

Observe las ondas T en las derivaciones II, III y aVF y compárelas con las de las derivaciones I, aVL y aVR (tendrá que imaginar las ondas T en la derivación aVR en posición vertical). Las ondas T en las derivaciones inferiores son más grandes y mucho más anchas en su base que las de las otras derivaciones. Además, el hecho de que la onda T en la derivación II se vea exactamente igual que las ondas T en las derivaciones III y aVF respalda el concepto OMI de considerarla junto con las derivaciones III y aVF como un cambio indicativo.

BÚSQUEDA DE DEPRESIÓN DEL SEGMENTO ST EN UN PATRÓN VASCULAR

La depresión del segmento ST en un patrón vascular en el ECG registrado en un paciente con dolor torácico similar al de un síndrome coronario agudo indica un cambio recíproco hasta que se demuestre lo contrario (¡recuerde la regla de Jones!). Solo hay una derivación en el plano frontal con depresión del segmento ST, y una onda T invertida: la derivación aVL. Aunque la derivación I no manifiesta ningún cambio significativo, se sabe que la derivación aVL es recíproca a la derivación III. En el plano horizontal (transversal), hay depresión del segmento ST en la derivación V2. Sin embargo, el segmento ST en la derivación V1 es isoeléctrico, y este es un hallazgo muy sugestivo de infarto del ventrículo derecho.

Recuerde: A veces, el grupo de derivaciones I y aVL está representado solo por la derivación aVL, y el grupo de derivaciones V1-V3 está representado solo por la derivación V2.

BÚSQUEDA DE LA ARTERIA CAUSANTE

Ya nos estamos centrando en un OMI de la pared inferior. Pero esto podría ser causado por cualquiera de las tres arterias coronarias. Una oclusión distal de una arteria descendente anterior (ADA) de tipo 3 ("envolvente") podría causar esta presentación en el ECG. Una oclusión de la arteria circunfleja (ACx) distal a la rama marginal obtusa, y una oclusión distal de la arteria coronaria derecha (ACD) también podrían crear este patrón.

Si bien las oclusiones completas o parciales de las tres arterias podrían provocar una depresión del segmento ST en la derivación V2, es poco probable que la ADA lo haga, dada la elevación del segmento ST en las derivaciones inferiores y una depresión aislada del segmento ST en la derivación V2. Esto deja a la ACx y la ACD como posibles responsables. Al comparar la elevación del segmento ST en las derivaciones II y III, como se muestra a continuación:

1. Si la elevación del segmento ST en la derivación II es mayor que la elevación del segmento ST en la derivación III, entonces la ACx es la responsable.

2. Si la elevación del segmento ST en la derivación III es mayor que la elevación del segmento ST en la derivación II, entonces la ACD es la responsable.

3. Si la elevación del segmento ST en ambas derivaciones es IGUAL, entonces se considera que la ACx es la responsable.

Por lo tanto, para que la ACD se considere la arteria responsable, la elevación del segmento ST en la derivación III debe ser mayor que la de la derivación II.

Observamos que la elevación del segmento ST en la derivación III es mayor que la elevación del segmento ST en la derivación II. Por lo tanto, la ACD es la arteria responsable.

¿DÓNDE SE LOCALIZA LA OCLUSIÓN EN LA ARTERIA?

Conocer la ubicación exacta de la oclusión en la ACD es menos importante. Simplemente queremos saber si es proximal o distal a la arteria marginal aguda (que irriga el ventrículo derecho). La afectación aguda del ventrículo derecho aumenta la morbilidad y la mortalidad debido al colapso cardiovascular. La depresión del segmento ST en la derivación V2 indica una extensión inferolateral de la isquemia inferior aguda. Sin embargo, la ausencia de desviación del segmento ST en la derivación V1 sugiere fuertemente la afectación del ventrículo derecho. La angiografía pareció mostrar una oclusión de la rama marginal aguda. ¡A este paciente se le negó una intervención vascular oportuna porque el ECG no cumplía con los criterios de STEMI!

BÚSQUEDA DE POSIBLES COMPLICACIONES

No se observa ectopia ventricular que amenace con una taquiarritmia ventricular ni signos de taquicardia ventricular derecha, con su alta tasa de morbilidad/mortalidad. Se observan extrasístoles auriculares con diferentes intervalos de acoplamiento, incluyendo una en la pendiente descendente de la onda T. Esto puede predisponer a una fibrilación auricular súbita. Por lo tanto, parece haber cierta irritabilidad auricular, lo que sugiere que la oclusión es proximal a la arteria del nódulo sinusal. El bloqueo AV de primer grado es común en estos pacientes, así que no se sorprenda si aparece. Generalmente, los bloqueos o retrasos limitados al nódulo AV (primer grado, Mobitz I y tercer grado) durante un infarto agudo de miocardio inferior son temporales, incluyendo el bloqueo AV de tercer grado.

ANÁLISIS COMPLETO FINAL DEL ECG

Este ECG muestra un infarto de miocardio de la pared inferior con extensión a la pared inferolateral y probablemente al ventrículo derecho. La ectopia auricular puede reflejar isquemia leve de la aurícula. La arteria del nódulo sinusal (coronaria derecha 55%, circunfleja izquierda 45%) también proporciona una circulación significativa a la aurícula derecha. Hubiera sido útil haber registrado un ECG del lado derecho.

ECG 4

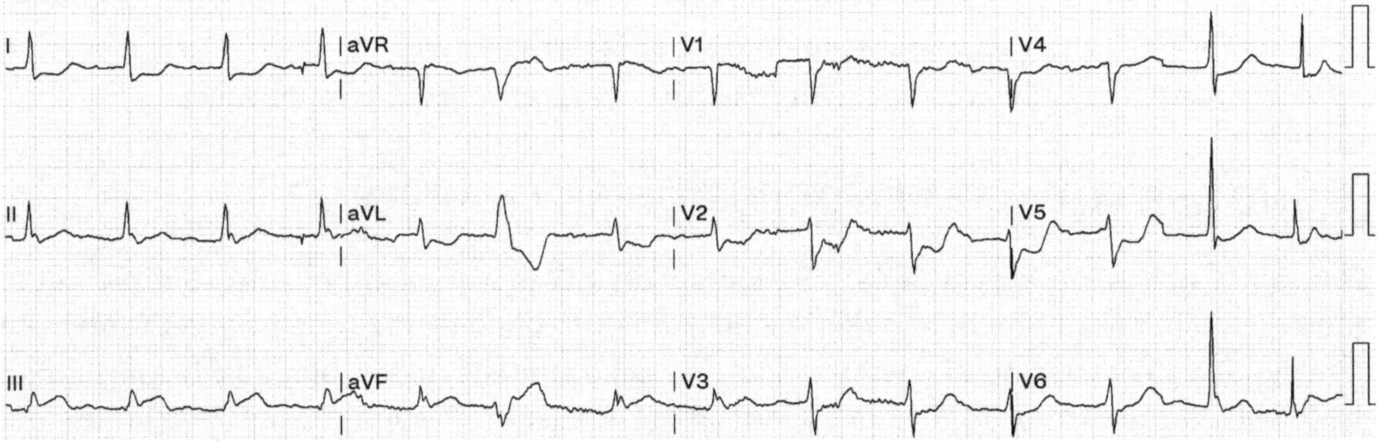

Figura 19-6

LO BÁSICO

Se trata de una mujer de unos 70 años que está siendo tratada por hipertensión y diabetes mellitus con bradicardia. Refiere hipotensión y dolor intermitente en la parte inferior del tórax/epigastrio durante una semana.

El ritmo es sinusal y el ritmo auricular es regular. El ritmo ventricular es irregular debido a ectopia. La frecuencia cardíaca es normal (60-100/minuto) y los intervalos QRS son estrechos y normales. Existe la posibilidad de disociación AV, pero la línea de base es tan caótica que no puedo estar seguro.

BUSCANDO ELEVACIÓN DEL SEGMENTO ST EVIDENTE

Hay una elevación evidente del segmento ST en las derivaciones III y aVF, aunque la derivación aVF puede que no alcance el milímetro.

BUSCANDO ELEVACIÓN DEL SEGMENTO ST SUTIL

No hay otra elevación del segmento ST en el ECG. Como suele ocurrir, no se registraron derivaciones derechas ni posteriores.

BUSCANDO ONDAS T HIPERAGUDAS

La derivación III muestra ondas T hiperagudas que están en transición a elevación del segmento ST. Las ondas T en la derivación aVF no son altas, pero son anchas.

BUSCANDO DEPRESIÓN DEL SEGMENTO ST EN UN PATRÓN VASCULAR

Hay depresión del segmento ST en las derivaciones I y aVL en el plano frontal. Esto representa cambios recíprocos en la región basolateral en respuesta a una isquemia transmural aguda en la pared inferior. También hay depresión del segmento ST en las derivaciones V1 a (probablemente) V6. Esto, combinado con la elevación del segmento ST en las derivaciones III y aVF, indica un cambio recíproco a un infarto inferolateral, que podría haberse registrado directamente como elevaciones del segmento ST si se hubieran obtenido derivaciones posteriores.

BUSCANDO LA ARTERIA CAUSANTE

La combinación de elevación del segmento ST en las derivaciones inferiores con depresión del segmento ST en las derivaciones precordiales derechas descarta la arteria descendente anterior izquierda (DAI) como la arteria causante. Esto deja la arteria coronaria derecha (ACD) y la circunfleja izquierda (ACx) como posibilidades. Dado que hay al menos 1 mm de elevación del segmento ST en la derivación III y ninguna en la derivación II, la ACD se considera la arteria causante.

¿DÓNDE SE LOCALIZA LA OCLUSIÓN EN LA ARTERIA?

Sabemos que la ACD es la arteria causante, pero ¿la oclusión es proximal o distal a la rama marginal aguda? No podemos decidirlo con total seguridad, pero hay una pista importante en este ECG. ¿Ya la ha identificado? Aunque tanto la derivación V1 como la V2 presentan descenso del segmento ST, el descenso en V2 es bastante significativo, mientras que en V1 es muy leve, incluso sutil. ¿Podría deberse a que cierta elevación del segmento ST está contrarrestando el descenso en la derivación V1? Para mí, esto sugiere afectación del ventrículo derecho. Si bien dudaría en considerarlo un diagnóstico definitivo, sin duda estaría muy atento a la aparición de complicaciones del ventrículo derecho. De nuevo, se podrían haber registrado derivaciones derechas... ¡pero no se hizo!

BUSCANDO POSIBLES COMPLICACIONES

Les recomiendo encarecidamente que lean la presentación original de este caso en el blog de ECG del Dr. Smith (referencia al final de este capítulo). Dado que consideraron que el ECG no cumplía con los criterios de STEMI, los cardiólogos consultores retrasaron el traslado de la paciente a la sala de cateterismo, y esta falleció lentamente en la sala de urgencias. En este ECG realizado antes de su muerte (Figura 19-7), podemos observar que desarrolló fibrilación auricular. La pérdida de la contracción auricular sin duda afectará negativamente el llenado y el vaciado del ventrículo izquierdo. Parece que el nódulo sinusal y la aurícula derecha se vieron afectados por la isquemia.

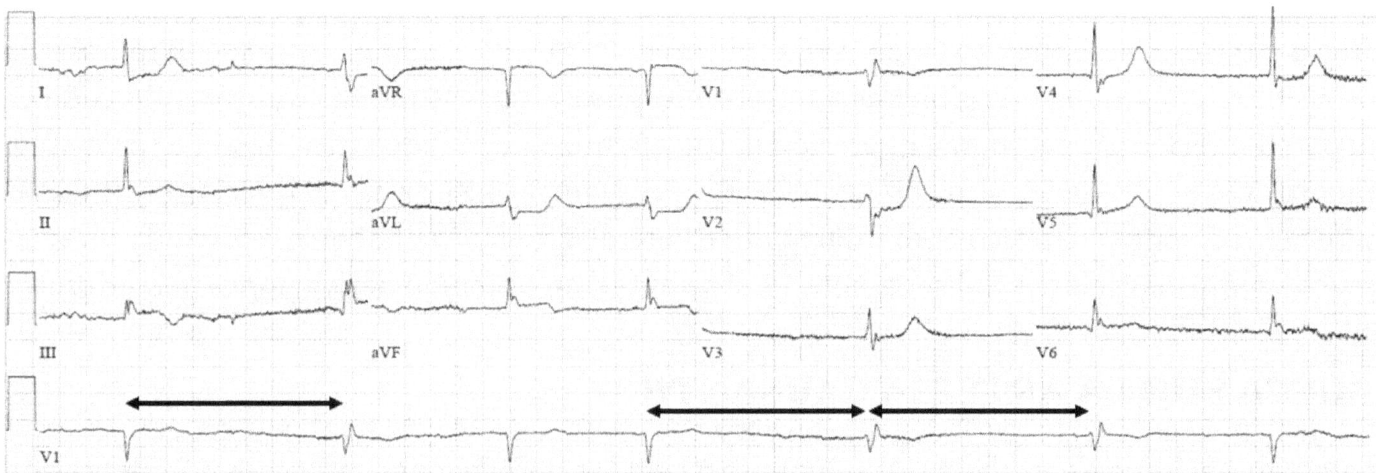

Figura 19-7

¿Qué arteria es la responsable en este caso? ¡La arteria coronaria derecha (ACD)!

¿Y qué arteria proporciona irrigación al nódulo sinusal y a la aurícula derecha en el 55-60% de los casos? ¡La ACD!

ANÁLISIS COMPLETO FINAL DEL ECG

Infarto de miocardio por oclusión (IMO) de las paredes inferior e inferolateral del ventrículo izquierdo y posible IMO del ventrículo derecho. Este caso posiblemente se complicó con un bloqueo auriculoventricular de tercer grado. Las flechas indican un ritmo de escape de la unión auriculoventricular anormalmente lento. La posterior degeneración en fibrilación auricular con pérdida de la contracción auricular provocó una mayor descompensación cardiovascular.

ECG 5

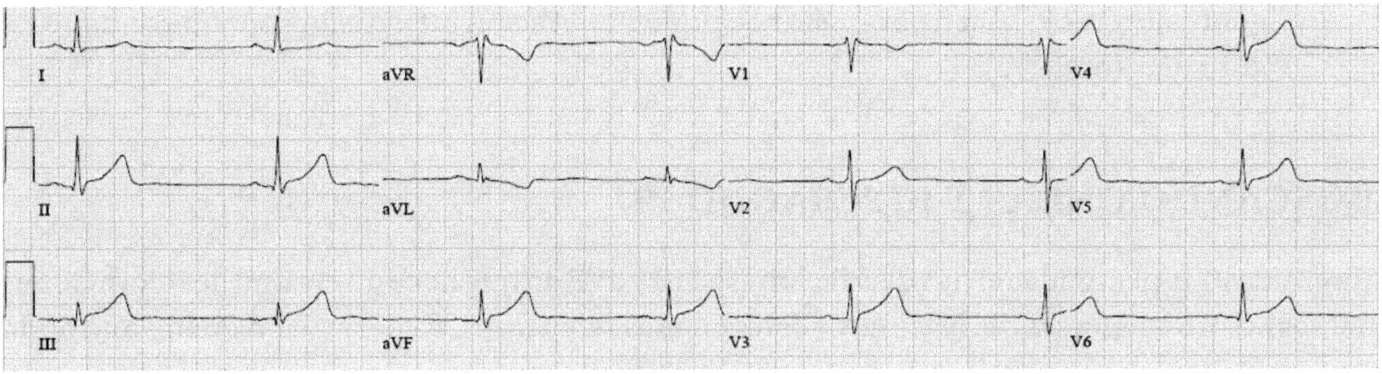

Figura 19-8

LO BÁSICO

El paciente es un hombre de unos 30 años con antecedentes médicos de hipertensión, hiperlipidemia y diabetes mellitus. Ha presentado dolor torácico central subesternal, de tipo opresivo, que se irradiaba al brazo y la mandíbula izquierdos. Ha estado presente de forma continua durante unas doce horas.

El ritmo es bradicardia sinusal con una frecuencia de aproximadamente 43 latidos/minuto sin bloqueos de conducción.

> **PERLA |** La bradicardia sinusal es muy común en los infartos de miocardio inferiores: ya sea una respuesta parasimpática al dolor o isquemia del nodo SA... ¡o ambas cosas!

BUSCANDO ELEVACIÓN DEL SEGMENTO ST EVIDENTE

No hay elevación del segmento ST mayor o igual a 1 mm en el punto J; por lo tanto, no hay elevación del segmento ST evidente.

BUSCANDO ELEVACIÓN DEL SEGMENTO ST SUTIL

¡SÍ! Hay una elevación muy sutil del segmento ST en el punto J en las derivaciones II, III y aVF.

> **PERLA |** Recomiendo encarecidamente que mida las desviaciones del segmento ST desde el punto J; sin embargo, con frecuencia leerá artículos en los que la desviación del segmento ST se midió 60 u 80 ms después del punto J. Los investigadores y algunos autores lo hacen para evitar cualquier alteración introducida por una onda T auricular (onda Ta).

BUSCANDO ONDAS T HIPERAGUDAS

Hay ondas T hiperagudas en las derivaciones II, III y aVF, lo que hace que las sutiles elevaciones del segmento ST en esas derivaciones sean aún más relevantes. La derivación I tiene una onda T normal, a modo de comparación.

BUSCANDO DEPRESIÓN DEL SEGMENTO ST EN UN PATRÓN VASCULAR

Hay una depresión evidente del segmento ST en la derivación aVL, aunque ninguna en la derivación I. Aunque las derivaciones I y aVL completan el grupo basolateral de derivaciones, no es inusual que la derivación aVL sea la única de ese grupo que manifieste la depresión del segmento ST de un cambio recíproco. Así que... hay depresión del segmento ST en un patrón vascular.

BUSCANDO LA ARTERIA CAUSANTE

Consideremos primero la arteria descendente anterior (sí, me doy cuenta de que todo en este capítulo será una oclusión de la arteria coronaria derecha, ¡pero realmente necesita saber esto!). Antes de que empiece a sentirse demasiado inteligente, debo informarle que "¡SÍ!" – una oclusión distal de una arteria descendente anterior de tipo 3 "envolvente" podría resultar en un ECG muy similar. Las ondas T en las derivaciones V3-V5 son similares a las ondas T hiperagudas en las derivaciones II, III y aVF. Incluso la onda T en la derivación V6 parece anormalmente grande. Tómese un momento para comparar la derivación I con la derivación V6. Los complejos QRS tienen un tamaño similar, ¡pero observe la diferencia en las ondas T!

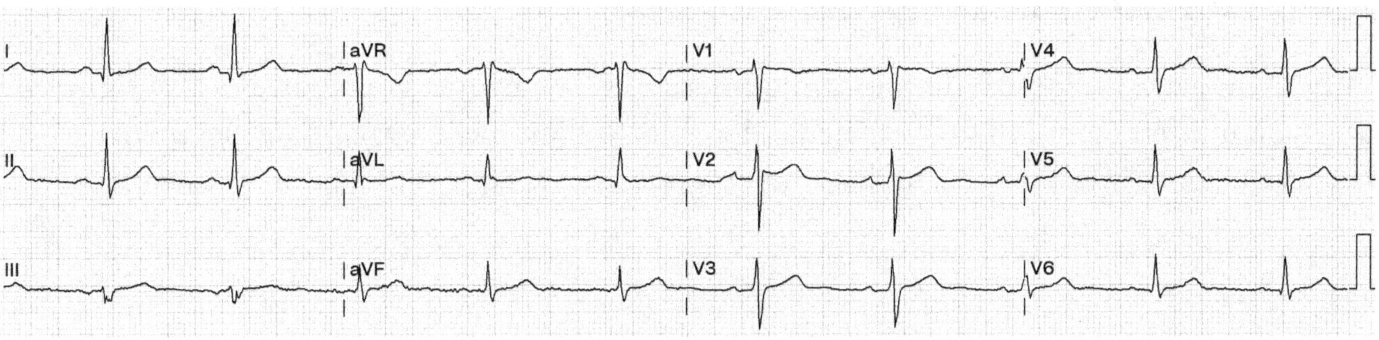

Figura 19-9

En la Figura 19-9, verá un ECG previo no isquémico de este joven, lo que le brinda una excelente oportunidad para mejorar su reconocimiento —y sospecha— de las ondas T hiperagudas. Sin embargo, una oclusión de la LAD sin elevación del segmento ST en ninguna de las derivaciones precordiales sería extremadamente inusual, pero no imposible (una oclusión preapical con suficiente circulación proporcionada por la rama posterolateral de la ACD, la ACx y una rama intermedia podría prevenir cualquier cambio isquémico en el ECG antes de alcanzar la pared inferior). Pero, de nuevo, si bien es posible, es muy improbable.

Esto nos lleva a considerar la ACD y la ACx. Comparando la elevación del segmento ST en las dos derivaciones, observo que la derivación III tiene el segmento ST más alto por una fracción de milímetro al ampliarlo considerablemente en mi ordenador. Por lo tanto, la arteria responsable es la ACD.

¿DÓNDE SE LOCALIZA LA OCLUSIÓN EN LA ARTERIA?

No hay evidencia de afectación del ventrículo derecho, por lo que la oclusión es distal a la rama marginal. ¿Qué le haría pensar en una afectación del ventrículo derecho?

BÚSQUEDA DE POSIBLES COMPLICACIONES

Esté siempre alerta a los bloqueos y retrasos del nodo AV. Incluso un bloqueo de Mobitz I, que generalmente se considera benigno, puede tener un efecto muy adverso cuando el paciente ya presenta bradicardia. El colapso cardiovascular repentino es mucho menos probable sin afectación del ventrículo derecho, pero, de nuevo, no es imposible. Tenga mucho cuidado al administrar medicamentos que dilatan el lecho vascular (nitroglicerina, morfina) cuando el paciente presenta bradicardia severa. Si la bradicardia se debe a un aumento del tono vagal (como ocurre en la mayoría de los infartos de miocardio inferiores), la administración de nitroglicerina puede provocar un aumento reactivo de la frecuencia cardíaca sin un efecto adverso sobre la presión arterial, pero si, por alguna razón, la bradicardia es persistente, podría precipitar un colapso cardiovascular catastrófico.

ANÁLISIS COMPLETO FINAL DEL ECG

El ECG muestra un infarto de miocardio inferior en sus primeras etapas. No hay signos de afectación inferolateral ni del ventrículo derecho. Si bien hay elevación del segmento ST en las derivaciones inferiores, las ondas T hiperagudas son las que más llaman nuestra atención.

Lectura recomendada

Birnbaum Y, et al. Common pitfalls in the interpretation of electrocardiograms from patients with acute coronary syndromes with narrow QRS: a consensus report. Journal of Electrocardiology 45 (2012) 463–475.

Devitt PA, et al. Nondominant Right Coronary Artery Occlusion - Small Vessel, Dramatic Sequelae. JACC: CASE REPORTS VOL. 4, NO. 3, 2022: 156-160.

Fiol M, Cygankiewicz I, Carrillo A, et al. Value of electrocardiographic algorithm based on "ups and downs" of ST in assessment of a culprit artery in evolving inferior wall acute myocardial infarction. Am J Cardiol. 2004;94(6):709-714.

Fiol M, et al. New Criteria Based on ST Changes in 12-Lead Surface ECG to Detect Proximal versus Distal Right Coronary Artery Occlusion in a Case of Acute Inferoposterior Myocardial Infarction. A. N. E. 2004;9(4):383-388.

Garcia-Niebla J, Goldwasser D, de Luna AB. Proximal right coronary artery occlusion with ST elevation in all precordial leads. J Electrocardiol. 2009;42(2):119.e1-119.e2.

Nair R, Glancy DL. ECG Discrimination Between Right and Left Circumflex Coronary Arterial Occlusion in Patients With Acute Inferior Myocardial Infarction - Value of Old Criteria and Use of Lead aVR. CHEST 2002; 122:134–139.

Wung S-F. Discriminating Between Right Coronary Artery And Circumflex Artery Occlusion By Using A Noninvasive 18-Lead Electrocardiogram. AMERICAN JOURNAL OF CRITICAL CARE, January 2007, Volume 16, No. 1: 63-71.

Zhou P, Wu Y, Wang M, Zhao Y, Yu Y, Waresi M, Li H, Jin B, Luo X, Li J. Identifying the culprit artery via 12-lead electrocardiogram in inferior wall ST-segment elevation myocardial infarction: A meta-analysis. Ann Noninvasive Electrocardiol. 2023 Jan;28(1):e13016.

Reproducido del blog de ECG del Dr. Smith

Los siguientes electrocardiogramas se reproducen con la amable autorización del Dr. Stephen W. Smith. Puede encontrar estos y otros casos muy interesantes y educativos en su blog (Blog de ECG del Dr. Smith) en: https://hqmeded-ecg.blogspot.com/

Figura 19-3
Fecha: viernes, 30 de abril de 2021
"This patient with 'NSTEMI' was not allowed to go to the cath lab. Then the ED provider obtained an emergent coronary CT angio. What do you think it showed?"

Figura 19-5
Fecha: viernes, 9 de septiembre de 2022
"Two patients with chest pain. Do either of them need emergent reperfusion? Both? Neither?"

Figuras 19-6 y 19-7
Fecha: domingo 19 de enero de 2020
"A woman in her 70s with bradycardia and hypotension."

Figuras 19-8 y 19-9
Fecha: 20 de noviembre de 2019
"A man in his 30s with 12 hours of chest pain; is the ECG consistent with 12 hours of occlusion?"

20
Oclusiones clásicas de ACx

ECG 1

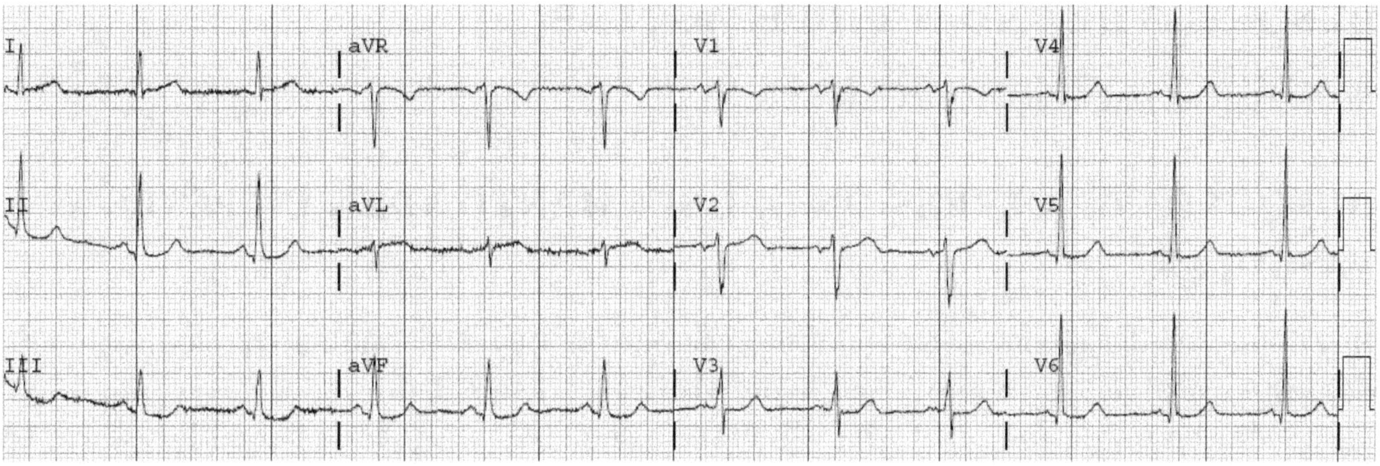

Figura 20-1

LO BÁSICO

> **NOTA |** Dado que el infarto de miocardio por oclusión (OMI) y la primera arteria marginal obtusa (OM1) tienen iniciales que parecen muy similares, me referiré a la arteria marginal obtusa como OMA en este capítulo, ya que no necesitamos preocuparnos si la arteria marginal obtusa ha reemplazado a la primera, segunda o tercera arteria marginal.

El paciente es un hombre de 72 años con antecedentes de hipertensión, hiperlipidemia y enfermedad de las arterias coronarias. Se sometió a una cirugía de revascularización coronaria de cuatro vasos hace 17 años y ahora presenta dolor torácico subesternal de ocho horas de duración que se irradia a la parte superior de la espalda.

El ritmo es sinusal y regular, la frecuencia cardíaca es normal (60-100/minuto) y los intervalos QRS son estrechos y normales. No hay evidencia de bloqueos o retrasos de la conducción.

BÚSQUEDA DE ELEVACIÓN DEL SEGMENTO ST EVIDENTE

No hay elevación del segmento ST "evidente" (≥ 1 mm) en este ECG.

BÚSQUEDA DE ELEVACIÓN SUTIL DEL SEGMENTO ST

La derivación aVL presenta una elevación del segmento ST de aproximadamente 0,5 mm. Si bien esto no cumple con los "criterios de STEMI", es significativo dentro del paradigma de OMI. El signo de Jones también está presente en la derivación aVL.

BÚSQUEDA DE ONDAS T HIPERAGUDAS

No hay ondas T hiperagudas en este ECG.

BÚSQUEDA DE DEPRESIÓN DEL SEGMENTO ST EN UN PATRÓN VASCULAR

Hay depresión del segmento ST en las derivaciones II, III y aVF. También parece haber una depresión sutil del segmento ST en la derivación V3. Estas depresiones del segmento ST agrupadas en un patrón territorial vascular no se deben a isquemia subendocárdica. La isquemia subendocárdica no se presenta en un patrón vascular preciso. (Consulte la sección sobre "Definición de la ubicación de la isquemia subendocárdica" al final del Capítulo 2).

BÚSQUEDA DE LA ARTERIA CAUSANTE

Utilizando el método de eliminación de Jones, sabemos que la arteria circunfleja izquierda (ACx) es la arteria causante porque una oclusión de la arteria coronaria derecha (ACD) nunca produce elevación del segmento ST en la derivación aVL, y la arteria descendente anterior izquierda (LAD) nunca produce elevación del segmento ST en la derivación aVL con depresión del segmento ST en la derivación V3 (o en cualquiera de las derivaciones V1-V3).

¿DÓNDE SE LOCALIZA LA OCLUSIÓN EN LA ARTERIA?

La arteria marginal obtusa (OMA) proporciona circulación a la pared basolateral; Por lo tanto, la oclusión debe estar antes de la OMA o proximal a ella. Es probable que la ACx no sea dominante por varias razones:

Solo es dominante entre el 10 y el 15% de las veces, por lo que, estadísticamente, es poco probable que sea la arteria dominante.

Cuando no es dominante, no proporciona circulación a la pared inferior del ventrículo izquierdo, pero puede irrigar la pared inferolateral (anteriormente "posterior") y la pared basolateral. Cuando la ACD no es dominante, generalmente pierde la arteria descendente posterior y sus ramas posterolaterales. Cuando la ACx no es dominante, solo pierde la rama descendente posterior.

Existe una sugerencia de isquemia inferolateral, indicada por la depresión del segmento ST en la derivación V3. Cuando una ACx dominante está ocluida, generalmente produce tanto un infarto de miocardio de la pared inferior como un infarto de miocardio inferolateral.

Un infarto de miocardio aislado de la pared inferolateral se debe casi siempre a la oclusión de una ACx no dominante. Sin embargo, una oclusión aislada en una rama posterolateral de la ACD no es algo inaudito (aunque, ciertamente, es bastante infrecuente).

BÚSQUEDA DE POSIBLES COMPLICACIONES

> **NOTA** | Dado que estas posibles complicaciones se aplican a TODOS los ECG analizados en este capítulo, las presentaré solo en este primer ECG. Me referiré a esta sección para el resto de los ECG de este capítulo.

Taquicardia ventricular / Fibrilación ventricular: La primera complicación que suele presentarse en muchas isquemias transmurales agudas es la taquicardia ventricular o la fibrilación ventricular. Es más común durante las primeras dos horas del inicio de la oclusión y, nuevamente, tres o cuatro días después. Esté preparado para ello, independientemente de la arteria ocluida.

Colapso cardiovascular súbito: Esto es menos común que una taquiarritmia ventricular. Aun así, puede ocurrir cuando la oclusión afecta a la arteria coronaria principal izquierda o a la porción proximal de cualquier otra arteria coronaria. Dichas oclusiones provocan áreas de riesgo muy extensas. Otras complicaciones pueden conducir a un colapso cardiovascular. En la arteria circunfleja izquierda, esto podría incluir:

- **Infarto del músculo papilar anterolateral**: Incluso cuando no es dominante, la arteria circunfleja izquierda (ACx) suministra sangre al músculo papilar anterolateral. Sin embargo, cuando la ACx es dominante, el músculo papilar posteromedial también podría sufrir un infarto, ya que recibe su suministro de sangre completamente de la arteria descendente posterior. El infarto y la ruptura de un músculo papilar pueden provocar la muerte muy rápidamente a menos que el paciente sea sometido a cirugía de urgencia. Incluso hoy en día, con las mejores modalidades de diagnóstico, la tasa de mortalidad inmediata sigue siendo de aproximadamente el 50% durante las primeras

24 horas. La ruptura del músculo papilar suele ocurrir aproximadamente tres días después del infarto, por lo que se debe estar especialmente atento a los pacientes que llegan en un estado subagudo.

- **Ruptura de la pared libre del ventrículo izquierdo**: Poco frecuente, generalmente ocurre de 4 a 7 días después del evento.

- **Ruptura septal**: En casos de oclusión de una ACx dominante, y especialmente si ha habido una oclusión previa de la arteria descendente anterior (LAD) proximal a S1, el tabique también puede romperse. Esto generalmente ocurre entre 4 y 5 días después del evento. No es tan dramático como una ruptura del músculo papilar o una ruptura de la pared libre, pero debe abordarse de inmediato con consultas urgentes de cirugía cardiovascular.

Bloqueos AV y retrasos en la conducción: Si la ACx es dominante, será la principal proveedora de sangre al nodo AV (aunque no necesariamente la única). Esto puede resultar en un nuevo bloqueo AV de primer grado, un bloqueo AV de Mobitz I o un bloqueo AV de tercer grado. El bloqueo AV de primer grado y el bloqueo de Mobitz I rara vez son motivo de preocupación. El bloqueo AV de tercer grado suele ser temporal, acompañado de un ritmo de escape de la unión, que dura desde unas pocas horas hasta unos pocos días. Algunos pacientes pueden necesitar un marcapasos temporal hasta que el nodo AV se recupere. Tenga en cuenta que las personas jóvenes y, en general, las personas sanas de todas las edades no experimentarán efectos adversos por un bloqueo AV de primer grado o un bloqueo AV de Mobitz I. Sin embargo, los pacientes con reservas cardiopulmonares limitadas pueden experimentar dificultad respiratoria debido a la superposición de la sístole auricular y ventricular durante un bloqueo AV de primer grado con taquicardia sinusal o pausas frecuentes o prolongadas durante un bloqueo AV de Mobitz I.

Daño al nódulo SA y la aurícula derecha: La arteria que irriga el nódulo SA proviene de la arteria coronaria derecha (ACD) o de la arteria circunfleja izquierda (ACx); aproximadamente el 55% de las veces, la ACD irriga el nódulo SA, y la ACx lo hace el 45% restante. La rama se encuentra muy próxima en ambas arterias, por lo que solo una oclusión muy proximal afectará la actividad del nódulo SA. La denominación "arteria del nódulo SA" es algo inexacta: en realidad, irriga la mayor parte de la aurícula derecha. Pueden presentarse disritmias auriculares que van desde el síndrome del seno enfermo hasta la fibrilación auricular. La mayoría de los casos que afectan al nódulo AV son temporales, con una recuperación de la función normal en cuestión de horas o pocos días. Lamentablemente, este no es el caso cuando la arteria del nódulo SA está comprometida. La pérdida de la contracción auricular debido a la fibrilación auricular puede tener consecuencias importantes para un paciente que sufre un infarto agudo de miocardio.

ANÁLISIS COMPLETO FINAL DEL ECG

El paciente presentó una elevación sutil del segmento ST en las derivaciones I y aVL y una depresión sutil del segmento ST en la derivación V3. Esto es característico de una oclusión de la ACx proximal o dentro de una rama marginal obtusa. Durante el cateterismo, se encontró un injerto venoso a la rama marginal obtusa ocluido y se colocó un stent, con la consiguiente recuperación del flujo TIMI 3. El paciente evolucionó favorablemente.

ECG 2

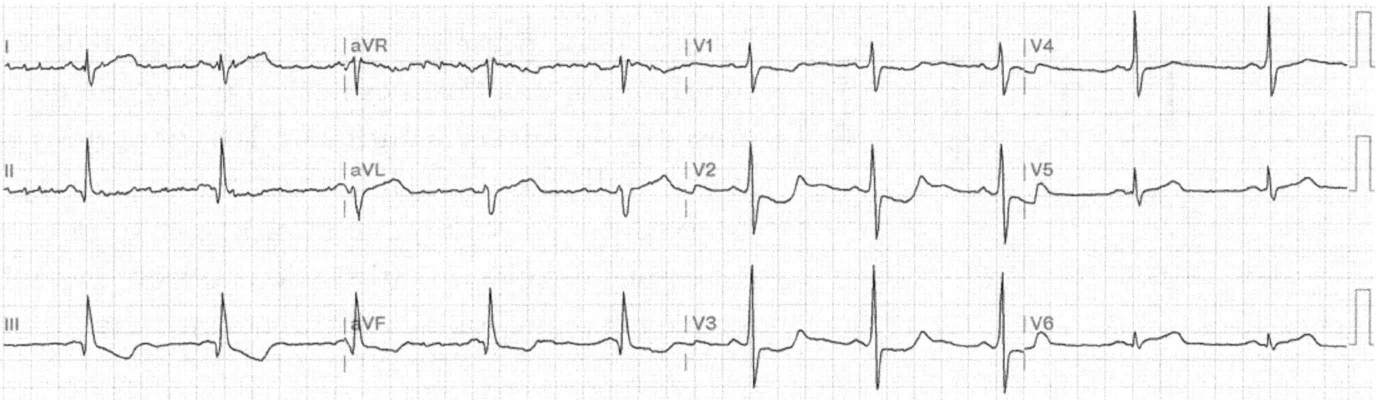

Figura 20-2

LO BÁSICO

El paciente es un hombre de 59 años que refiere dolor torácico subesternal opresivo que se irradia al brazo izquierdo desde hace una hora, acompañado de diaforesis y disnea leve. Presenta obesidad moderada y antecedentes de hipertensión, diabetes tipo 2 e hiperlipidemia. Ha fumado dos paquetes de cigarrillos al día durante los últimos 20 años.

El ritmo parece ser una taquicardia auricular con conducción 2:1 (se describe con más detalle a continuación).

BÚSQUEDA DE ELEVACIÓN DEL SEGMENTO ST EVIDENTE

No se observa una elevación del segmento ST evidente que cumpla con los criterios de STEMI de 1 mm.

BÚSQUEDA DE ELEVACIÓN SUTIL DEL SEGMENTO ST

Existe una elevación sutil del segmento ST en las derivaciones I, aVL, V5 y V6, inferior a 1 mm. El signo de Jones está presente en las derivaciones I y aVL y probablemente en la derivación V6.

BÚSQUEDA DE ONDAS T HIPERAGUDAS

Las ondas T en las derivaciones I y aVL son hiperagudas. Las ondas T en las derivaciones V5 y V6 también son hiperagudas, dada su amplitud en relación con la amplitud de los complejos QRS precedentes.

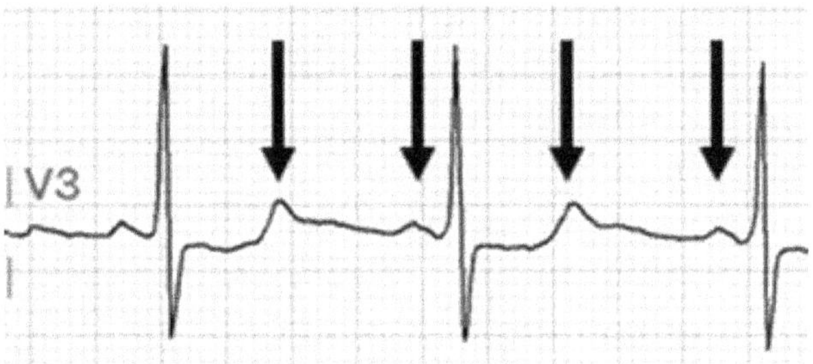

Figura 20-3

Este paciente presenta taquicardia auricular. No conozco ninguna razón específica por la que deba presentar taquicardia auricular. Desconocemos si se desarrolló durante el infarto de miocardio o si ya estaba presente. No hay más información sobre este paciente. Consulte a continuación para obtener información más detallada sobre esta arritmia.

ANÁLISIS COMPLETO FINAL DEL ECG

Si bien ningún hallazgo en este ECG cumple con los criterios del paradigma STEMI, hay suficiente evidencia para diagnosticar un infarto de miocardio por oclusión (OMI) de la arteria circunfleja izquierda (ACx) proximal a, o ubicada proximalmente dentro de, la arteria marginal obtusa (OMA). El diagnóstico podría confirmarse con uno o dos ECG adicionales y un ecocardiograma de urgencia. La pregunta que surge aquí es: "¿Este infarto de miocardio se debe a una oclusión completa (infarto de miocardio tipo I) o a una estenosis crítica en la ACx exacerbada por un aumento de la demanda de oxígeno causado por la taquicardia auricular (infarto de miocardio tipo II)?" En lugar de ser una complicación del OMI, la taquicardia auricular podría haberlo precipitado.

ECG 3

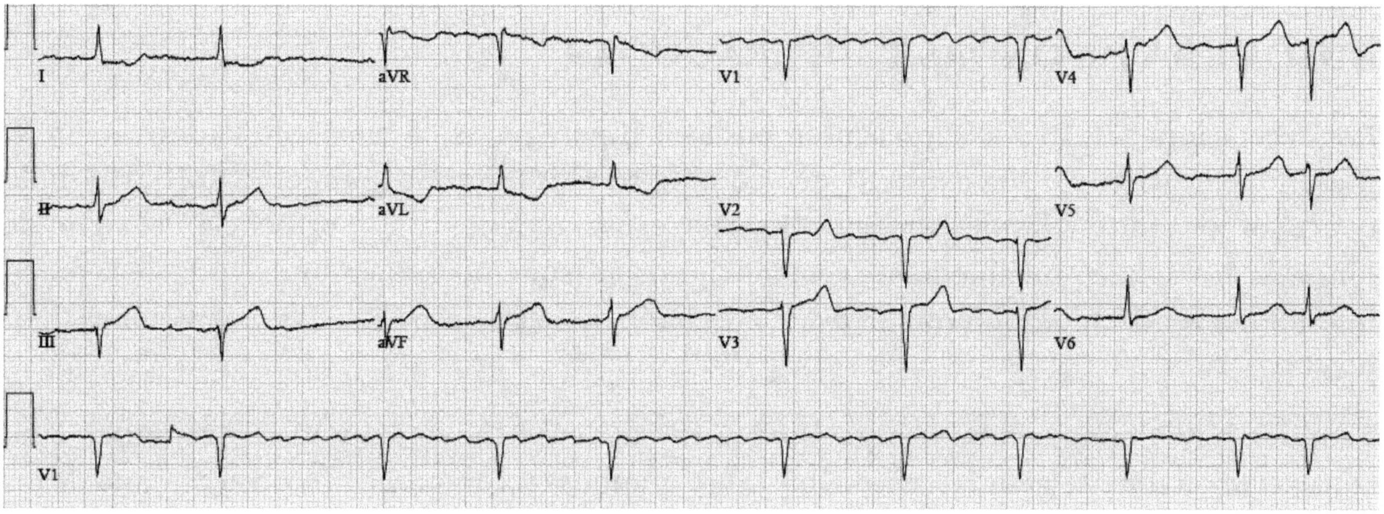

Figura 20-4

LO BÁSICO

No hay antecedentes relacionados con este ECG. El ritmo es fibrilación auricular, la frecuencia cardíaca está controlada (60-100 latidos por minuto) y los intervalos QRS son estrechos y normales. No hay evidencia de bloqueos ni retrasos de la conducción.

BÚSQUEDA DE ELEVACIÓN DEL SEGMENTO ST EVIDENTE

Al ampliar el ECG (Figura 20-5), solo hay 1 mm de elevación del segmento ST en la derivación III.

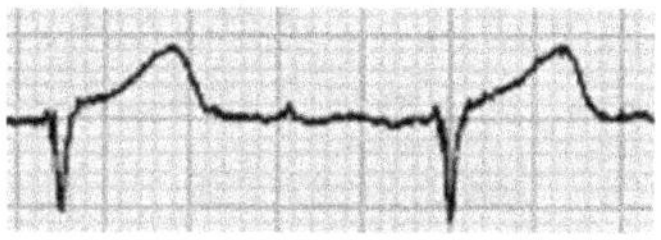

Figura 20-5

BÚSQUEDA DE ELEVACIÓN SUTIL DEL SEGMENTO ST

Hay, quizás, una elevación sutil del segmento ST en las derivaciones II y aVF. La línea de base en la derivación aVF tiene una pendiente ascendente, lo que dificulta el reconocimiento de la elevación del segmento ST. Los segmentos ST en esas derivaciones son rectos desde el punto J hasta el pico de la onda T. En mis clases magistrales, esto se conoce como el signo de Jones. En el contexto apropiado, puede representar un segmento ST normal, cóncavo hacia arriba, durante su transformación en un segmento ST convexo hacia arriba, indicativo de isquemia transmural aguda. El registro del ECG capta fortuitamente el momento durante la transición en el que el segmento ST se encuentra exactamente entre la concavidad y la convexidad y es muy recto.

¡En electrocardiografía, el contexto lo es todo! Algunos signos pueden tener significados o connotaciones muy diferentes según el contexto en el que se evalúen.

BÚSQUEDA DE ONDAS T HIPERAGUDAS

Las derivaciones II, III y aVF presentan ondas T hiperagudas. Si bien solo la derivación III presenta elevación del segmento ST que cumple con los criterios (para el STEMI), sin duda querrá estar atento a las derivaciones II y aVF, especialmente con la presencia del signo de Jones. Ahí es donde probablemente verá los signos de isquemia transmural aguda de la pared inferior del ventrículo izquierdo (es decir, elevación del segmento ST en las derivaciones II, III y aVF).

También hay algunas ondas T hiperagudas en las derivaciones V4 y V5. Estas ondas T no son extremadamente grandes, pero sí bastante grandes en comparación con el tamaño de los complejos QRS.

> **CONSEJO** | Algunas derivaciones pueden manifestar ondas T hiperagudas pero nunca progresar a elevación del segmento ST. Esto se debe a que el área explorada por una derivación en particular puede tener una buena circulación colateral suficiente para prevenir la isquemia transmural y/o el área puede haber estado sujeta a preacondicionamiento isquémico.

BÚSQUEDA DE DEPRESIÓN DEL SEGMENTO ST EN UN PATRÓN VASCULAR

Hay depresión del segmento ST en las derivaciones I y (especialmente) aVL. Este es el patrón basolateral que actúa de forma recíproca a las desviaciones del segmento ST en las derivaciones inferiores (derivaciones II, III y aVF). Este es un cambio recíproco: ¡no es isquemia subendocárdica basolateral! El primer corolario de la regla de Jones es: ¡los cambios recíprocos a una isquemia transmural aguda pueden aparecer antes de la elevación del segmento ST! Debe planificar la realización de electrocardiogramas seriados aproximadamente cada 15 o 20 minutos.

BÚSQUEDA DE LA ARTERIA CAUSANTE

Esta es una determinación difícil. Lo que debe aprender de este ECG es que, a veces, la arteria causante no se puede determinar basándose únicamente en el ECG. Esto podría ser isquemia debido a la oclusión o estenosis de cualquiera de las tres arterias coronarias: la descendente anterior (DA), la circunfleja (Cx) o la coronaria derecha (CD).

1. Hay una elevación del segmento ST de 1 mm en la derivación III y ondas T hiperagudas en las tres derivaciones inferiores. Esto sugiere fuertemente una isquemia aguda de la pared inferior del ventrículo izquierdo. También hay cambios recíprocos evidentes en las derivaciones I y aVL. ¿Cuál de las tres arterias coronarias consideradas aquí puede causar esto? ¡LAS TRES!

2. Probablemente haya ondas T hiperagudas en las derivaciones V4 y V5. ¿Cuál de las tres arterias coronarias consideradas aquí puede causar esto? ¡LAS TRES!

3. Cuando se produce una elevación del segmento ST en las derivaciones inferiores y en las derivaciones V4-V6 (pero no en las derivaciones V1-V3), es más probable que la arteria causante sea la circunfleja en lugar de la descendente anterior, lo que posiblemente descarta a la descendente anterior como la causante.

4. Si la elevación del segmento ST en la derivación III es mayor que la elevación del segmento ST en la derivación II, entonces la arteria causante es la coronaria derecha. Si la elevación del segmento ST en la derivación II es igual o mayor que la elevación del segmento ST en la derivación III, entonces la arteria causante es la circunfleja. La elevación del segmento ST en la derivación III en este ECG es mayor que la elevación del segmento ST en la derivación II; por lo tanto, la arteria causante es la coronaria derecha...

...excepto por el hecho de que se realizó una angiografía tardía (después de un retraso de 28 horas porque "no se cumplieron los criterios de STEMI") y reveló una oclusión del 100% de la porción media a distal de la arteria circunfleja.

Hay dos lecciones que aprender aquí:

1. Las oclusiones de la arteria circunfleja se encuentran entre las más difíciles de reconocer.

2. Si bien la regla que distingue la arteria circunfleja de la coronaria derecha como la arteria causante es muy buena (la uso con frecuencia), no es 100% precisa. Las personas que desarrollaron esa regla nunca afirmaron que lo fuera. Debe comprender que las muchas reglas que utilizamos para evaluar los ECG y otras tareas en medicina rara vez, ¡o nunca!, son 100% precisas. He visto otros ejemplos en los que esta regla falló, pero sigo usándola porque funciona mucho más a menudo de lo que falla.

¿DÓNDE SE LOCALIZA LA OCLUSIÓN EN LA ARTERIA?

Dado que ahora sabemos que la arteria circunfleja izquierda (ACx) es la arteria responsable, ¿dónde se localiza la oclusión? Dado que las tres arterias (descendente anterior izquierda, circunfleja izquierda y coronaria derecha) podrían haber presentado este electrocardiograma, ¿dónde estaría la oclusión en cada una?

Arteria descendente anterior izquierda (LAD): Tendría que ser una oclusión de una LAD tipo 3 ("envolvente") distal a la primera rama diagonal. Solo una LAD "envolvente" podría afectar las derivaciones de la pared inferior. La primera diagonal es la rama de la LAD que proporciona circulación a la zona basolateral (derivaciones I y aVL). Si la oclusión fuera proximal a, o estuviera localizada proximalmente dentro de, la primera rama diagonal, habría habido elevación del segmento ST en las derivaciones I y aVL. Pero las derivaciones I y aVL reaccionaron de forma recíproca, manifestando depresión del segmento ST. Ninguna de las dos derivaciones podría hacer eso si la zona basolateral estuviera isquémica debido a la afectación de la primera rama diagonal.

> **PERLA |** Para que una derivación actúe de forma recíproca a la isquemia localizada en el lado opuesto, el miocardio monitorizado por esa derivación debe ser normal; ¡no puede estar isquémico! Si también estuviera isquémico, tendría su propia corriente de lesión y se produciría una anulación de fuerzas, no una reacción recíproca.

Arteria circunfleja izquierda (ACx) – La arteria marginal obtusa es una rama de la ACx e irriga la zona basolateral (derivaciones I y aVL). La oclusión de una ACx dominante tendría que haber sido distal a esta arteria para que la zona basolateral permaneciera no isquémica, permitiendo así una reacción recíproca. De hecho, el informe del cateterismo mencionó una oclusión del 100% de la porción media a distal de la ACx, lo que lo explica. Quizás podamos razonar un poco más. La(s) rama(s) posterolateral(es) y la rama descendente posterior son distales a la marginal obtusa. Una oclusión proximal a la OM a veces puede resultar en un infarto de miocardio inferolateral (anteriormente posterior). La rama posterolateral también puede irrigar la zona inferolateral, y su oclusión también puede resultar en un infarto de miocardio inferolateral. Sin embargo, este ECG (Figura 20-5) no muestra ninguna indicación concluyente o fiable de isquemia inferolateral.

Debido a que la rama descendente posterior de la ACx sale del tronco principal después de la rama posterolateral, la oclusión debe ser distal a cualquier rama en la que una oclusión hubiera resultado en un infarto de miocardio inferolateral. Por lo tanto, es probable que la oclusión sea distal a la rama posterolateral. Por supuesto, siempre se debe considerar la presencia de circulación colateral y/o preacondicionamiento isquémico. Revise los diagramas en el Capítulo 9, "Anatomía de la arteria circunfleja izquierda".

Arteria coronaria derecha (ACD) – Una oclusión de una ACD dominante distal a la arteria marginal aguda podría resultar en este ECG si la(s) rama(s) posterolateral(es) fueran lo suficientemente largas como para alcanzar la zona apicolateral del corazón. No es inusual que un infarto de miocardio inferior agudo esté acompañado de elevación del segmento ST en las derivaciones V5 y V6. La elevación del segmento ST en la derivación V4 sería inusual... pero no inédita.

BÚSQUEDA DE POSIBLES COMPLICACIONES

Consulte esta discusión en el ECG n.° 1.

ANÁLISIS COMPLETO FINAL DEL ECG

Desafortunadamente, este ECG no cumplió con los criterios de STEMI para cateterismo inmediato. Retrasar el procedimiento 28 horas y luego encontrar una ACx ocluida al 100% que se habría beneficiado enormemente de una angioplastia coronaria transluminal percutánea (ACTP) realizada de forma urgente demuestra la inutilidad de adherirse rígidamente al protocolo STEMI obsoleto.

Hay un OMI presente en este ECG. El hecho de que no se pudiera determinar la arteria causante del problema basándose únicamente en el electrocardiograma no cambia nada. Este paciente merecía una atención médica más rápida.

ECG 4

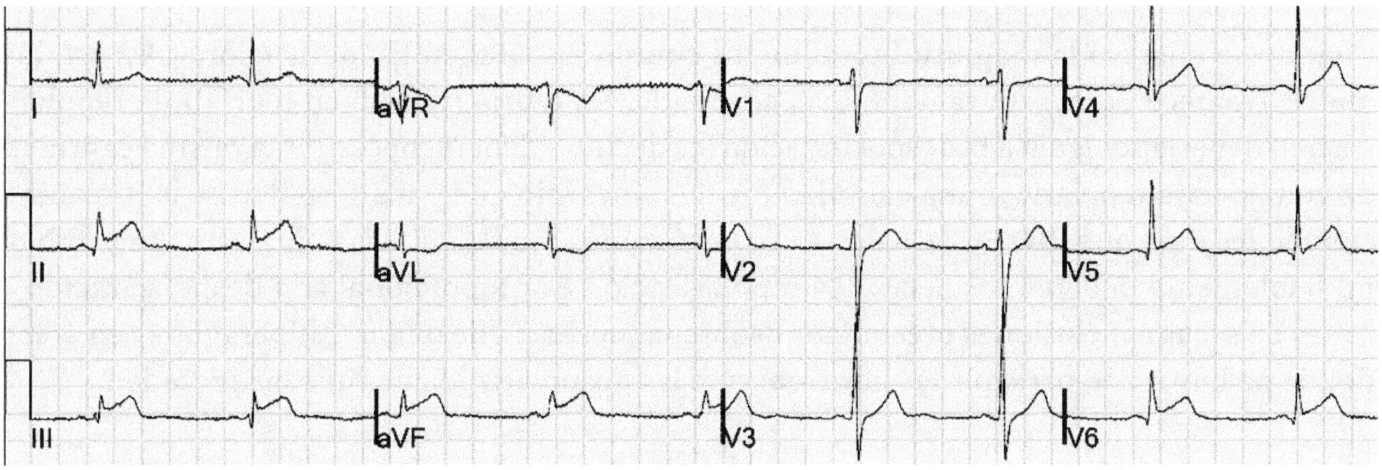

Figura 20-6

LO BÁSICO

La única información disponible sobre este paciente es que se trata de un hombre de 35 años, previamente sano, con una hora de dolor torácico. El ritmo es sinusal y regular, la frecuencia cardíaca es normal (60-100 latidos por minuto) y los intervalos QRS son estrechos y normales. No hay evidencia de bloqueos ni retrasos en la conducción.

BÚSQUEDA DE ELEVACIÓN DEL SEGMENTO ST EVIDENTE

Hay una elevación del segmento ST evidente (≥ 1 mm) en las derivaciones II, III y aVF, y también en las derivaciones V5 y V6 (se aprecia mejor al ampliar la imagen).

BÚSQUEDA DE ELEVACIÓN DEL SEGMENTO ST SUTIL

Aunque la elevación del segmento ST en las derivaciones V5 y V6 es de al menos 1 mm, es algo difícil de ver. Por lo tanto, la elevación del segmento ST en las derivaciones V5 y V6 también podría considerarse "sutil".

BÚSQUEDA DE ONDAS T HIPERAGUDAS

Las ondas T en las derivaciones inferiores parecen hiperagudas y están en transición a la elevación del segmento ST.

Ahora bien, aquí es donde hay que tener precaución. Intente no "sobrediagnosticar" las ondas T hiperagudas. Es fácil hacerlo; a veces todavía me sorprendo haciéndolo. Observe las derivaciones V2-V4. ¿No parecen también hiperagudas? Solo hay un problema (y les voy a dar una pista): si bien la arteria circunfleja izquierda (ACx) puede irrigar las áreas del miocardio que se ven en las derivaciones V4-V6, ¡no irriga las áreas cubiertas por las derivaciones V1-V3!

Cuando se observa la magnitud total de los complejos QRS en las derivaciones V2-V4, las ondas T parecen tener un tamaño más adecuado. En teoría (¡y solo en teoría!), la repolarización debería ser igual a la despolarización; es decir, se debería necesitar la misma cantidad de voltaje para repolarizar una cantidad fija de miocardio que para despolarizarla. Créanme cuando les digo que ¡NO FUNCIONA ASÍ! Hay razones muy complejas para esto. En cambio, probablemente deberíamos decir: "La repolarización es proporcional a la despolarización". Antes de sacar conclusiones precipitadas sobre la presencia de ondas T hiperagudas en áreas donde no hay razón para que las haya, observe las despolarizaciones que las preceden.

BÚSQUEDA DE DEPRESIÓN DEL SEGMENTO ST CON PATRÓN VASCULAR

Hay depresión del segmento ST en la derivación aVL, pero no en la otra derivación basolateral, la derivación I. Eso no es un problema: nuestro enfoque principal está en las derivaciones III y aVL. Esto sigue siendo un cambio recíproco.

BÚSQUEDA DE LA ARTERIA CAUSANTE

Usando nuestra regla (para la cual encontramos una excepción en el último ECG) con respecto a la comparación de la elevación del segmento ST en En las derivaciones II y III de este electrocardiograma, ambas derivaciones presentan la misma elevación del segmento ST. En estos casos, se considera que la arteria circunfleja izquierda (ACx) es la arteria responsable.

¿DÓNDE SE LOCALIZA LA OCLUSIÓN EN LA ARTERIA?

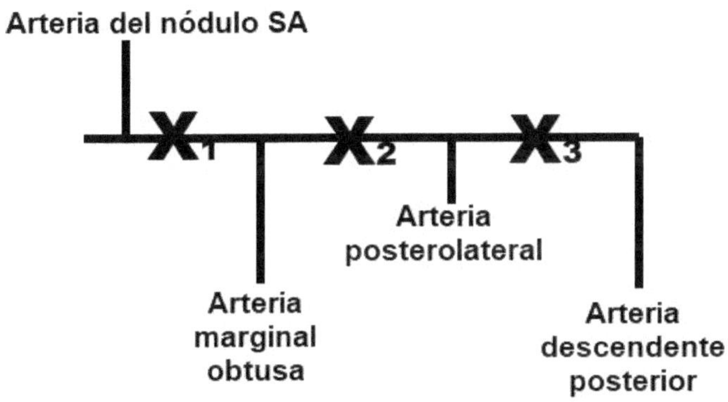

Figura 20-7

Ahora, consideremos este diagrama esquemático muy básico de una arteria circunfleja izquierda dominante (Figura 20-7).

Si hay una oclusión proximal en X1, entonces el área basolateral (derivaciones I y aVL), el área inferolateral (derivaciones V7-V9) y las derivaciones inferiores (derivaciones II, III y aVF) manifestarán elevación del segmento ST. Las derivaciones anteriores (V1-V3) manifestarán depresión recíproca del segmento ST con respecto a las derivaciones V7-V9.

Pero típicamente surge un problema al interpretar una oclusión proximal de la arteria circunfleja izquierda: ¿Qué sucede con la depresión recíproca del segmento ST en las derivaciones inferiores cuando estas también manifiestan elevación del segmento ST? De manera similar, ¿qué sucede con la depresión recíproca del segmento ST en las derivaciones I y aVL cuando estas también manifiestan elevación del segmento ST? Puede producirse una cancelación de fuerzas y es posible que no se observen desviaciones del segmento ST en las derivaciones del plano frontal. Lo mismo ocurre cuando una oclusión es proximal a D1 en una arteria descendente anterior tipo 3 "envolvente".

Si se produce una oclusión en X2, entonces el área basolateral (derivaciones I y aVL) será normal y no isquémica, pero habrá elevación del segmento ST en el área inferolateral (derivaciones V7-V9) y en las derivaciones inferiores (derivaciones II, III y aVF). También habrá depresión recíproca del segmento ST en las derivaciones anteriores (V1-V3). Sin embargo, en este caso, las derivaciones I y aVL podrán reaccionar de forma recíproca. Recuerde: una derivación no puede actuar de forma recíproca si también es isquémica, ya que manifestará su propia corriente de lesión.

Si se produce una oclusión en X3, solo las derivaciones inferiores (derivaciones II, III y aVF) manifestarán elevación del segmento ST, y las derivaciones I y aVL podrán reaccionar de forma recíproca.

Un caso es esencialmente patognomónico de una oclusión de la arteria circunfleja izquierda: una oclusión proximal de una arteria circunfleja izquierda no dominante. Esto producirá elevación del segmento ST en las derivaciones I y aVL y depresión recíproca del segmento ST en las derivaciones anteriores (V1-V3). Dado que la arteria no es dominante, no habrá afectación de la pared inferior del ventrículo izquierdo, por lo que las derivaciones inferiores no se alterarán. Una oclusión de la arteria coronaria derecha (ACD) no puede producir elevación del segmento ST en la derivación aVL (ni en la derivación I, de hecho), y una oclusión de la arteria descendente anterior izquierda (DAI) no puede producir elevación del segmento ST en la derivación aVL, además de depresión recíproca del segmento ST en las derivaciones V1-V3.

BÚSQUEDA DE POSIBLES COMPLICACIONES

Consulte esta discusión en el ECG n.º 1.

ANÁLISIS COMPLETO FINAL DEL ECG

Se confirmó mediante cateterismo que se trataba de una oclusión de la porción media a distal de la arteria circunfleja izquierda (ACx). Dado que la única área afectada parece ser la pared inferior del ventrículo izquierdo, la oclusión debió ocurrir distalmente a todas las ramas, lo que habría causado afectación de las paredes basolateral o inferolateral. Esto es bastante posible con la ACx. Una lesión en X3 en el diagrama (Figura 20-8) producirá estos resultados.

ECG 5

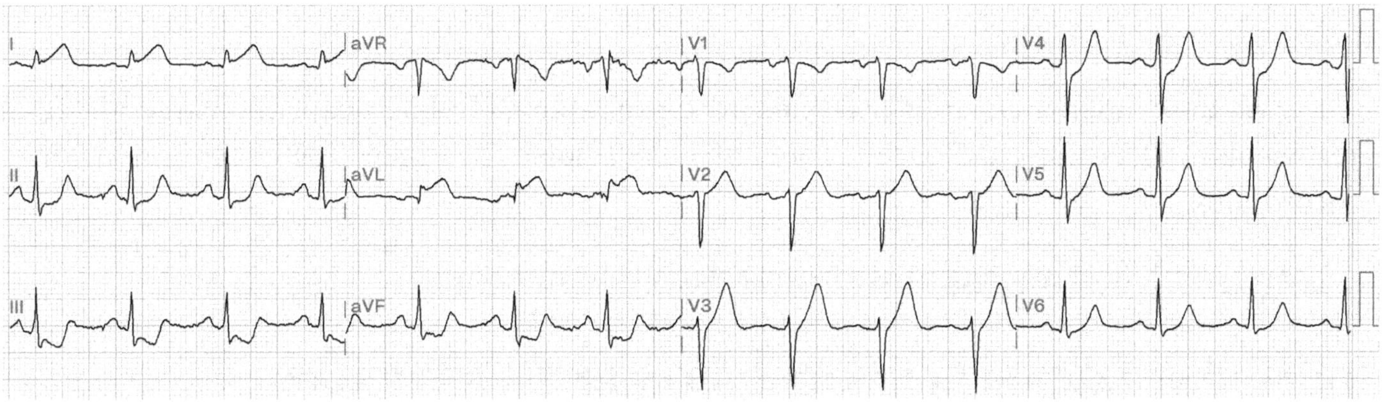

Figura 20-8

LO BÁSICO

El paciente es un hombre de 35 años, previamente sano, que comenzó a experimentar dolor torácico subesternal.

El ritmo es sinusal y regular, la frecuencia cardíaca es normal (60-100 latidos/minuto) y los intervalos QRS son estrechos y normales. No hay evidencia de bloqueos o retrasos de la conducción.

BÚSQUEDA DE ELEVACIÓN DEL SEGMENTO ST EVIDENTE

Hay una elevación evidente del segmento ST en las derivaciones I y aVL.

BÚSQUEDA DE ELEVACIÓN SUTIL DEL SEGMENTO ST

No hay elevación sutil del segmento ST.

BÚSQUEDA DE ONDAS T HIPERAGUDAS

No se observan ondas T hiperagudas en este ECG. Las ondas T grandes en las derivaciones precordiales no parecen tener la amplitud suficiente para ser hiperagudas.

BÚSQUEDA DE DEPRESIÓN DEL SEGMENTO ST CON PATRÓN VASCULAR

Hay depresión del segmento ST en las derivaciones II, III y aVF.

IDENTIFICACIÓN DE LA ARTERIA CAUSANTE

Dado que hay elevación del segmento ST en las derivaciones I y aVL, se descarta la arteria coronaria derecha (ACD).

La arteria descendente anterior (ADA) es poco probable. Si hubiera causado isquemia en el área basolateral, también deberíamos observar elevación del segmento ST en las derivaciones precordiales.

La arteria circunfleja izquierda (ACx) es la arteria causante.

¿DÓNDE SE LOCALIZA LA OCLUSIÓN EN LA ARTERIA?

Es probable que la oclusión se encuentre en la arteria marginal obtusa, ya que no hay isquemia de las paredes inferolateral o inferior.

BÚSQUEDA DE POSIBLES COMPLICACIONES

Consulte la discusión en el ECG n.º 1.

ANÁLISIS COMPLETO FINAL DEL ECG

Se trata de una oclusión de la arteria marginal obtusa de la ACx. No se puede determinar a partir del ECG si la ACx es dominante o no. La isquemia de la región basolateral y la región inferolateral sin afectación de la pared inferior del ventrículo izquierdo sería patognomónica de una oclusión de la ACx.

ECG 6

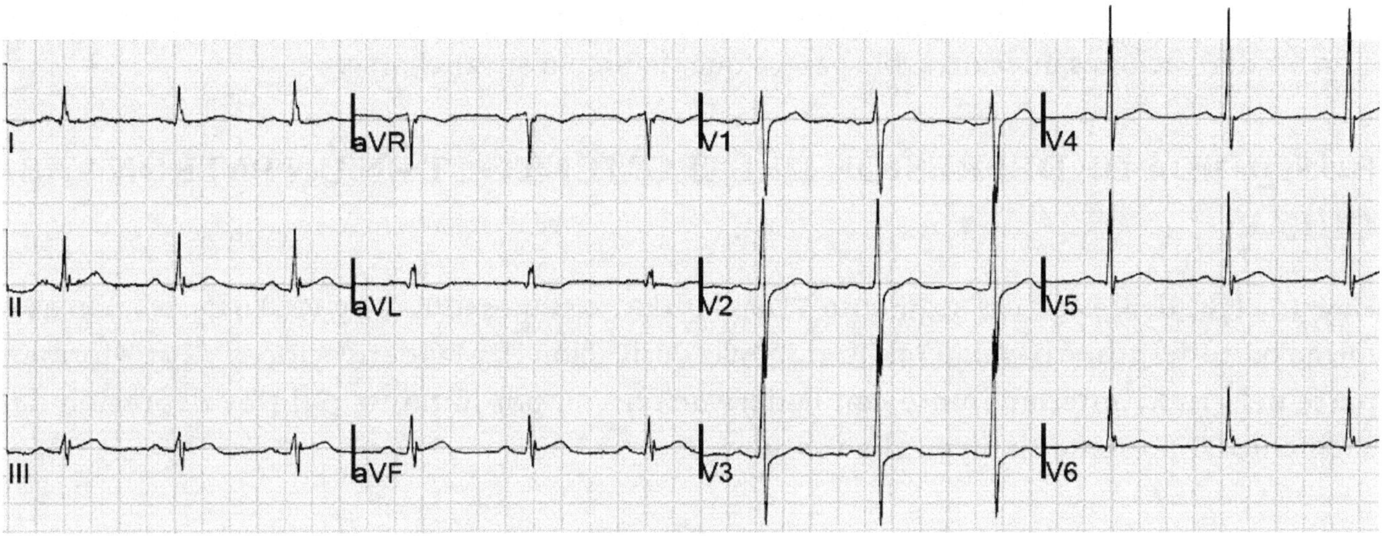

Figura 20-9

LO BÁSICO

Un hombre sano de 50 años presenta dolor epigástrico y en la parte inferior del tórax de una hora de duración.

El ritmo es sinusal y regular, la frecuencia cardíaca es normal (60-100 latidos/minuto) y los intervalos QRS son estrechos y normales. No hay evidencia de bloqueos ni retrasos de la conducción.

BÚSQUEDA DE ELEVACIÓN DEL SEGMENTO ST EVIDENTE

No se observa elevación evidente del segmento ST en este ECG. En la Figura 20-12 se muestra un ECG realizado aproximadamente una hora y media después, durante una recurrencia del dolor torácico agudo. Ese ECG posterior se analizará a continuación (como ECG n.º 7), por lo que no es necesario adelantarse.

BÚSQUEDA DE ELEVACIÓN SUTIL DEL SEGMENTO ST

No se observa elevación sutil del segmento ST en este ECG. Los intervalos QRS en las derivaciones inferiores parecen presentar muescas características de repolarización precoz o variante normal. Se trata de complejos QRS fragmentados, no de evidencia de repolarización precoz. Además, hay cierta depresión del segmento ST sospechosa en la derivación aVL.

BÚSQUEDA DE ONDAS T HIPERAGUDAS

No se observan ondas T hiperagudas en este ECG. Sin embargo, prestaría atención a las ondas T en las derivaciones inferiores. Me parece que tienden a ensancharse.

BÚSQUEDA DE DEPRESIÓN DEL SEGMENTO ST EN UN PATRÓN VASCULAR

Hay una leve depresión del segmento ST en las derivaciones aVL, V2 y V3. La derivación aVL forma parte del grupo basolateral (junto con la derivación I), y las derivaciones V2 y V3 forman parte del grupo anterior (junto con la derivación V1), por lo tanto, ¡SÍ! Hay depresión del segmento ST presente en un patrón vascular.

> **PERLA |** No es necesario que todos los miembros de un grupo presenten depresión del segmento ST para considerarlo un cambio recíproco, ni que todos los miembros de un grupo presenten elevación del segmento ST para considerarlo una isquemia aguda.

BÚSQUEDA DE LA ARTERIA CAUSANTE

El primer corolario de la Regla de Jones establece que la depresión del segmento ST de un cambio recíproco puede aparecer antes que la elevación del segmento ST de la isquemia transmural. Basándonos en esto, deberíamos esperar elevación del segmento ST en las derivaciones II, III y aVF, y en las derivaciones V7-V9. También esperaríamos una depresión del segmento ST más evidente en las derivaciones V1-V3. Una oclusión de la arteria coronaria derecha o de la circunfleja podría producir este patrón. Todavía no tenemos suficiente información para determinar qué arteria es la causante.

¿DÓNDE SE LOCALIZA LA OCLUSIÓN EN LA ARTERIA?

No aplica en este momento.

BÚSQUEDA DE POSIBLES COMPLICACIONES

Consulte esta discusión en el ECG n.º 1.

ANÁLISIS COMPLETO FINAL DEL ECG

Continuar con el siguiente ECG (Figura 20-10).

ECG 7

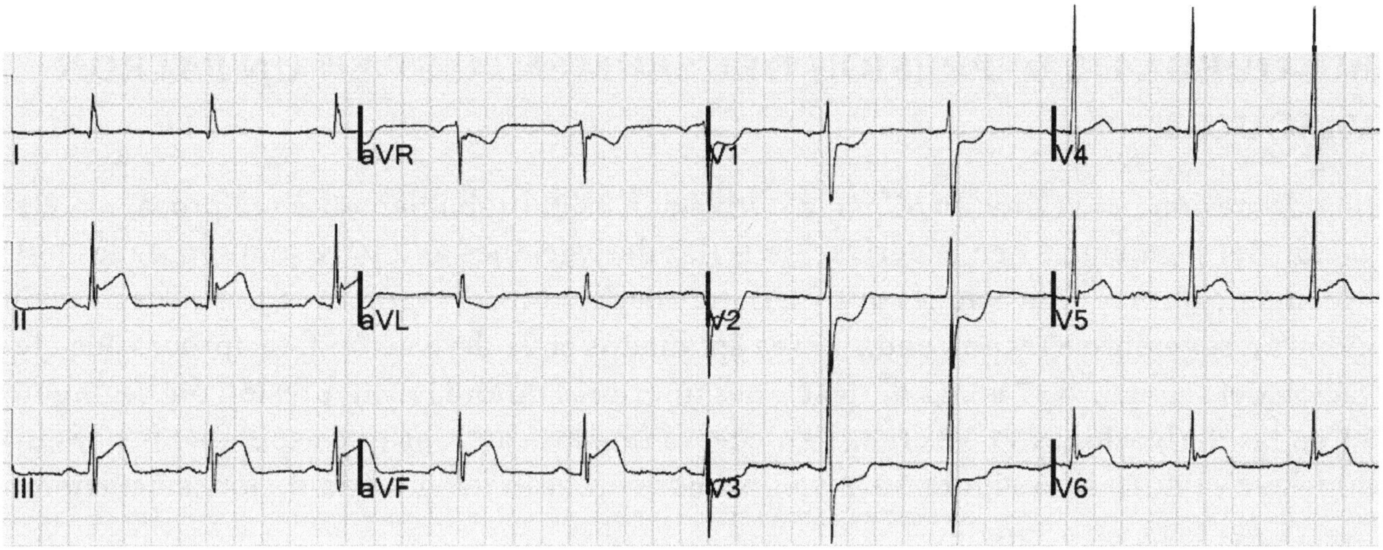

Figura 20-10

LO BÁSICO

El mismo paciente, como en la Figura 20-9, presenta un inicio súbito de dolor torácico mientras recibe tratamiento en la sala de emergencias, y se registra otro ECG de 12 derivaciones (Figura 20-10). Continuación del ECG anterior.

El ritmo es sinusal y regular, la frecuencia cardíaca es normal (60-100 latidos/minuto) y los intervalos QRS son estrechos y normales. No hay evidencia de bloqueos o retrasos de la conducción.

BÚSQUEDA DE ELEVACIÓN DEL SEGMENTO ST EVIDENTE

Hay una elevación del segmento ST evidente (≥ 1 mm) en las derivaciones II, III, aVF, V5 y V6. Las elevaciones del segmento ST en las derivaciones inferiores presentan una concavidad ascendente en el punto J en lugar de la convexidad ascendente típica. Esto ocurre ocasionalmente. Smith et al. describieron este hallazgo en las derivaciones anteroapicales durante la oclusión de la arteria descendente anterior.

BÚSQUEDA DE ELEVACIÓN DEL SEGMENTO ST SUTIL

Ninguna de las elevaciones del segmento ST en este ECG es sutil.

BÚSQUEDA DE ONDAS T HIPERAGUDAS

Las ondas T en las derivaciones inferiores (II, III y aVF) y en las derivaciones apicolaterales (V5 y V6) son hiperagudas y están en transición a elevación del segmento ST.

BÚSQUEDA DE DEPRESIÓN DEL SEGMENTO ST EN UN PATRÓN VASCULAR

Hay depresión del segmento ST en la derivación aVR, probablemente recíproca a la elevación del segmento ST en la derivación II (las derivaciones aVR y II están separadas 150° – lo mismo que las derivaciones aVL y III). Hay depresión del segmento ST en la derivación aVL y un segmento ST y una onda T más aplanados en la derivación I, recíprocos a la elevación del segmento ST en las derivaciones inferiores. Ahora hay depresión del segmento ST en las derivaciones V1-V3. Tenga en cuenta que los cambios que esperábamos basándonos en el ECG de la Figura 20-9 y el primer corolario de la Regla de Jones ocurrieron exactamente como se predijo.

BÚSQUEDA DE LA ARTERIA CAUSANTE

Tanto la arteria coronaria derecha (ACD) como la circunfleja izquierda (ACx) pueden producir elevación del segmento ST en las derivaciones inferiores, cambios recíprocos en las derivaciones I y aVL, depresión del segmento ST en las derivaciones V1-V3, que son recíprocas a las elevaciones del segmento ST en las derivaciones V7-V9 (no registradas), y elevación del segmento ST en las derivaciones V5 y V6. Sin embargo, la elevación del segmento ST en la derivación II es igual o mayor que (≥) la elevación del segmento ST en la derivación III. Esto sugiere fuertemente una oclusión en la ACx. La arteria descendente anterior izquierda (LAD) se descartó debido a la elevación del segmento ST en las derivaciones inferiores concurrente con las depresiones del segmento ST en las derivaciones V1-V3.

¿DÓNDE SE LOCALIZA LA OCLUSIÓN EN LA ARTERIA?

En primer lugar, debe tratarse de una ACx dominante, ya que de lo contrario no podría producir elevación del segmento ST en las derivaciones inferiores.

Dado que tres de las cuatro áreas del corazón que reciben suministro de sangre de la ACx (paredes inferior, inferolateral, basolateral y apicolateral) se vieron afectadas por la oclusión, ¿dónde podría haberse localizado la oclusión?

Hay dos escenarios posibles...

1. La primera opción es una oclusión distal a la rama OMA (aviso: había una OMA presente), lo que preservaría el área basolateral. Con una oclusión proximal a las arterias marginales restantes (que produce isquemia aguda en la zona apicolateral), la rama posterolateral (que produce isquemia en la zona inferolateral y quizás también en la zona apicolateral) y la arteria descendente posterior (que produce isquemia de la pared inferior), podríamos observar el patrón que se muestra en este ECG (Figura 20-10). Sin embargo, existe otra posibilidad que siempre debe considerarse...

2. La oclusión podría ser proximal a la OMA, pero una primera rama diagonal de la DAI, quizás con una rama intermedia, podría suministrar toda la sangre necesaria a la zona basolateral para evitar la isquemia. Cuando hay múltiples áreas irrigadas por la ACx que desarrollan isquemia, pero la zona basolateral (derivaciones I y aVL) permanece normal (y por "normal" me refiero a que no hay desviación del segmento ST o solo hay una depresión del segmento ST por cambio recíproco), siempre se debe sospechar que una primera rama diagonal de la DAI está irrigando la zona basolateral. El suministro de sangre a la zona basolateral es una de las funciones principales de la primera rama diagonal de la DAI.

En la sala de cateterismo, se confirmó que el paciente presentaba una oclusión proximal a la OMA, por lo que nuestro segundo escenario era el correcto.

BÚSQUEDA DE POSIBLES COMPLICACIONES

Consulte esta sección en el ECG n.° 1.

ANÁLISIS COMPLETO FINAL DEL ECG

Se confirmó que la oclusión se encontraba proximal a la OM1, pero la zona basolateral del ventrículo izquierdo no se vio afectada. Sabemos esto porque la derivación aVL pudo reaccionar de forma recíproca. Esto no podría ocurrir si la zona basolateral también estuviera isquémica. La razón más probable de que no se viera afectada es la suficiente circulación colateral proveniente de la rama D1 de la descendente anterior y posiblemente de una arteria del ramo intermedio (presente solo en el 30% de las personas). El ramo intermedio irriga esencialmente la misma zona que la D1. Una amplia zona está en riesgo: la pared inferior, la pared inferolateral (anteriormente pared posterior) y la pared apicolateral (derivaciones V5 y V6).

PERLA | Cuando la elevación del segmento ST en las derivaciones II, III y aVF se acompaña de elevación del segmento ST en las derivaciones V5 y V6, la arteria circunfleja izquierda (ACx) es casi siempre la arteria responsable.

Lectura recomendada

Birnbaum Y, et al. Acute myocardial infarction entailing ST-segment elevation in lead aVL: Electrocardiographic differentiation among occlusion of the left anterior descending, first diagonal, and first obtuse marginal coronary arteries. American Heart Journal. Volume 131, Number 1;January 1996: 38-42.

Birnbaum Y, et al. Common pitfalls in the interpretation of electrocardiograms from patients with acute coronary syndromes with narrow QRS: a consensus report. Journal of Electrocardiology 45 (2012) 463–475.

Chen HY. Sudden Cardiac Death in a Case of Non-Dominant Coronary Artery Obstruction Without Depressed Left Ventricular Function. Cardiol Res • 2013;4(3):121-125.

Dunn RF, Newman HN, Bernstein L, et al. The clinical features of isolated left circumflex coronary artery disease. Circulation. 1984;69:477-484.

Huey BL, Beller GA, Kaiser DL, et al. A comprehensive analysis of myocardial infarction due to left circumflex artery occlusion: Comparison with infarction due to right coronary artery and left anterior descending artery occlusion. J Am Coll Cardiol 1988;12:1156–1166.

Jim MH, Ho HH, Siu CW, et al. Value of ST-segment depression in lead V4R in predicting proximal against distal left circumflex artery occlusion in acute inferoposterior myocardial infarction. Clin Cardiol 2007;30(1):36–41.

Kontos MK, Kurdziel KA, Ornato JP, et al. A nonischemic electrocardiogram does not always predict a small myocardial infarction: Results with acute myocardial perfusion imaging. Am Heart J 2001;141(3):360–66.

Kuriya Y, et al. Electrocardiographic Diagnosis of Left Circumflex Artery Occlusion and the Occlusion Site. Internal Medicine Vol. 35, No. 4 (April 1996): 261-265.

Matetzky S, et al. Acute Myocardial Infarction With Isolated ST-Segment Elevation in Posterior Chest Leads V7–9. Journal of the American College of Cardiology Vol. 34, No. 3, 1999.

Metaxa S, et al. Concealed Myocardial Infarction Revealed by High Lateral and Posterior Electrocardiographic Leads. Hospital Chronicles 2011, 6(2): 91–95.

Stribling WK, et al. Clinical Outcomes in Patients with Acute Left Circumflex/Obtuse Marginal Occlusion Presenting with Myocardial Infarction. Journal of Interventional Cardiology. Vol. 24, No. 1, 2011: 27-33.

Stribling WK,et al. Myocardial infarctions involving acute left circumflex occlusion: are all occlusions created equally? Interv. Cardiol. (2010) 2(5), 695–704.

Reproducido del blog de ECG del Dr. Smith

Los siguientes electrocardiogramas se reproducen con la amable autorización del Dr. Stephen W. Smith. Puede encontrar estos y otros casos muy interesantes y educativos en su blog (Blog de ECG del Dr. Smith) en: https://hqmeded-ecg.blogspot.com/

Figura 20-1
Fecha: domingo 4 de julio de 2010
"Inferior ST depression in ACS is reciprocal to ST elevation in aVL."

Figura 20-5
Fecha: Lunes, 12 de noviembre de 2018
"Two cases texted to me for concern of inferior hyperacute T waves and a flipped T in aVL - do either, neither, or both need emergent reperfusion?"

Figuras 20-6 y 20-8
Fecha: Lunes, 4 de octubre de 2010
"Inferior STEMI: can we predict the infarct related artery?"

Figuras 20-9 y 20-10
Fecha: domingo 6 de mayo de 2018
"Is There a Delayed Activation Wave???"

21

Oclusión y suboclusión de la arteria coronaria izquierda principal (ACI)

Se ha difundido información errónea en artículos de revistas y, especialmente, en internet, sobre las oclusiones de la arteria coronaria principal izquierda (ACPI). Los problemas con la ACPI se presentan de dos maneras muy diferentes:

1. como una oclusión total de la arteria con elevación del segmento ST que indica las áreas vasculares afectadas o

2. como una oclusión subtotal de la arteria, caracterizada por alrededor de ocho o nueve derivaciones con depresión del segmento ST, pero con elevación del segmento ST en la derivación aVR.

Oclusión subtotal

En la mayoría de los casos, cuando una persona sufre una oclusión total repentina de la ACPI, fallece muy rápidamente, generalmente antes de la llegada de asistencia médica especializada y, sin duda, antes de llegar a un centro médico. Los pocos que sobreviven el tiempo suficiente para llegar a la sala de urgencias de un hospital suelen haber desarrollado una circulación colateral significativa antes de la oclusión completa. A menudo, han tenido una oclusión subtotal de larga duración que permitió tanto el tiempo como el estímulo necesarios para el desarrollo de vasos colaterales. También pueden haberse beneficiado de una arteria coronaria derecha superdominante (también llamada "megaarteria"), que irriga las paredes inferior, lateral e inferolateral del ventrículo izquierdo.

Durante mucho tiempo, se nos ha dicho en la literatura médica que la oclusión de la ACPI causaba isquemia subendocárdica circunferencial con depresión del segmento ST en al menos ocho derivaciones, acompañada de una elevación del segmento ST en la derivación aVR mayor que cualquier elevación del segmento ST que pudiera estar presente en la derivación V1. Esto no es correcto. Esto describe una oclusión subtotal de la ACPI, no una oclusión completa. Las oclusiones subtotales de la ACPI pueden provocar infartos de miocardio, incluso sin una oclusión total del vaso. Analicemos una oclusión subtotal de la ACPI: un vaso muy estenótico, pero aún permeable...

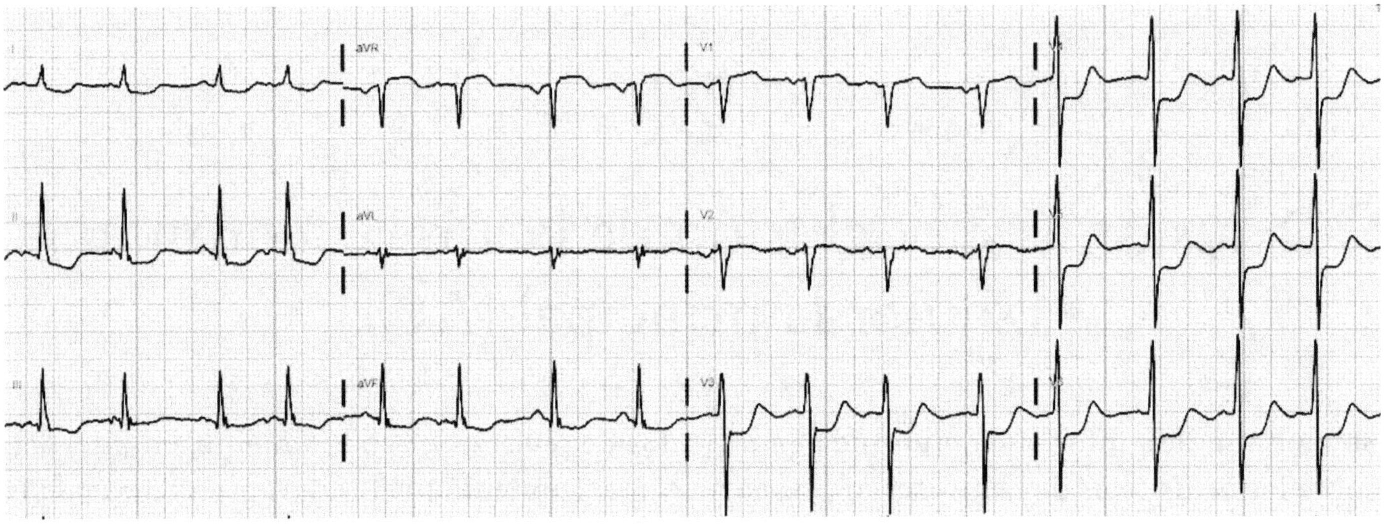

Figura 21-1

Como se muestra en la Figura 21-1, hay depresión del segmento ST en ocho derivaciones. También hay una elevación evidente del segmento ST en las derivaciones aVR y V1 y una elevación sutil del segmento ST en la derivación V2. En el caso de isquemia subendocárdica, que es lo que se presenta aquí, se espera la elevación del segmento ST en la derivación aVR, ya que siempre capta el vector de lesión de la isquemia subendocárdica que se dirige hacia ella. No se trata de un cambio "recíproco" (si es necesario, revise el Capítulo 2). ¿Podría una estenosis crónica de la arteria descendente anterior proximal (LAD) generar un ECG muy similar? Sí, podría. ¿Podría una enfermedad de tres vasos producir un ECG muy similar? Sí, podría.

Cuando los pacientes acuden a la sala de urgencias, por ejemplo, con dolor torácico y presentan ECG similares a este (Figura 21-1), es probable que estén experimentando un desequilibrio entre la oferta y la demanda de oxígeno. El cuerpo, y en última instancia, el corazón, de repente requiere más circulación de la que el corazón puede proporcionar, ¡incluso para sí mismo! Esto puede conducir a un infarto de miocardio tipo II, un infarto causado no por una oclusión repentina, sino por una incapacidad para suministrar suficiente sangre oxigenada a los tejidos, incluido el miocardio. El ECG puede seguir teniendo el mismo aspecto, pero los niveles de troponina comenzarán a aumentar, a veces drásticamente, lo que indica un infarto de miocardio. Por eso, los infartos subendocárdicos pueden tener el mismo aspecto que la isquemia subendocárdica. Estos son infartos de miocardio tipo II, no tipo I, causados por la oclusión total (o casi total) repentina como resultado de la ruptura de una placa ateromatosa con la posterior formación de un trombo.

PERLA | Si se encuentra con un paciente que se queja de dolor torácico y dificultad para respirar, y su ECG de 12 derivaciones es similar al de la Figura 21-1, es probable que esté sufriendo un infarto de miocardio tipo II. No asuma que tiene "isquemia crónica" o un "trastorno electrolítico" porque no hay elevación del segmento ST con un patrón vascular. ¡La isquemia subendocárdica y el infarto subendocárdico pueden tener exactamente el mismo aspecto! Los infartos subendocárdicos son infartos de miocardio tipo II. No son causadospor la ruptura de una placa aterosclerótica; en cambio, se deben a un desequilibrio entre la demanda y la oferta de oxígeno.

Oclusión completa

Una oclusión completa de la arteria coronaria principal izquierda (LMCA) puede parecerse más a una oclusión proximal de una arteria descendente anterior (LAD) tipo 3 "circunfleja". Dado que la oclusión también se encuentra próxima al origen de la arteria circunfleja izquierda (LCx), los síntomas de una oclusión de la LCx pueden mezclarse con los de una oclusión de la arteria descendente anterior izquierda (LAD). Esto puede resultar muy confuso, especialmente cuando intervienen interacciones como la cancelación de fuerzas. Aquí se muestra una oclusión completa del 100% de la arteria coronaria principal izquierda (Figura 21-2):

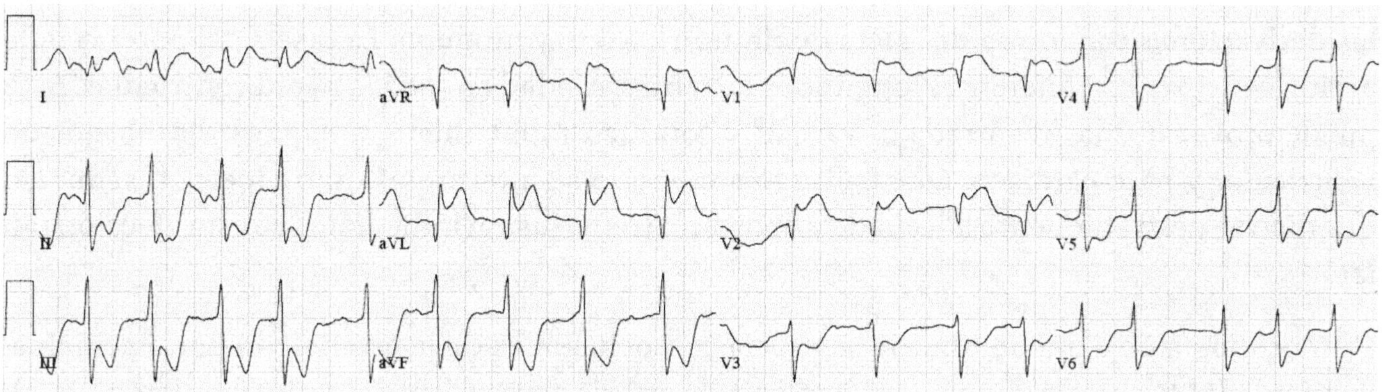

Figura 21-2

Persiste una importante depresión del segmento ST en este electrocardiograma, concretamente en siete derivaciones. Sin embargo, también se observa elevación del segmento ST con un patrón vascular: en las derivaciones I, aVL, V1 y V2. Este patrón es compatible con una oclusión proximal de la arteria descendente anterior (ADA)... pero esta oclusión se localiza proximal a la propia ADA. Las oclusiones proximales de la ADA y la arteria circunfleja (LCx) pueden provocar elevación del segmento ST en las derivaciones I y aVL. La oclusión de la ADA puede producir elevación del segmento ST en las derivaciones V1 y V2 (la oclusión de la LCx no), pero la oclusión de la ACx puede contribuir a la depresión del segmento ST en las derivaciones V3 y V4. Aquí se muestra otra oclusión completa (Figura 21-3):

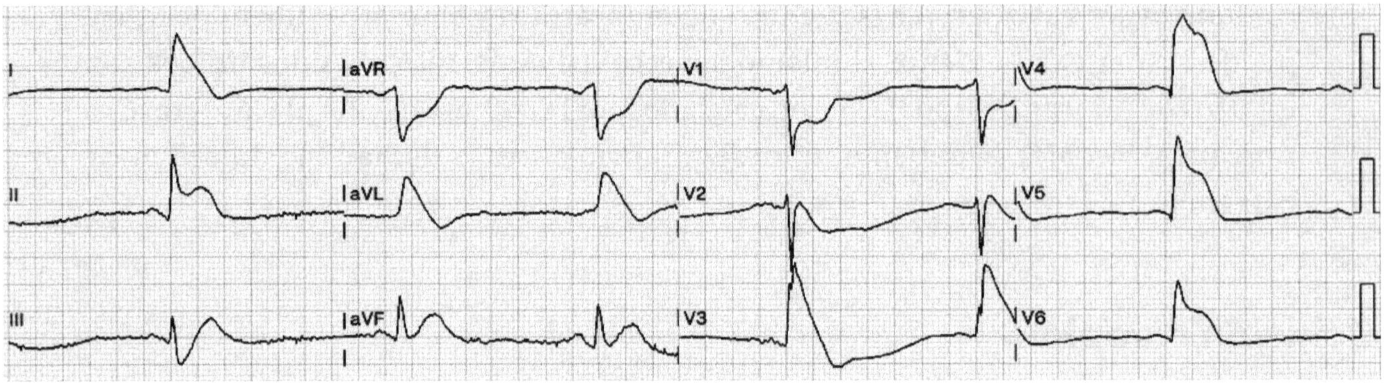

Figura 21-3

Se observa una marcada elevación del segmento ST en las derivaciones I, aVL y V3-V6, que manifiesta el patrón de "aleta de tiburón" o "lambda". También hay una elevación evidente del segmento ST en la derivación II y ondas T hiperagudas en las derivaciones III y aVF. La morfología de aleta de tiburón es un hallazgo muy ominoso y se asocia con fibrilación ventricular, shock cardiogénico y un pronóstico muy malo con alta mortalidad intrahospitalaria. NO se trata de un "QRS ancho". Es una elevación profunda del segmento ST: una fusión del QRS, el segmento ST y la onda T. Intente localizar una onda T separada en cualquiera de las derivaciones con forma de "aleta de tiburón". No hay ninguna. La fase 2 del potencial de acción se acorta con diferentes longitudes de refractariedad en toda la pared ventricular. Esto puede provocar una "reentrada de fase 2" y conducir rápidamente a taquicardia/fibrilación ventricular y paro cardíaco. Este hallazgo a menudo se interpreta como hiperpotasemia, lo que distrae del tratamiento adecuado y oportuno (reperfusión inmediata) de esta afección tan letal.

La morfología de aleta de tiburón se asocia con oclusiones de la arteria coronaria principal izquierda (LMCA) y oclusiones proximales de la arteria descendente anterior izquierda (LAD). También se ha informado en la miocardiopatía de Takotsubo y la disección aórtica aguda tipo A. La imagen recíproca de una aleta de tiburón se ve exactamente como una aleta de tiburón invertida, como en la derivación aVR (Figura 21-3). La letalidad se debe a la extensa isquemia transmural presente.

Qué recordar:

1. Una oclusión subtotal (estenosis de diversos grados) de la LMCA da como resultado principalmente isquemia subendocárdica circunferencial, demostrada por la depresión del segmento ST en ocho o más derivaciones, generalmente con elevación del segmento ST en la derivación aVR, que actúa como una derivación intracavitaria virtual. El desarrollo de la estenosis es lento, lo que permite el desarrollo de circulación colateral.

2. Incluso con una oclusión subtotal, aún puede ocurrir un infarto en forma de infarto de miocardio tipo II causado por un desequilibrio entre el suministro y la demanda de

oxígeno. Aunque el nivel de troponina aumentará, lo cual es diagnóstico del infarto, ¡el ECG puede seguir luciendo igual! Por eso decimos que la isquemia subendocárdica y el infarto subendocárdico se ven iguales en el ECG de 12 derivaciones. Solo se infarta el subendocardio, no todo el espesor de la pared ventricular. Por lo tanto, no hay elevación del segmento ST en la mayoría de las derivaciones.

3. Una oclusión total (del 100%) de la arteria coronaria principal izquierda (LMCA) presentará un aspecto muy diferente. Habrá elevación del segmento ST con un patrón vascular, al igual que en otros infartos de miocardio, pero la imagen electrocardiográfica puede complicarse por la superposición de dos arterias coronarias diferentes: la descendente anterior izquierda (LAD) y la circunfleja izquierda (LCx). No es infrecuente observar elementos de ambos infartos en el electrocardiograma de 12 derivaciones ante una oclusión completa de la LMCA.

Lectura recomendada

Almutairi AM, Alotaibi WS, Almuhana AH, Suliman I. Shark Fin Electrocardiogram: A Deadly Electrocardiogram Pattern in Takotsubo Cardiomyopathy During 15 Years of Follow-Up. Cureus. 2023 Mar 22;15(3)

Baek JY, Seo SM, Park HJ, Kim PJ, et al. Clinical outcomes and predictors of unprotected left main stem culprit lesions in patients with acute ST segment elevation myocardial infarction. Catheter Cardiovasc Interv. 2014;83:E243-E250.

Burgazli KM, Bilgin M, Soydan N, Chasan R, Erdogan A. Acute left main coronary artery occlusion. Pak J Med Sci. 2013 Jan;29(1):216-7.

Knotts RJ, Wilson JM, Kim E, Huang HD, Birnbaum Y. Diffuse ST depression with ST elevation in aVR: Is this pattern specific for global ischemia due to left main coronary artery disease? J Electrocardiol. 2013;46:240-248.

Prieto-Solís JA, et al. Electrocardiographic Diagnosis of Left Main Coronary Artery Obstruction Using ST-Segment and QRS-Complex Vector Analysis. Rev Esp Cardiol. 2008;61(2):137-45.

Smith SW. Updates on the electrocardiogram in acute coronary syndromes. Curr Emerg Hosp Med Rep. 2013;1:43-52.

Zhan Z-Q, et al. Different ECG patterns of left main coronary artery occlusion signifying varying degress of ischemic severity. Jousrnal of Electrocardiology. 60 (2000) 12-14.

Zweiker R, Stoschitzky K, Klein W. Occlusion of the left main coronary artery without myocardial infarction. Heart 2000;83:672.

Reproducido del blog de ECG del Dr. Smith

Los siguientes electrocardiogramas se reproducen con la amable autorización del Dr. Stephen W. Smith. Puede encontrar estos y otros casos muy interesantes y educativos en su blog (Blog de ECG del Dr. Smith) en: https://hqmeded-ecg.blogspot.com/

Figura 21-2 y Figura 21-3
Fecha: viernes 9 de agosto de 2019
"How does Acute Total Left Main Coronary occlusion present on the ECG?"

22

Infartos del ventrículo derecho

El infarto del ventrículo derecho, junto con la hipertrofia ventricular derecha, es una de esas afecciones de las que la mayoría de la gente oye hablar muy poco, dedica poco tiempo a aprender sobre ellas y, en consecuencia, sabe muy poco. Este capítulo trata sobre los infartos del ventrículo derecho, así que relájese, siéntese y prepárese para aprender cosas que le sorprenderán. Comenzaremos con una breve pregunta:

¿Un infarto del ventrículo derecho es causado por la oclusión de qué arteria coronaria: DAI – ACD – ACx?

Si respondió "ACD", ¡¡FELICIDADES!! ¡Acertó en 1/3!

¿Sorprendido? Las tres arterias coronarias pueden provocar un infarto del ventrículo derecho, aunque, sin duda, la ACD es la culpable que más nos debe preocupar.

Cuando la ACx es dominante, en raras ocasiones, puede extender su tronco principal más allá del origen de la arteria descendente posterior e irrigar la pared posterolateral del ventrículo derecho. Es raro, ¡pero sucede!

¿Recuerda las 1 a 4 ramas diagonales (aproximadamente) que salen de la DAI y se dirigen hacia la izquierda para irrigar la pared del ventrículo anterolateral izquierdo? ¡Claro que sí! ¿Pero sabía que también existen ramas diagonales orientadas hacia la derecha que se dirigen a la pared anterior del ventrículo derecho? La DAI es una importante proveedora de sangre al ventrículo derecho anterior. También tiene una rama derecha llamada arteria de la banda moderadora que irriga el ventrículo derecho.

Sin embargo, una oclusión de la ACx o de la DAI no provocará ninguna alteración hemodinámica debido a un infarto del ventrículo derecho. Una oclusión proximal de la ACD, por otro lado, puede provocar un colapso cardiovascular devastador que puede presentar un desafío bastante complejo en cuanto a su manejo.

Una oclusión proximal de la ACD producirá un infarto del ventrículo derecho, ¡ya sea que la ACD sea dominante o no dominante! El infarto es causado por una oclusión proximal o dentro de la arteria marginal aguda (también conocida como "arteria marginal" o "marginal aguda").

ECG 1

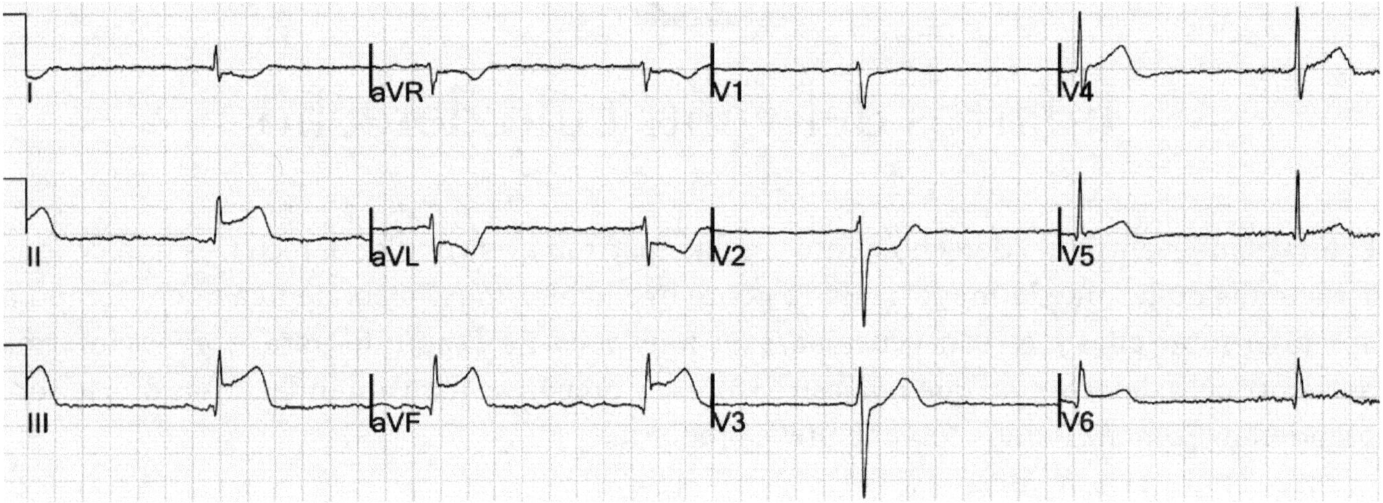

Figura 22-1

LO BÁSICO

El paciente es un hombre de unos 50 años que presenta shock clínico (palidez, piel fría, diaforesis, quizás algo de confusión) con una presión arterial de alrededor de 108/56.

No se observan ondas P claras en ningún punto de este ECG, sin embargo, el ritmo consiste en complejos QRS estrechos y bien formados que son perfectamente regulares. Existen al menos dos posibilidades:

1. Fibrilación auricular fina con bloqueo AV de tercer grado y un marcapasos de escape de la unión con una frecuencia cardíaca entre 30 y 40 lpm. Es posible tener fibrilación auricular y un ritmo ventricular perfectamente regular, pero también debe haber un bloqueo AV de tercer grado.

2. Paro sinusal y un marcapasos de escape de la unión con una frecuencia cardíaca entre 30 y 40 lpm (+ un bloqueo AV retrógrado).

No hay bloqueos de rama.

BÚSQUEDA DE ELEVACIÓN DEL SEGMENTO ST

Hay una elevación evidente del segmento ST en las derivaciones II, III y aVF. Existe una isquemia transmural aguda de la pared inferior del ventrículo izquierdo (un "infarto agudo de miocardio inferior"). Hay un detalle que siempre busco cuando veo elevación del segmento ST en las derivaciones II, III y aVF: observo si la elevación del segmento ST en la derivación III es significativamente menor que la elevación del segmento ST en las derivaciones II y aVF.

Si parece significativamente menor, siempre sospecho una cancelación de fuerzas entre las derivaciones III y aVL. No siempre es así, pero reduce la probabilidad de pasarla por alto cuando ocurre.

> **PERLA |** Generalmente se nos enseña que un infarto agudo de miocardio se caracteriza por una elevación del segmento ST con una convexidad superior en forma de cúpula. Esa es sin duda la presentación clásica, pero observe detenidamente la elevación del segmento ST en las derivaciones II, III y aVF. En mi experiencia, eso es lo que veo con mayor frecuencia en la isquemia transmural aguda.

BÚSQUEDA DE ELEVACIÓN SUTIL DEL SEGMENTO ST

Hay una elevación sutil del segmento ST en la derivación V6.

BÚSQUEDA DE ONDAS T HIPERAGUDAS

Hay "restos" de ondas T hiperagudas en todas las derivaciones inferiores; sin embargo, están pasando rápidamente a elevación del segmento ST. También aparecen ondas T hiperagudas en las derivaciones V3 y V4. ¿Pero por qué ahí?

BÚSQUEDA DE DEPRESIÓN DEL SEGMENTO ST CON PATRÓN VASCULAR

La depresión del segmento ST se localiza en el grupo basolateral: derivaciones I y aVL. Esta depresión del segmento ST es recíproca a la elevación del segmento ST en las derivaciones inferiores. También hay una depresión sutil del segmento ST en la derivación V1, una depresión evidente en la derivación V2 y una depresión muy sutil en la derivación V3. Las derivaciones V1-V3 comprenden el grupo anterior. ¿Por qué la depresión del segmento ST es tan evidente en la derivación V2 pero no en las derivaciones V1 y V3?

BÚSQUEDA DE LA ARTERIA CAUSANTE

La elevación del segmento ST en la derivación III es mayor que la elevación del segmento ST en la derivación II; por lo tanto, la arteria coronaria derecha (ACD) es la arteria causante. Las depresiones visibles del segmento ST en el grupo anterior (derivaciones V1-V3) indican una isquemia transmural aguda de la pared inferolateral (anteriormente "posterior") del ventrículo izquierdo. La elevación del segmento ST en la derivación V6 nos indica que la rama posterolateral de la ACD ha alcanzado la pared apicolateral (anteriormente "inferolateral") del ventrículo izquierdo y ha inducido cierta isquemia allí. El área apicolateral del ventrículo izquierdo es quizás la zona mejor irrigada del corazón. Recibe circulación de la arteria descendente anterior (ADA), la arteria circunfleja (ACx) y la ACD, y en aproximadamente el 30% de las personas, del ramo intermedio (una tercera rama ocasional de la arteria coronaria principal izquierda).

¿DÓNDE SE LOCALIZA LA OCLUSIÓN EN LA ARTERIA?

Para responder a esto, debemos observar con más detalle las derivaciones V1-V3. ¿Por qué las derivaciones V1 y V3 no muestran una mayor depresión del segmento ST que la derivación V2? ¡Porque la depresión del segmento ST en esas derivaciones compite con la elevación del segmento ST de un infarto del ventrículo derecho! Aquí hay una ilustración (Figura 22-2):

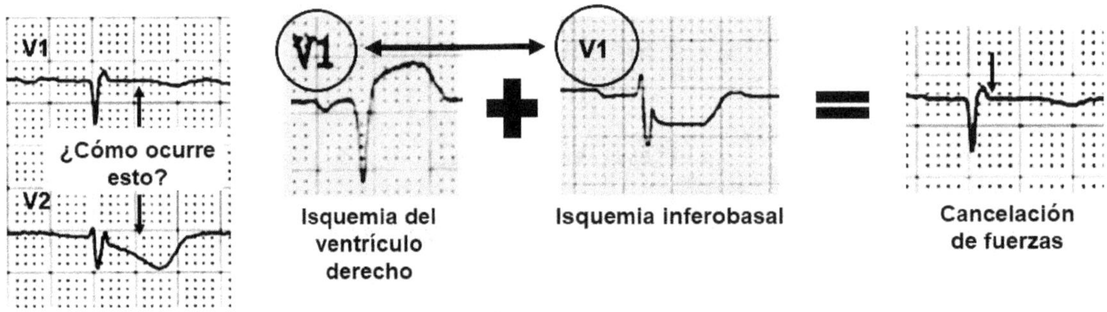

Figura 22-2

La isquemia transmural aguda del ventrículo derecho, generalmente en la región septal basal, se presenta con elevación del segmento ST en la derivación V1. La elevación del ST es máxima en las derivaciones V1 y V2, pero disminuye rápidamente al observar las derivaciones V3 y V4. La elevación del ST en la derivación V4 generalmente será visiblemente menor que la de las derivaciones V1 o V2 durante un infarto del ventrículo derecho. En contraste, la elevación del ST durante la oclusión de la arteria descendente anterior (ADA) aumentará hasta alcanzar su máximo en las derivaciones V4 o V5.

El problema que presenta el infarto del ventrículo derecho se ilustra en la Figura 22-2: la elevación del ST del infarto de miocardio del ventrículo derecho y la depresión recíproca del ST de la isquemia inferolateral se anulan mutuamente, y nos queda una derivación V1 normal o casi normal.

> **PERLA |** Si hay evidencia de isquemia inferolateral, especialmente si hay elevación del ST en las derivaciones II, III y aVF, y la derivación V1 parece relativamente normal, siempre sospeche un infarto del ventrículo derecho y búsquelo específicamente. Realice un ECG del lado derecho, lo cual debe hacerse en todos los casos de infarto agudo de miocardio inferior. Pero incluso si no hay elevación del ST en las derivaciones inferiores, si el ECG no es concluyente, realice un ECG del lado

derecho de todos modos. Hasta el 5% de TODOS los infartos agudos de miocardio son infartos del ventrículo derecho causados por una oclusión proximal de una arteria coronaria derecha (ACD) no dominante. ¡Es su deber seguir investigando!

Hay evidencia de un infarto del ventrículo derecho en este ECG, junto con un infarto de la pared inferior, un infarto inferolateral y probablemente un infarto apicolateral. Esto indicaría una oclusión proximal de una ACD superdominante. Para la ACD, proximal se refiere a una oclusión "proximal a la rama marginal aguda", lo que resulta en un infarto del ventrículo derecho, ya sea que la ACD sea dominante, no dominante o superdominante. Una ACD superdominante es aquella en la que una oclusión tendrá efectos de gran alcance, afectando a todas las áreas posibles a las que la ACD pueda enviar una rama. Esto resulta en un área de riesgo muy grande debido a la oclusión de una ACD grande y extensa.

Si bien una ACD "superdominante" puede ser muy problemática si se ocluye, cuando está permeable, puede ser muy beneficiosa si hay insuficiencia de la ADA, la arteria circunfleja (ACx) o la arteria coronaria principal izquierda (ACPI). BUSCANDO POSIBLES COMPLICACIONES

Un infarto del ventrículo derecho es un infarto de miocardio muy, muy peligroso. No solo suele ser difícil de diagnosticar (y, en consecuencia, se pasa por alto inicialmente), sino que es capaz de causar un colapso cardiovascular repentino, devastador y dramático... ¡y con frecuencia sin previo aviso! Cuando el ventrículo derecho se vuelve isquémico, se paraliza y deja de funcionar. Su fracción de eyección se reduce drásticamente de repente, ¡a veces casi a cero! Si permaneciera así, no habría gasto del ventrículo izquierdo. Entonces, ¿qué mantiene al paciente con vida... al menos momentáneamente? ¿Recuerdan esa aurícula derecha pequeña y débil con paredes delgadas?

En pocos minutos, la aurícula derecha se convierte en la bomba que impulsa la sangre a través del ventrículo derecho, luego a través de los pulmones y hacia la aurícula izquierda, proporcionando así circulación al resto del cuerpo. Esto sería relativamente fácil si la aurícula derecha tuviera algunas semanas para hipertrofiarse en preparación. Pero no es así. También fue tomada por sorpresa. Por lo tanto, debe depender de un concepto llamado "Ley de Starling del corazón". En resumen, esta ley establece que cuanto más se estira el miocardio, mayor fuerza ejercerá al contraerse. En circunstancias normales, la única vez que la aurícula derecha se contrae significativamente es durante la "contracción auricular", cuando bombea la última cantidad de sangre al ventrículo derecho antes de la sístole ventricular. Ahora, tiene que contraerse durante más tiempo y con más fuerza para impulsar la sangre a través del ventrículo derecho hacia la circulación pulmonar y luego a través de los pulmones hacia la aurícula izquierda.

¿Qué se puede hacer para ayudar a la aurícula derecha debilitada? Se puede aumentar el retorno venoso a la aurícula derecha, aumentando aún más el estiramiento de las paredes auriculares. Entonces, según la Ley de Starling, estas pueden contraerse con más fuerza y bombear la sangre a través del ventrículo derecho de manera más eficiente. Esto se logra con bolos frecuentes de solución salina normal por vía intravenosa, generalmente unos 500 ml cada vez.

Bien... así que le has administrado el líquido, la aurícula derecha se contrae con mucha más fuerza y bombea más sangre a través del ventrículo derecho. Todo está bien por ahora... ¿verdad?

Lo siento, pero ¡NO! La arteria coronaria derecha (ACD) es dominante aproximadamente el 80% de las veces. Si ha habido una oclusión proximal de una ACD dominante que ha provocado un infarto del ventrículo derecho, entonces puedo asegurarles que ha habido un infarto agudo de la pared inferior del ventrículo izquierdo y posiblemente un infarto de la pared inferolateral del ventrículo izquierdo y, dependiendo del tamaño de la ACD (y del estado de las otras arterias coronarias), quizás incluso un infarto apicolateral del ventrículo izquierdo. Así que, como ven, ¡conseguir que la sangre pase de la aurícula derecha al ventrículo izquierdo no resuelve automáticamente todos los problemas! Simplemente has conseguido mover sangre de un ventrículo esencialmente inoperante a uno que está muy enfermo y probablemente con un rendimiento deficiente.

Ahora, ¿entienden por qué digo que los infartos del ventrículo derecho son muy, muy peligrosos? Se estima que hasta el 50% de todos los infartos de miocardio de la pared inferior incluyen un infarto del ventrículo derecho, muchos de los cuales no se reconocen inicialmente. La mortalidad intrahospitalaria es muy alta. Hasta el 30% de quienes experimentan algún tipo de hipotensión o shock no saldrán vivos del hospital.

Y no olviden que siempre existe la amenaza de una taquiarritmia ventricular repentina porque, después de todo, se trata de un infarto agudo de miocardio.

PERLA | Si un paciente llega quejándose de dolor en el pecho y el ECG indica un infarto de miocardio de la pared inferior, realice un ECG del lado derecho inmediatamente. Si sugiere un infarto del ventrículo derecho, no administre ningún medicamento (nitroglicerina, morfina) que aumente la capacitancia venosa o reduzca significativamente la poscarga hasta que haya colocado dos vías intravenosas de gran calibre. Hablo desde casi 40 años de experiencia. Si un paciente sufre un colapso cardiovascular repentino y grave, no será posible administrarle suficiente líquido a través de un solo catéter intravenoso de calibre 20 para ayudarlo. Pregúntele a cualquier enfermero lo difícil que es insertar una vía intravenosa en un paciente con un colapso cardiovascular grave. Por supuesto, lo ideal sería insertar una vía central, pero será mucho más fácil cuando el paciente tenga un volumen intravascular adecuado.

ANÁLISIS FINAL DEL ECG

Existe una oclusión proximal de la arteria coronaria derecha superdominante que provoca isquemia transmural aguda de la pared inferior del ventrículo izquierdo, la pared inferolateral del ventrículo izquierdo, la pared apicolateral del ventrículo izquierdo y el ventrículo derecho. Se trata de una oclusión extremadamente compleja con una morbilidad y mortalidad muy elevadas.

ECG 2

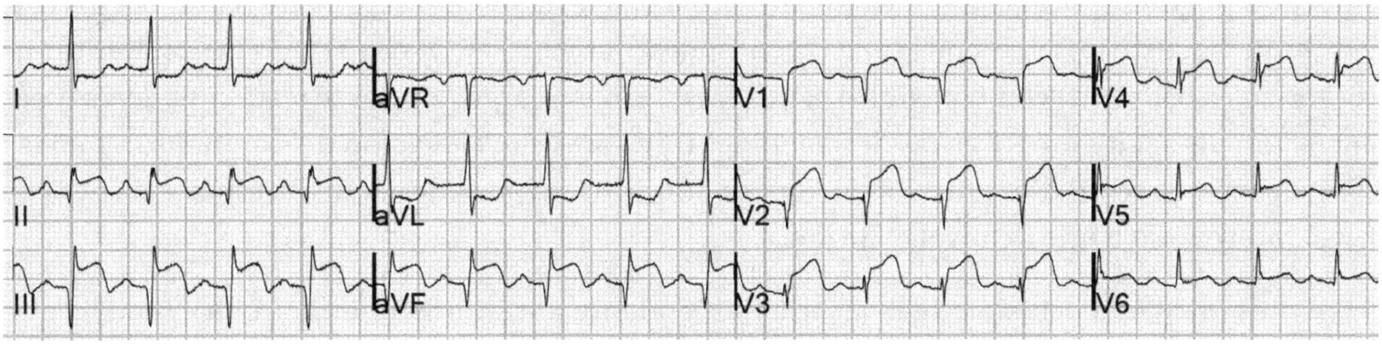

Figura 22-3

LO BÁSICO

El ritmo (Figura 22-3) es taquicardia sinusal. Hay un bloqueo AV de primer grado.

BÚSQUEDA DE ELEVACIÓN DEL SEGMENTO ST EVIDENTE

Hay una elevación evidente del segmento ST en las derivaciones II, III y aVF, así como en las derivaciones V1 a V5.

BÚSQUEDA DE ELEVACIÓN SUTIL DEL SEGMENTO ST

Hay una elevación sutil del segmento ST en la derivación V6.

BÚSQUEDA DE ONDAS T HIPERAGUDAS

Hay ondas T hiperagudas en las derivaciones V1-V4. Hay otras derivaciones (II, III, aVF, V5) que probablemente presentaban ondas T hiperagudas, pero que han evolucionado a elevación del segmento ST.

BÚSQUEDA DE DEPRESIÓN DEL SEGMENTO ST CON PATRÓN VASCULAR

Hay depresión del segmento ST en el grupo basolateral (derivaciones I y aVL), que es recíproca a la elevación del segmento ST en las derivaciones inferiores. Recuerde: para que una derivación actúe de forma recíproca, su electrodo debe estar sobre tejido normal, no isquémico.

BÚSQUEDA DE LA ARTERIA CAUSANTE

Utilizando el método de eliminación de Jones, sabemos que la arteria circunfleja izquierda (ACx) no puede ser la causante, ya que no provoca elevación del segmento ST en las derivaciones V1-V3. Esto nos deja con la arteria coronaria derecha (ACD) o la arteria descendente anterior izquierda (DAI) como posibles candidatas. Sin embargo, ambas arterias pueden causar elevación del segmento ST en las derivaciones inferiores con elevación del segmento ST en las derivaciones precordiales anteriores. Aquí es donde usted pasa de ser un intérprete de ECG de nivel intermedio a uno de nivel avanzado...

Si se tratara de una oclusión de la arteria descendente anterior izquierda (ADA), tendría que ser una ADA de tipo 3 "circunfleja" para incluir las derivaciones II, III y aVF en la isquemia. Esto debería ser obvio para un intérprete de nivel intermedio. Sin embargo, una oclusión en esa ADA "circunfleja" proximal a D1 provocaría una elevación del segmento ST en las derivaciones basolaterales (derivaciones I y aVL), lo que anularía la elevación del segmento ST en las derivaciones inferiores. Cualquier elevación del segmento ST en esas derivaciones, si estuviera presente, sería mínima, y la derivación aVL no podría reaccionar de forma recíproca y tan drástica. Una arteria circunfleja izquierda podría proporcionar suficiente circulación a la zona basolateral para prevenir la isquemia, pero con elevación del segmento ST en todas las derivaciones, sugiero que no fue capaz de hacerlo.

Otro hallazgo que descarta la ADA como la arteria responsable y apunta más hacia la arteria coronaria derecha (ACD) es el patrón de progresión de la elevación del segmento ST en las derivaciones precordiales. Una oclusión de la ADA produce una elevación máxima del segmento ST en las derivaciones izquierdas (derivaciones V4-V6), mientras que un infarto del ventrículo derecho debido a una oclusión proximal de la ACD presenta una elevación máxima del segmento ST en las derivaciones precordiales derechas (V1-V3). Este ECG muestra el patrón de la ACD. Aquí hay un diagrama que ilustra las diferencias en los patrones de elevación del segmento ST de la ADA y la ACD en las derivaciones precordiales (V1-V4):

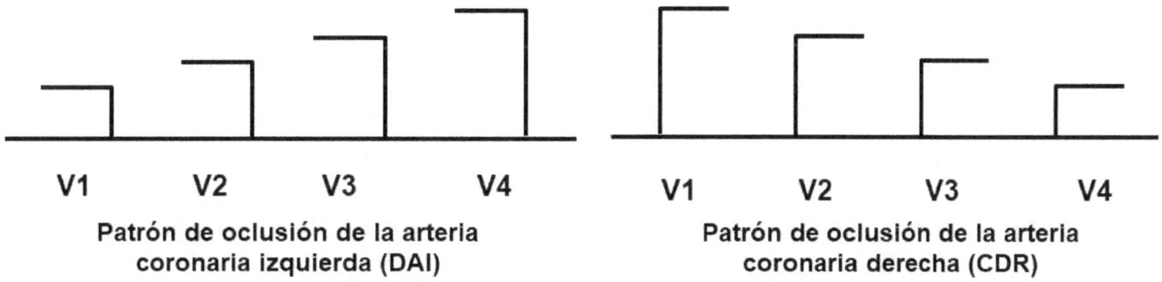

Figura 22-4

La arteria coronaria derecha (ACD) es la arteria culpable en este caso.

A menudo leerá que la elevación del segmento ST en las derivaciones precordiales durante un infarto del ventrículo derecho será máxima en la derivación V1 y luego disminuirá gradualmente hasta llegar a la derivación V4. Esa rara vez ha sido mi experiencia. Lo que veo con mayor frecuencia es una leve elevación del segmento ST en la derivación V1, seguida de una elevación máxima del segmento ST en la derivación V2, y luego una disminución gradual, como en el ECG anterior (Figura 22-3).

> **PERLA** | La elevación del segmento ST en las derivaciones inferiores causada por la oclusión de una arteria descendente anterior (DAI) "envolvente" suele ser leve. Las desviaciones del segmento ST tan dramáticas serían muy inusuales para una oclusión de una DAI tipo 3.

¿DÓNDE SE LOCALIZA LA OCLUSIÓN EN LA ARTERIA?

El patrón de elevación del segmento ST de la ACD en las derivaciones precordiales derechas establece automáticamente que la oclusión de la ACD es proximal a la rama marginal aguda. La rama marginal aguda es la última rama de la ACD completamente dedicada al ventrículo derecho; todas las ramas posteriores irrigan solo el ventrículo izquierdo.

BÚSQUEDA DE POSIBLES COMPLICACIONES

Revise "Búsqueda de posibles complicaciones" en el ECG n.° 1 al comienzo de este capítulo.

ANÁLISIS FINAL DEL ECG

Las elevaciones y depresiones del segmento ST no son los únicos problemas con este ECG. Indiqué otros dos problemas en la sección "BÁSICA" en la presentación de este ECG: la taquicardia sinusal y la superposición de la onda P sobre la onda T causada por un bloqueo AV de primer grado.

La taquicardia sinusal nunca es un hallazgo esperado durante un infarto agudo de miocardio. En cambio, muchos infartos de miocardio manifestarán bradicardia sinusal, especialmente los infartos de la pared inferior. Siempre considere la taquicardia sinusal como un mecanismo compensatorio para una crisis cardiovascular hipotensiva inminente.

Otro problema es la superposición del inicio de la onda P con la terminación de la onda T. En este caso, el ECG le está diciendo algo: le está diciendo que la sístole auricular está ocurriendo al mismo tiempo que la sístole ventricular. Eso significa que las aurículas están intentando contraerse contra las válvulas AV cerradas. La sangre en la aurícula izquierda debe ir a alguna parte, ¡pero hacia adelante no parece ser una opción en este caso! El paciente experimentará una regurgitación de sangre hacia los pulmones, lo que provocará disnea e hipoxia. La sangre en la aurícula derecha se acumulará en las venas cavas, manifestándose como ingurgitación yugular (IY) y/o un hígado pulsátil. Cuando la IY se produce debido a un problema aislado del corazón derecho, los campos pulmonares estarán despejados; si hay estertores o crepitantes en los pulmones junto con IY, entonces existe insuficiencia de ambos ventrículos.

El ECG muestra una oclusión proximal de la arteria coronaria derecha (ACD), manifestada por una isquemia transmural aguda de las paredes inferior, inferolateral y probablemente apicolateral del ventrículo izquierdo. Además, hay un infarto del ventrículo derecho. Es probable que este paciente ya esté experimentando un colapso cardiovascular. ¡Se trata de un infarto agudo de miocardio masivo! Con un tratamiento hábil, oportuno y adecuado, este paciente tiene una probabilidad de supervivencia no superior al 70%.

Ah... ¿mencioné que las oclusiones proximales de una ACD dominante son casos muy complejos y difíciles? ¿Qué opinas ahora?

ECG 3

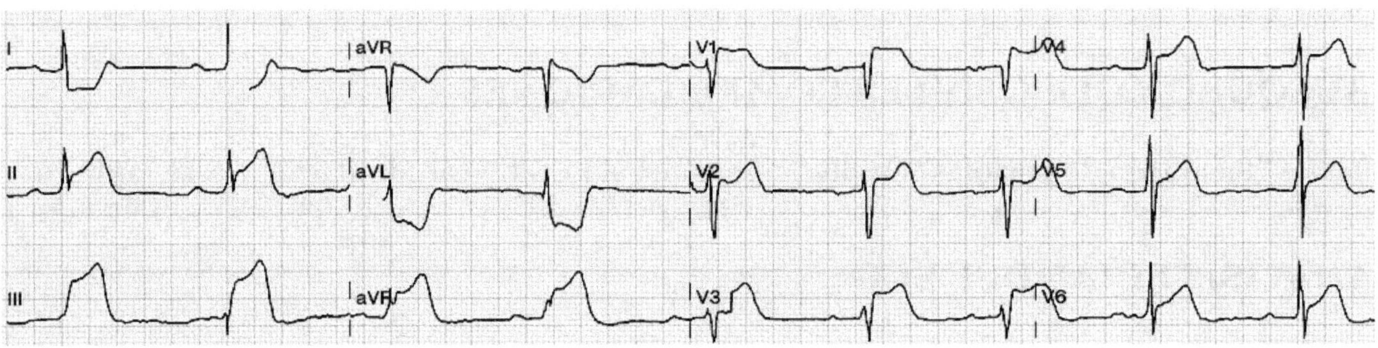

Figura 22-5

LO BÁSICO

El paciente es un hombre de 42 años que sufrió una convulsión tras un intenso esfuerzo deportivo. Se llamó a los paramédicos y se encontró al paciente pálido, diaforético y en estado de shock.

El ritmo en el primer ECG registrado es bradicardia sinusal con un bloqueo AV de primer grado.

BUSCANDO ELEVACIÓN DEL SEGMENTO ST EVIDENTE

Hay una elevación evidente del segmento ST en las derivaciones II, III, aVF y V1-V6.

BUSCANDO ELEVACIÓN SUTIL DEL SEGMENTO ST

Todas las elevaciones del segmento ST en este ECG son evidentes.

BUSCANDO ONDAS T HIPERAGUDAS

Se observaron ondas T hiperagudas en las derivaciones inferiores (derivaciones II, III y aVF) y en las derivaciones V1-V4. Sin embargo, estas ondas T hiperagudas ya han pasado (o están en proceso de transición) a una elevación del segmento ST. Las ondas T hiperagudas persisten en las derivaciones V5 y V6.

BUSCANDO DEPRESIÓN DEL SEGMENTO ST EN UN PATRÓN VASCULAR

Hay una depresión recíproca del segmento ST en el grupo basolateral (derivaciones I y aVL).

BUSCANDO LA ARTERIA CAUSANTE

La elevación del segmento ST en la derivación III es visiblemente mucho mayor que la elevación del segmento ST en la derivación II; por lo tanto, podemos suponer que la arteria coronaria derecha (ACD) es la arteria causante.

¿DÓNDE SE LOCALIZA LA OCLUSIÓN EN LA ARTERIA?

Al hablar del sitio de oclusión en la ACD, solo nos interesa un punto de referencia: la arteria marginal aguda. Si la oclusión es proximal a la arteria (o rama) marginal aguda, entonces habrá un infarto agudo del ventrículo derecho con todos sus riesgos, morbilidad y mortalidad. Si la oclusión es distal a la rama marginal aguda, no habrá infarto del ventrículo derecho.

La elevación del segmento ST en las derivaciones precordiales en el patrón de la ACD sugiere fuertemente una oclusión proximal a la rama marginal aguda. No parece haber isquemia inferolateral que cree una depresión del segmento ST en las derivaciones precordiales derechas que produzca fuerzas de cancelación. No se registraron derivaciones del lado derecho (V3R o V4R).

BUSCANDO POSIBLES COMPLICACIONES

Este infarto del ventrículo derecho ocurrió en una ACD dominante, ya que hay elevación del segmento ST en las derivaciones inferiores. Hay un bloqueo AV de primer grado, que podría representar una isquemia leve del nódulo AV debido a la oclusión, y hay bradicardia sinusal que podría deberse a una oclusión proximal a la arteria del nódulo SA (ubicada muy proximalmente en la arteria coronaria derecha). Sin embargo, ambos hallazgos son característicos de infartos agudos de miocardio de la pared inferior e inducidos por estimulación parasimpática, por lo que no asumo de inmediato que ninguno de ellos sea un resultado directo de isquemia del nódulo AV o auricular.

Consulte el ECG n.° 1 al comienzo de este capítulo para una discusión sobre las posibles complicaciones habituales.

ANÁLISIS FINAL DEL ECG

Este ECG representa una oclusión proximal aguda de la arteria coronaria derecha. Hay una isquemia transmural aguda de la pared inferior del ventrículo izquierdo y un infarto del ventrículo derecho. Este infarto agudo de miocardio se presentó inicialmente como una "convulsión". Esto se observa ocasionalmente. Pero, ¿qué causó la "convulsión"? Lo primero a considerar sería una pérdida repentina de presión arterial suficiente para causar pérdida del conocimiento. Esto no tiene por qué ser repentino: la hipotensión podría haber comenzado minutos antes y finalmente haber alcanzado un punto en el que la circulación cerebrovascular ya no pudo compensar.

Lo más probable es que la hipotensión haya causado el colapso, pero ¿qué causó la hipotensión? Podría deberse a un colapso cardiovascular causado por el infarto del ventrículo derecho, o podría haber sido causado por una arritmia ventricular repentina (taquicardia/fibrilación ventricular). Recuerde: se trata de un infarto agudo de miocardio, y las taquiarritmias ventriculares son más probables durante las primeras dos horas del inicio de la oclusión y aproximadamente tres o cuatro días después.

Observe las derivaciones V2 y V3. ¿Hay algo que le parezca inusual en estas dos derivaciones? Aunque se dice que el patrón de la arteria coronaria derecha manifiesta una elevación máxima del segmento ST en la derivación V1 con una disminución progresiva hasta la derivación V4, la elevación precordial del segmento ST en este ECG parece disminuir, luego aumentar y luego disminuir nuevamente. El patrón esperado estaría presente si intercambiáramos los electrodos de las derivaciones V2 y V3. Intercambiar inadvertidamente estas dos derivaciones es bastante común.

ECG 4

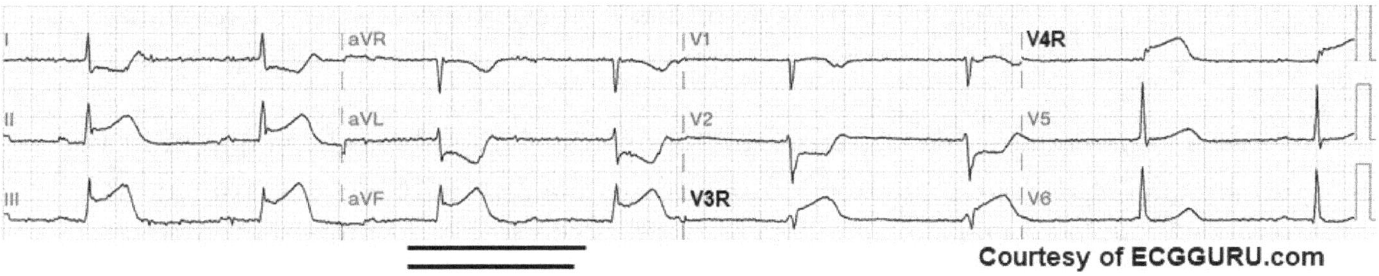

Figura 22-6

LO BÁSICO

La única información sobre la historia clínica de esta paciente es que se trata de una mujer anciana con dolor torácico. El ECG fue registrado por paramédicos en el lugar de los hechos, quienes fueron muy perspicaces y reconocieron la posibilidad de un infarto de miocardio del ventrículo derecho... de ahí las derivaciones derechas.

El ritmo es sinusal con un probable bloqueo AV de tercer grado. El ritmo de escape de la unión es de 50 latidos/minuto, y la frecuencia sinusal es ligeramente más rápida.

BÚSQUEDA DE ELEVACIÓN DEL SEGMENTO ST EVIDENTE

Hay una elevación evidente del segmento ST en las derivaciones II, III, aVF, V3R y V4R (y un reconocimiento a quienes registraron este ECG por indicar el cambio en las derivaciones, lo cual a menudo no se hace).

BÚSQUEDA DE ELEVACIÓN SUTIL DEL SEGMENTO ST

¿Podría haber una elevación sutil del segmento ST en la derivación V1? En este caso particular... probablemente. Sin embargo, al interpretar las derivaciones V1-V3, siempre surge la pregunta:

¿se debe tener en cuenta la cantidad "normal" de elevación del segmento ST que suele estar presente en esas derivaciones, incluso sin hipertrofia ventricular izquierda?

La respuesta es: si hay dolor torácico, la situación ha cambiado a menos que se disponga de un ECG previo reciente para comparar. Esa "cantidad normal de elevación del segmento ST" se determinó en hombres sanos y normales sin quejas cardiovasculares.

BÚSQUEDA DE ONDAS T HIPERAGUDAS

Las derivaciones V3R y V4R muestran isquemia de grado 3 y ondas T hiperagudas que han evolucionado a elevación del segmento ST. Las derivaciones II, III y aVF tienen ondas T hiperagudas que ahora parecen estar evolucionando a elevación del segmento ST. Con la elevación del segmento ST, la presencia o ausencia de ondas T hiperagudas se vuelve irrelevante.

> **PERLA** | Las ondas T hiperagudas son fenómenos subendocárdicos que indican un área del miocardio en la que la isquemia está a punto de volverse transmural, ¡pero aún no lo es! La elevación del segmento ST indica una isquemia transmural completa.

BÚSQUEDA DE DEPRESIÓN DEL SEGMENTO ST EN UN PATRÓN VASCULAR

Hay depresión del segmento ST en las derivaciones I y aVL. Estas derivaciones forman el grupo basolateral y son recíprocas al grupo inferior (derivaciones II, III y aVF).

También hay depresión del segmento ST en la derivación V2. Superficialmente, esto parecería ser una derivación aislada... ¡pero no lo es! Forma parte del grupo anterior (derivaciones V1-V3). No se puede observar el descenso del segmento ST en las derivaciones V1 y V3 debido a la superposición de la elevación del segmento ST causada por un infarto del ventrículo derecho concomitante.

Típicamente, durante un infarto inferolateral (anteriormente "posterior"), la derivación V1 manifestará un descenso del segmento ST de leve a moderado, y la derivación V2 manifestará el mayor descenso del segmento ST de las tres derivaciones. La derivación V3 mostrará un descenso del segmento ST igual o ligeramente mayor que el descenso del segmento ST en la derivación V1. Cuando la elevación del segmento ST de un infarto del ventrículo derecho se superpone a estos descensos del segmento ST, la derivación V1 a menudo aparece isoeléctrica, la derivación V2 continúa manifestando descenso del segmento ST, mientras que la derivación V3 puede manifestar descenso del segmento ST o una línea de base isoeléctrica.

BÚSQUEDA DE LA ARTERIA CAUSANTE

La pregunta es: ¿la arteria causante es la coronaria derecha (ACD) o la circunfleja izquierda (ACx)? Ya sabemos que existe un infarto del ventrículo derecho concomitante; en teoría, una oclusión de la ACx puede provocar un infarto del ventrículo derecho, pero las probabilidades de encontrar uno son insignificantes. Además, la elevación del segmento ST en la derivación III es visiblemente mayor que la elevación del segmento ST en la derivación II. Si bien este hallazgo no es 100% preciso (como ya se observó anteriormente en este libro), sigue siendo un indicador razonable de la arteria causante.

La arteria causante es una coronaria derecha dominante.

¿DÓNDE SE LOCALIZA LA OCLUSIÓN EN LA ARTERIA?

Para que una oclusión de la arteria coronaria derecha (ACD) provoque un infarto del ventrículo derecho, la oclusión debe producirse dentro o proximal a la arteria marginal aguda. Cuando hay una oclusión de la ACD, es fundamental determinar de inmediato si la oclusión se produjo proximal o distal a la arteria marginal aguda. Si es proximal, habrá un aumento significativo de la morbilidad y la mortalidad; si es distal, la morbilidad y la mortalidad serán menores.

Es importante que, cuando haya elevación del segmento ST en al menos dos de las derivaciones inferiores (derivaciones II, III y aVF), se registre inmediatamente un ECG del lado derecho. Si sus técnicos de ECG están capacitados para reconocer las elevaciones del segmento ST en el grupo inferior, establezca un protocolo que les permita registrar un ECG del lado derecho de inmediato.

> **PERLA** | ¿Por qué es tan importante registrar inmediatamente un ECG del lado derecho? Porque las paredes del ventrículo derecho tienen solo un tercio del grosor de las del ventrículo izquierdo. Una isquemia transmural puede progresar a un infarto transmural mucho más rápidamente que en el ventrículo izquierdo. La elevación del segmento ST, diagnóstica de un infarto del ventrículo derecho, desaparecerá cuando esto ocurra. Esto puede suceder en un plazo de 8 a 12 horas después de la oclusión.

BUSCANDO POSIBLES COMPLICACIONES

Ya existe un probable bloqueo AV de tercer grado. Afortunadamente para este paciente, un ritmo de escape de la unión produce un latido cardíaco normal (sin bloqueo ni retraso de la conducción intraventricular, es decir, sin bloqueo de rama) a una frecuencia suficiente (aunque ciertamente no óptima) para mantener la función de los órganos vitales. Si se pierde el ritmo de escape de la unión, el corazón tendría que depender de un ritmo de escape ventricular que puede o no aparecer. Si aparece un ritmo de escape ventricular, puede o no continuar. Y si continúa, puede o no ser suficiente para mantener la vida. Afortunadamente, los ritmos de escape de la unión son más fiables.

Consulte el ECG n.° 1 para una discusión sobre las posibles complicaciones habituales.

ANÁLISIS COMPLETO FINAL DEL ECG

Este paciente ha sufrido una oclusión de una arteria coronaria derecha dominante proximal a la arteria marginal aguda. Esto ha provocado un infarto de miocardio de la pared inferior, un infarto inferolateral y un infarto del ventrículo derecho. Una de las primeras cosas que notamos en este ECG fue que parecía haber una disociación AV, pero una disociación AV muy inusual. Analicemos esto con más detalle...

Normalmente, cuando hay una disociación AV simple, la frecuencia ventricular es más rápida que la frecuencia auricular. Esto se debe a que la mayoría de las disociaciones AV, no asociadas con un bloqueo AV de tercer grado, son causadas por una desaceleración del nodo sinusal, pausas prolongadas durante el ritmo sinusal o un marcapasos de escape de la unión o ventricular anormalmente activo. Durante un bloqueo AV de tercer grado, la frecuencia auricular suele ser más rápida que la ventricular. No hay problema con el ritmo sinusal, pero el bloqueo ha provocado un ritmo de escape ventricular a una frecuencia más lenta. Pero en este ECG, vemos una bradicardia sinusal con un ritmo de escape de la unión aún más lento. ¿Cómo es posible?

Lo primero que debemos hacer es comprender exactamente qué vasos se ven afectados por la oclusión proximal de una arteria coronaria derecha dominante (sabemos que es dominante porque, de lo contrario, no podría haber una elevación del segmento ST tan marcada en las derivaciones inferiores). Una oclusión proximal también podría estar proximal a la arteria del nodo SA. La "arteria del nodo SA" es un término algo impreciso, ya que también irriga la mayor parte de la aurícula derecha. Si bien una oclusión proximal a esta arteria podría, en teoría, provocar una bradicardia sinusal moderada, es más probable que cause arritmias auriculares más patológicas: pausas sinusales, diversos bloqueos SA, paro sinusal o fibrilación auricular. ¿Qué más podría causar una bradicardia sinusal? La estimulación parasimpática podría desplazar el foco de marcapasos dentro del nodo SA a la parte inferior del nodo, que es más sensible a la estimulación parasimpática y podría provocar bradicardia sinusal. Las ondas P finalmente desaparecen para reaparecer al final del ECG. Por lo tanto, aunque el ritmo sinusal es muy lento e inestable, el ritmo de escape de la unión, también muy lento, sigue siendo más rápido. Y hay disociación AV con ondas P que deberían haberse conducido, pero no lo hicieron. Esa es la esencia de un bloqueo AV de tercer grado.

Una oclusión proximal a la arteria del nodo AV (que es el caso aquí) podría provocar isquemia del nodo con retrasos en la conducción, bloqueo AV de primer grado, bloqueo AV de Mobitz I o incluso bloqueo AV de tercer grado, que probablemente será temporal.

ECG 5

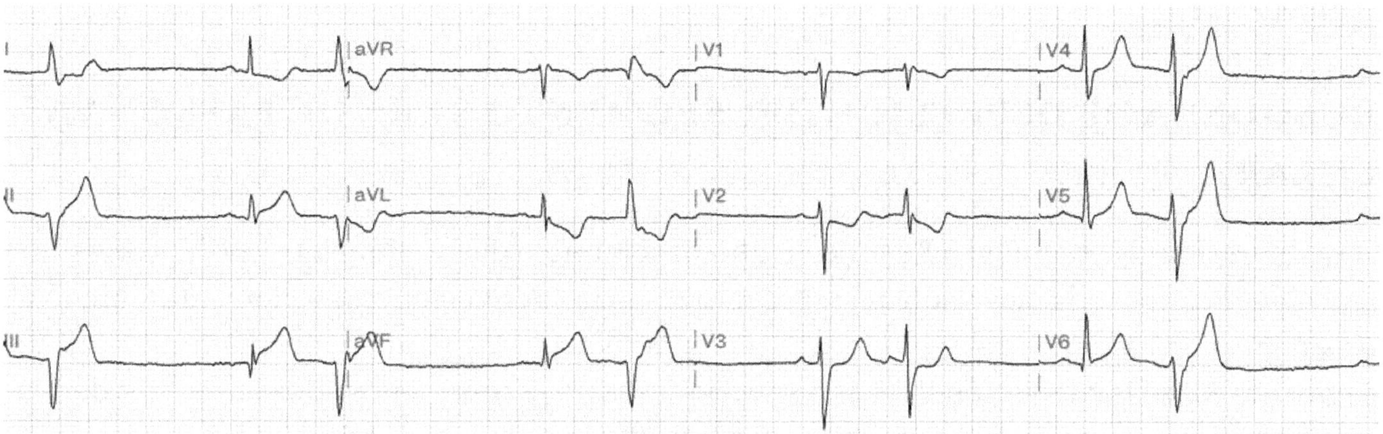

Figura 22-7

LO BÁSICO

Se trata de un hombre de 67 años que se quejaba de dolor en el pecho. Fue trasladado al hospital por paramédicos, y se registraron los tres ECG durante ese trayecto de 22 minutos. Menos de una semana antes, se le había realizado un cateterismo cardíaco, angioplastia e implante de stents (¡vasos con stents desconocidos!). Falta mucha información: ¿fue el cateterismo cardíaco por una oclusión, o fue un cateterismo electivo por angina recurrente? ¿Se abrieron algunas oclusiones o se colocaron stents en algunas estenosis importantes? Por supuesto, nos gustaría saber qué arterias recibieron stents.

El ritmo es bradicardia sinusal con bigeminismo ventricular. La mayoría de los casos de bigeminismo ventricular, si bien son definitivamente anormales, no suelen ser motivo de alarma ni de hospitalización inmediata. Sin embargo, cuando ocurre en el contexto de dolor torácico y elevación del segmento ST, SÍ es motivo de gran preocupación, como verá.

BÚSQUEDA DE ELEVACIÓN DEL SEGMENTO ST EVIDENTE

Hay una elevación evidente del segmento ST en las derivaciones II, III y aVF.

BÚSQUEDA DE ELEVACIÓN SUTIL DEL SEGMENTO ST

Hay una elevación sutil del segmento ST en las derivaciones V5 y V6.

BÚSQUEDA DE ONDAS T HIPERAGUDAS

Las ondas T hiperagudas en las derivaciones II, III y aVF están en transición a elevación del segmento ST.

BÚSQUEDA DE DEPRESIÓN DEL SEGMENTO ST EN UN PATRÓN VASCULAR

Hay depresión del segmento ST en el grupo basolateral (derivaciones I y aVL), que es una reacción recíproca a la elevación del segmento ST en las derivaciones inferiores. También hay una depresión evidente del segmento ST en la derivación V2 y una depresión muy sutil del segmento ST en la derivación V3. Las derivaciones V2 y V3 representan dos de las tres derivaciones del grupo anterior. La derivación restante, V1, no presenta desviación del segmento ST. Con un segmento ST normal en la derivación V1 y una depresión evidente del segmento ST en la derivación V2, tenemos suficiente información para sospechar fuertemente un infarto de miocardio del ventrículo derecho.

BÚSQUEDA DE LA ARTERIA CAUSANTE

Cuando hay múltiples casos de ectopia ventricular en un ECG, y, como en este caso, en cada derivación, debe tener cuidado al comprender qué complejos está utilizando para determinar la arteria causante. Si bien tanto los latidos normales como los ectópicos pueden proporcionar información valiosa, siempre comience examinando los latidos normales. "Normal" se refiere a los complejos QRS producidos por un impulso supraventricular sin ningún retraso en la conducción intraventricular, es decir, sin bloqueo de rama. Al observar los latidos "normales", vemos que la elevación del segmento ST en la derivación III es mayor que la elevación del segmento ST en la derivación II. Esto hace que sea mucho más probable que la arteria coronaria derecha (ACD) sea la arteria responsable. Si bien este método para diferenciar entre la ACD y la arteria circunfleja izquierda (ACx) no es 100% preciso, es suficiente para nosotros (simplemente no se sorprendan en esos casos muy infrecuentes en los que conduzca a una conclusión incorrecta).

¿Pueden los latidos ectópicos ventriculares ayudarnos en este caso? Es muy posible. Primero, un poco de contexto: los electrocardiogramas que registramos e interpretamos se llaman levocardiogramas. Debido a la preponderancia del ventrículo izquierdo sobre el ventrículo derecho en tamaño, la mayor parte de lo que vemos en el ECG refleja el ventrículo izquierdo, de ahí el prefijo "levo-". Sin embargo, cuando se produce un bloqueo de rama o una ectopia ventricular, podemos obtener una visión única de lo que sucede en cada ventrículo por separado. ¿Qué tienen en común un bloqueo de rama y un latido ectópico ventricular? En ambos casos, un ventrículo se despolariza después del otro en lugar de despolarizarse simultáneamente. Cuando los ventrículos se activan sucesivamente, a veces podemos ver cosas que habrían estado ocultas u oscurecidas cuando ambos ventrículos se activaban simultáneamente. Vemos una elevación evidente del segmento ST en las derivaciones II, III y aVF tanto en los latidos ectópicos como en los normales. En otros ECG, los latidos normales pueden no mostrar desviación del segmento ST, mientras que un complejo ventricular prematuro puede revelar una desviación aguda del segmento ST isquémica. Siempre revise cualquier latido ectópico en busca de pistas.

¿DÓNDE SE LOCALIZA LA OCLUSIÓN EN LA ARTERIA?

Aquí hay un infarto de miocardio del ventrículo derecho, por lo que la oclusión debe estar proximal a la arteria marginal aguda.

BUSCANDO POSIBLES COMPLICACIONES

En lugar de limitarme a hablar sobre posibles complicaciones, les mostraré algunas:

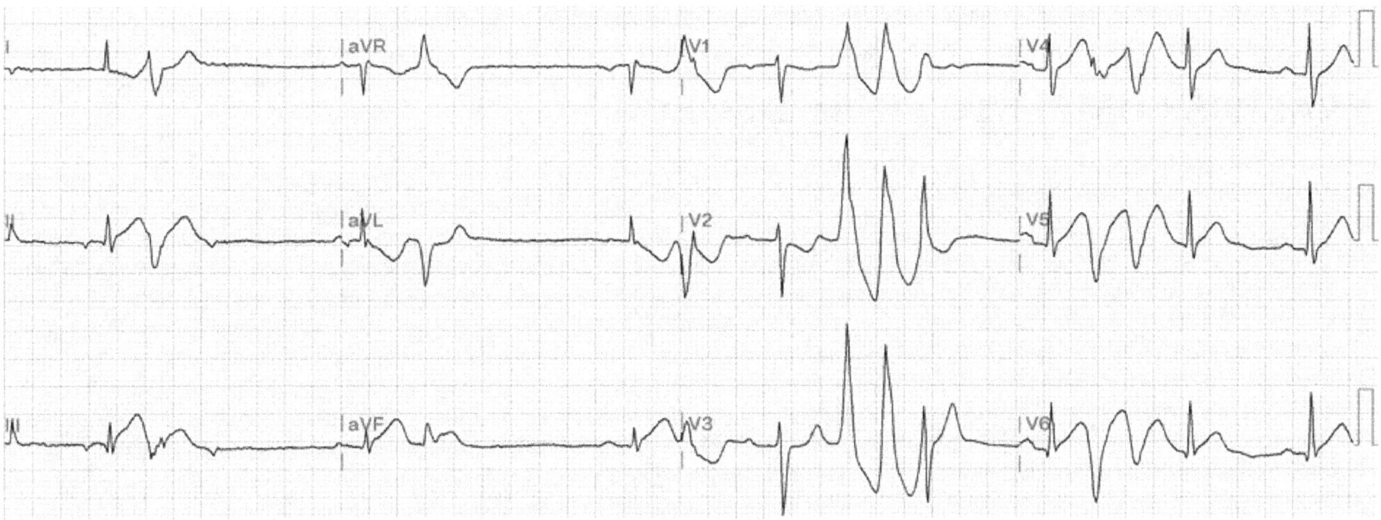

Figura 22-8

Como ya dije, siempre hay que estar alerta cuando se observa ectopia ventricular en el ECG de un paciente con dolor torácico. Este paciente comenzó a presentar episodios cortos de taquicardia ventricular. Esta situación, muy peligrosa, podría derivar en taquicardia ventricular sostenida o fibrilación ventricular en cualquier momento. Además, quiero que comparen los intervalos de acoplamiento en la Figura 22-8 con los de la Figura 22-7. (Un intervalo de acoplamiento es el intervalo desde el inicio de un QRS normal hasta el inicio del QRS ectópico que le sigue). Los intervalos de acoplamiento en la Figura 22-8 se han acortado considerablemente. Observen dónde aparecen ahora los latidos ectópicos: ¡en la pendiente descendente de la onda T anterior! Este es un entorno ideal para la torsade de pointes.

Sin embargo, el breve episodio de taquicardia ventricular no es torsade de pointes. Este episodio comienza durante la fase 4, después del final de la onda T. La torsade de pointes comienza durante la fase 2 del potencial de acción (el segmento ST) o la fase 3 (la onda T). Para más información sobre este tema, lean mi libro "Familiarizándose con las taquicardias de complejo ancho: ¡Un manual para quienes se confunden con el electrocardiograma!".

En este momento también se manifiesta otra alteración del ritmo. Observando las derivaciones II y III, verán un par de ondas P negativas e invertidas. Estas ondas P retrógradas no están presentes de forma constante, ni siquiera en esas derivaciones. Si nos fijamos aún más de cerca en la derivación V3, veremos dos ondas P claramente diferentes. Esto probablemente representa un marcapasos auricular errante, que a veces ocurre cuando hay un exceso de actividad parasimpática, lo cual no es inusual con una oclusión de la arteria coronaria derecha. Sin embargo, deben aparecer tres morfologías de onda P diferentes en la misma derivación para diagnosticar correctamente un marcapasos auricular errante. Esta arritmia generalmente se reconoce en una tira de ritmo, pero no hay ninguna en este trazado de ECG porque la máquina utilizada era un registrador de ECG de tres canales. Por lo tanto, solo podemos sospechar un marcapasos auricular errante. Desafortunadamente, no podemos estar seguros de la frecuencia sinusal debido a la interferencia de las pausas post-ectópicas y la falta de dos ondas P consecutivas de la misma morfología sin una pausa intermedia.

ANÁLISIS COMPLETO FINAL DEL ECG

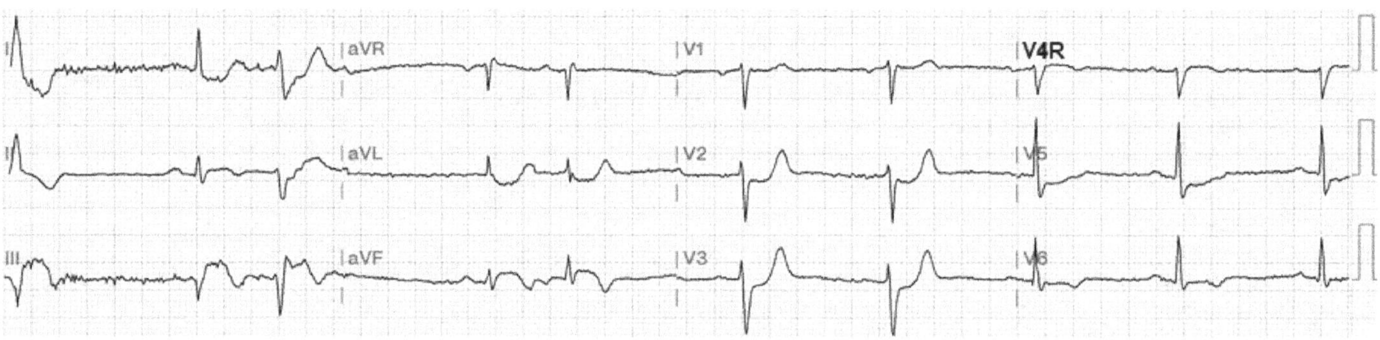

Figura 22-9

En este ECG, registrado en el mismo paciente durante el transporte, vemos el comienzo de la resolución del desequilibrio entre el suministro y la demanda de oxígeno. Los segmentos ST aún están elevados, pero las ondas T comienzan a invertirse. También hay una onda Q de aspecto patológico en la derivación III. La depresión del segmento ST "sutil" en la derivación V3 que vimos en el primer ECG (Figura 22-) ahora es bastante obvia. La derivación V4R confirma el infarto de ventrículo derecho con una elevación del segmento ST muy leve (lo que sugiere que la isquemia aguda casi ha terminado en el ventrículo derecho). Si observamos el grupo anterior (derivaciones V1-V3), vemos el patrón clásico que indica un infarto de ventrículo derecho superpuesto a un infarto inferolateral: un segmento ST isoeléctrico en la derivación V1 con depresiones del segmento ST en las derivaciones V2 y V3 (pero de forma más consistente en la derivación V2). No olviden ese patrón: sugiere fuertemente la presencia de tres áreas isquémicas: el ventrículo derecho, la región inferolateral y la pared inferior del ventrículo izquierdo.

Entonces... ¿cómo está terminando esta isquemia? El paciente aún no ha llegado al hospital y no ha recibido ningún trombolítico. ¿Ha progresado la isquemia a infarto? ¿Es por eso que la derivación III tiene una onda Q? Este ECG (Figura 22-) se registró aproximadamente 20 minutos después del primer contacto médico. Eso sería demasiado rápido para completar un infarto de miocardio. Observen que antes me referí a una "resolución del desequilibrio entre el suministro y la demanda de oxígeno". No dije "infarto".

Hemos aprendido en los últimos años, y especialmente desde el artículo clásico de Wellens sobre lo que ahora llamamos "Síndrome de Wellens", que el inicio de la isquemia aguda no siempre progresa inexorablemente a infarto. La arteria responsable puede sufrir una o más reperfusiones espontáneas antes de que finalmente se produzca un infarto. Eso es exactamente lo que sucede durante el Síndrome de Wellens, y es probable que sea lo que ha ocurrido aquí. Veinte minutos es demasiado rápido para pasar de la isquemia a un infarto completo. Cuando alguien sufre una oclusión repentina y completa de una arteria coronaria principal, como la coronaria izquierda principal o la descendente anterior proximal, e inmediatamente muere, ¡no murió de un infarto! La muerte fue causada por una fibrilación ventricular repentina. En cualquier caso, no fue causada por un infarto transmural completo que ocurriera en segundos o minutos.

¿Qué pasa con las ondas Q? Mi respuesta es: "¿Y qué pasa con ellos? ¿Me conciernen? En estas circunstancias, no... ¡en absoluto!". Se ha demostrado en múltiples estudios que más del 50% de los pacientes que se someten a un ECG dentro de la hora posterior al inicio de sus síntomas ya presentan ondas Q. Estas no son ondas Q de infarto. Son ondas Q causadas por una conducción lenta a través del miocardio isquémico (pero aún viable). Sin tratamiento, las ondas Q de infarto suelen aparecer entre 10 y 12 horas después del inicio de los síntomas.

Últimamente, se ha debatido mucho en la literatura médica sobre la fiabilidad del recuerdo del paciente respecto al momento del inicio de los síntomas. En general, diría que es fiable... pero a veces la naturaleza puede engañar al paciente. Un paciente que ha estado experimentando angina inestable con frecuencia e intensidad crecientes puede confundir qué episodio fue angina y cuál fue el inicio real de la isquemia transmural, un error comprensible. Deje que el ECG le indique la gravedad de la isquemia.

Lectura recomendada

Cecconi A, Bartol EG, Bastante T, et al. Anterior ST-segment elevation secondary to right coronary occlusion: the sheep in wolf's clothing. J Electrocardiol. 2018;51:935–937.

Cohn, J N,MD, et al. Right Ventricular Infarction – Clinical and Hemodynamic Features. The American Journal of Cardiology. February 1974; Volume 33, 209 – 214.

Devitt, P, Gaine, S, Magdy, J. et al. Nondominant Right Coronary Artery Occlusion: Small Vessel, Dramatic Sequelae. J Am Coll Cardiol Case Rep. 2022 Feb, 4 (3) 156–160.https://doi.org/10.1016/j.jaccas.2021.12.017

Fiol M, Cygankiewicz I, Carrillo A, et al. Value of electrocardiographic algorithm based on "ups and downs" of ST in assessment of a culprit artery in evolving inferior wall acute myocardial infarction. Am J Cardiol. 2004;94(6):709-714.

Forman MB, et al. Electrocardiographic Changes Associated With Isolated Right Ventricular Infarction. JACC Vol. 4. No.3; September 1984: 640-3.

García-Niebla J, et al. Letter to the Editor: Electrocardiographic Diagnosis of Right Ventricular Infarction by Proximal Occlusion of a Very Dominant Right Coronary Artery. The American Journal of Medicine, Vol 129, No 6, June 2016.

Kakouros N, Cokkinos DV. Right ventricular myocardial infarction: pathophysiology, diagnosis, and management. Postgrad Med J. 2010;86:719–728.

Kim SE, Lee JH, Park DG, Han KR, Oh DJ. Acute Myocardial Infarction by Right Coronary Artery Occlusion Presenting as Precordial ST Elevation on Electrocardiography. Korean Circ J. 2010 Oct;40(10):536-8.

Kinch JW, Ryan TJ. Right ventricular infarction. N Engl J Med. 1994;330:1211–1217.

Nagam MR, Vinson DR, Levis JT. ECG diagnosis: Right ventricular myocardial infarction. Perm J 2017;21:16-105. DOI: https://doi.org/10.7812/TPP/16-105.

Robalino BD, et al. Electrocardiographic manifestations of right ventricular infarction. American Heart Journal; July, 1989; Vol118(1); 138-144.

Wong C-K, et al. Prognostic Value of Lead V1 ST Elevation During Acute Inferior Myocardial Infarction. Circulation. 2010;122: 463-469.

Woo JW, et al. Isolated right ventricle infarction. Singapore Med J. 2019; 60:3; 124-129.

Zheng J, Lin J, Shen N, Qu B. Proximal complete occlusion of right coronary artery presenting with precordial ST-segment elevation: A case report. Medicine (Baltimore). 2016 Oct;95(41):e5113.

Reproducido del blog de ECG del Dr. Smith

Los siguientes electrocardiogramas se reproducen con la amable autorización del Dr. Stephen W. Smith. Puede encontrar estos y otros casos muy interesantes y educativos en su blog (Blog de ECG del Dr. Smith) en: https://hqmeded-ecg.blogspot.com/

Figura 22-1
Fecha: martes, 30 de mayo de 2023
"Chest pain and shock: Is there a right ventricular OMI on this ECG? And should he undergo transcutaneous pacing?"

Figura 22-3
Fecha: sábado 6 de junio de 2020
"50-something with STEMI and hypotension: What is the infarct artery?"

Figura 22-4
Fecha: lunes, 7 de octubre de 2019
"A 40-Something male with a "Seizure," Hypotension, and Bradycardia"

23

Isquemias e infartos problemáticos

¡Las crueles jugarretas que el corazón puede jugarte!

El corazón puede jugarnos malas pasadas a la hora de interpretar los electrocardiogramas. Les mostraré algunas de ellas para que eviten llegar a un diagnóstico incorrecto. Estas trampas pueden consistir en ocultar información, crear distracciones o incumplir reglas que generalmente consideramos fiables. ¡Empecemos!

TRUCO 1

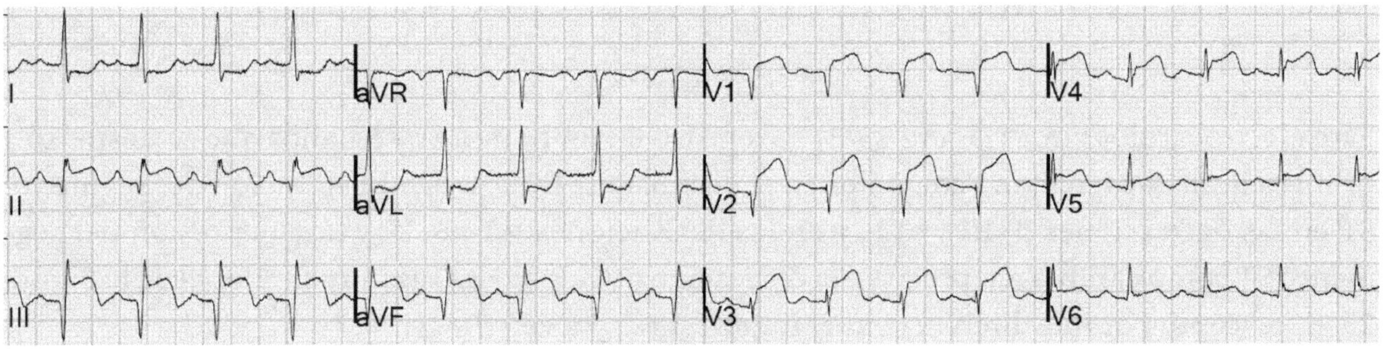

Figura 23-1

Este ECG (Figura 23-1) se registró en una mujer de unos 50 años que presentaba dolor torácico retroesternal. ¿Qué ha sucedido aquí?

Hay una taquicardia sinusal leve con un bloqueo AV de primer grado muy prominente.

> **PERLA |** Siempre hay que estar alerta ante una taquicardia sinusal con un bloqueo AV de primer grado. En primer lugar, si la frecuencia cardíaca aumenta o el intervalo PR se prolonga aún más, la onda P puede superponerse a la onda T y desencadenar una serie de latidos no conducidos y alteraciones del ritmo que pueden resultar muy difíciles de interpretar. Una de las arritmias más difíciles que he intentado diagnosticar resultó ser simplemente un bloqueo AV de primer grado con taquicardia sinusal. En segundo lugar, si el paciente tiene reservas cardiopulmonares limitadas, la superposición de la sístole auricular sobre la sístole ventricular puede provocar una dificultad respiratoria muy importante.

Hay elevación del segmento ST en las derivaciones II, III y aVF, y en las derivaciones V1-V6. Hay depresión recíproca del segmento ST en las derivaciones I y aVL, lo cual es esperable dada la elevación del ST en las derivaciones inferiores. No se registraron derivaciones posteriores, por lo que no sabemos si hay cambios recíprocos en las derivaciones V7-V9, aunque cabría esperarlos. La elevación del segmento ST en las derivaciones precordiales es máxima en V1-V3 y luego disminuye rápidamente en las derivaciones V4-V6. En un momento, les pediré un diagnóstico, pero antes, quiero mostrarles otro ECG:

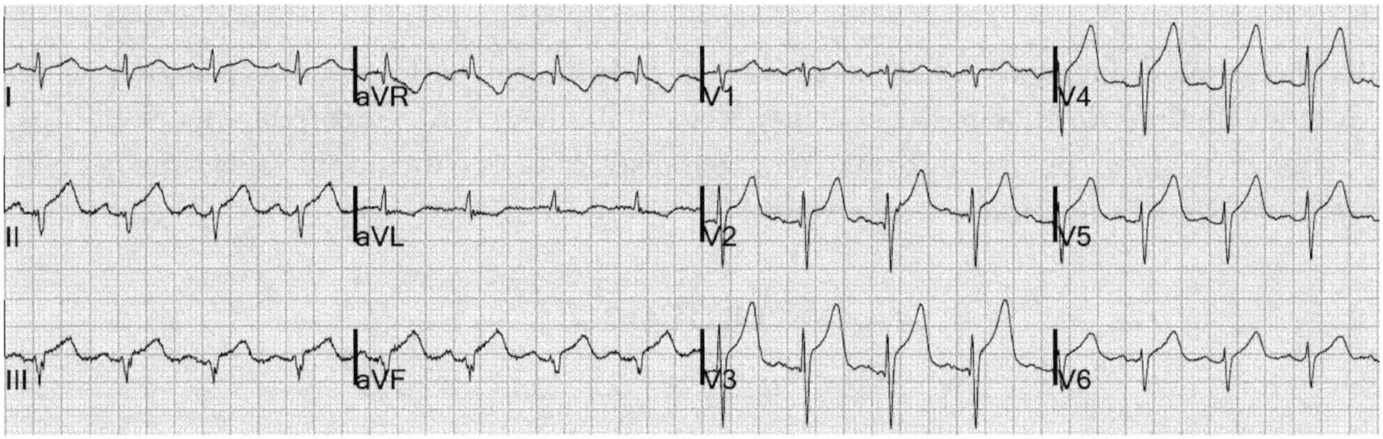

Figura 23-2

Este electrocardiograma (Figura 23-2) se registró en un hombre de 54 años que se despertó a primera hora de la mañana con dolor en el pecho. Este ECG presenta elevación del segmento ST en las derivaciones II, III y aVF, y en las derivaciones V2-V6. Hay una depresión del segmento ST como cambio recíproco en la derivación aVL. Este ECG es muy similar al de la Figura 23-1... ¡excepto por una diferencia muy importante! ¿La ve?

Observe la progresión de las elevaciones del segmento ST en las derivaciones precordiales en cada ECG. En la Figura 23-1, la predominancia de la elevación del segmento ST en las derivaciones precordiales derechas es muy llamativa, mientras que en la Figura 23-2, la progresión de la elevación del segmento ST hacia la izquierda es igualmente llamativa. ¿Cuál es la diferencia? La diferencia radica en que un ECG muestra una oclusión proximal de la arteria coronaria derecha (ACD), mientras que el otro manifiesta una oclusión de la arteria descendente anterior izquierda (ADA) justo distal a la primera rama diagonal (D1).

La oclusión de la ACD provocó un infarto del ventrículo derecho, manifestado por elevación del segmento ST en las derivaciones inferiores y en las derivaciones precordiales derechas. El hecho de que haya elevación del segmento ST en las derivaciones inferiores nos indica que se trata de una ACD dominante. Sin embargo, una oclusión proximal de la ACD causará un infarto del ventrículo derecho, independientemente de si la ACD es dominante o no. Incluso cuando la ACD no es dominante, una oclusión aún puede provocar cierta elevación del segmento ST en las derivaciones inferiores porque la pared libre (anterolateral) del ventrículo derecho se encuentra en la superficie del diafragma. (Si la ACD no es dominante, TODAS las oclusiones son "proximales"). En la vida real, la arteria marginal aguda desciende y recorre la parte inferior del corazón (véase el Capítulo 8, Figura 8-2). Por lo tanto, todavía es posible que haya una corriente de lesión que se desplace inferiormente hacia el electrodo del pie izquierdo, lo que resulta en una elevación del segmento ST en las derivaciones inferiores.

La oclusión de la ADA de tipo 3 ha causado isquemia anterolateral e isquemia inferior, lo que resulta en elevación del segmento ST en las derivaciones inferiores y en las derivaciones V2-V6. Dado que la oclusión fue distal a D1, que irriga el área basolateral cubierta por las derivaciones I y aVL, la derivación aVL pudo reaccionar recíprocamente a la isquemia inferior. Quizás le interese revisar el concepto de cancelación de fuerzas en el Capítulo 12, página 96. Si la oclusión hubiera sido proximal a D1, el área basolateral también habría estado isquémica e incapaz de reaccionar recíprocamente. Esto se debe a que las corrientes de lesión de las paredes inferior y basolateral habrían apuntado en direcciones opuestas. En lugar de actuar recíprocamente, las fuerzas se habrían cancelado entre sí.

PERLA | Considere esto: el 75-80% de todas las arterias descendentes anteriores izquierdas son arterias "circunflejas", que irrigan la pared anterolateral del ventrículo izquierdo y el 25% o más de su pared inferior. ¿Qué sucede cuando una de estas arterias descendentes anteriores izquierdas se ocluye proximalmente a la rama D1, produciendo isquemia en las paredes basolateral e inferior? Nuevamente, las dos áreas producirán vectores de lesión que apuntan en direcciones opuestas. Ahora, aquí está la parte importante: una oclusión de la arteria descendente anterior izquierda proximal a D1 creará un área de riesgo muy grande, pero... los vectores de lesión que viajan en direcciones opuestas pueden cancelarse completamente entre sí, de modo que prácticamente no hay elevación del segmento ST en las derivaciones inferiores y poca o casi ninguna elevación del segmento ST en las derivaciones basolaterales. Por lo tanto, se producirá un infarto de miocardio muy peligroso y letal con muy poca evidencia electrocardiográfica de su presencia. Y no lo olvide: ¡la arteria descendente anterior izquierda de tipo 3 es, con diferencia, el tipo más común de arteria descendente anterior izquierda!

A menudo se dice que cuando hay elevación del segmento ST en las derivaciones inferiores con depresión del segmento ST en la derivación aVL, el cambio recíproco en la derivación aVL confirma el diagnóstico de una oclusión de la arteria coronaria derecha. Lo vemos en la Figura 23-1. Pero el ECG de la Figura 23-2 también presenta elevación del segmento ST en todas las derivaciones inferiores con una depresión recíproca del segmento ST en la derivación aVL... causada por una oclusión de la arteria descendente anterior izquierda de tipo 3 distal a D1. Por lo tanto, esta "regla" no es 100% fiable.

Ahora, compare la elevación del segmento ST en las derivaciones inferiores en ambos ECG. Aunque la arteria descendente anterior izquierda ocluida manifiesta elevación del segmento ST en las derivaciones inferiores, esa elevación suele ser de amplitud leve a moderada debido a las fuerzas opuestas en las derivaciones anterolaterales cuando la oclusión es proximal a D1 y al hecho de que se ve afectada una menor porción de la pared inferior. Por lo tanto, una oclusión de la arteria coronaria derecha (ACD) generalmente provocará elevaciones del segmento ST de mayor amplitud que las causadas por una oclusión de la arteria descendente anterior (DAI) que rodea el ápice del corazón.

> **PERLA |** Si desea ver las derivaciones del ECG actuando recíprocamente a las derivaciones V1-V3, registre las derivaciones V7-V9. ¡Esas son las derivaciones recíprocas a las derivaciones V1-V3!

Los conceptos de reciprocidad y cancelación de fuerzas se generan completamente dentro del electrocardiógrafo, no en el corazón. Se basan en planos conceptualizados e idealizados dentro del corazón. No intente relacionarlos con las paredes reales del corazón.

Cuando hay elevación del segmento ST tanto en las derivaciones inferiores como en las precordiales, busque un patrón o distribución que indique si la elevación del ST precordial se debe a una oclusión de la arteria descendente anterior (ADA) o de la arteria coronaria derecha (ACD) proximal (es decir, proximal a la arteria marginal aguda). Las oclusiones de la ACD manifiestan una elevación del ST que disminuye de la derivación V1 a V4. Las oclusiones de la ADA manifestarán una elevación del ST que aumenta de V1 a V4. A menudo notará una mayor elevación del ST entre las derivaciones V1-V4 con oclusiones de la ACD y una mayor elevación del ST desde aproximadamente V3-V6 con oclusiones de la ADA. Observe nuevamente los dos ECG de esta sección.

> **PERLA |** En mi experiencia, he observado que, en los infartos del ventrículo derecho, la elevación máxima del ST se encuentra en la derivación V2, no en la V1. A menudo es más fácil comparar la elevación del ST en la derivación V2 con la de la derivación V4. En los infartos del ventrículo derecho, V2 > V4. En las oclusiones de la ADA, V4 > V2.

Bien... solo queda un último truco. Observe este ECG (Figura 23-3):

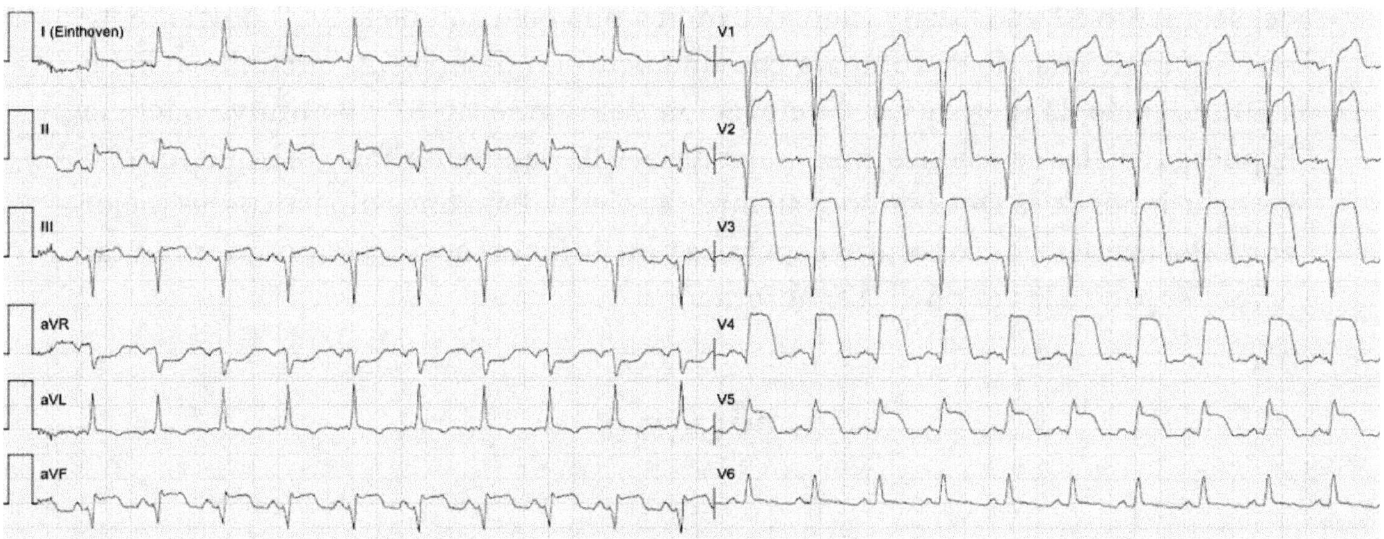

Figura 23-3

¡Elevación del segmento ST muy impresionante en las derivaciones precordiales! Recordando lo que les acabo de decir sobre la progresión precordial del patrón de elevación del segmento ST en las oclusiones de la arteria coronaria derecha (ACD) y la descendente anterior izquierda (DAI)... ¿qué arteria coronaria está ocluida aquí (comparen las derivaciones V2 y V4)? ¿Qué patrón se sugiere? Si dijeron el patrón de oclusión proximal de la ACD, ¡felicidades! ¡Están en lo correcto! Ese es exactamente el patrón en este ECG... excepto que no se trata de una oclusión de la ACD. Este ECG demuestra una oclusión de una DAI tipo 3 "circunfleja" proximal a D1. Obviamente... la progresión de la elevación del segmento ST no siempre es 100% fiable. Y eso significa que tendrán que usar su cerebro para comprender POR QUÉ se trata de una oclusión de la DAI y NO de una oclusión de la ACD.

Podrían esforzarse y angustiarse tratando de demostrar que se trata de una oclusión de la DAI tipo 3 "circunfleja" y no de una oclusión proximal de la ACD, o podrían resolver el problema en 2 o 3 segundos utilizando el Método de Eliminación de Diagnóstico de Jones. Dado que nuestro diagnóstico diferencial se limita a la oclusión de la ACD y la oclusión de la DAI, ¿existe algún hallazgo en este ECG que elimine uno de esos diagnósticos? ¡Sí! Hay una elevación sutil del segmento ST en la derivación aVL y una elevación muy evidente del segmento ST en la derivación I. Ninguna oclusión de la ACD producirá elevación del segmento ST en ninguna de esas derivaciones. Por lo tanto, se elimina la oclusión de la ACD de nuestra lista, quedando la oclusión de la DAI como la arteria responsable. Además, nunca en toda mi carrera he visto elevaciones del segmento ST como estas en un infarto de ventrículo derecho. La elevación del segmento ST de un infarto de ventrículo derecho suele ser de sutil a moderada.

PERLA | Alguien dijo una vez que "las reglas están hechas para romperse", lo cual ciertamente parece ser el caso aquí. Sin embargo, prefiero el viejo dicho médico: "En medicina, nunca digas nunca; nunca digas siempre". La idea de que la depresión del segmento ST en la derivación aVL indica una oclusión de la ACD obviamente no se cumple cuando se compara con una oclusión de una DAI circunfleja distal a D1. Además, la idea de que la elevación del segmento ST disminuye hacia la izquierda con las oclusiones proximales de la ACD y aumenta hacia la izquierda con las oclusiones de la DAI tampoco siempre es cierta. Para fines didácticos, es mejor aprender primero los conceptos generales y luego las excepciones, ¡porque intentar aprender todo a la vez puede ser abrumador!

TRUCO 2

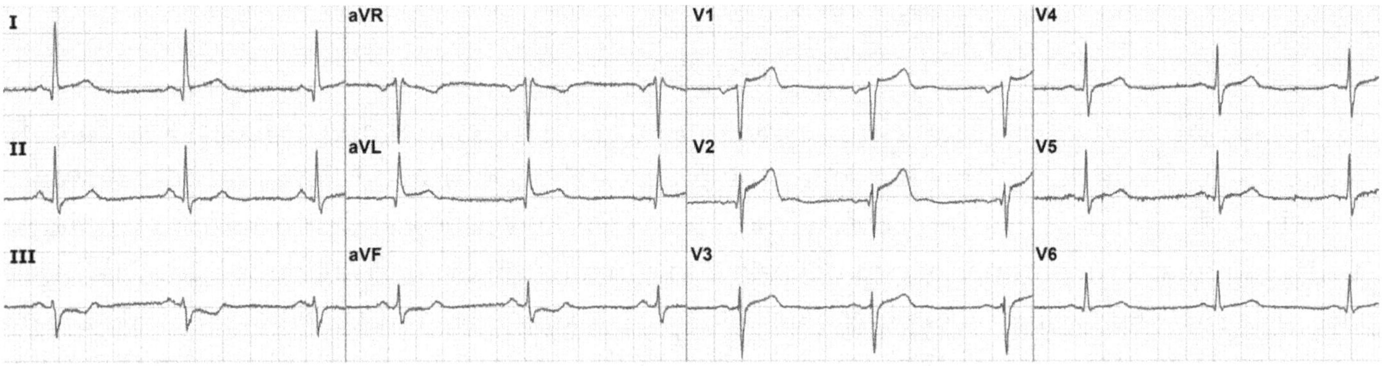

Figura 23-4

Este ECG (Figura 23-4) se registró en un hombre de unos 40 años que había estado experimentando dolor torácico durante 24 horas. ¿Qué observa en este ECG?

No debería haber tardado mucho en notar la elevación del segmento ST en las derivaciones I y aVL y el descenso recíproco del segmento ST en las derivaciones III y aVF, así como un ligero descenso en la derivación II. En la derivación aVL, la elevación del segmento ST es evidente, mientras que en la derivación I es sutil. También hay una elevación del segmento ST de 2,5 mm en la derivación V2, que cumple los criterios de STEMI cuando se acompaña de una elevación del segmento ST de 1,0 mm en la derivación V1. También hay una elevación muy sutil del segmento ST en la derivación V3. Observando las derivaciones I, aVL y V3, se puede ver un ejemplo del signo de Jones: el segmento ST recto y ascendente desde el punto J hasta el pico de la onda T. Este signo se conoce desde hace muchos años y, en el contexto adecuado, es muy sugestivo de un segmento ST registrado durante su transición de una concavidad ascendente normal a una convexidad ascendente isquémica. Algunos estudiantes añadieron el epónimo "Jones" durante una de mis clases magistrales de Electrocardiografía Avanzada.

Por lo tanto, tenemos isquemia aguda de la pared basolateral (derivaciones I y aVL) manifestada por elevación del segmento ST en la derivación aVL, la sugerencia de una elevación inminente del segmento ST en la derivación I y un descenso recíproco en la derivación III. Pero, ¿por qué hay elevación del segmento ST en las derivaciones V1 y V2, especialmente en la derivación V2? La elevación del segmento ST en la derivación V2 sugiere la oclusión de una rama arterial, una rama de la arteria descendente anterior izquierda (DAI). En este caso, se trata de la primera rama diagonal, D1.

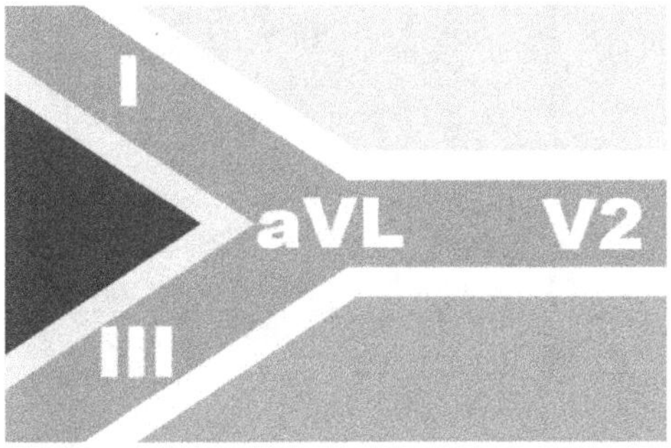

Figura 23-5

La oclusión de la rama D1 produce lo que se ha denominado el signo de la bandera sudafricana (Figura 23-5) debido a la alineación de las derivaciones diagnósticas I, aVL, III y V2.

Ahora, el segundo truco cruel: con una oclusión aislada de la rama D1, no debería haber otras elevaciones del segmento ST en las derivaciones precordiales. Por supuesto, hay elevación del ST en las derivaciones basolaterales, las derivaciones I y aVL, que se encuentran en el plano frontal. ¿Pero es ese el caso con las derivaciones precordiales aquí? ¡NO! Hay elevación del ST en la derivación V1 y una sutil elevación del ST con el signo de Jones en la derivación V3. Esto es más que una simple oclusión aislada de la rama D1. El truco que se nos juega aquí es lo que yo llamo "lanzarte un hueso". Si tuvieras que pasar junto a un perro que gruñe y amenaza, podrías distraerlo lanzándole un hueso, y mientras él está ocupado con el hueso, puedes seguir tu camino. Ese es el cruel truco que se nos juega aquí. Se nos da el diagnóstico de una oclusión de la rama D1 para distraernos de una oclusión más grave y proximal, y separada, de la arteria descendente anterior izquierda (DAI). La angiografía reveló una oclusión de la DAI proximal con una oclusión embólica de la D1.

PERLA | No dejes de buscar solo porque hayas podido hacer un diagnóstico. No existe ninguna ley que diga que solo puede haber un diagnóstico por ECG.

OTRA PERLA | Solo dos arterias coronarias producirán elevación del segmento ST en las derivaciones basolaterales (derivaciones I y aVL) cuando están ocluidas: la arteria descendente anterior izquierda (DAI) y la arteria circunfleja izquierda (ACx). La isquemia basolateral es causada con mayor frecuencia por la oclusión de la DAI. Pero debes comprender que no siempre es el tronco principal de la DAI (es decir, la propia DAI) lo que produce la isquemia basolateral; puede ser solo la primera rama diagonal (D1) la que irriga esa zona. Por lo tanto, una oclusión de la DAI proximal al origen de la rama D1 causará isquemia basolateral, pero una oclusión dentro de la propia rama D1 sin ninguna afectación de la DAI también producirá isquemia basolateral con elevación del segmento ST en las derivaciones I y aVL. Una oclusión de la arteria coronaria derecha (ACD) nunca produce elevación del segmento ST en las derivaciones I o aVL.

TRUCO 3

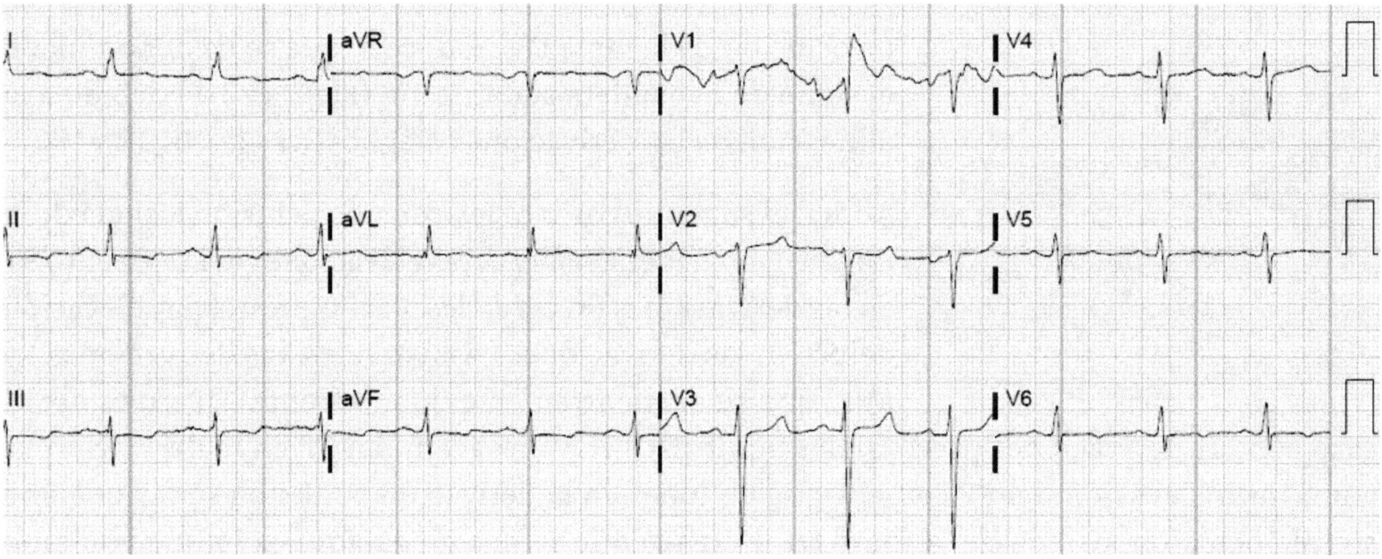

Figura 23-6

Este ECG (Figura 23-6) se registró en un hombre de 61 años con dolor torácico subesternal que se irradiaba a ambos brazos durante aproximadamente una hora.

Este engaño es lo que yo llamo "poner el carro delante del caballo". En otras palabras, el orden esperado de las cosas está invertido. Observando las derivaciones II, III y aVF, podemos ver una depresión del segmento ST sutil, pero definida. No hay otra desviación del segmento ST en el ECG. Entonces, ¿qué significa esta depresión del segmento ST? ¿Es isquemia subendocárdica?

> **PERLA** | Recuerde siempre la Regla de Jones y sus dos corolarios: Cualquier depresión del segmento ST en el ECG de un paciente con dolor torácico compatible con un síndrome coronario agudo (SCA) debe considerarse un cambio recíproco a una isquemia transmural aguda hasta que se demuestre lo contrario. Corolario n.º 1: El cambio recíproco puede aparecer antes que el cambio indicativo de elevación del segmento ST. Corolario n.º 2: Incluso cuando la elevación del segmento ST y el cambio recíproco están presentes, el cambio recíproco puede parecer mucho más llamativo. ¡NO SE DEJE ENGAÑAR! ¡La elevación del segmento ST es el problema!

En este ECG, el engaño consiste en que la depresión del segmento ST de un cambio recíproco en las derivaciones II, III y aVF ha aparecido antes que cualquier elevación del segmento ST diagnóstica en las derivaciones basolaterales, especialmente en la derivación aVL. El peligro aquí sería confundir la depresión del segmento ST con isquemia subendocárdica crónica y dar de alta al paciente. Por alguna razón que desconozco, muchos profesionales de la salud parecen considerar que la elevación del segmento ST es aguda y la depresión del segmento ST es crónica. Ambas pueden ser agudas. Ambas pueden ser crónicas.

TRUCO 4

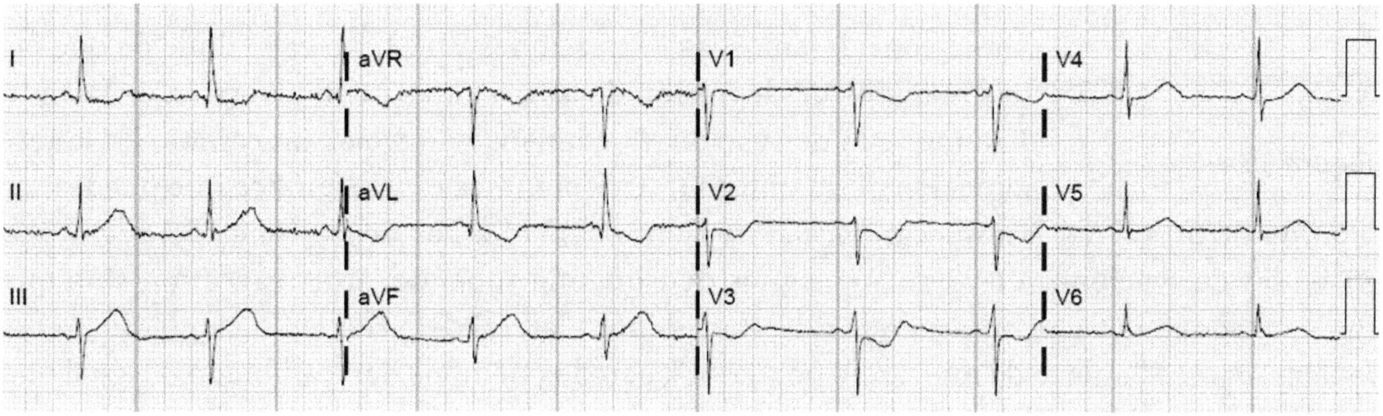

Figura 23-7

Este ECG (Figura 23-7) se registró en una mujer de 67 años que presentaba dolor torácico subesternal que se irradiaba al brazo izquierdo y a la mandíbula durante aproximadamente 45 minutos.

El ritmo es sinusal, sin bloqueos ni anomalías de la conducción. Hay una ligera elevación del segmento ST (menos de 1,0 mm) en las derivaciones inferiores, con una depresión del segmento ST más evidente en las derivaciones I y aVL, y una depresión muy marcada del segmento ST en las derivaciones V1-V3. ¿Qué es lo más llamativo de este ECG?

¡Espero que haya dicho las ondas T hiperagudas en las derivaciones inferiores! La mayoría de los libros de texto y cursos en línea de interpretación básica de ECG le harían creer que todas las ondas T hiperagudas son muy altas y se parecen a las ondas T de la hiperpotasemia. La mayoría son altas, pero recuerde la definición de la palabra "la mayoría": ¡significa "no todas"! No intente medir las ondas T hiperagudas tomando como referencia una altura estándar. Compare el tamaño de la onda T hiperaguda con el complejo QRS que la precede.

La característica más fiable de las ondas T hiperagudas es su anchura, ¡no su altura! Este engaño consistía en que usted pasara por alto las evidentes ondas T hiperagudas porque no son especialmente altas. ¡Pero mire qué anchas son!

> **PERLA** | Cuando atienda a un paciente con dolor torácico creíble (es decir, dolor típico de un síndrome coronario agudo), y observe que las ondas T en una región vascular específica parecen comenzar en el punto J sin un segmento ST interm edio... considere siempre la posibilidad de que las ondas T sean hiperagudas. La

anchura en la línea de base es la medida correcta de las ondas T hiperagudas, ¡no su altura! Y recuerde siempre que las ondas T hiperagudas pueden estar invertidas.

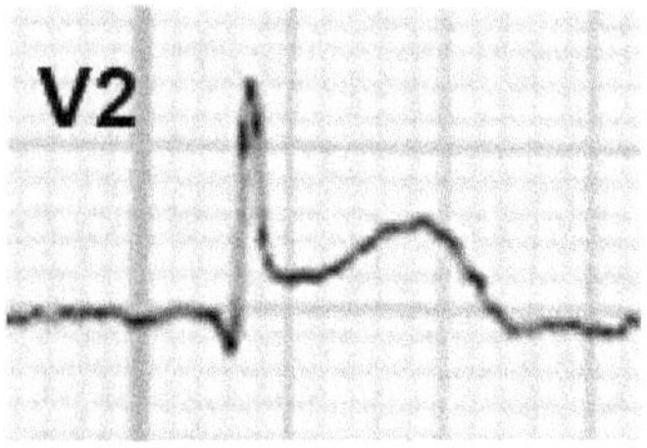

Figura 23-8

Aquí tenemos la derivación V2 invertida (Figura 23-8). ¿Se parece más a una onda T hiperaguda en transición a elevación del segmento ST?

Ahora consideremos las derivaciones V1-V3. No cabe duda de que las tres manifiestan depresión del segmento ST con inversión de la onda T (aunque la derivación V3 comienza a revelar un cambio en la terminación de su onda T). ¿Qué significa eso? ¡Significa que puedes ser víctima de otra cruel trampa cardíaca si no tienes cuidado! Las depresiones del segmento ST en las derivaciones V1-V3 no son signos de isquemia subendocárdica anterior, sino que indican isquemia transmural aguda de la pared inferolateral del ventrículo izquierdo. Antes lo llamábamos "infarto de miocardio posterior", pero los tiempos han cambiado, al igual que el léxico de muchos hallazgos electrocardiográficos.

En 1964, el Dr. Joseph K. Perloff escribió su innovador artículo "El reconocimiento del infarto de miocardio estrictamente posterior mediante electrocardiografía escalar convencional", que nos enseñó que era posible diagnosticar un infarto de miocardio "posterior" a partir de un ECG de 12 derivaciones. Hasta entonces, nadie pensaba que fuera posible. En aquellos tiempos, lo que ahora llamamos infarto de miocardio inferior se llamaba infarto de miocardio posterior. Sí, la elevación del segmento ST en las derivaciones II, III y aVF era un "infarto de miocardio posterior". Después del artículo de Perloff, los infartos de miocardio inferiores pasaron a llamarse infartos de miocardio "diafragmáticos", y los infartos de miocardio "posteriores" se denominaron infartos de miocardio "verdaderamente posteriores". Hoy sabemos que lo que Perloff denominó infarto de miocardio "posterior" es en realidad una isquemia transmural de la pared lateral del ventrículo izquierdo. La electrocardiografía escalar convencional es lo que hoy llamamos ECG.

Ahora bien, estoy seguro de que la mayoría de los que leen este libro están muy familiarizados con los infartos de miocardio inferolaterales, pero aquí está la cruel trampa: Perloff describió el infarto de miocardio "posterior" como aquel que presenta una onda R alta, depresión del segmento ST y una onda T positiva, y eso es lo que mucha gente busca para diagnosticar un infarto de miocardio inferolateral. Sin embargo, la única parte de su definición que vemos en este ECG es la depresión del segmento ST. ¿Cómo puede esto representar realmente un infarto de miocardio inferolateral ("posterior")? Porque Perloff describió un infarto consumado, no una isquemia transmural antes del infarto. La onda R alta representaba una onda Q grande en las derivaciones posteriores V7-V9, y la onda T positiva representaba una onda T posterior a la reperfusión. Lo que se observa aquí es una pared inferolateral que aún está isquémica, no infartada. Por supuesto, esto es lo que queremos ver, ya que significa que el miocardio de la pared inferolateral aún es viable.

PERLA | Las ondas T son positivas durante la isquemia transmural. No se invierten hasta después de que se produce la reperfusión. En ese momento, la isquemia se ha resuelto, el suministro y la demanda de oxígeno vuelven a estar en equilibrio y el paciente no presenta dolor. Recuerde: las ondas T no se invierten hasta después de que se produce la reperfusión. Todo es lo contrario en las derivaciones precordiales derechas cuando reflejan cambios en el lado opuesto del ventrículo.

TRUCO 5

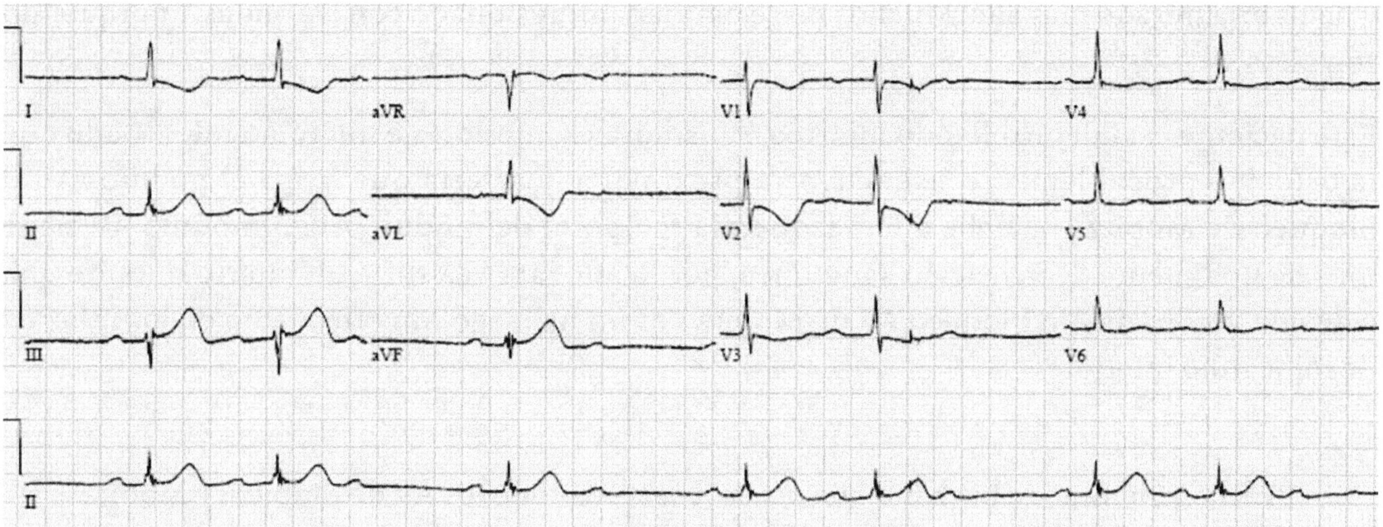

Figura 23-9

Este ECG (Figura 23-9) se registró en un hombre de 48 años, fumador empedernido con antecedentes de hipertensión.

¿Recuerdan el Truco 2, donde el ECG les estaba "dando una pista falsa"? ¡Tengan mucho cuidado aquí! ¿Cuál es el problema con este ECG?

Si inmediatamente señalaron el ritmo irregular, ¡vayan a la esquina! ¡El problema son las múltiples áreas de isquemia aguda en este ECG!

Por supuesto, este paciente no está aquí ahora mismo, así que tenemos tiempo para analizarlo todo. Si hubieran asistido a alguna de mis clases magistrales, habrían notado el bloqueo AV de Mobitz I de inmediato... y luego habrían continuado. El ritmo es sinusal, pero ¿por qué hay un bloqueo AV de Mobitz I presente?

Hay ondas T hiperagudas en las derivaciones II, III y aVF. ¿Son altas? No... ¡pero no tienen por qué serlo! Solo necesitan ser anchas. No hay una elevación del segmento ST definida. Conozco a varios colegas que señalan elevaciones del segmento ST inferiores a 0,25 mm y discuten su importancia. Mi respuesta: "Bueno, hagan otro ECG en 20 minutos y díganme cuál es la elevación del segmento ST entonces". Si la elevación del segmento ST es tan minúscula que se discute si siquiera está presente, ¿cómo puede considerarse un hallazgo fiable? Compruébenlo de nuevo en unos minutos.

Hay cambios recíprocos obvios en las derivaciones I, aVL, V1 y V2. Hay una depresión del segmento ST muy sutil en la derivación V3. Centrémonos en las derivaciones I, aVL y V2. ¡Esos son cambios que se podrían ver desde el otro lado de la habitación! ¿Recuerdan el segundo corolario de la Regla de Jones? Señala que el cambio recíproco puede ser mucho más impresionante que el cambio primario (en este ECG, las ondas T hiperagudas). Y ese es sin duda el caso aquí. Pero el truco cruel del corazón consistió en "darles una pista falsa": el bloqueo AV de Mobitz I. Mucha gente se habría detenido después de diagnosticar el bloqueo y no habría mirado más allá. Muchos no se habrían impresionado con las ondas T porque "no son altas".

Este paciente está desarrollando infartos transmurales inferiores e inferolaterales. Dado que la oclusión probablemente se encuentra proximal a la arteria que irriga el nódulo AV, el bloqueo de Mobitz I se debe a una isquemia temporal del nódulo AV. El nódulo AV tiene más de una fuente de irrigación sanguínea, por lo que rara vez sufre un infarto durante una oclusión coronaria. Un bloqueo AV de Mobitz I es un hallazgo muy frecuente en los infartos de miocardio inferiores.

PERLA | Siempre se ha dicho que no se observan bloqueos AV de Mobitz I y Mobitz II en el mismo ECG. Si bien no es completamente imposible, es extremadamente improbable. ¿Por qué? Porque requiere dos lesiones separadas: una en el nódulo AV (Mobitz I) y la otra infranodal o incluso infrahisiana (Mobitz II).

Lectura recomendada

Ghani AR, Mughal MS, Kumar S, Muskula P, Abo-Salem E. Wrapped Left Anterior Descending Artery Presenting As Inferior Myocardial Infarction: Case Report and Review of the Literature. Cureus. 2021 Feb 15;13(2):e13358.

Kobayashi N, Maehara A. Left anterior descending artery wrapping around the left ventricular apex predicts additional risk of future events after anterior myocardial infarction. Anatol J Cardiol. 2019 Apr;21(5):259-260.

Littmann L. South African flag sign: a teaching tool for easier ECG recognition of high lateral infarct. Am J Emerg Med 2016; 34:107–9.

Nabeel Jafri A, Ali Salem Al Shehri M, Ahmed Anwar M, Said Abdelmonem M. Acute Inferior ST-Elevation Myocardial Infarction Due to Wraparound Left Anterior Descending Artery. Cureus. 2021 Oct 12;13(10):e18701.

Rajendran G, Mahalingam S, Kagne R, Nathan B. The South African flag sign—an electrocardiographic sign to predict the culprit artery, QJM: An International Journal of Medicine, Volume 114, Issue 9, September 2021, Pages 665–666.

Reproducido del blog de ECG del Dr. Smith

Los siguientes electrocardiogramas se reproducen con la amable autorización del Dr. Stephen W. Smith. Puede encontrar estos y otros casos muy interesantes y educativos en su blog (Blog de ECG del Dr. Smith) en: https://hqmeded-ecg.blogspot.com/

Figura 23-1
Fecha: sábado 6 de junio de 2020
"50-something with STEMI and hypotension: What is the infarct artery?"

Figura 23-2
Fecha: martes, 28 de junio de 2011
"Would you activate the cath lab prehospital?"

Figura 23-3
Fecha: martes, 23 de mayo de 2023
"A man in his early 40s with chest pain a 'normal ECG' by computer algorithm. Should we avoid interrupting a physician to interpret his ECG?"

24

Isquemia y sus imitadores

Numerosas afecciones pueden simular una isquemia/infarto epicárdico agudo. Algunas pueden imitarlo a la perfección, mientras que otras pueden parecer lo suficientemente similares como para confundir a quienes no son expertos en la interpretación de electrocardiogramas.

> **¡Piense en esto!** | ¿Puede nombrar un hallazgo electrocardiográfico que sea patognomónico de isquemia o infarto agudo de miocardio?

Patognomónico (pat-o-no-mónico, la "g" es muda) significa que un hallazgo diagnostica automáticamente una afección de forma inequívoca cuando está presente en el electrocardiograma de 12 derivaciones. Un hallazgo patognomónico no se encuentra en ninguna otra afección que no sea aquella cuya presencia define.

¿Qué hay de las ondas Q? No, la mayoría de las ondas Q no tienen nada que ver con la isquemia.

¿Qué hay de la elevación del segmento ST? La variante normal (repolarización precoz), la miocarditis, la pericarditis, la hiperpotasemia, la hipercalcemia, el aneurisma ventricular (elevación persistente del segmento ST), la cardiomiopatía de Takotsubo y la pericarditis precoz postinfarto (PPP) son solo algunas de las afecciones que pueden provocar elevación del segmento ST. ¡La miocarditis aguda y la cardiomiopatía de Takotsubo pueden simular perfectamente una isquemia miocárdica aguda! La miocarditis, la pericarditis y la variante normal (repolarización precoz) se abordan con más detalle en el Capítulo 26, "Isquemia aguda, pericarditis aguda, miocarditis aguda y variante normal".

¿Qué hay de la depresión del segmento ST? La hipopotasemia, el uso de digital, los cambios recíprocos, el bloqueo de rama, la hipotermia y la taquicardia son solo algunas de las entidades, además de la isquemia aguda, que pueden provocar depresión del segmento ST.

Simulador 1: Hiperpotasemia

Una de las afecciones que más se asemejan a la isquemia/infarto agudo y que resulta más letal es la hiperpotasemia. Generalmente, para un electrocardiografista con experiencia intermedia o avanzada no será difícil reconocer este patrón de hiperpotasemia como un cuadro que simula una isquemia miocárdica aguda, y no como una isquemia real. Pero, ¿con qué otra cosa podría confundirse?

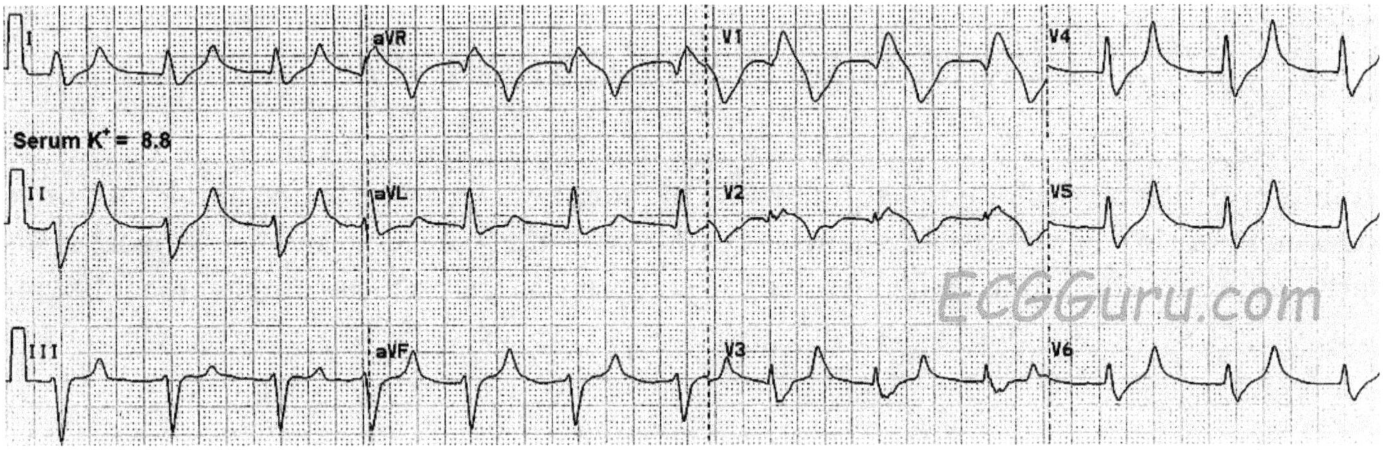

Figura 24-1

Observando las derivaciones V1 y V2 en la Figura 24-1 (e incluso la derivación aVR), ¿no se parece esto más a un patrón de Brugada (una fenocopia de Brugada) que a un infarto agudo de miocardio? Las ondas T altas, estrechas y picudas en las derivaciones laterales deberían orientarle rápidamente hacia el diagnóstico correcto. Este es un ECG que no se puede pasar por alto. Las personas pueden sobrevivir a un infarto agudo de miocardio sin tratamiento, ¡pero nadie sobrevive a la hiperpotasemia sin un tratamiento oportuno y adecuado!

Aquí tenemos otro caso de hiperpotasemia que simula un infarto de miocardio con elevación del segmento ST (Figura 24-2):

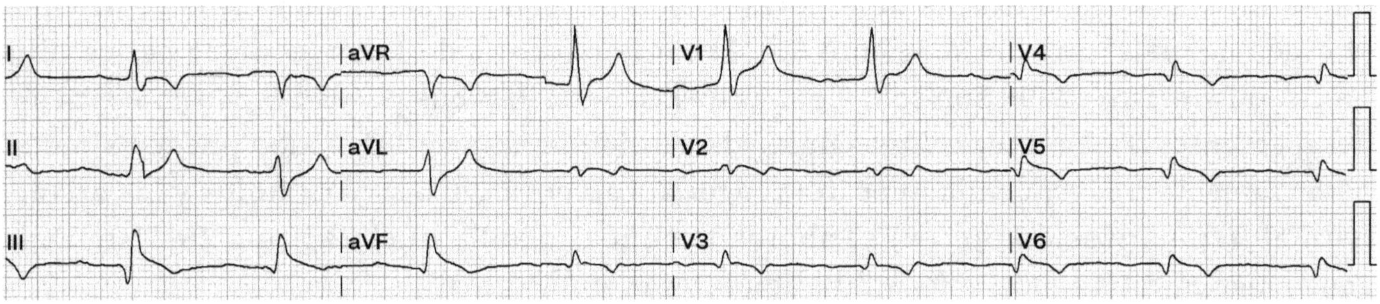

Figura 24-2

En este caso, la elevación del segmento ST se ha desplazado a las derivaciones inferiores en el plano frontal, y ahora se parece más a una verdadera isquemia transmural aguda. Incluso parece haber algún cambio recíproco. Un intérprete de ECG experimentado habría notado las peculiares ondas T, pequeñas pero de rápida disminución y puntiagudas, y habría pensado inmediatamente en hiperpotasemia. El paciente era un hombre de 70 años que solo se quejaba de debilidad, sin dolor torácico.

PERLA | La debilidad es una de las presentaciones atípicas de la oclusión miocárdica aguda y es más común en diabéticos y personas mayores.

Estas (Figura 24-2) no son las ondas T hiperpotasémicas clásicas que nos enseñan a reconocer. Obsérvelas detenidamente y recuérdelas, no porque sean clásicas, ¡sino precisamente porque no lo son! Compare las ondas T de isquemia aguda con las ondas T de hiperpotasemia (Figura 24-3)...

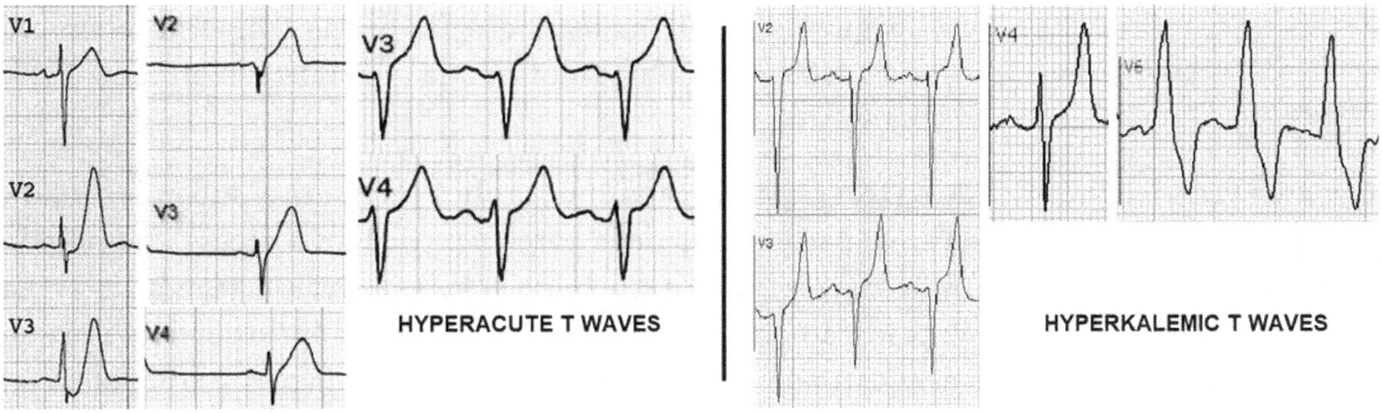

Figura 24-3a

Independientemente de su amplitud, las ondas T hiperagudas (Figura 24-3a, izquierda) presentan una base muy ancha. Esto también se aplica a las ondas T hiperagudas invertidas. No tienen por qué ser altas, ¡pero sí deben ser anchas! En contraste, observe la morfología de las ondas T de la hiperpotasemia (Figura 24-3a, derecha). Son altas, más estrechas que las ondas T hiperagudas y terminan en una punta mucho más aguda. Tenga en cuenta que en la Figura 24-3a se han incluido ondas T de hiperpotasemia invertidas. ¡No pase por alto un diagnóstico muy importante por estar mirando el lado equivocado de la línea de base! Véase la Figura 24-3b.

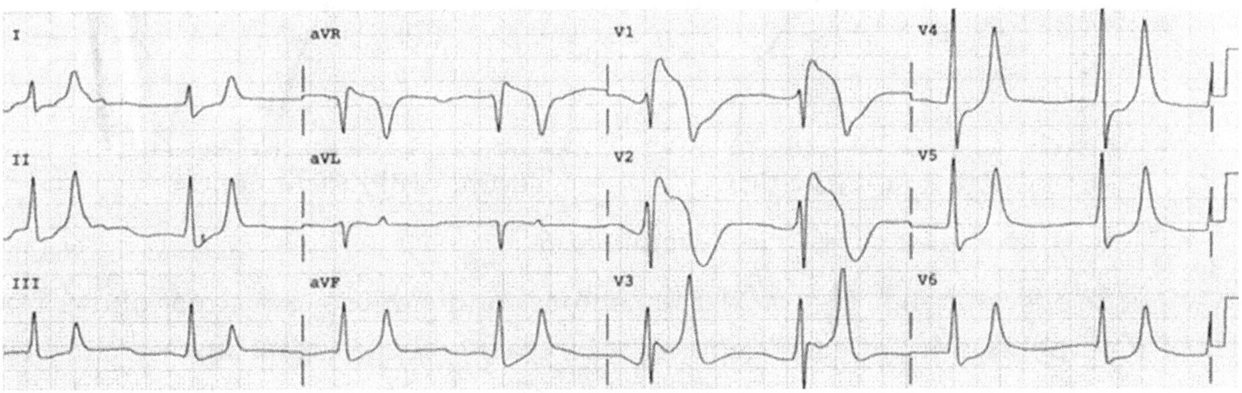

Figura 24-3b

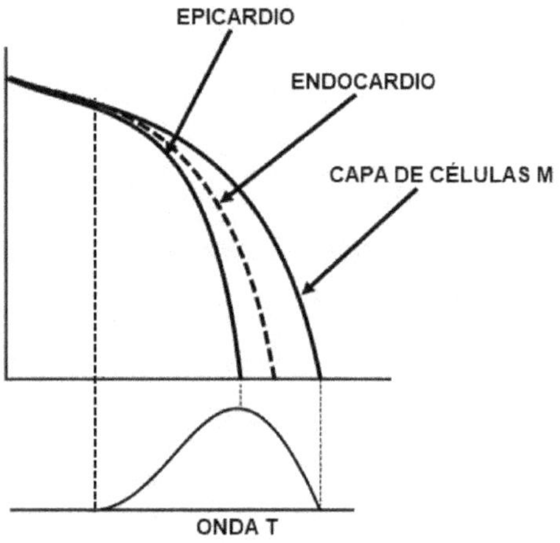

Figura 24-4

De acuerdo... admito que en raras ocasiones puede ser difícil diferenciar las dos morfologías de la onda T, pero como ya dije, esto ocurre solo excepcionalmente. ¿Alguna vez se ha preguntado por qué las ondas T hiperagudas e hiperpotasémicas se ven tan similares? En realidad, se debe a que ambas se originan del mismo problema: la hiperpotasemia. La diferencia radica en que las ondas T hiperagudas son consecuencia de una hiperpotasemia localizada debido a isquemia local, mientras que las ondas T hiperpotasémicas se deben a una hiperpotasemia generalizada en todo el organismo.

La pared ventricular se divide en tres capas: la capa endocárdica (incluido el subendocardio), la capa de células M (situada en la parte media de la pared ventricular, a veces denominada "subendocardio profundo") y la capa epicárdica (incluido el subepicardio) (Figura 24-4). La capa epicárdica es normalmente la primera en comenzar la repolarización, lo que provoca que su representación (línea) en el registro del potencial de acción descienda primero al potencial de membrana en reposo. La separación de la capa epicárdica de la Fase 2 marca el inicio de la onda T. El punto en el que alcanza su potencial de membrana en reposo (PMR) marca el pico de la onda T. El punto en el que la capa de células M (la última capa en comenzar la Fase 3) alcanza el PMR marca el final de la onda T.

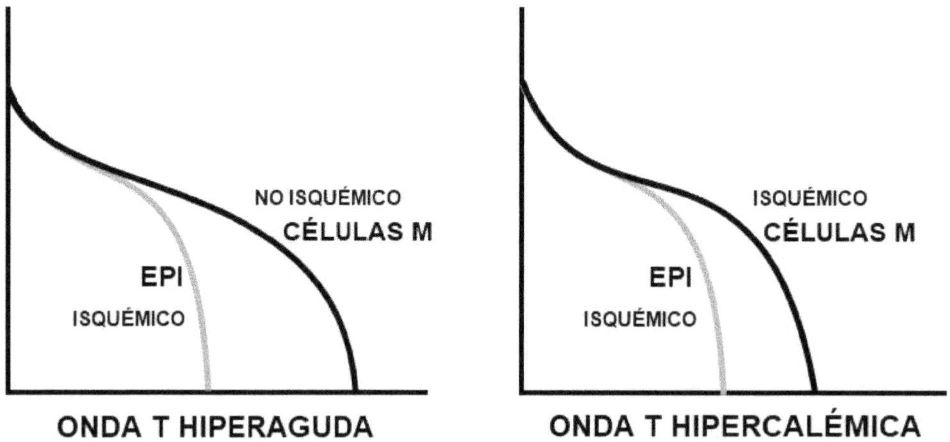

Figura 24-5

Como se puede observar en la Figura 24-5, en ambas condiciones – isquemia (ondas T hiperagudas) e hiperpotasemia (ondas T hiperpotasémicas) – el epicardio (línea gris) se separa de las otras capas tempranamente y comienza su repolarización primero. Esta repolarización temprana de la capa epicárdica marca el inicio de la onda T, que ocurre en condiciones normales, isquémicas e hiperpotasémicas. Sin embargo, durante la isquemia, las capas de células M que no son isquémicas se repolarizarán en su tiempo habitual y son la última parte del ventrículo en repolarizarse. Por lo tanto, un inicio temprano pero una terminación normal producirán una onda T ancha e hiperaguda. Durante la hiperpotasemia generalizada, ninguna zona del corazón se libra de los efectos del potasio elevado. Por lo tanto, la capa de células M que normalmente tiene la mayor duración del potencial de acción también se repolarizará mucho antes de lo normal. Esto crea un inicio temprano y una terminación anormalmente temprana de la onda T. Por lo tanto, la onda T estrecha de la hiperpotasemia aparece en el ECG. Esto se puede ver en la Figura 24-5.

PERLA | Solo el 22% de todos los casos de hiperpotasemia presentarán cambios reconocibles en la onda T en el ECG, lo que significa que el 78% de las veces, tendrá que reconocer la hiperpotasemia sin la ayuda de ondas T altas y picudas.

Aquí hay algunos puntos para recordar sobre la hiperpotasemia como imitador de la isquemia miocárdica:

1. Aunque puede causar elevación del segmento ST, generalmente se asemeja a una fenocopia de Brugada en lugar de un STEMI clásico. (fenocopia: que se asemeja a otra entidad)

2. La elevación del segmento ST causada por la hiperpotasemia no se limita a las derivaciones precordiales derechas.

3. Cuando la elevación del segmento ST de la hiperpotasemia aparece en las derivaciones inferiores, puede confundirse más fácilmente con la elevación del segmento ST isquémica.

4. La debilidad puede o no ser un síntoma acompañante. El dolor torácico subesternal no es una queja inusual si el paciente también está en diálisis.

PERLA | La hiperpotasemia manifestará sus características ondas T estrechas, altas y picudas al inicio. A medida que aumenta el nivel de K+, todas las deflexiones se ensancharán y reducirán su altura, incluidas las ondas T. Si hay elevación del segmento ST, las ondas T características deberían ayudar con el diagnóstico. No es necesario diagnosticar definitivamente la hiperpotasemia mediante un electrocardiograma; basta con sospecharla. Esa sospecha debería ser suficiente para iniciar una investigación y un tratamiento de inmediato.

Simulador 2 – Hipertrofia ventricular izquierda (HVI)

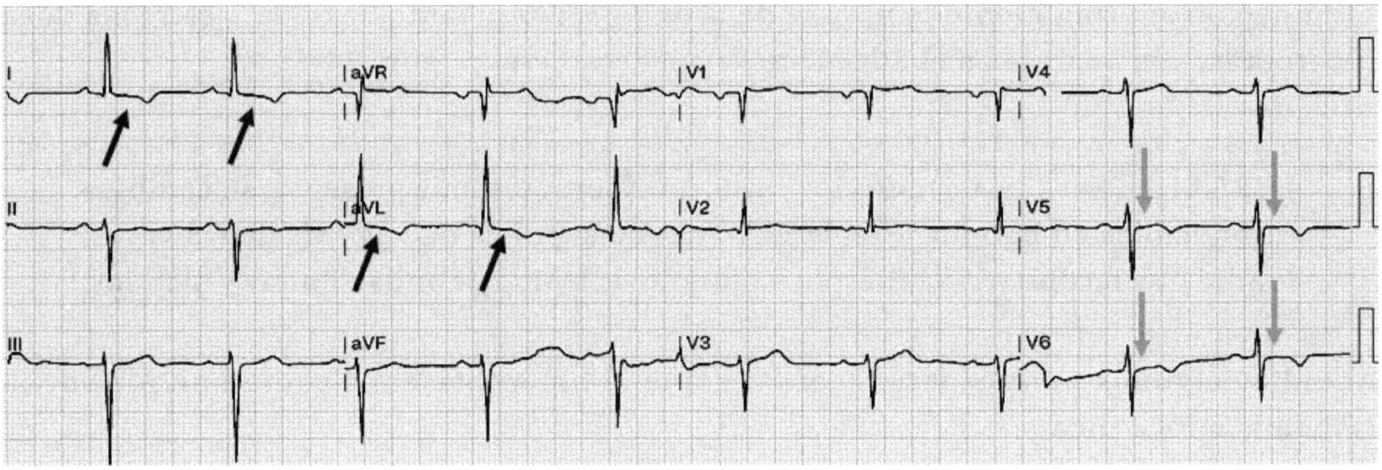

Figura 24-6

El primer ECG (Figura 24-6) con HVI que quiero mostrarles es uno que a menudo se pasa por alto. Me gusta porque demuestra ambos tipos de anomalías de repolarización. Para diagnosticar HVI en este ECG, deberán usar las derivaciones de las extremidades. El único método que funciona con las derivaciones precordiales es el método de Peguero-Lopresti, que siempre utiliza la derivación V4; puede o no usar una de las derivaciones de las extremidades. La onda R en la derivación aVL es > (NO "≥") 11 mm. Hay otro método que utiliza solo las derivaciones de las extremidades que deben conocer: la onda R en la derivación I + la onda S en la derivación III > (NO "≥") 24 mm (¡funciona aquí, pruébenlo!).

ANOMALÍA DE REPOLARIZACIÓN PRIMARIA – debido a patología intracelular causada por isquemia, hipoxia, acidosis, trastornos hereditarios, medicación o toxicidad por fármacos.

ANOMALÍA DE REPOLARIZACIÓN SECUNDARIA – debido a condiciones extracelulares causadas por una desviación en la transmisión del impulso: cicatrices fibróticas (infartos antiguos, fibrosis por envejecimiento), origen ectópico del impulso, hipertrofia ventricular, procesos extracelulares (sarcoidosis, trastornos del tejido conectivo, amiloidosis, tumores). Se esperan anomalías de repolarización secundarias después de bloqueos de rama y ectopia ventricular. Pueden o no acompañar a la hipertrofia ventricular.

PERLA | Los criterios basados únicamente en las derivaciones de las extremidades (I, II, III, aVR, aVL, aVF) se pueden usar en pacientes de cualquier edad. Los criterios que utilizan solo las derivaciones precordiales se limitan a personas mayores de 40 años. Debido a la baja sensibilidad de la mayoría de los métodos, la ecocardiografía es el método preferido para el diagnóstico definitivo.

¿Notaron algo inusual en las derivaciones V1-V3 en la Figura 24-6? ¿Cómo se compara la derivación V2 con las derivaciones V1 y V3? Parece bastante fuera de lugar, ¿verdad? ¿Es un error, un cable de derivación mal conectado? Esta irregularidad en la progresión de la relación R/S en las derivaciones precordiales se debe a una ligera colocación incorrecta del electrodo V2, lo que ha provocado que la derivación V2 actúe más como una derivación del plano frontal. Verificar la colocación del electrodo V2 y corregir cualquier error de colocación generalmente resuelve el problema. Vean el interesante artículo del Dr. Lazlo Littmann en "Lecturas recomendadas" al final de este capítulo. Las flechas negras que apuntan hacia arriba (Figura 24-6) indican anomalías de repolarización secundarias, y las flechas grises que apuntan hacia abajo indican anomalías de repolarización primarias. En las derivaciones V5 y V6, observe la meseta de la línea de base del segmento ST antes de la onda T invertida. Estas son anomalías de repolarización primarias. Las anomalías de repolarización secundarias comienzan el descenso del segmento ST precisamente en el punto J.

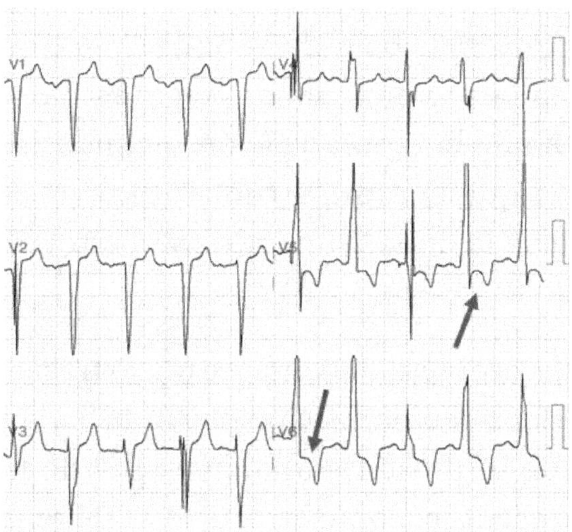

Figura 24-7

Tres anomalías primarias de la repolarización se confunden fácilmente con las anomalías secundarias de la repolarización esperadas. La primera es similar a los cambios de repolarización en las derivaciones V5 y V6 (Figura 24-6): un segmento ST que permanece en la línea de base hasta la onda T invertida, sin comenzar su descenso desde el punto J. La segunda y la tercera se representan en las derivaciones precordiales de este ECG (Figura 24-7):

La flecha que apunta hacia abajo indica una anomalía de repolarización secundaria de aspecto normal, excepto que se origina 2 mm por debajo de la línea de base. Esto NO es una anomalía de repolarización secundaria normal, sino un cambio primario. La flecha que apunta hacia arriba indica una onda T invertida que comienza desde una onda S antes de que pueda regresar a la línea de base. Esto también es un cambio primario.

PERLA | Siempre sospeche de isquemia cuando encuentre una onda S seguida de una onda T invertida.

En la Figura 24-8, vemos ejemplos clásicos de la anomalía de repolarización secundaria en las derivaciones laterales izquierdas:

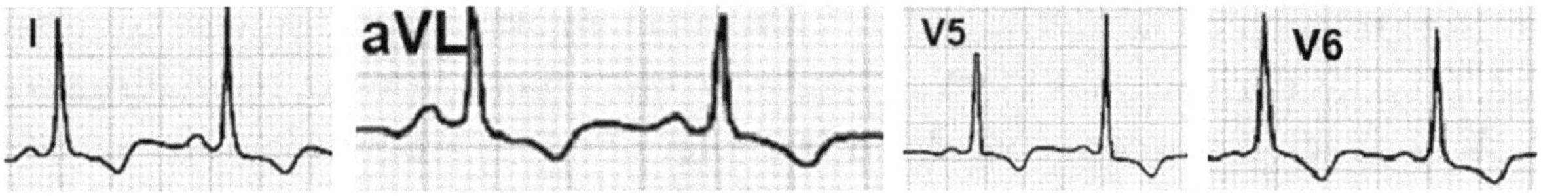

Figura 24-8

Una verdadera anomalía de la repolarización secundaria tiene una apariencia muy específica y característica. Las derivaciones con polos positivos que se superponen al ventrículo hipertrofiado presentarán ondas R, generalmente muy altas, aunque ocasionalmente la amplitud puede no ser muy notable. Como se muestra en la Figura 24-8, la anomalía de la repolarización secundaria comienza en el punto J y en la línea de base. Ocasionalmente puede comenzar hasta 1 mm por debajo de la línea de base, pero no más. Si el punto J está deprimido más de 1 mm, se debe considerar la presencia simultánea de isquemia miocárdica.

El punto J va seguido de una pendiente descendente gradual del segmento ST que culmina en una onda T invertida. Ahora, observe con mucha atención el segmento ST. Debería ver una sutil convexidad ascendente entre el punto J y el punto más bajo de la onda T, lo que da la impresión de una fuerza que empuja hacia arriba en la parte media del segmento ST. Esta sutil convexidad es muy característica de la anomalía de la repolarización secundaria. La repolarización finaliza con una onda T invertida en la que la rama ascendente regresa abruptamente a la línea de base. La pendiente gradual hacia la onda T invertida y el retorno abrupto a la línea de base crean una onda T asimétrica.

Esto es lo que debe recordar: aunque cada caso de bloqueo completo de rama y cada extrasístole ventricular estarán acompañados de una anomalía de la repolarización secundaria, ¡la hipertrofia ventricular izquierda no es necesaria para que se presente una anomalía de la repolarización secundaria! Y muchos casos de HVI no la presentan, como en este ECG (Figura 24-9):

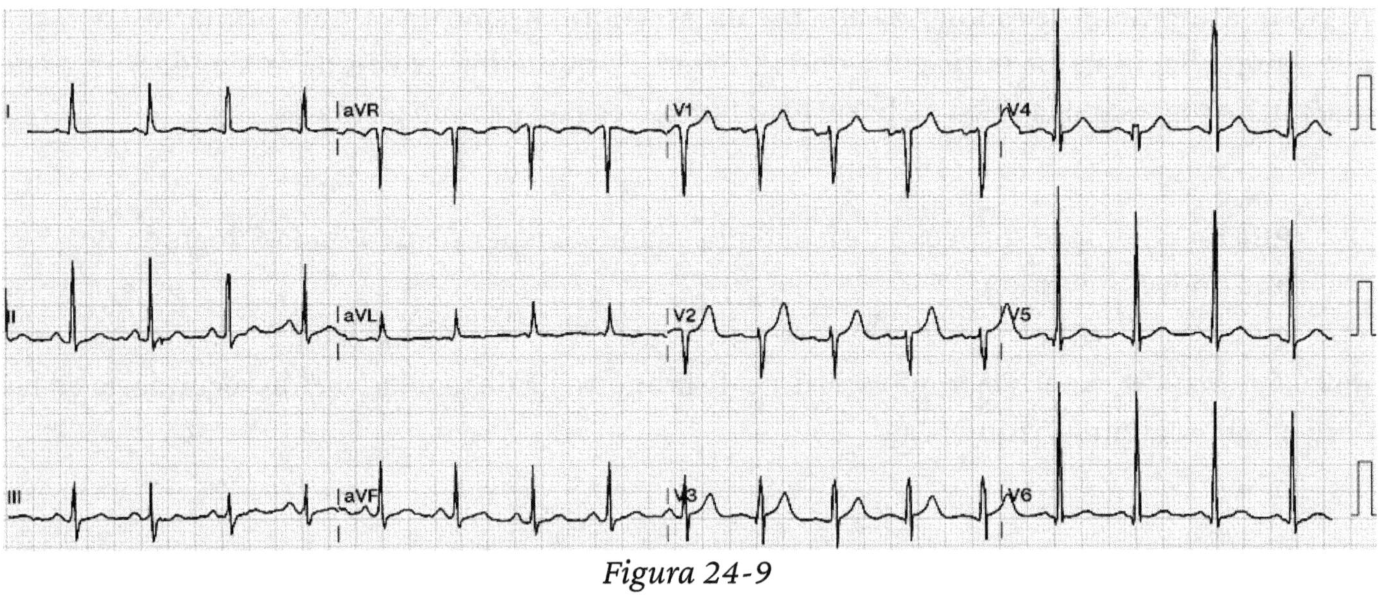

Figura 24-9

El ECG de la Figura 24-9 cumple los criterios de HVI (Sokolow-Lyon), pero no presenta anomalías secundarias de la repolarización. Una anomalía secundaria de la repolarización es un hallazgo muy específico con un origen y significado concretos. ¡No se trata simplemente de cualquier depresión del segmento ST o inversión de la onda T!

El peligro surge cuando una repolarización que NO es una anomalía secundaria de la repolarización se etiqueta incorrectamente como tal simplemente porque hay HVI, y se pasa por alto un problema más grave. Veamos este ECG (Figura 24-10) con HVI:

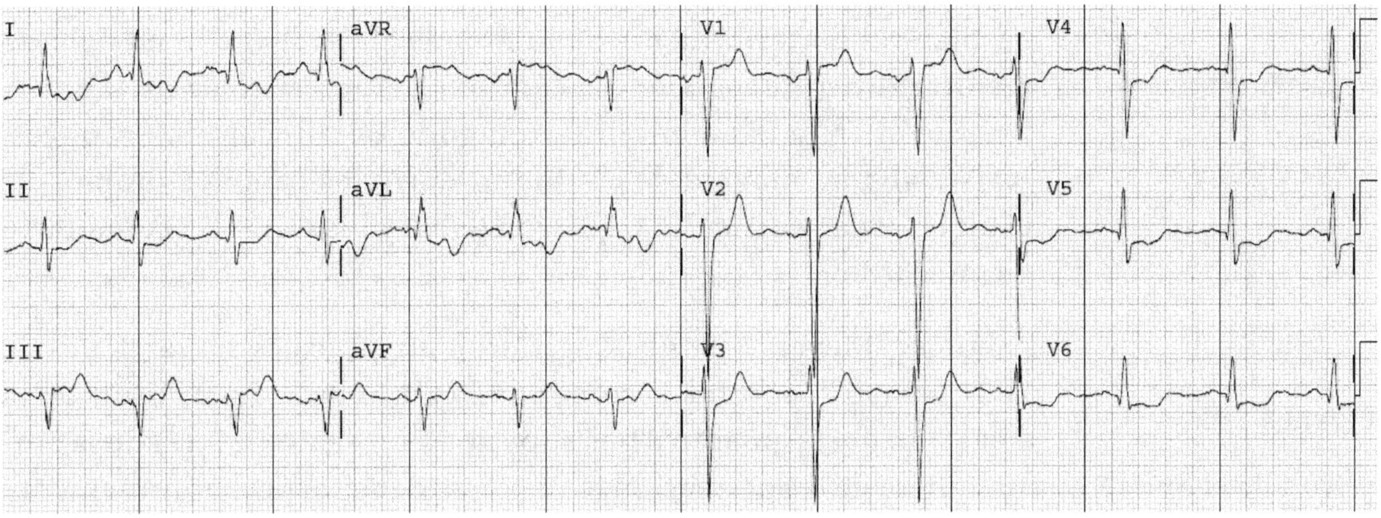

Figura 24-10

Aquí se observa hipertrofia ventricular izquierda (criterios de Peguero-Lo Presti), y hay depresión del segmento ST en las derivaciones izquierdas, pero estas depresiones del ST NO son anomalías secundarias de la repolarización. Representan algo mucho más grave: ¡isquemia miocárdica!

Usted NO está obligado a diagnosticar una anomalía secundaria de la repolarización solo porque haya hipertrofia ventricular izquierda en el ECG. La hipertrofia ventricular izquierda no se acompaña inicialmente de una anomalía secundaria de la repolarización. Observe atentamente la repolarización en la Figura 24-11:

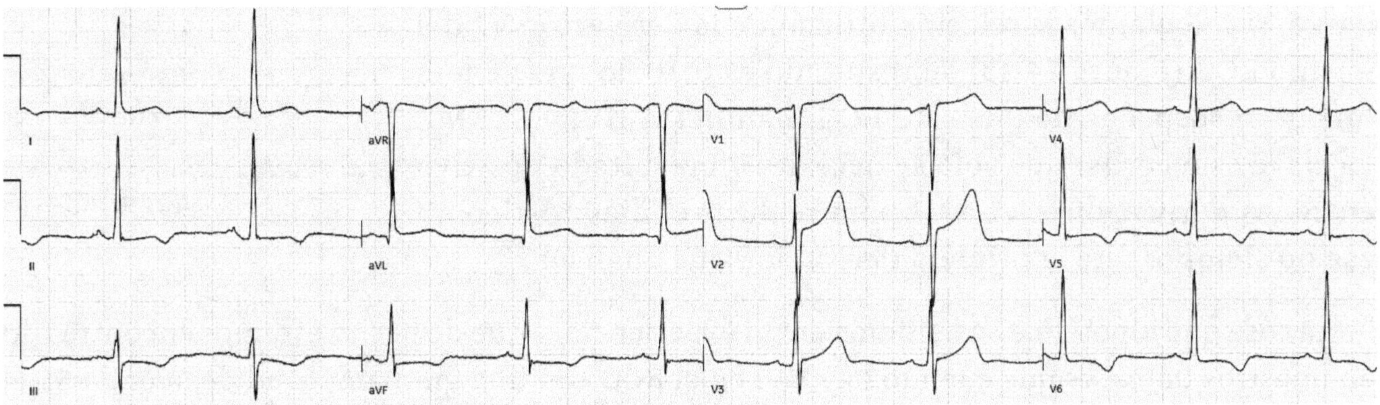

Figura 24-11

Los segmentos ST en las derivaciones V5 y V6 son isoeléctricos durante aproximadamente 200 ms antes de la aparición de la onda T. Esto NO constituye una anomalía de repolarización secundaria. Ninguna de las derivaciones izquierdas (derivaciones I, aVL, V5 y V6) muestra una anomalía de repolarización. Lo que se observa NO es una anomalía de repolarización secundaria. Sí, esto ES hipertrofia ventricular izquierda. No, no hay anomalía de repolarización secundaria. La repolarización es ciertamente anormal, pero debemos considerar otra causa para esta anomalía.

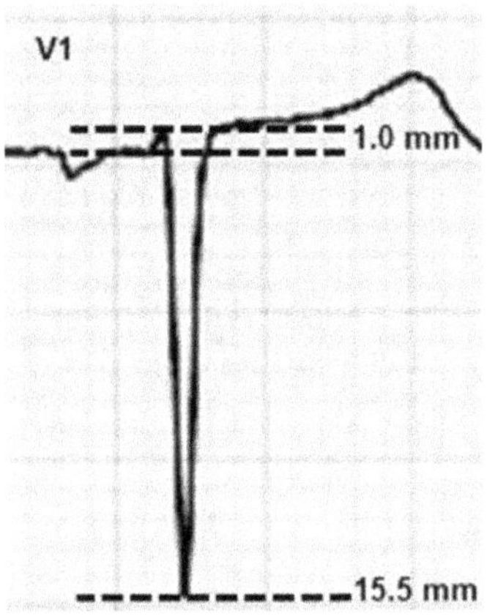

Figura 24-12

Generalmente, cuando la isquemia aguda afecta la pared inferior o basolateral (anteriormente denominada "lateral alta"), no debería resultar difícil reconocer los cambios característicos de la repolarización en la isquemia/infarto agudo de miocardio. Entonces, ¿existe alguna manera de distinguir entre los cambios propios de la hipertrofia ventricular izquierda (HVI) y los de la HVI con infarto de miocardio?

Aslanger, Meyers y Smith sugirieron en su excelente artículo de 2021 (véase "Lecturas recomendadas") que si la amplitud de la elevación del segmento ST es superior a un sexto (> 0,17) de la amplitud de la onda S en cualquiera de las derivaciones V1-V3, se debe sospechar firmemente de un infarto de miocardio con oclusión coronaria (OMI) combinado con HVI. Armstrong et al. también sugirieron la misma relación, pero utilizaron 0,25 como punto de corte entre la HVI aislada y la HVI con OMI. Algunos expertos consideran que utilizar 0,25 conlleva una pérdida de sensibilidad.

En la Figura 24-12, la elevación del segmento ST en la derivación V1 es de 1,0 mm, y la profundidad de la onda S desde la línea de base hasta el nadir es de 15,5 mm. La relación 1,0/15,5 es 0,06. Esto es menor que 1/6 (0,17) de la relación STE/onda S, lo que indica hipertrofia ventricular izquierda (HVI) sin infarto de miocardio con elevación del segmento ST (STEMI). Sin embargo, si calculamos la relación utilizando la derivación V2 del mismo ECG (Figura 24-13), el resultado es 0,30, lo que genera una gran sospecha de que este ECG manifiesta HVI y STEMI. La clave es recordar que solo se necesita un resultado positivo entre las derivaciones V1 a V3 para realizar el diagnóstico. ¡Y esa no siempre será la primera derivación que analice!

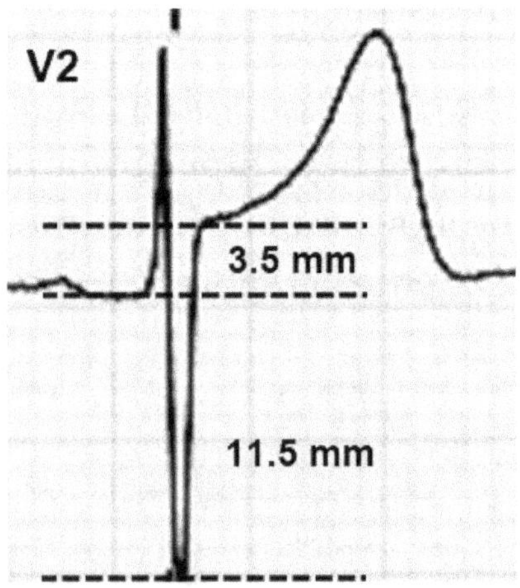

Figura 24-13

"Una cosa que hipoteticé basándome en mi experiencia, y que de hecho estamos encontrando en nuestros datos, es que cuando hay HVI en el ECG con una gran amplitud de la onda S, ¡el paciente casi nunca tiene un STEMI! Esto se debe a que aquellos que tienen HVI con una gran amplitud de la onda S pierden esa amplitud cuando la arteria descendente anterior (ADA) está ocluida!!!" – Stephen Smith, MD

Aquí hay algunas cosas para recordar:

1. No todos los ECG que manifiestan HVI tendrán anomalías de repolarización secundarias.

2. No todos los ECG que manifiestan HVI con repolarización anormal se deberán a anomalías de repolarización secundarias.

3. Signos de HVI en las derivaciones de las extremidades: 1) Onda R en la derivación aVL > (NO "≥") 11 mm o 2) Onda R en la derivación I + onda S en la derivación III > (NO "≥") 24 mm

PERLA | Dado que los criterios de las derivaciones precordiales para la HVI dependen mucho de la edad, debe conocer algunos criterios de las derivaciones de las extremidades que no lo son. He incluido los dos criterios más útiles en el número 3 (arriba). Además, muchos de estos criterios varían entre mayor que (>) o igual o mayor que (≥). Le sugiero encarecidamente que aprenda todos los que pretenda usar como estrictamente mayores que (>) o iguales o mayores que (≥).

Simulador 3 – Miocardiopatía de Takotsubo (TMC)

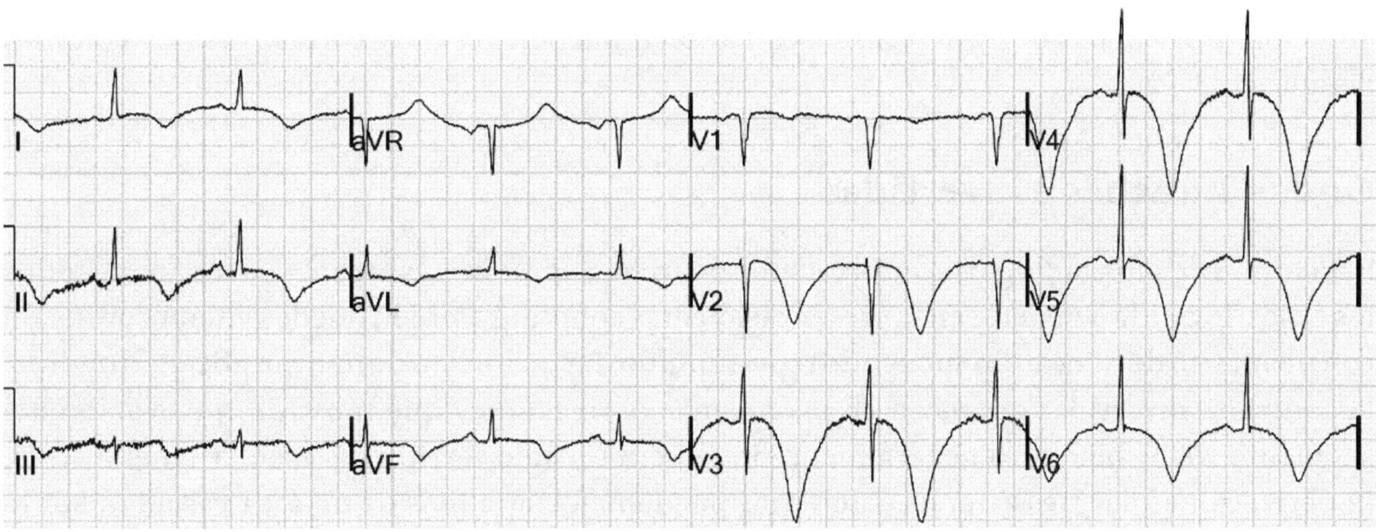

Figura 24-14

Este capítulo no pretende ser una revisión exhaustiva de las afecciones mencionadas, sino que se centra en distinguir estas imitaciones del infarto de miocardio de la verdadera isquemia/infarto de miocardio. La Figura 24-14 muestra ondas T grandes, profundas y de aspecto inusual. Las bases ensanchadas dan como resultado un intervalo QT muy prolongado. Esta es una de las presentaciones de la miocardiopatía de Takotsubo. La segunda presentación es con elevación del segmento ST en el ECG de ingreso.

La miocardiopatía de Takotsubo generalmente se presenta clínicamente con dolor torácico y/o disnea. El dolor torácico puede ser muy atípico (punzante, agudo, que empeora con la tos) o similar al dolor torácico experimentado durante un síndrome coronario agudo (central, subesternal, opresivo). También puede irradiarse a los brazos, el cuello o la mandíbula, al igual que en la isquemia miocárdica. Puede haber palidez y/o diaforesis. En resumen, la miocardiopatía de Takotsubo puede presentarse clínicamente exactamente como una isquemia/infarto agudo de miocardio.

La miocardiopatía de Takotsubo sigue la misma progresión de los cambios de repolarización en el ECG que la pericarditis aguda, aunque no están relacionadas.

1. Inicialmente se presenta con elevación del segmento ST.

2. La elevación del segmento ST regresa a la línea de base.

3. Las ondas T se invierten, generalmente de forma muy profunda y con un intervalo QT prolongado.

4. Las ondas T vuelven a su posición normal (en la mayoría de los casos).

Aproximadamente el 70% de los casos de miocardiopatía de Takotsubo se presentan durante la Fase 3 con inversión de la onda T. Las Fases 1 y 2 pueden ser relativamente asintomáticas para el paciente o, al menos, no lo suficientemente problemáticas como para que busque atención médica. Las dos primeras fases también pueden ser muy cortas. Veamos con más detalle...

Ondas T anchas e invertidas

Esta forma de miocardiopatía de Takotsubo ocurre en aproximadamente dos tercios de todos los casos, lo que la convierte en la presentación más común. También puede generar confusión con un infarto de miocardio subagudo reperfundido. En un infarto de miocardio reperfundido, las ondas T invertidas aparecen en las mismas derivaciones que mostraron elevación del segmento ST. Si bien esto generalmente involucra un solo territorio vascular en el ECG de 12 derivaciones, las tres arterias coronarias pueden afectar a más de un área vascular. Por lo tanto, puede haber más de un área vascular afectada durante un infarto de miocardio, aunque solo una arteria coronaria esté ocluida. Esto se aplica a las elevaciones iniciales del segmento ST y a las ondas T invertidas después de la reperfusión. Las marcadas inversiones de la onda T en la miocardiopatía de Takotsubo suelen ser más difusas y abarcan más de un área vascular en el ECG. También se observa en la Figura 24-14 que las ondas T de la miocardiopatía por estrés (TC) pueden estar invertidas mucho más profundamente que las que se observan en un infarto de miocardio reperfundido, aunque no siempre es así. Las ondas T de la Figura 24-14 se asemejan sin duda a las ondas T que se observan tras una hemorragia intracraneal.

PERLA | Si la miocardiopatía por estrés (TC) presenta inversiones de la onda T, ya ha progresado de la fase 1 y la fase 2 a la fase 3. Existe un peligro real en la fase 3 porque el intervalo QT suele estar considerablemente prolongado. Se han documentado casos de torsade de pointes, que pueden degenerar en fibrilación ventricular y muerte súbita cardíaca.

Esta variante de la miocardiopatía de takotsubo también podría confundirse con las ondas T anchas e invertidas que se observan tras una hemorragia intracraneal (accidente cerebrovascular hemorrágico, hemorragia subaracnoidea) o con la miocardiopatía hipertrófica apical.

Elevación del segmento ST

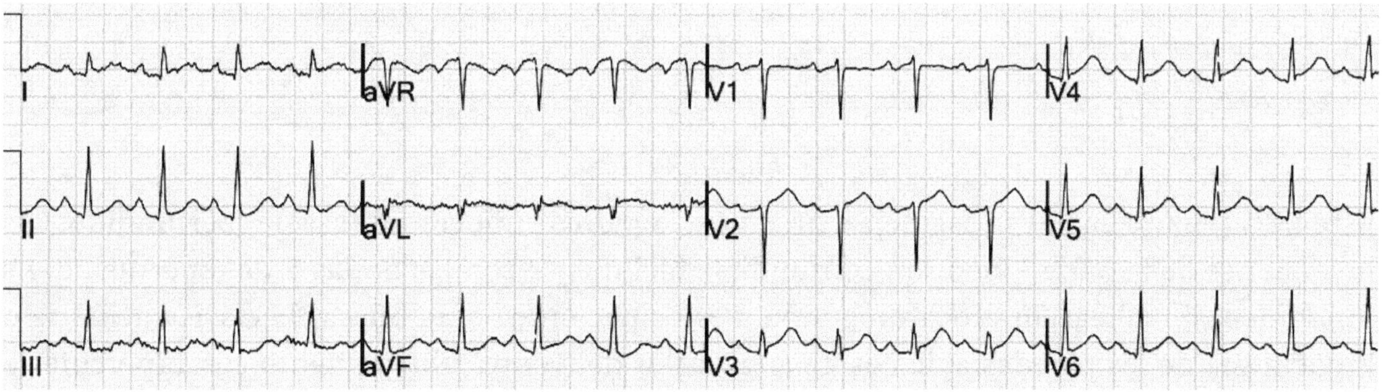

Figura 24-15

El ECG de la Figura 24-15 se registró en una mujer de unos 40 años. Presentaba disnea de inicio súbito. Observamos elevación del segmento ST en las derivaciones V2 a V5. Cabe destacar que, si bien hay depresión del segmento ST en la derivación aVR, no hay depresión del segmento ST en la derivación V1 (¡esto es importante! – recuérdelo para más adelante). Hay depresión del segmento ST en las derivaciones III y aVF, que parece recíproca a la elevación del segmento ST en la derivación aVL. Esto parece indicar una oclusión proximal de la arteria descendente anterior... excepto que no es así. Se confirmó que se trataba de una miocardiopatía de Takotsubo. Cuando la miocardiopatía de Takotsubo se presenta con elevación del segmento ST (fase 1), puede imitar exactamente un infarto agudo de miocardio con elevación del segmento

ST, por lo que la angiografía coronaria suele ser inevitable. Es similar a las cuatro fases de la pericarditis aguda, aunque no se conoce ninguna asociación entre ambas enfermedades. Si el primer ECG registrado en la paciente muestra inversión de la onda T, sería peligroso diagnosticar miocardiopatía de Takotsubo basándose en un solo ECG y una única consulta en un servicio de urgencias. Si la paciente permanece ingresada el tiempo suficiente para realizarle ECG seriados, se puede observar la progresión a las fases 2 y 3.

PERLA | Un paciente con miocardiopatía de Takotsubo que se presenta inicialmente en la fase 2 es otra causa de dolor torácico clásico con un ECG "normal".

Aquí se muestra un ECG repetido de la misma paciente al día siguiente:

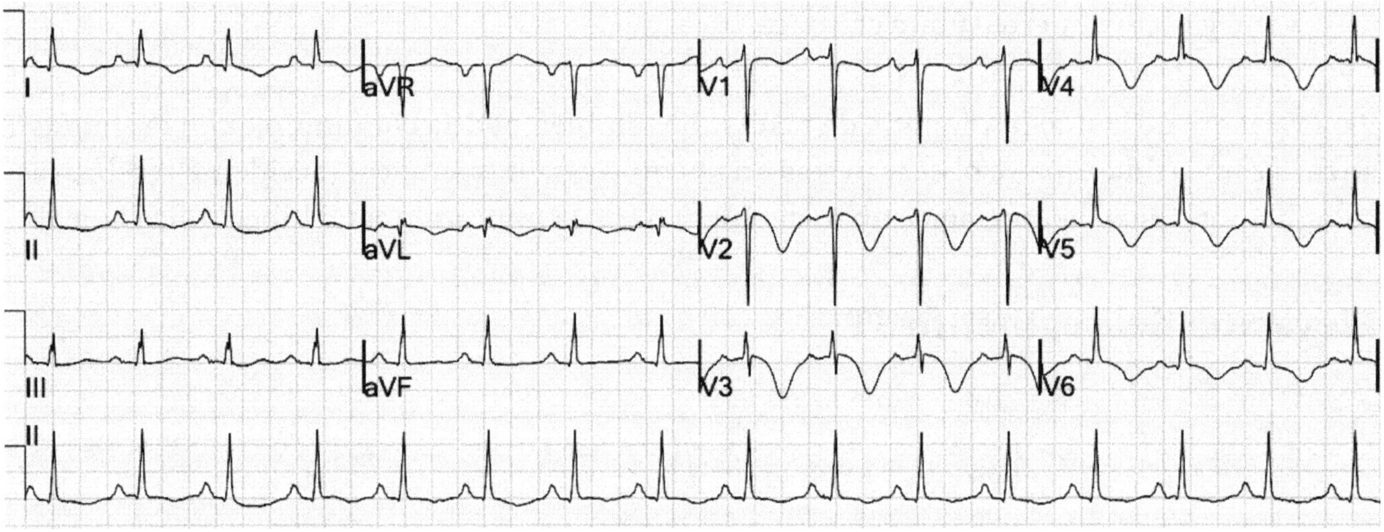

Figura 24-16

Este ECG (Figura 24-16) se asemeja a un infarto agudo de miocardio (IAM) reperfundido. Las inversiones de la onda T podrían confundirse fácilmente con las ondas T de reperfusión. Es fundamental realizar un ecocardiograma a estos pacientes para buscar la clásica acinesia o hipocinesia de las paredes apicales y periapicales del ventrículo izquierdo con hipercinesia en la base. La hipocinesia de las paredes inferior, anterior, lateral y apical creará un efecto de abombamiento en la parte inferior del corazón, similar a una trampa japonesa para pulpos (un takotsubo).

Pero aquí también hay un problema. Así como una sola lesión en una arteria coronaria puede provocar elevación del segmento ST en más de un territorio vascular del ECG, una oclusión proximal de la arteria descendente anterior (DA) de tipo 3 ("circunfleja") también puede afectar las paredes inferior, lateral y apical del ventrículo izquierdo, lo que resulta en un patrón de abombamiento similar al takotsubo en la ecocardiografía.

PERLA | La miocardiopatía de Takotsubo presenta dos problemas que dificultan su diferenciación de una isquemia/infarto agudo de miocardio: la fase inicial de elevación del segmento ST y la fase de inversión de la onda T. Durante la fase inicial de elevación del segmento ST, la miocardiopatía de Takotsubo puede imitar exactamente un IAM agudo, y solo una angiografía coronaria (o posiblemente un ecocardiograma) podrá distinguirlos a tiempo. Durante la fase 3, las inversiones de la onda T de la miocardiopatía de Takotsubo (cuando son más pequeñas y menos pronunciadas) pueden confundirse con las ondas T de reperfusión de un IAM agudo. Es importante hacer esta distinción porque, dependiendo de lo que haya precipitado la miocardiopatía de Takotsubo, puede ser necesario suspender los anticoagulantes hasta que se haya descartado una hemorragia intracraneal, un traumatismo craneoencefálico o una hemorragia gastrointestinal.

Veamos otro caso de miocardiopatía de Takotsubo y analicemos qué podemos encontrar para ayudarnos a sospecharla:

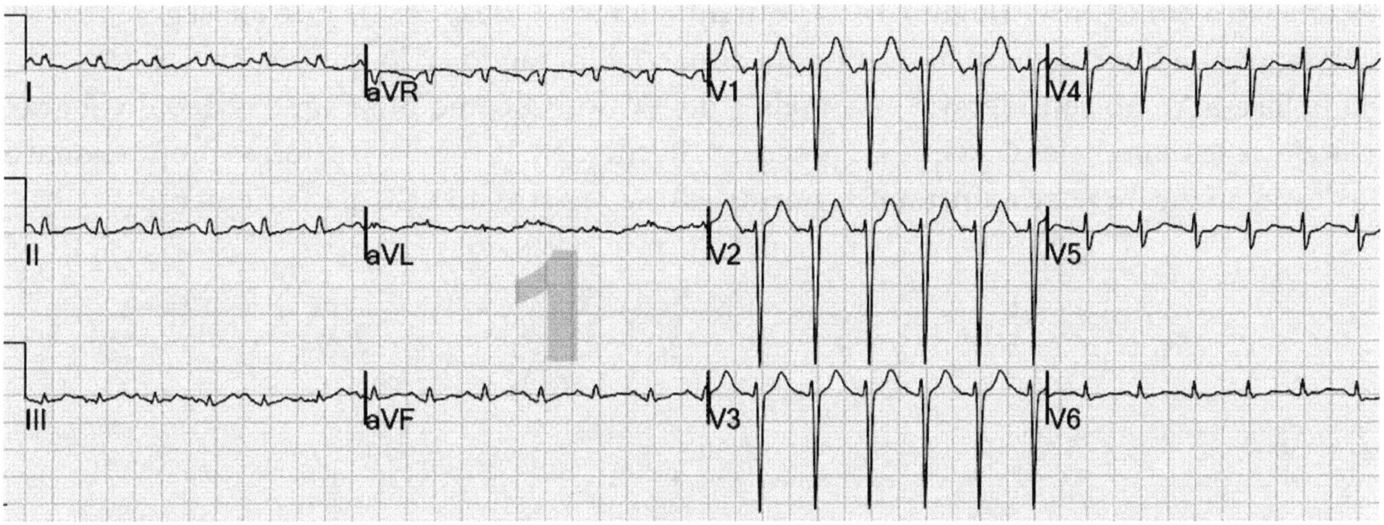

Figura 24-17

El ECG n.º 1 (Figura 24-17) se registró en una mujer (edad desconocida) sin antecedentes cardíacos que presentó un inicio agudo de edema pulmonar. Presenta taquicardia sinusal (lo cual es esperable) pero sin alteraciones patológicas del segmento ST-T. Observe el tamaño de las ondas T en el ECG n.º 1: ¿le parecen un poco grandes?

PERLA | Al decidir si una onda T parece agrandada o no, ¡no olvide considerar la magnitud del intervalo QRS que la precede!

Ahora veamos el ECG n.º 2, realizado 2-3 horas después:

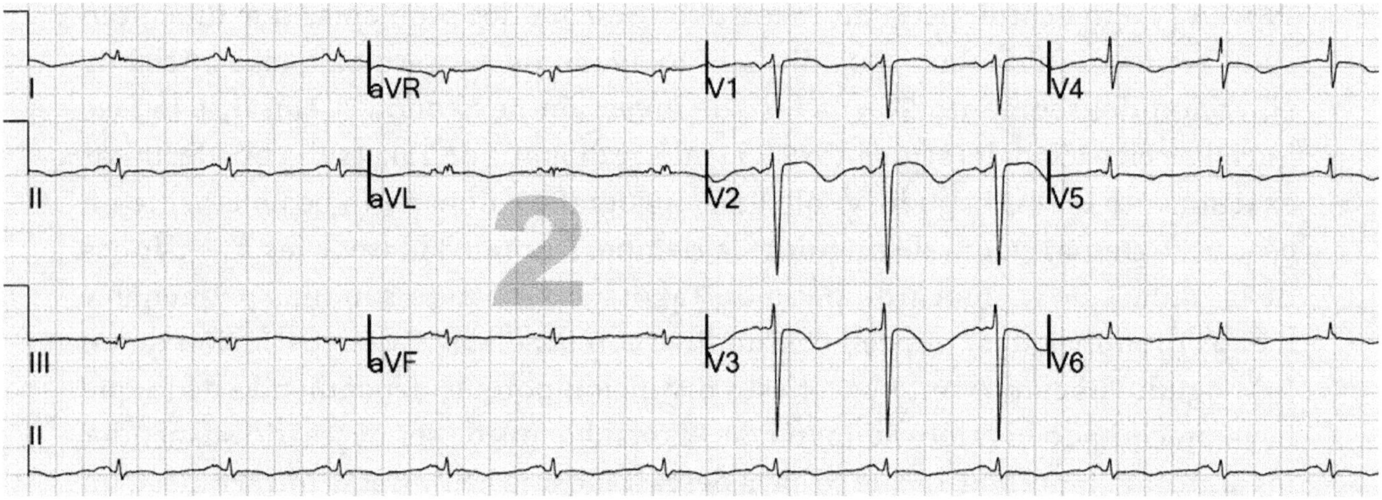

Figura 24-18

Las ondas T en las derivaciones I, aVL y V2-V5 han comenzado a invertirse con bases anchas. ¿Y qué buscamos siempre cuando vemos ondas T con bases anchas (positivas o invertidas)? ¡Buscamos la prolongación del intervalo QT! ¡Y ahí está!

¿Se registró el ECG n.° 1 (Figura 24-17) durante la fase 2, después de que los segmentos ST volvieran a la línea de base, o se trata de ondas T hiperagudas, lo que situaría el ECG n.° 1 en la fase 1? Yo no consideraría las ondas T del ECG n.° 1 como hiperagudas debido al gran voltaje de los complejos QRS que las preceden. Recuerden: la repolarización es proporcional a la despolarización (en circunstancias normales). Se registró un ECG al día siguiente:

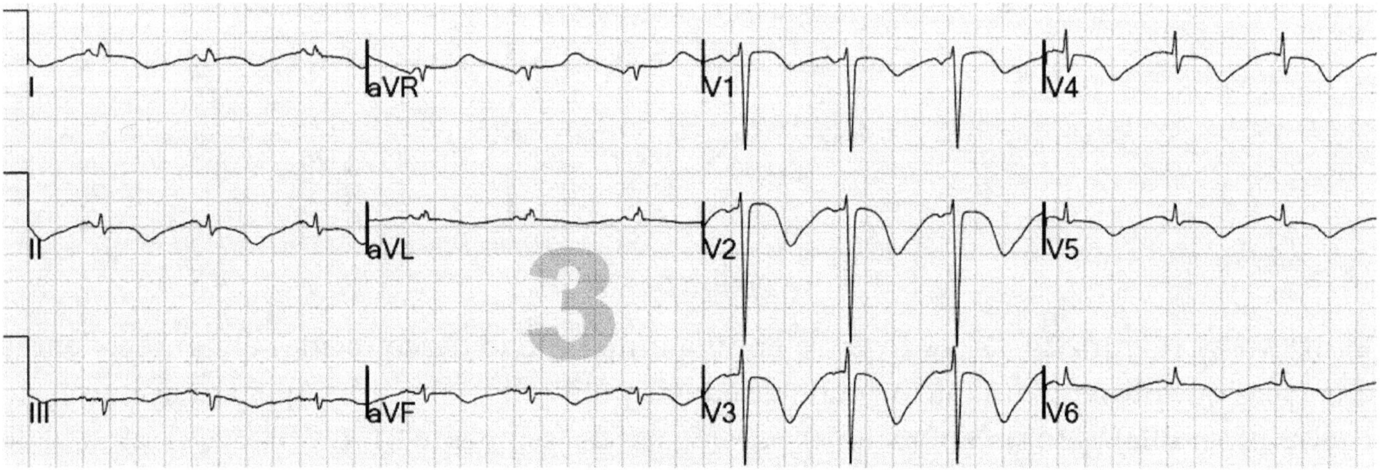

Figura 24-19

Las ondas T en el ECG n.º 3 (Figura 24-19) se han vuelto aún más profundas y anchas. Comparémoslo con un patrón de Wellens típico (Figura 24-20):

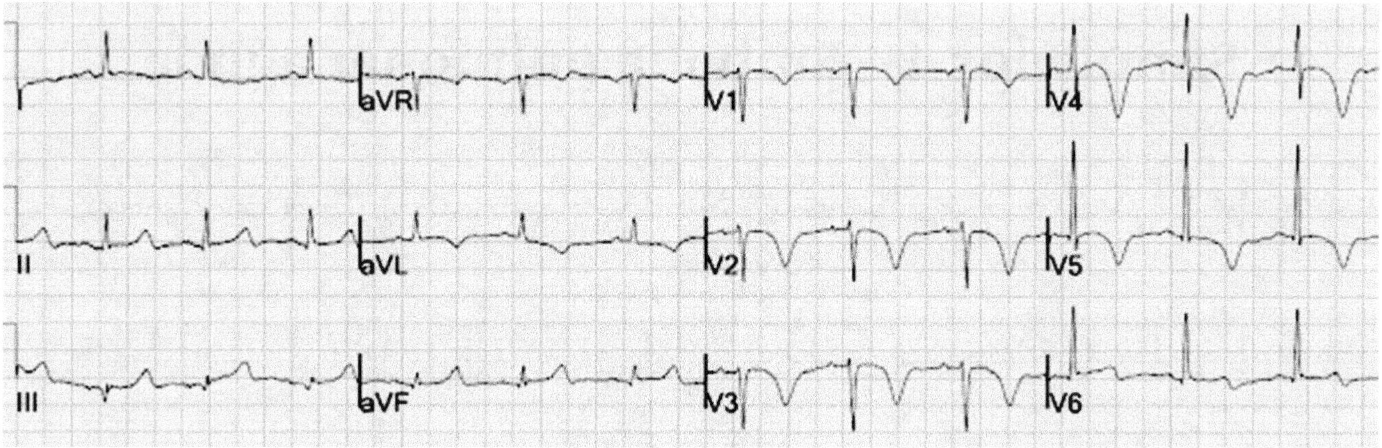

Figura 24-20

Las ondas T invertidas del síndrome de Wellens son ondas T normales que se han invertido debido a la reperfusión. No se trata de ondas T hiperagudas invertidas. Cualquier onda T hiperaguda se habría resuelto poco después del inicio de la isquemia. En este ejemplo, las ondas T invertidas son más estrechas y asimétricas. Las ondas T de Wellens también suelen asociarse con una progresión normal de la onda R sin pérdida de su amplitud. La naturaleza transitoria de la oclusión coronaria no provoca una pérdida miocárdica significativa.

Se han sugerido tres hallazgos electrocardiográficos como medio para diferenciar la miocardiopatía de Takotsubo de una isquemia/infarto agudo de miocardio:

1. Depresión del segmento ST en la derivación aVR sin elevación del segmento ST en la derivación V1 (especificidad 96%, sensibilidad 91%, precisión predictiva 95% – Scafa-Udriste, A. et al.)

2. Ondas T positivas en la derivación aVR sin ondas T invertidas en la derivación V1 ("altamente sugestivo" – Kosuge, M et al.)

3. Elevación del segmento ST en las derivaciones V4-V6 > elevación del segmento ST en las derivaciones V1-V3 – Ogura, R. et al.

A medida que lea más sobre la miocardiopatía de Takotsubo, encontrará muchas opiniones y hallazgos de investigación contradictorios. Esto debería hacerle desconfiar de cualquier "regla" para distinguir la miocardiopatía de Takotsubo de la isquemia aguda o subaguda. Para realizar un diagnóstico más preciso, deberá basarse en algo más que un simple electrocardiograma.

Simulador 4 – Embolia pulmonar aguda

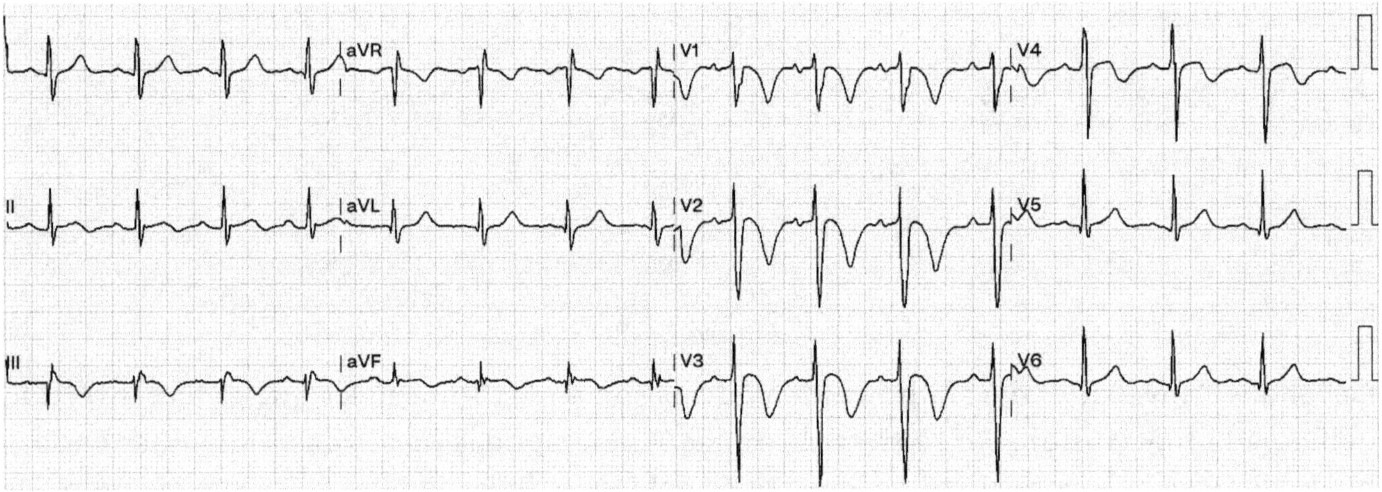

Figura 24-21

La embolia pulmonar aguda suele presentar un electrocardiograma con signos de sobrecarga aguda del ventrículo derecho; en la Figura 24-21, esto se representa mediante la inversión de la onda T en las derivaciones III, aVF y V1-V4. ¡Esto es un hallazgo clásico! Debería prestar especial atención a las derivaciones III y V1. En el contexto clínico adecuado, la inversión de la onda T en estas dos derivaciones es prácticamente diagnóstica de sobrecarga aguda del ventrículo derecho, es decir, de embolia pulmonar aguda. Pero existe otra forma en que puede presentarse una embolia pulmonar aguda:

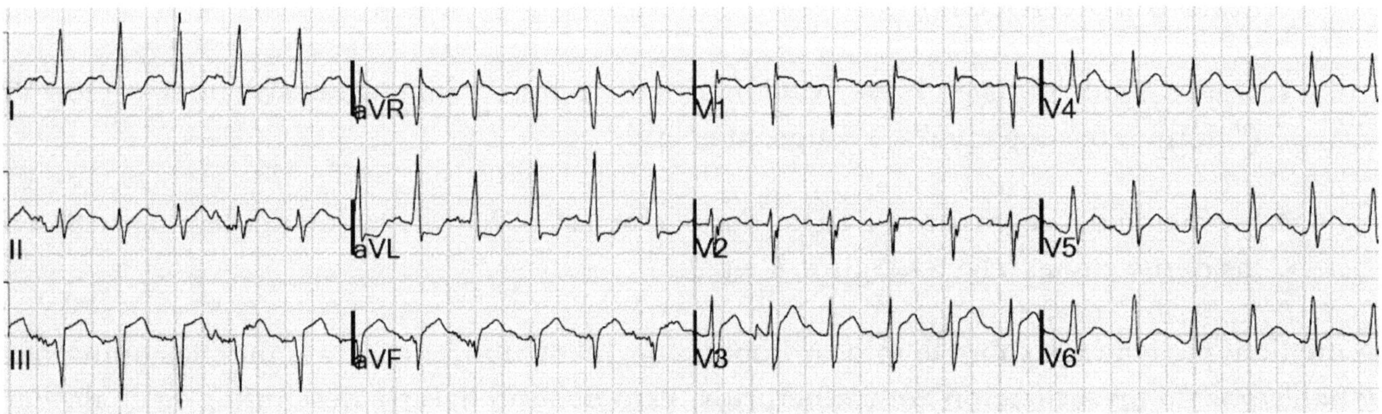

Figura 24-22

Este ECG (Figura 24-22) puede parecer inicialmente una oclusión de la arteria coronaria derecha proximal, lo que resultaría en isquemia/infarto del ventrículo derecho debido a las elevaciones del segmento ST en las derivaciones II, III, aVF y V1-V3. También hay depresión del segmento ST en las derivaciones I y aVL, que actúa de forma recíproca a la elevación del ST en las derivaciones inferiores, particularmente en la derivación III. Esto es, de hecho, una oclusión que provoca isquemia miocárdica aguda. Entonces, ¿qué hace este ECG en un capítulo titulado "Isquemia y sus imitadores"? Este capítulo tiene como objetivo distinguir entre un infarto agudo de miocardio (IAM) y afecciones médicas que se asemejan a un IAM. La oclusión que produce esta isquemia aguda del ventrículo derecho no se produjo en la arteria coronaria derecha, sino en una rama de la arteria pulmonar. Este es un ECG registrado en un paciente con un embolismo pulmonar agudo que, lamentablemente, no sobrevivió. La razón por la que un embolismo pulmonar agudo puede imitar un IAM con tanta precisión es porque SÍ es una isquemia/infarto de miocardio, pero no debido a la oclusión de un vaso coronario. La sobrecarga del ventrículo derecho se vuelve intensa y se produce un marcado desequilibrio entre el suministro y la demanda de oxígeno, lo que provoca isquemia aguda.

PERLA | Si observa el ECG con más atención, verá que las ondas P desaparecen en la pendiente descendente de las ondas T. Esto indica que la sístole auricular se produce muy cerca de la sístole ventricular. Esto por sí solo puede afectar significativamente el gasto cardíaco, ya que la sangre auricular debe ir a alguna parte, ¡y parece que avanzar se está convirtiendo en una opción cada vez menos viable!

Como siempre digo: "¡En electrocardiografía, el contexto lo es todo!". Su primera pista de que está viendo un imitador de IAM probablemente será el contexto en el que se presenta el paciente: durante el ejercicio, después de un trauma emocional o físico reciente, o después de un largo vuelo transoceánico.

Simulador 5 – Hemorragia intracraneal

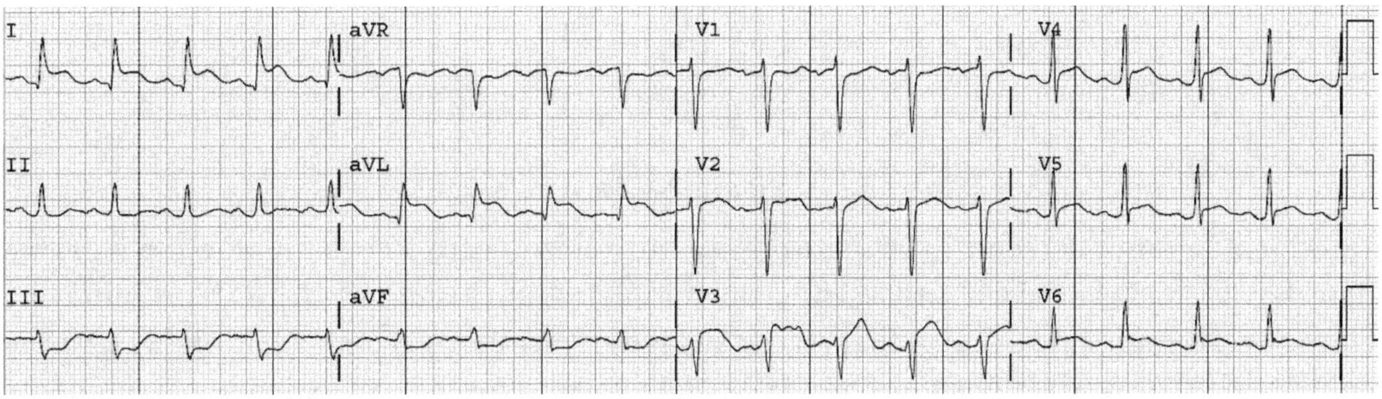

Figura 24-23

Esto parece una oclusión proximal de la arteria descendente anterior, ¿verdad? ¡Pero no lo es! Este ECG (Figura 24-23) se registró en una mujer de mediana edad que esperaba tranquilamente el autobús cuando de repente gritó y se desplomó inconsciente. Recibió reanimación cardiopulmonar por parte de un transeúnte y posteriormente se le realizó una cardioversión por taquicardia ventricular. Permaneció en coma profundo y nunca recuperó la conciencia. Una tomografía computarizada realizada antes de su fallecimiento reveló una hemorragia subaracnoidea extensa. Es probable que esta paciente no haya sufrido un infarto agudo de miocardio que causara el colapso. La hemorragia intracraneal probablemente fue la causa de las alteraciones en el ECG. Por lo que sabemos sobre la miocardiopatía de Takotsubo, las alteraciones cerebrales pueden provocar elevación del segmento ST con inversión de la onda T. Este no es un caso aislado. ¿Podría tratarse de un caso de miocardiopatía de Takotsubo? Diría que es extremadamente improbable. Nunca he oído hablar de un caso de miocardiopatía de Takotsubo en el que el factor estresante emocional o físico ocurriera simultáneamente con la lesión miocárdica.

PERLA | Si un paciente se desploma repentinamente inconsciente y permanece en coma profundo a pesar de tener pulso palpable, se debe considerar de inmediato la posibilidad de una hemorragia intracraneal como factor desencadenante.

Simulador 6 – Síndrome de Brugada

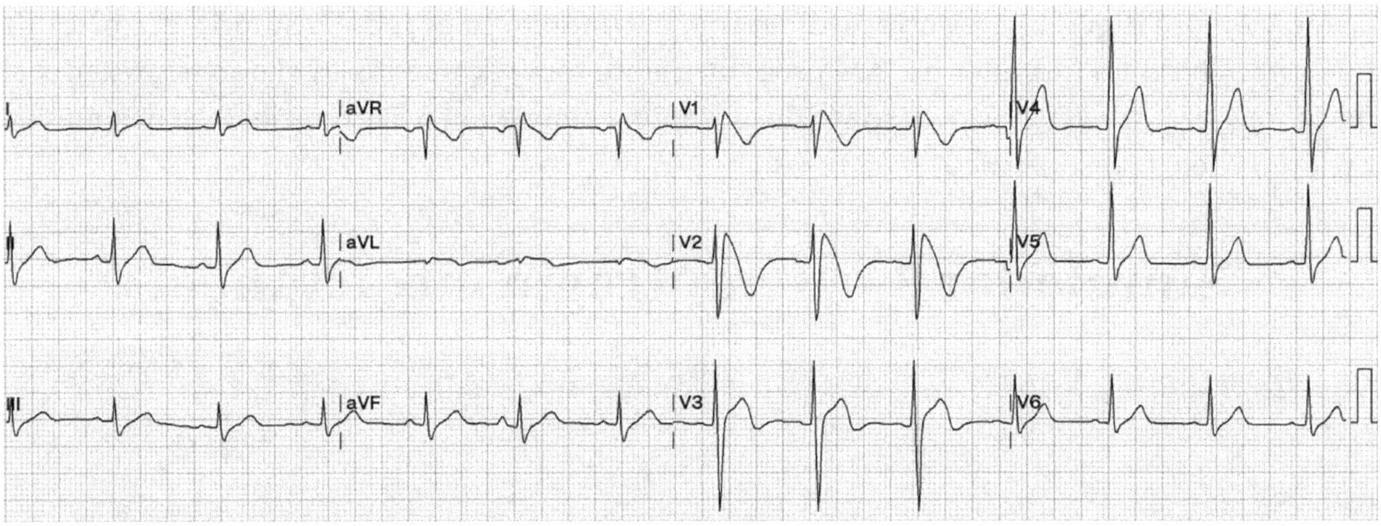

Figura 24-24

"Bloqueo de rama derecha". Permítanme ser muy claro: ¡esto NO es un bloqueo de rama derecha! Esa onda ancha y positiva al final del complejo QRS es una onda J. ¡NO representa una elevación del segmento ST! Si se fijan, tanto en las derivaciones V1 como V2, la onda J termina en una onda T invertida bastante profunda. Este patrón también se extiende parcialmente a la derivación V3. Admito que la repolarización en la derivación V3 podría confundirse con isquemia miocárdica aguda, pero las derivaciones V1 y V2 nunca deberían confundirse con isquemia aguda. Ese es un patrón clásico de Brugada tipo 1. Veamos un ECG que muestra una isquemia/infarto anteroapical agudo típico (anteriormente anteroseptal):

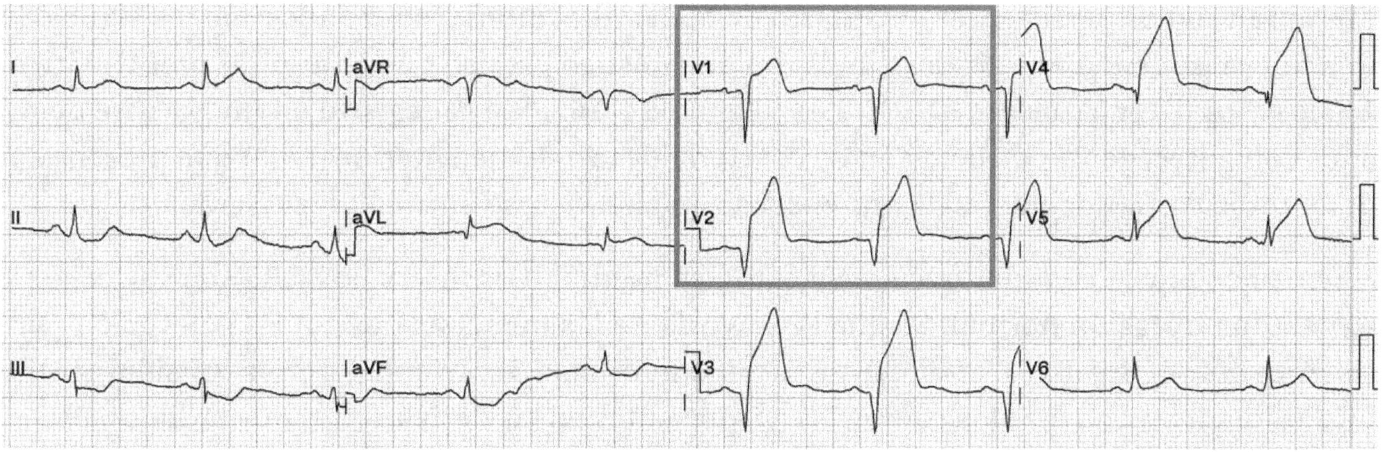

Figura 24-25

Observamos una diferencia evidente al comparar las derivaciones V1 y V2 con el ECG en las figuras 24-24 y 24-25. En primer lugar, las ondas T durante la isquemia miocárdica aguda (Figura 24-25) no se invierten hasta después de la reperfusión (o al menos hasta que se restablece el equilibrio entre la oferta y la demanda de oxígeno). Sin embargo, en el síndrome de Brugada tipo 1, las ondas T profundamente invertidas están siempre presentes; forman parte de la morfología característica. En la isquemia aguda, la elevación del segmento ST rara vez se limita a las derivaciones V1 y V2; observe la afectación de las demás derivaciones en la Figura 24-25. Compárelo con el síndrome de Brugada tipo 1 en la Figura 24-24.

Ambas afecciones son potencialmente letales, pero su manejo es drásticamente diferente.

Simulador 7 – Aneurisma ventricular (elevación persistente del segmento ST)

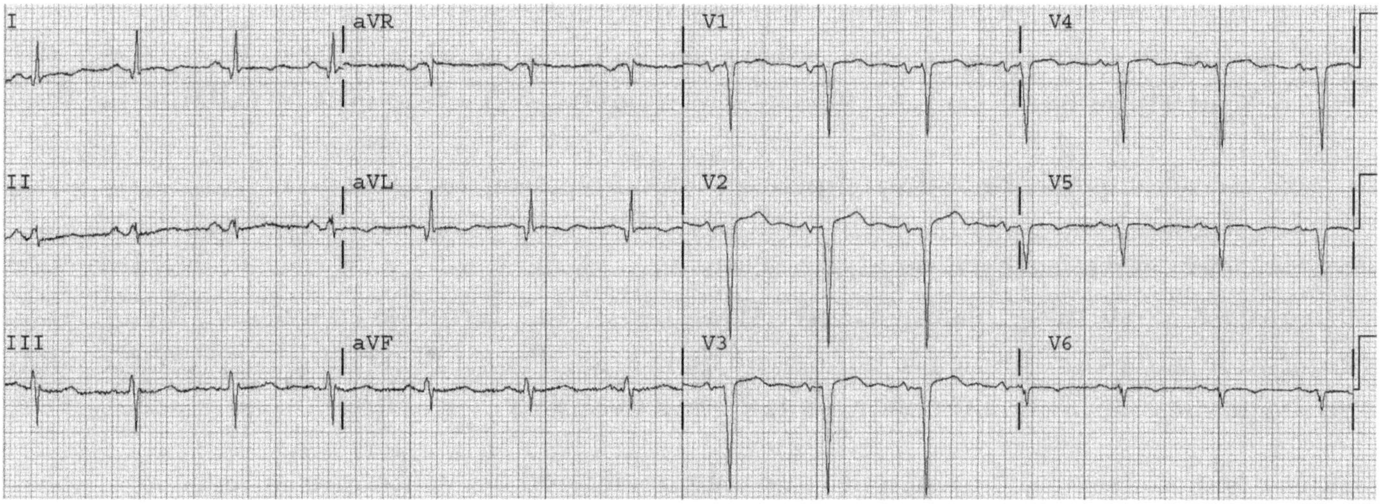

Figura 24-26

El hecho de que un paciente haya sufrido un infarto de miocardio no significa que no pueda sufrir otro. Desafortunadamente, esto le ocurre a muchas personas a diario. Cuando se presentan signos persistentes del infarto de miocardio anterior mezclados con los signos de una nueva isquemia miocárdica aguda, un diagnóstico preciso puede resultar problemático. Analicemos detenidamente el ECG de la Figura 24-26. Este se registró en un hombre de 46 años con antecedentes de oclusión de la arteria descendente anterior (LAD) que presentaba dolor torácico. Se documentó la presencia de un aneurisma ventricular izquierdo.

Hay ritmo sinusal con una frecuencia cardíaca normal. Los intervalos QRS son estrechos y tienen una duración normal. Sé que la mayoría de las personas buscan una elevación persistente del segmento ST al diagnosticar un aneurisma ventricular, pero a mí siempre me impresionan mucho más los complejos QS presentes en las derivaciones precordiales. Eso es lo que me llama la atención primero. Como se observa en este ECG, todas las derivaciones precordiales presentan complejos QS, excepto la derivación V6, que tiene una onda r muy sutil. La característica elevación persistente del segmento ST es muy sutil en este ECG, aunque a veces puede ser más evidente. Está presente en las derivaciones V2 y V3, es dudosa en las derivaciones V1 y V4, y está ausente en las derivaciones V5 y V6. Cabe destacar que hay ondas q en las derivaciones I y aVL, pero ambas derivaciones tienen una onda R significativa. No hay elevación del punto J ni en la derivación I ni en la derivación aVL, pero ambas tienen ondas T pequeñas e invertidas. Las ondas R sustanciales en las derivaciones basolaterales indican que el aneurisma no se encuentra en esa zona, sino más probablemente en la región anterior y hacia el ápex.

Las elevaciones del segmento ST son la causa de la simulación de infarto de miocardio. Supongo que se podría llamar a esto un "pseudomimetismo", ya que, de hecho, representa un verdadero infarto de miocardio, pero un infarto antiguo, no una isquemia aguda. Permítanme presentar tres "criterios" para el diagnóstico de aneurismas ventriculares, y luego veremos qué tan bien cumple este ECG con esos criterios:

1. Onda R alta en la derivación aVR (signo de Goldberger)

2. Si bien hay una onda r terminal en la derivación aVR, ciertamente no la llamaría "alta".

3. Elevación persistente del segmento ST con inversión de la onda T

Hay elevación persistente del segmento ST en las derivaciones V2 y V3, pero no hay inversión de la onda T. Existe una "ilusión" de inversión de la onda T terminal en esas derivaciones; sin embargo, la onda T no desciende por debajo de la línea de base, y esta ilusión probablemente se deba al inicio de la onda U positiva que sigue a la onda T.

Ondas r pequeñas en las derivaciones que cubren la pared del ventrículo izquierdo.

Hay una onda r microscópica en la derivación V6, ¡pero las ondas R en las derivaciones I y aVL (también derivaciones izquierdas) definitivamente no son pequeñas!

Como probablemente habrán deducido, no considero estos criterios como reglas absolutas. ¿Qué es lo más llamativo de este ECG: las ondas QS en la región precordial o la elevación del segmento ST?

Los aneurismas ventriculares no siempre presentan una elevación persistente del segmento ST, aunque la mayoría sí muestran cierta elevación. Sin embargo, como pueden ver en este ECG (Figura 24-26), la elevación del segmento ST puede ser muy sutil.

Importancia de la amplitud de las ondas T

Otra característica importante de los aneurismas ventriculares es la amplitud de las ondas T. Analicemos esto para que comprendan mejor lo que sucede en el ECG.

¿Qué representan esos complejos QS profundos? No representan tejido muerto o infartado, sino miocardio sano, viable y conductor... ¡en el lado opuesto del ventrículo! Las ondas T que se observan en las derivaciones afectadas, sin embargo, representan la repolarización del área debajo del electrodo de registro. Debido al infarto, la despolarización debajo de los electrodos de registro que se encuentran sobre el aneurisma ventricular será muy lenta. Por lo tanto, la despolarización de la pared ventricular opuesta se registrará primero como un complejo QS. Si los electrodos registraran las ondas T asociadas con esos complejos QS profundos, probablemente serían más grandes.

Los infartos transmurales generalmente contienen algunos restos de miocardio viable, aunque a menudo no los suficientes para producir una onda r. La onda T del miocardio sano en el otro lado del ventrículo debería producir una onda T con una amplitud proporcional a su QRS. Las ondas T en las derivaciones afectadas por el aneurisma se deben a la repolarización de los restos de miocardio viable que quedan en y alrededor del área infartada. Estas ondas T serán pequeñas, generalmente desproporcionadamente pequeñas en comparación con los complejos QS o Qr en esas derivaciones. Esto contrasta con las ondas T de las isquemias/infartos transmurales agudos, que generalmente son mucho más grandes. Las ondas T en las derivaciones afectadas no representan la repolarización en la pared opuesta como los complejos QS. Si así fuera, estarían invertidas porque los electrodos que se encuentran sobre el área infartada verían la cabeza negativa del vector de repolarización viajando hacia ellos.

Veamos otro ejemplo de un aneurisma ventricular simple que parece estar ocultando un infarto de miocardio oclusivo...

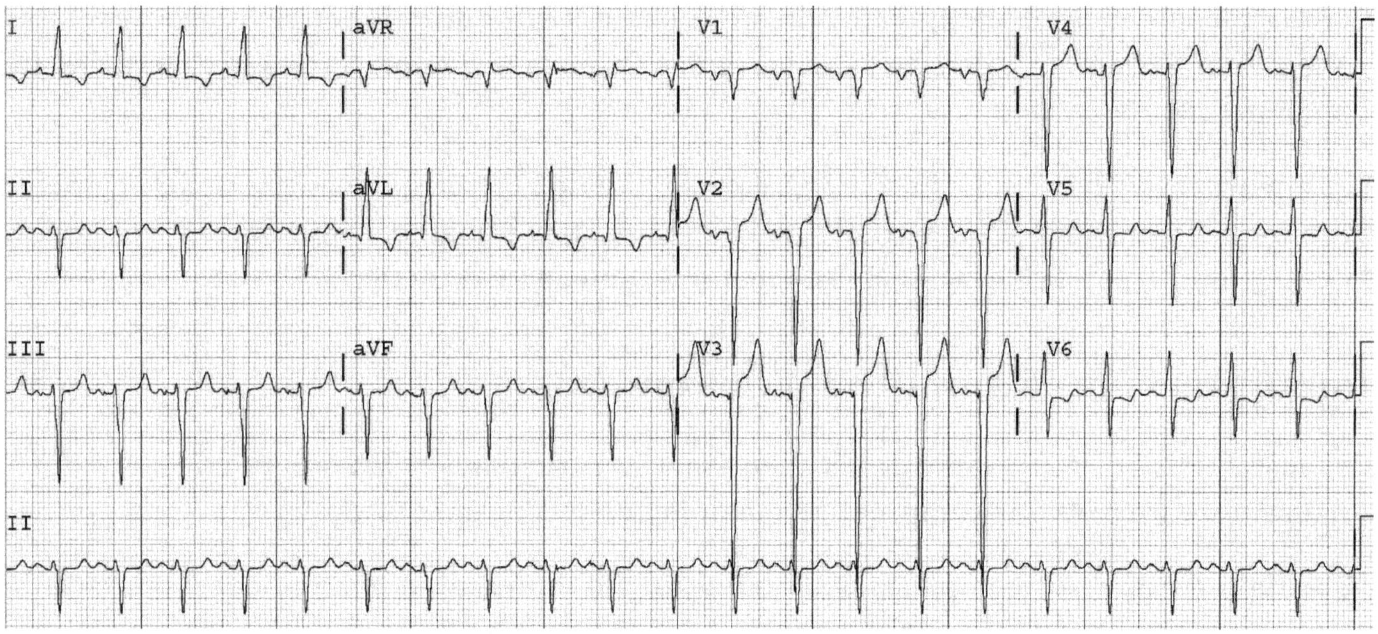

Figura 24-27

Esta elevación del segmento ST es impresionante. ¿Podría estar ocultando un infarto de miocardio con oclusión (IMO)? Para complicar un poco las cosas, presenta hipertrofia ventricular izquierda según los criterios de las derivaciones precordiales y de las extremidades. Smith et al. han desarrollado dos fórmulas para ayudar a detectar si realmente existe un IMO. Ambas fórmulas comparan la altura de la onda T con la amplitud total del complejo QRS (desde el pico de la R hasta el punto más bajo de la S).

PRIMER MÉTODO

Este método compara la relación entre la amplitud de la onda T y la amplitud del QRS, medidas desde la línea de base. Si la relación amplitud de la onda T / amplitud del QRS en cualquier derivación desde V1 hasta V4 (inclusive) es IGUAL O MAYOR QUE (≥) 0,36, entonces hay un IMO (sensibilidad = 91,5%; especificidad = 81,3%). Si es menor, se trata simplemente de un pseudoaneurisma ventricular.

SEGUNDO MÉTODO

Un segundo método utiliza la SUMA de las amplitudes de la onda T en las derivaciones V1 a V4 (inclusive) y la divide entre la SUMA de las amplitudes del QRS de todas las derivaciones desde V1 hasta V4. Si la relación es MAYOR QUE (>) 0,22, se predice un IMO agudo (sensibilidad = 91,5%; especificidad = 68,8%).

Utilizando ambas fórmulas, los resultados indican la presencia de un IMO.

¿Pero notó algo más? ¡El paciente presenta taquicardia leve! La taquicardia puede alterar el segmento ST, haciendo que las elevaciones del ST previas se acentúen aún más. Cabe mencionar que la taquicardia tiene el efecto contrario en la repolarización precoz, reduciendo la elevación del ST. Sin embargo, NO realice una prueba de esfuerzo a estos pacientes si sospecha un pseudoaneurisma ventricular. Veamos un ECG anterior de este paciente, sin taquicardia:

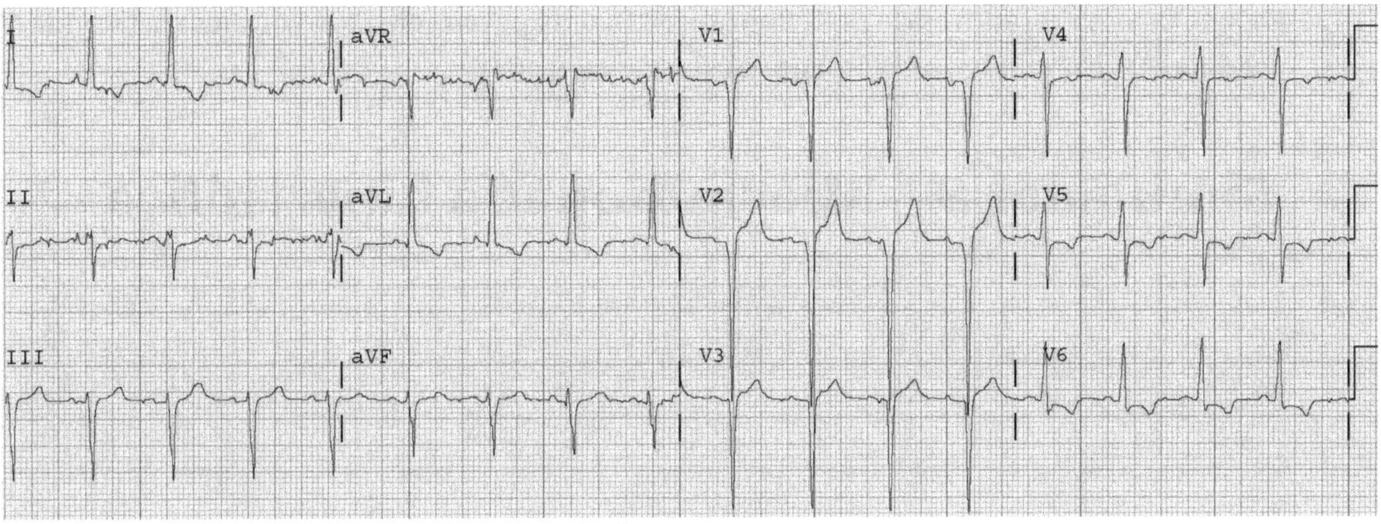

Figura 24-28

Este ECG revela un aneurisma ventricular que no cumple los criterios de OMI al aplicar las fórmulas anteriores. ¿Qué notó primero: la elevación del segmento ST o las ondas QS profundas en las derivaciones V1-V3? Sin embargo, este ECG presenta varios hallazgos más que debe reconocer.

Primero, hay hipertrofia ventricular izquierda. Las derivaciones I y aVL muestran anomalías clásicas de repolarización secundaria. Sin embargo, observe las derivaciones V5 y V6. Ambos complejos QRS terminan con una onda S que inmediatamente se convierte en un segmento ST deprimido con una onda T invertida. Esto no es una anomalía clásica de repolarización secundaria, sino una anomalía de repolarización primaria. Este paciente ya ha sufrido un OMI y un aneurisma ventricular. ¡El hecho de que presente cierta isquemia no es sorprendente!

> **PERLA |** Generalmente, la elevación del segmento ST NO es lo que alerta sobre la presencia de un aneurisma ventricular. La elevación del ST no suele ser muy marcada. La presencia de ondas QS en una distribución vascular suele ser la característica más notable.

Cosas para recordar:

1. No es necesario que haya elevación del segmento ST cuando hay un aneurisma ventricular; por lo tanto, el término "elevación persistente del ST" solo es apropiado cuando SÍ hay al menos algo de elevación del ST.

2. Las ondas R "altas" en la derivación aVR no siempre están presentes. No se base en

ellas para el diagnóstico.

3. Las ondas T pueden ser positivas o negativas. NO "siempre están invertidas".

4. Debe usar calibradores de ECG digitales o físicos para medir los voltajes de la onda T y del QRS. No puede simplemente observar y estimar.

Simulador 8 – Miocardiopatía hipertrófica

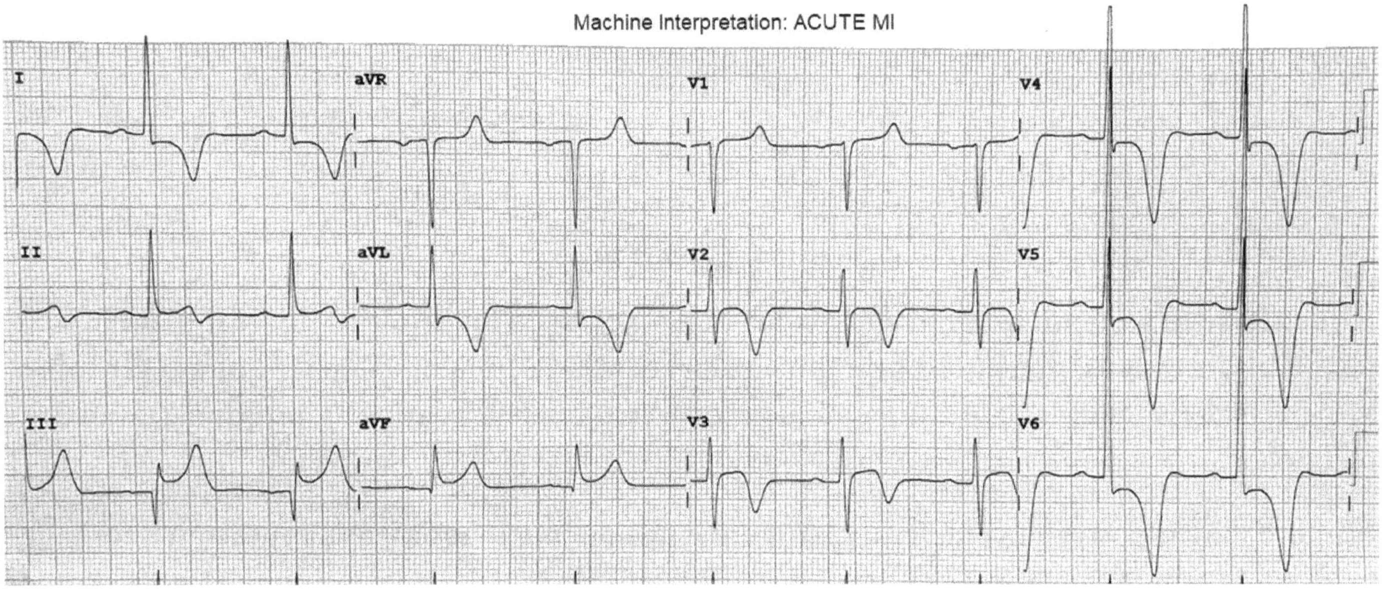

Figura 24-29

Se trata de un hombre de unos 50 años que refiere dolor abdominal. Se realizó un electrocardiograma de 12 derivaciones.

No se trata del síndrome de Wellens: no presenta dolor torácico ni está asintomático. Está consciente, con estado mental normal y sin dolor de cabeza.

No cumple con el perfil de una persona con miocardiopatía de Takotsubo. Se trata de una miocardiopatía hipertrófica apical clásica, la que con mayor frecuencia se confunde con un infarto de miocardio subagudo posterior a la reperfusión. Observe la marcada hipertrofia ventricular izquierda.

No busque hipertensión ni estenosis aórtica. ¡Esto es una miocardiopatía! La hipertrofia se produce sin factores causales aparentes. Existe una marcada desorganización de las miofibrillas intercaladas con exceso de tejido fibrótico. Este es un sustrato ideal para arritmias ventriculares letales, como la taquicardia ventricular que evoluciona rápidamente a fibrilación ventricular.

Simulador 9: Atleta joven sano

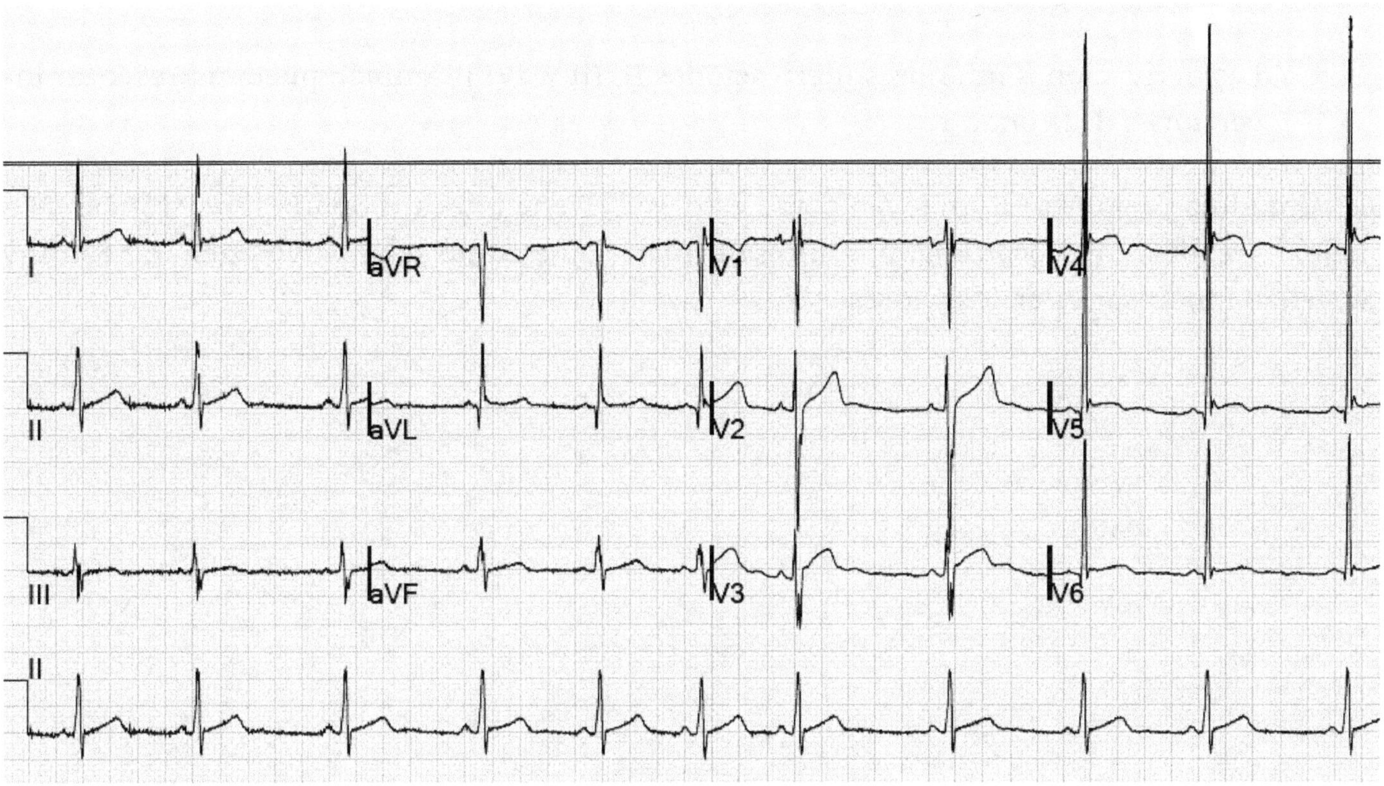

Figura 24-30

Este electrocardiograma pertenece a un atleta afroamericano de 15 años. Se registró como parte de un examen de detección de rutina antes de comenzar un programa deportivo.

Las derivaciones V2 y V3 presentan ondas T grandes con cierta elevación del segmento ST. Las derivaciones V5 y V6 también presentan elevación del segmento ST. ¿Es este un electrocardiograma anormal? Antes de responder de inmediato, hay un dato importante que debe saber: su familia tiene antecedentes de muerte súbita. Bien... ahora, ¿qué opina?

Los Dres. Stephen Smith y K. Wang estudiaron este fenómeno. Aquí hay algunos hallazgos a considerar antes de emitir un diagnóstico:

1. El paciente está asintomático.
2. Las inversiones de la onda T presentan muescas en el punto J.
3. Las inversiones de la onda T son estables y no evolucionan (por ejemplo, en 24 horas).
4. Las derivaciones con inversiones de la onda T presentan cierta elevación del segmento ST.
5. Las ondas T invertidas en las derivaciones V4-V6 están precedidas por ondas R altas y

ondas S mínimas (o ausentes).

6. El complejo QRS tiene una duración normal, no está ensanchado.

7. Las derivaciones inferiores (derivaciones II, III y aVF) también pueden presentar inversiones de la onda T.

La verdadera pregunta en un joven como este es: "¿Tiene miocardiopatía hipertrófica?". Lo mejor es realizar un ecocardiograma antes de iniciar un estudio exhaustivo y generar estrés y ansiedad innecesarios en los padres.

Lectura recomendada

Abarca E, MD, Baddi A, MD, Manrique R, MD. ECG manifestations in submassive and massive pulmonary embolism. Report of 4 cases and review of literature. Journal of Electrocardiology 47 2014) 75 – 79

Andrade, AA., Stainback, RF. Takotsubo Cardiomyopathy. Texas Heart Institute Journal. Vol. 41(3); 2014.

Armstrong, EJ et al. Electrocardiographic Criteria for ST-Elevation Myocardial Infarction in Patients With Left Ventricular Hypertrophy. Am J Cardiol. 2012; 110(7): 977-983.

Arvan S, Varat MA. Persistent ST-segment elevation and left ventricular wall abnormalities: a two-dimensional echocardiographic study. Am J Cardiol 1984;53(11):1542-6.

Aslanger, E MD, Meyers, HP MD, Smith, SW, MD. Recognizing electrocardiographically subtle occlusion myocardial infarction and differentiating it from mimics: Ten steps to or away from cath lab. Turk Kardiyol Dern Ars. 2021; 49(6): 488-500.

Beeman W. Shroff G. Smith SW. T/QRS Amplitude Ratio Is Significantly Higher In Acute Anterior ST Elevation Myocardial Infarction Than In Previous Myocardial Infarction With Persistent ST Elevation (left Ventricular Aneurysm Morphology): A Validation (abstract 371). Annals of EM Oct 2011 Suppl 58(4): S302.

Bybee KA, et al. Electrocardiography cannot reliably differentiate transient left ventricular apical ballooning syndrome from anterior ST-segment elevation myocardial infarction. Journal of Electrocardiology 40 (2007) 38.e1 – 38.e6.

Cohen, R. et al. Electrocardiogram manifestations in hyperkalemia. World Journal of Cardiovascular Diseases 2, 57-63; 2012,

Cokkinos DV, et al. Electrocardiographic criteria of left ventricular hypertrophy in left bundle-branch block. British Heart Journal, 1978, 40, 320-324.

de Chazal, HM. et al. Stress Cardiomyopathy Diagnosis and Treatment. JACC. Vol. 72(16); 2018.

"Dr. Smith's ECG Blog" (Friday, January 30, 2015 - "Diffuse ST Elevation with Apical Ballooning: is it Takotsubo Stress Cardiomyopathy?").

Imazio M., Gaita F., & LeWinter M. Evaluation and treatment of pericarditis: a systematic review. JAMA, 2015 Oct 13. 314 (14): 1498-506.

Jhamnani S, Fuisz A, Lindsay J. The spectrum of electrocardiographic manifestations of acute myocarditis: An expanded understanding. Journal of Electrocardiology 47 (2014) 941–947.

Klein, LR et al. Electrocardiographic criteria to differentiate acute anterior ST-elevation myocardial infarction from left ventricular aneurysm. Am J of Emerg Med. Volume 33, Issue 6, June 2015, Pages 786-790.

Kosuge, M et al. Differences in Negative T Waves Between Takotsubo Cardiomyopathy and Reperfused Anterior Acute Myocardial Infarction. Circulation J. Vol. 76; 2012.

Levis JT. ECG Diagnosis: Apical Hypertrophic Cardiomyopathy. Perm J 2013 Spring;17(2):84.

Littmann L. A new electrocardiographic concept: V1–V2–V3 are not only horizontal, but also frontal plane leads. Journal of Electrocardiology. 66 (2021) 62-68.

Manne JRR. Atrial Repolarization Waves (Ta) Mimicking Inferior Wall ST Segment Elevation Myocardial Infarction in a Patient with Ectopic Atrial Rhythm. Case Reports in Medicine. Volume 2018.

Miller DH, Kligfield P, Schreiber TL, Borer JS. Relationship of prior myocardial infarction to false-positive electrocardiographic diagnosis of acute injury in patients with chest pain. Arch Intern Med 1987;147:257-61.

Miranda DF, et al. New Insights Into the Use of the 12-Lead Electrocardiogram for Diagnosing Acute Myocardial Infarction in the Emergency Department. Canadian Journal of Cardiology. 34 (2018) 132-145.

Parham, WA. Hyperkalemia Revisited. THI Journal. 2006; 33(1): 40-47

Peguero JG, Lo Presti S, et al. Electrocardiographic Criteria for the Diagnosis of Left Ventricular Hypertrophy. JACC. Vol. 69, No. 13, 2017.

Raghav, KPS et al. A Review of Electrocardiography in Pulmonary Embolism: Recognizing Pulmonary Embolus Masquerading as ST Elevation Myocardial Infarction. Rev Cardiovasc Med. 2011;12(3):157-163

Ravi S, et al. Diagnosis of Left Ventricular Hypertrophy in the Presence of Left Anterior Fascicular Block: A Reexamination of the 2009 AHA/ACCF/HRS Guidelines. Ann Noninvasive Electrocardiol 2013;18(1):21–28.

Scafa-Udriste, A. et al. Diagnostic challenges between takotsubo cardiomyopathy and acute myocardial infarction – where is the emergency?: a literature review. Intl J of Emerg Med. 2024; 17(22)

Schocken, DD. Electrocardiographic left ventricular strain pattern: Everything old is new again. Journal of Electrocardiology 47 (2014) 595–598.

Sokolow, M., Lyon, TP. The Ventricular Complex in Left Ventricular Hypertrophy as Obtained by Unipolar and Precordial Limb Leads. Am Heart J. 37(2); 1949.

Weiss, JN et al. Electrophysiology of Hypokalemia and Hyperkalemia. Circulation: Arrhythmia and Electrophysiology. Volume 10(31); 2017.

Reproducido del blog de ECG del Dr. Smith

Los siguientes electrocardiogramas se reproducen con la amable autorización del Dr. Stephen W. Smith. Puede encontrar estos y otros casos muy interesantes y educativos en su blog (Blog de ECG del Dr. Smith) en: https://hqmeded-ecg.blogspot.com/

Figura 24-2
Fecha: sábado, 15 de junio de 2013
"A Tragic Case, related to the last post"

Figura 24-6
Fecha: domingo 24 de julio de 2016
"ST Elevation. What is it?"

Figura 24-7
Fecha: miércoles, 8 de febrero de 2012
"The LAD occlusion formula did not work here. Why?"

Figura 24-10
Fecha: sábado 2 de enero de 2016
"Is this Acute Ischemia? More on LVH."

Figura 24-11
Fecha: lunes 20 de junio de 2022
"LVH and Anterior ST Elevation: is it OMI and would you activate the cath lab?"

Figura 24-12 y Figura 24-13
Fecha: viernes, 29 de julio de 2022
"Two patients with chest pain and LVH: Neither STEMI criteria, nor Armstrong criteria, can identify occlusion or reperfusion"

Figura 24-14
Fecha: lunes 19 de septiembre de 2022
"This ECG is nearly pathognomonic. What is it? (hint: it's not Wellens')"

Figuras 24-15 y Figura 24-16
Fecha: miércoles, 12 de abril de 2023
"A 40-something woman with acute pulmonary edema -- see the Speckle Tracking echocardiogram."

Figuras 24-17 a 24-19
Fecha: lunes, 20 de diciembre de 2010
"Takotsubo Stress Cardiomyopathy, with Echocardiogram"

Figura 24-20
Fecha: viernes, 12 de agosto de 2022
"Inferior ST Elevation and Hyperacute T-waves, but Patient is Pain Free. What is going on?"

Figura 24-22
Fecha: sábado, 22 de agosto de 2015
"Sudden Severe SOB and ST Segment Elevation: What is the Diagnosis and Treatment?"

Figura 24-23
Lunes, 20 de diciembre de 2021
"Collapse, Ventricular Tachycardia, Cardioverted, Comatose on Arrival. OMI is a clinical diagnosis."

Figuras 24-26
Fecha: miércoles, 26 de agosto de 2009
"Persistent ST elevation after previous MI, otherwise known as "LV aneurysm" morphology"

Figuras 24-26 a 24-28
Fecha: miércoles 13 de abril de 2022
"A man in his 50s with acute chest pain and history of prior MI"

Figuras 27-9 y 27-30
Fecha: sábado 8 de enero de 2022
"A man in his 50s with abdominal pain and a computer read of ***Acute MI ***"

25

Las isquemias epónimas

Existen tres patrones de isquemia miocárdica aguda que pueden resultar muy confusos para quienes no los conocen. No comprender lo que sucede durante estas isquemias puede tener consecuencias muy graves.

Estas isquemias epónimas llevan el nombre de un grupo internacional de cardiólogos:

Dr. Hein J. J. Wellens de los Países Bajos

Dr. Robbert de Winter de los Países Bajos

Dr. Emre Aslanger de Turquía

Veamos cada una en detalle...

Síndrome de Wellens

Este síndrome lleva el nombre del cardiólogo que lo describió por primera vez, el Dr. Hein J. J. Wellens de los Países Bajos.

> **NOTA** | Tenga en cuenta que "síndrome de Wellens" no lleva apóstrofo, ya que su apellido termina en "s". NO es "síndrome de Wellen's".

El síndrome de Wellens combina el historial clínico y los hallazgos del electrocardiograma (ECG). Ambos deben estar presentes para diagnosticar el síndrome de Wellens.

Un caso típico es el de una paciente (por ejemplo, una mujer de 58 años) que experimenta repentinamente un dolor torácico subesternal clásico, típico de un síndrome coronario agudo. Se llama a una ambulancia de inmediato. Al llegar al servicio de urgencias, ¡ya no siente ningún dolor! Por supuesto, se le realiza un ECG (recuerde: la paciente debe estar sin dolor durante el registro del ECG; ¡esto es importante!). El ECG se ve así:

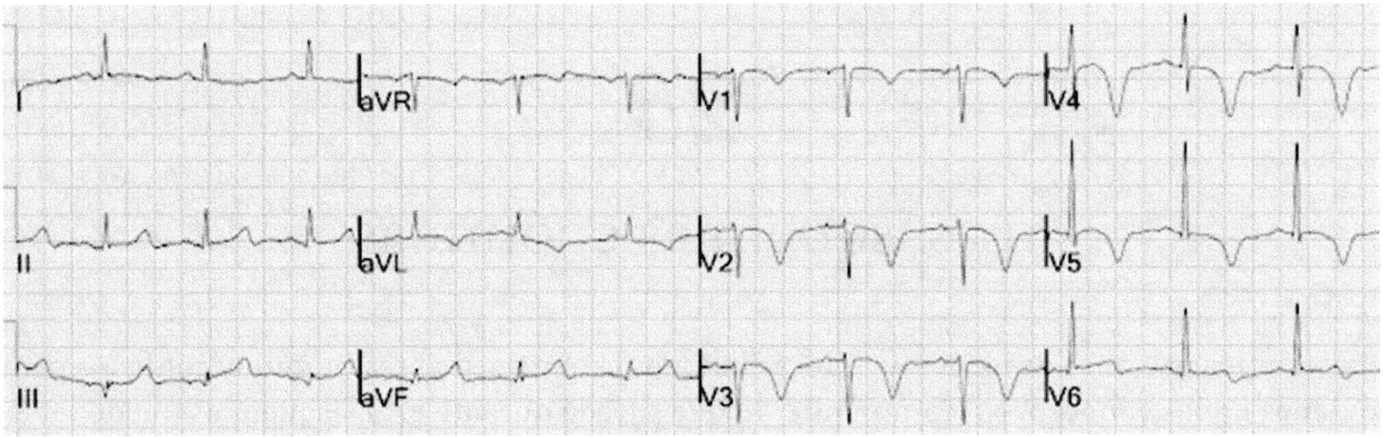

Figura 25-1

Como pueden ver, el ritmo es sinusal y no hay bloqueos. No hay elevación del segmento ST, pero hay ondas T simétricas e invertidas profundamente en las derivaciones precordiales medias.

NOTA | Considero "precordiales medias" desde la derivación V2 hasta la V4.

Ahora, recordando el historial de la paciente que ocurrió literalmente minutos antes del ECG en el servicio de urgencias, ¿qué creen que sucedió?

Consideren primero las ondas T. Una paciente tiene un dolor torácico tan intenso que llama a una ambulancia. El primer ECG muestra ondas T invertidas. ¿Qué tipo de ondas T podrían representar? *Son ondas T de reperfusión.* Pero, ¿por qué la paciente tendría ondas T de reperfusión? Todavía no ha sufrido un infarto de miocardio... ¿o sí?

Primero, ¿pueden decirme cómo se habría visto el ECG si se hubiera registrado antes de transportarla, o incluso durante el transporte? NO... por supuesto que no. Entonces, si no pueden decirme exactamente cómo se habría visto el ECG antes de que saliera de su casa o durante el transporte en ambulancia al hospital, ¿cómo pueden decirme que no ha habido una oclusión de una arteria coronaria? Permítanme explicarles lo que representa el síndrome de Wellens...

Hay una oclusión repentina de la arteria descendente anterior proximal. La paciente desarrolla dolor torácico y llama a una ambulancia. De camino al hospital, el coágulo que causa la oclusión se desintegra espontáneamente, permitiendo la reperfusión del vaso ocluido. La paciente deja de sentir dolor. Cuando se registra el ECG en la sala de urgencias, se han formado ondas T de reperfusión, pero no hay elevación del segmento ST en ninguna derivación. Hay tres conceptos que aprender aquí:

Los coágulos pueden desintegrarse espontáneamente, permitiendo que se produzca la reperfusión sin intervención directa.

La elevación del segmento ST no forma parte del síndrome de Wellens. Esto no se debe a que la elevación del segmento ST se resuelva tan rápidamente (puede que sí o puede que no), sino a que no tiene por qué haber ninguna elevación del segmento ST. Puede que solo haya habido ondas T hiperagudas que desaparecen rápidamente.

No se dejen engañar: nuestra paciente no está "a salvo" ahora que el dolor ha desaparecido y hay evidencia de reperfusión en el ECG. Acaba de experimentar una oclusión de la arteria descendente anterior proximal y tuvo la suerte de tener una reperfusión espontánea. Una oclusión completa de la arteria descendente anterior proximal podría volver a ocurrir en cualquier momento, y esta vez de forma permanente. Nuestro paciente necesita ir a la sala de cateterismo, aunque no necesariamente de forma urgente.

Existe otro patrón de electrocardiograma del síndrome de Wellens que usted debe reconocer:

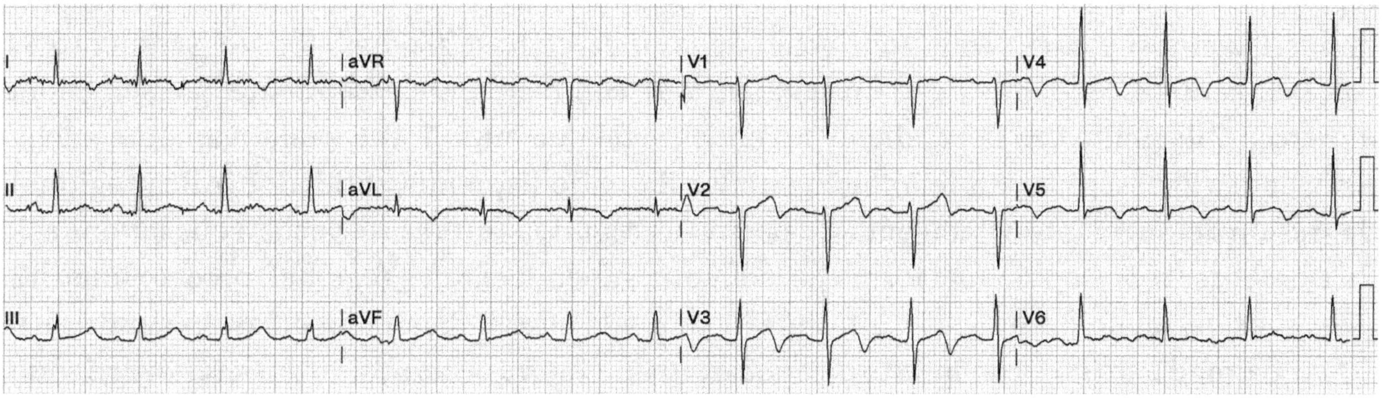

Figura 25-2

En este ejemplo del síndrome de Wellens, las ondas T de reperfusión son bifásicas positivas/negativas. Las dos morfologías de las inversiones de la onda T han sufrido algunos cambios de nombre. No presto atención a si veo un patrón de Wellens tipo A o tipo B. ¡No hay diferencia en el significado, el tratamiento o el pronóstico! Ambas son ondas T de reperfusión, y eso es todo lo que se necesita saber. Si registra un ECG con el patrón bifásico de las ondas T, simplemente registró el miocardio antes de que las ondas T tuvieran tiempo de invertirse por completo.

Debe comprender dos advertencias antes de diagnosticar el síndrome de Wellens.

1. El síndrome de Wellens NO es solo un diagnóstico de ECG, es un diagnóstico basado en la historia clínica del paciente y el ECG. Si está viendo cualquiera de estos ECG, pero el paciente presenta una historia clínica muy diferente, NO se trata del síndrome de Wellens. La historia clínica del paciente es tan importante como los cambios en el ECG.

2. La historia clínica requerida es que el paciente experimente dolor torácico compatible con un síndrome coronario agudo. El dolor torácico se resuelve espontáneamente

(aunque puede haber sido aliviado con nitroglicerina), y el paciente está completamente libre de dolor cuando se registra el ECG. Sin la historia clínica adecuada, puede referirse a los cambios del ECG como un patrón de Wellens, pero no puede llamarlo síndrome de Wellens.

Los cambios del ECG en el síndrome de Wellens representan un proceso dinámico. El ECG mejorará muy pronto o empeorará. ¡Lo único que NO hará es permanecer igual!

Ondas T de De Winter

Al hablar de las ondas T de De Winter, no solo hablamos de ondas T, sino de una oclusión proximal de la arteria descendente anterior izquierda que se manifiesta por cambios en la repolarización distintos de las elevaciones del segmento ST. De Winter et al. describieron las ondas T como si comenzaran por debajo de la línea de base ("depresión del segmento ST con pendiente ascendente") con un segmento ST con pendiente ascendente que se fusiona imperceptiblemente con la pendiente ascendente de una onda T alta y relativamente ancha. Esas ondas T describen un fenómeno similar llamado isquemia subendocárdica regional: depresión del segmento ST con ondas T positivas. Algunos autores sospechan que las ondas T de De Winter representan una forma de isquemia subendocárdica regional, pero no importa. ¡Sabemos que el dolor torácico y las ondas T de De Winter indican una oclusión aguda de la DAI proximal! Esto no es un infarto de miocardio que vaya a ocurrir, sino que está ocurriendo, como se puede observar en esas ondas T. Aquí se muestran algunas ondas T de De Winter típicas:

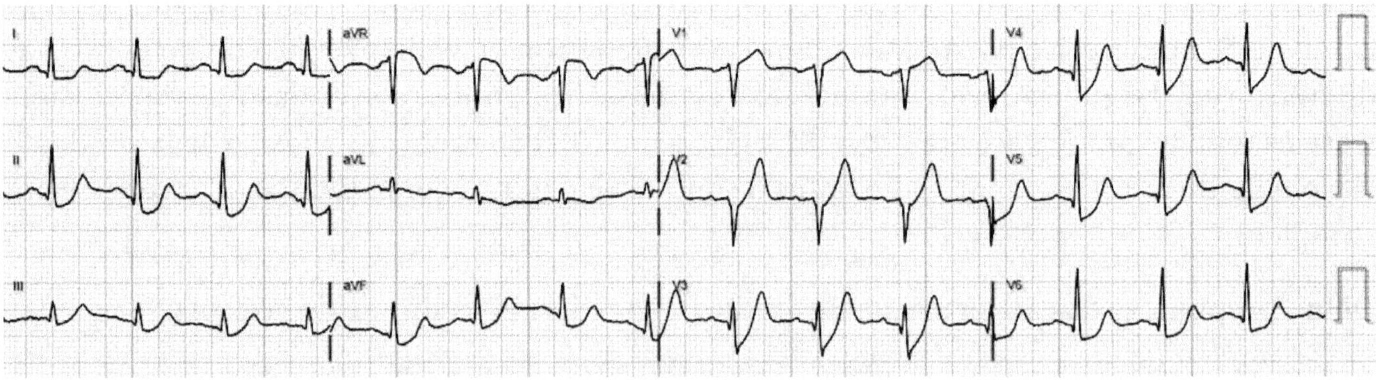

Figura 25-3

Las derivaciones V3-V6 muestran la morfología clásica de la onda T de De Winter. Esto no es solo isquemia subendocárdica, sino isquemia transmural debido a una oclusión proximal de la arteria descendente anterior. Como se puede observar, está acompañada de elevación del segmento ST en las derivaciones aVR y V1. La elevación del segmento ST en la derivación aVR forma parte del fenómeno de la onda T de De Winter. Además de la elevación del segmento ST en la derivación aVR (Figura 25-3), el resto de las derivaciones de las extremidades (plano frontal) manifiestan depresión del segmento ST (aunque la derivación aVL es un poco confusa debido a una línea de base inestable).

Recuerde | La elevación del segmento ST en la derivación aVR, de cualquier magnitud, cuando la arteria descendente anterior (ADA) está afectada, indica una oclusión proximal a S1. Entonces... ¿es la morfología de las ondas T de De Winter lo que indica la oclusión proximal o es realmente la elevación del segmento ST en la derivación aVR?

Este paciente necesita un cateterismo cardíaco de inmediato. Este no es un ECG que deba repetirse cada 30 minutos hasta que cumpla con los criterios de STEMI. Es probable que nunca cumpla con los criterios de STEMI. En su carta al editor del NEJM, el Dr. De Winter afirmó de forma inequívoca que este patrón era ESTÁTICO. NO evolucionó. La morfología QRS-T fue la misma durante el cateterismo que en la primera consulta. Ahora existen artículos publicados que parecen contradecir esta afirmación. Afirman observar que el ECG cambia de ondas T de De Winter a elevación del segmento ST. Yo no he visto esto, y me pregunto si algunos están confundiendo las ondas T hiperagudas con las ondas T de De Winter. También veo a personas que llaman "ondas T de De Winter" a CUALQUIER onda T positiva con cualquier grado y tipo de depresión del segmento ST. Las ondas T de De Winter indican una oclusión proximal de la ADA. Pueden ocurrir morfologías similares durante un infarto de miocardio por oclusión, pero eso no las convierte automáticamente en ondas T de De Winter.

El hecho de que algunos médicos hayan esperado lo suficiente como para observar la transformación del patrón de De Winter en elevación del segmento ST me hace dudar de que realmente comprendan la gravedad de esta morfología. Lo dudo... simplemente estaban esperando que el ECG cumpliera con el protocolo de STEMI.

El patrón de Aslanger

El patrón de Aslanger es el más complejo de estos tres patrones epónimos de comprender. Por suerte, estoy aquí para explicárselo. Utilizaré la cuadrícula de referencia hexaxial (CRH) para explicarlo. El patrón de Aslanger es único porque representa un infarto de miocardio de la pared inferior, pero solo una de las derivaciones inferiores (derivación III) manifiesta elevación del segmento ST. Si bien ciertamente incumple los criterios de STEMI de elevación del segmento ST en "dos derivaciones contiguas", sigue siendo una oclusión completa que requiere una intervención coronaria percutánea inmediata. ¿Cómo ocurre esto?

Aquí hay un ECG que muestra el patrón de Aslanger:

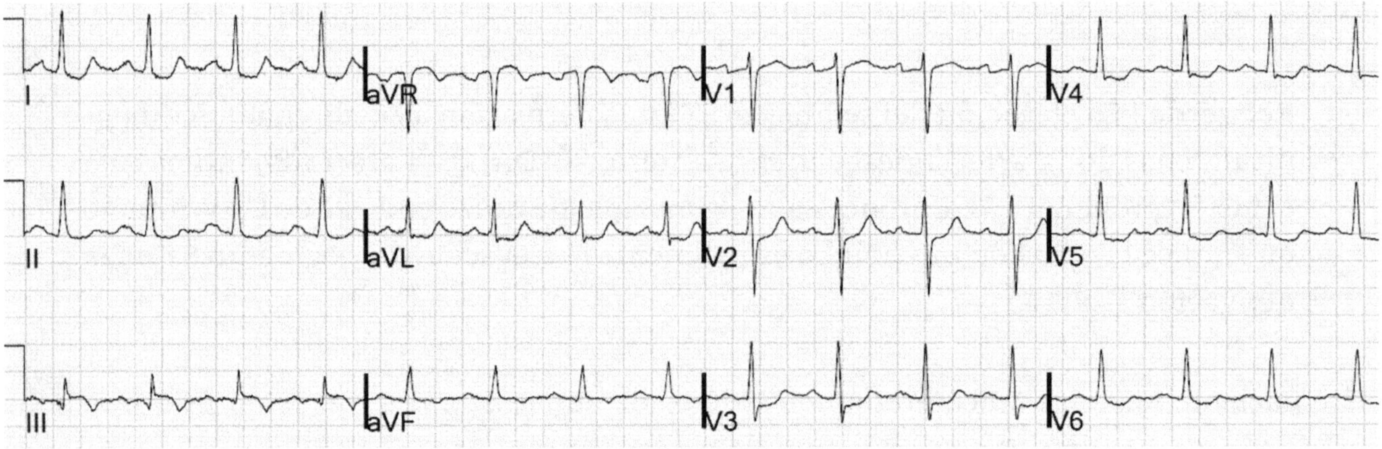

Figura 25-4

La figura 25-4 muestra un infarto de miocardio subagudo de la pared inferior. Hay elevación del segmento ST en la derivación III, la única de las derivaciones inferiores que manifiesta elevación del segmento ST, además de la depresión del segmento ST por cambio recíproco en las derivaciones I y aVL. El cambio recíproco persistirá mientras haya elevación del segmento ST. También hay depresión del segmento ST en las derivaciones V2-V6. Y hay elevación del segmento ST en las derivaciones aVR y V1.

Antes de abordar la discusión sobre los cambios solo en la derivación III, analicemos el problema de la depresión generalizada del segmento ST en las derivaciones precordiales. ¿La depresión del segmento ST en todas las derivaciones está causada por lo mismo, o podrían intervenir diferentes factores? Veamos las posibilidades (suponemos que todas las desviaciones del segmento ST son nuevas):

Si esa área no tuviera otra fuente de circulación, ¡entonces esas derivaciones deberían manifestar una nueva elevación del segmento ST! Eso no es lo que está sucediendo aquí. El área apicolateral es el área mejor irrigada del ventrículo izquierdo. Puede recibir circulación de la primera rama diagonal de la DAI (y también de otras diagonales), la rama marginal obtusa de la ACx, el ramus intermedius (si está presente) y, por supuesto, la(s) rama(s) posterolateral(es) de la ACD.

Con la mayoría de las oclusiones de la ACD, no hay desviación del segmento ST en las derivaciones V5 y V6. Esto significa que o bien las ramas posterolaterales nunca irrigaron el área, o bien las otras arterias pudieron compensar completamente la falta de circulación de la ACD. En cualquier caso, no habría desviación del segmento ST.

Pero hay una nueva depresión del segmento ST en las derivaciones V4-V6. Al observar un ECG que manifiesta una oclusión aguda de cualquier arteria coronaria, si hay elevación del segmento ST, entonces la depresión del segmento ST será un cambio recíproco, no una isquemia subendocárdica aguda causada por la oclusión del vaso responsable. Sin embargo, podría haber solo isquemia subendocárdica manifestada en esa área SI la ACD fuera solo uno de los dos contribuyentes de circulación a esa área. Supongamos que la arteria coronaria derecha (ACD) y la descendente anterior izquierda (DAI) fueran las únicas que irrigaran la zona apicolateral (lo cual suele ser el caso). Y supongamos que la DAI está enferma y solo puede aportar el 25% de la circulación necesaria, mientras que la ACD aporta el 75%. Ahora, la ACD se ha ocluido y no aporta nada. La DAI podría suministrar suficiente sangre a la zona apicolateral para mantenerla viva, pero no sin que se produzca isquemia.

Cuando hay una oclusión de la ACD o la circunfleja izquierda (ACx) y se desarrolla una nueva depresión del segmento ST en las derivaciones V5 y V6, se debe a que la DAI, que está enferma, queda a cargo de proporcionar la circulación a esa zona. Cuando hay una oclusión de la ACD o la ACx y aparece una nueva elevación del segmento ST en las derivaciones apicolaterales, se debe al aumento del territorio irrigado por la arteria ocluida, probablemente una arteria superdominante.

La depresión del segmento ST en las derivaciones V2-V4 probablemente se deba a la afectación de la pared inferolateral. La depresión del segmento ST en las derivaciones V5 y V6 se debe muy probablemente a que la DAI, que está enferma, intenta irrigar esa zona tras la interrupción abrupta de la circulación proveniente de la ACD. La elevación del segmento ST en la derivación V1 probablemente sea evidencia de afectación del ventrículo derecho.

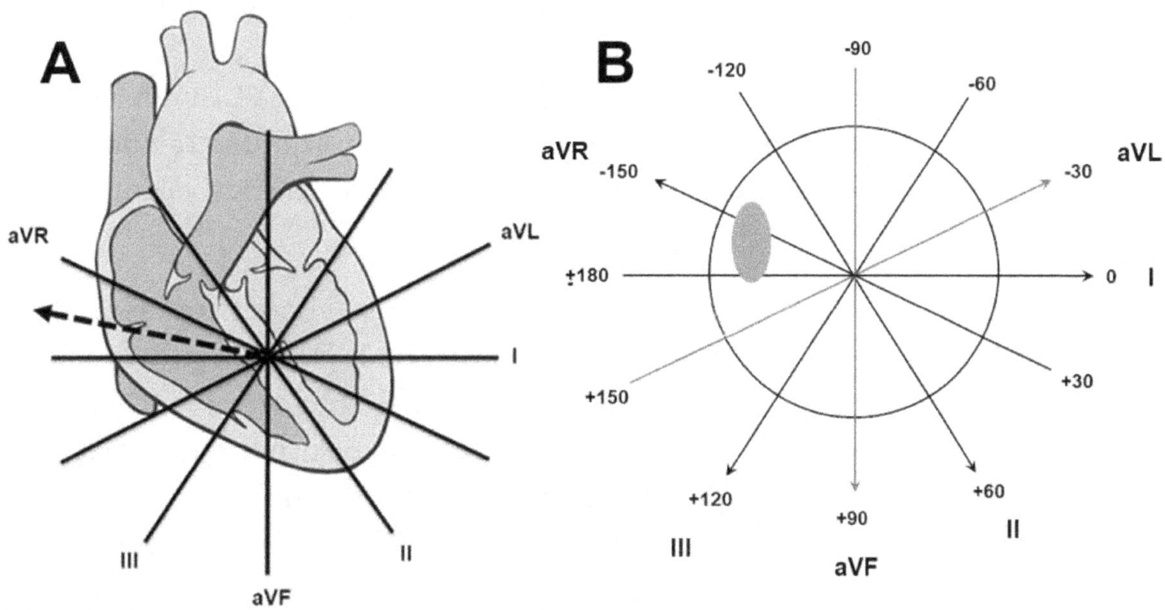

Figura 25-5

La flecha punteada en la Figura 25-5A representa el vector de la corriente de lesión en la isquemia miocárdica aguda según el patrón de Aslanger. Se encuentra dentro de las áreas positivas de las derivaciones III y aVR, pero fuera de las áreas positivas de las derivaciones II y aVF. En teoría, debería reflejar una depresión del segmento ST en esas derivaciones, pero si observa con atención, verá que la corriente de lesión es casi perpendicular a esas dos derivaciones. Un vector perpendicular al eje de una derivación es prácticamente invisible para esa derivación, por lo que, si bien se observa elevación del segmento ST en las derivaciones III y aVR, no se apreciará una desviación significativa en las derivaciones II y aVF. La Figura 25-4 muestra una depresión muy leve del segmento ST en la derivación II y ninguna desviación discernible del segmento ST en la derivación aVF.

Para comprender mejor el desarrollo del patrón de Aslanger, observe la Figura 25-5B. La elipse gris representa el área de isquemia aguda. Para que un vector de corriente de lesión produzca elevación del segmento ST en una derivación determinada, el área isquémica debe estar dentro del área positiva de esa derivación.

Observemos la derivación II en la cuadrícula de referencia hexaxial. Para determinar el área positiva de una derivación,

1. debe saber dónde se encuentra el polo positivo de esa derivación (en esta ilustración, los nombres de las derivaciones se encuentran en los polos positivos). Bien... localice el polo positivo de la derivación II.

2. A continuación, debe saber qué eje de derivación es perpendicular a la derivación II (cada línea en la cuadrícula es un eje de derivación; el número romano "II" se encuentra en el extremo positivo del eje de la derivación II). El eje de derivación perpendicular al eje de la derivación II es la derivación aVL (¡esto debería saberlo!).

¿Por qué el eje perpendicular? El eje perpendicular de la derivación aVL divide la derivación II en dos mitades: una mitad positiva y una negativa (o área). Aquí se muestra una cuadrícula de referencia hexaxial que ilustra las áreas positivas y negativas de una derivación (en este caso, la derivación II):

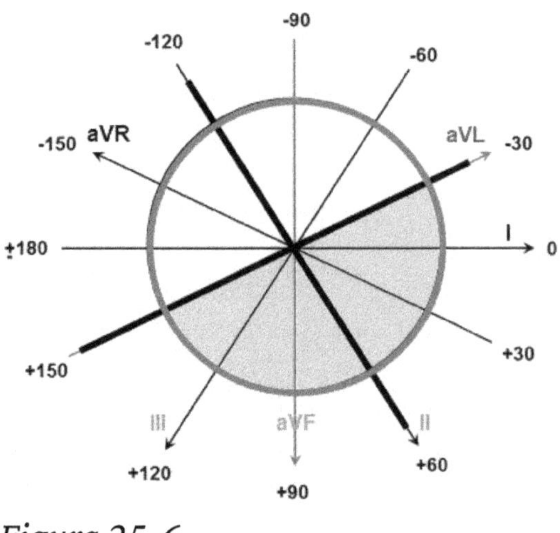

Figura 25-6

El área positiva (gris) se encuentra en el mismo lado que el polo positivo de la derivación II, y el área negativa (blanca) está en el lado opuesto. Cualquier vector que apunte hacia el lado positivo generará una deflexión positiva en esa derivación; cualquier vector que apunte hacia el lado negativo generará una deflexión negativa. Un segmento ST se considera una deflexión. La presencia de una corriente de lesión cambia las cosas al alterar el voltaje y añadir un vector, por lo que el vector de la corriente de lesión es responsable de la desviación del segmento ST durante la isquemia transmural.

Ahora, observe la elipse gris en la Figura 25-5B. Representa el área de isquemia epicárdica aguda. ¿En qué derivaciones aparecerá como elevación del segmento ST? Para que aparezca como elevación del segmento ST en la derivación II, al menos parte del área isquémica debe estar en el lado positivo del eje de la derivación II. ¿Lo está? No, no lo está. El área isquémica está completamente en el lado negativo de la derivación II, por lo que cualquier desviación del segmento ST debería ser negativa, es decir, depresión del segmento ST. Observe el ECG en la Figura 25-4. Ahí está: la esperada depresión del segmento ST.

Ahora observe la derivación aVF. El eje de la derivación I es perpendicular a la derivación aVF, por lo que si alguna parte del área isquémica cae por debajo del eje de la derivación I, estará en el área positiva de la derivación aVF. Hay una cantidad muy pequeña de isquemia en el área positiva de la derivación aVF. ¿Se manifiesta alguna elevación del segmento ST en la derivación aVF? En realidad no, por lo que la cantidad de isquemia en esa área debe ser demasiado pequeña para registrar cualquier elevación visible del segmento ST.

Bien, veamos la derivación III. Dado que el eje de la derivación aVR es perpendicular a la derivación III, cualquier isquemia en el mismo lado que el polo positivo de la derivación III producirá una corriente de lesión que resultará en elevación del segmento ST. ¿Qué vemos al observar la derivación III en la Figura 25-4? ¡Ahí está: elevación del segmento ST! Esta es un área de isquemia de la pared inferior del ventrículo izquierdo con una ubicación muy excéntrica que produce elevación del segmento ST solo en la derivación III (y, por supuesto, en la derivación aVR, como se puede ver fácilmente).

Una vez más, otra isquemia/infarto agudo de miocardio que no cumple con los criterios de STEMI a menos que las derivaciones III y aVR se consideren contiguas. Al igual que con las ondas T de De Winter, estos pacientes deben someterse inmediatamente a un cateterismo cardíaco. ¿Cuántos de estos infartos se han descartado para la revascularización por no cumplir con los criterios de STEMI?

PERLA IMPORTANTE | Los criterios de STEMI utilizan la elevación del segmento ST como indicador indirecto de oclusión coronaria aguda. Esto significa que, si no hay una elevación del segmento ST específicamente definida, no puede haber oclusión. Para su validación, la investigación original utilizó la elevación de un biomarcador (CK-MB) para diagnosticar una oclusión aguda. Los diagnósticos no se verificaron mediante datos angiográficos. Por eso, el paradigma STEMI pasa por alto tantas oclusiones coronarias agudas que requieren procedimientos de revascularización, simplemente porque no cumplen con los criterios de STEMI. ¿Usted todavía utiliza una prueba de CK-MB para diagnosticar un infarto agudo de miocardio? Permítame responderle... ¡sí, lo hace si utiliza los criterios de STEMI!

Lectura recomendada

de Winter, RJ, Verouden, NJW, Wellens, HJJ, Wilde, AAM. "A New ECG Sign of Proximal LAD Occlusion." N Engl J Med 2008;359:2071-2073.

de Zwaan C, Bar FW, Janssen JH, Cheriex EC, Dassen WR, Brugada P, et al.: Angiographic and clinical characteristics of patients with unstable angina showing an ECG pattern indicating critical narrowing of the proximal LAD coronary artery. Am Heart J 1989; 117: 657 – 665.

Grandjean T, Degrauwe S, Tessitore E, Iglesias JF. "The 'de Winter' electrocardiogram pattern as a ST-elevation myocardial infarction equivalent: a case report." European Heart Journal - Case Reports. 2019.

Mahajan K, Batra A, Gupta A. de Winter sign-A STEMI Equivalent. Indian Heart J. 2018 Sep-Oct;70(5):761-764.

Prasad RM et al. The rare presentation of the de Winter's pattern: Case report and literature review, American Heart Journal Plus: Cardiology Research and Practice. Volume 3, 2021.

Tsuchida K, et al. Acute coronary syndrome with simultaneous two-vessel occlusion De Winter ST-segment depression or reciprocal change?, Journal of Electrocardiology, Volume 81: 70-74, 2023.

Reproducido del blog de ECG del Dr. Smith

Los siguientes electrocardiogramas se reproducen con la amable autorización del Dr. Stephen W. Smith. Puede encontrar estos y otros casos muy interesantes y educativos en su blog (Blog de ECG del Dr. Smith) en: https://hqmeded-ecg.blogspot.com/

Figura 25-1
Fecha: lunes, 22 de abril de 2024
"Chest pain, resolved. Does it need emergent cath lab activation (some controversy here)? And much much more."

Figura 25-3
Fecha: lunes, 11 de julio de 2022
"Instant easy save if you understand OMI, but incredibly dangerous if you only know STEMI. Readers of this blog will instantly understand this and save lives!"

Figura 25-4
Fecha: miércoles, 2 de abril de 2014
"A Non STEMI that needs the cath lab now."

Figura 25-5
Fecha: miércoles, 2 de abril de 2014
"A Non STEMI that needs the cath lab now."

26

Isquemia aguda, pericarditis aguda, miocarditis aguda y variante normal

Existen cuatro afecciones, o diagnósticos, que todo electrocardiógrafo deberá distinguir en algún momento: isquemia aguda, pericarditis aguda, miocarditis aguda y variante normal. Cada una tiene su propio tratamiento (o ausencia de tratamiento) y su propio pronóstico. Un diagnóstico erróneo no solo conduce a un tratamiento inadecuado, ¡sino que también podría ser potencialmente mortal! Con demasiada frecuencia, estos diagnósticos se presentan a nivel introductorio con un enfoque simplista: si ve esto, ¡entonces el diagnóstico es este! Esto da la impresión incorrecta de que estas afecciones son fáciles de diagnosticar basándose en signos electrocardiográficos que pronto descubrirá que no son útiles. Este tipo de consejo puede tener resultados desastrosos.

Estoy analizando estos diagnósticos por separado de las "imitaciones" de la isquemia porque hay ocasiones en las que al menos dos de estos diagnósticos pueden ser completamente indistinguibles en un electrocardiograma de doce derivaciones sin un cateterismo cardíaco, incluso para expertos en electrocardiografía e incluso utilizando ecocardiogramas y análisis de troponina. Sígame mientras presento estas afecciones y comprenderá por qué el Dr. Stephen Smith dice: "¡Diagnosticar pericarditis es arriesgado!"

Isquemia aguda

Como ya ha aprendido sobre el paradigma del infarto de miocardio por oclusión (OMI), sabe que detectamos la isquemia aguda mediante la anamnesis, los antecedentes médicos y sociales, el examen físico, los biomarcadores cardíacos, el ecocardiograma, la presencia de cambios en el ECG (mediante registros iniciales y repetidos) y otras modalidades. La elevación del segmento ST es solo un factor a considerar al seguir el paradigma OMI.

Aquí hay algunos hallazgos únicos que se deben buscar al diagnosticar un episodio isquémico agudo, distinguiéndolo de la pericarditis aguda, la miocarditis aguda o la elevación del segmento ST de variante normal:

1. Los cambios recíprocos no estarán presentes en la pericarditis aguda (postviral), pero pueden estar presentes en la miocarditis, aunque con menos frecuencia que en los

casos de isquemia transmural aguda. La presencia de un cambio recíproco esencialmente descarta la pericarditis aguda (postviral) y la variante normal. También favorece la isquemia aguda y hace que la miocarditis aguda sea menos probable, ¡pero no la descarta! La ausencia de cambios recíprocos tampoco descarta la isquemia/infarto agudo. Verá un ejemplo de esto más adelante.

2. **¡PRECAUCIÓN!** | La pericarditis regional postinfarto *puede presentar cambios recíprocos*, posiblemente como consecuencia de la reciente isquemia transmural aguda.

3. Las ondas T de reperfusión comenzarán con una inversión terminal de la onda T al final del episodio isquémico agudo, mientras que la elevación del segmento ST aún está presente. La inversión de la onda T en la pericarditis aguda suele ocurrir después de que el segmento ST regrese a la línea de base. Las ondas T de la miocarditis pueden ser indistinguibles de la progresión durante la isquemia aguda.

4. Las ondas Q a menudo aparecen al principio de un episodio isquémico agudo, pero no debido a un infarto. No hay ondas Q durante la pericarditis aguda (a menos que estuvieran presentes antes del inicio de la pericarditis), pero pueden estar presentes en la miocarditis.

Pericarditis Aguda

En los países desarrollados del mundo occidental, la mayoría de los casos de pericarditis aguda son causados por un síndrome viral previo, es decir, pericarditis postviral aguda; en otras partes del mundo, la tuberculosis es una causa frecuente de pericarditis aguda. Suponga que, cuando menciono la pericarditis aguda, me refiero a la pericarditis postviral aguda, a menos que se especifique lo contrario. Al final de esta sección, aprenderá sobre un tipo diferente de pericarditis aguda que sigue reglas distintas y puede presentar hallazgos que la pericarditis postviral no presenta.

PERLA | Aunque la pericarditis postviral aguda es la forma más común, sigue siendo infrecuente. ¡Recuerde siempre que los infartos agudos de miocardio ocurren con mucha más frecuencia que la pericarditis aguda! En los países en desarrollo, la tuberculosis sigue siendo una causa importante de pericarditis aguda. Los antecedentes médicos del paciente siempre son una buena fuente de información sobre la causa de la pericarditis aguda: enfermedad renal terminal, trastornos avanzados del tejido conectivo, neoplasias malignas, radioterapia para el cáncer y una enfermedad viral reciente (respiratoria o gastrointestinal).

¿Qué es lo primero que se le enseña a buscar al diagnosticar la pericarditis aguda? Todos los textos o sitios web introductorios que abordan el tema le indican que busque la elevación del segmento ST en más de un territorio o área vascular coronaria. ¡Y eso es cierto! Pero lo que no le dicen es lo poco específico que es ese hallazgo. Veamos un ECG con pericarditis postviral aguda real y documentada:

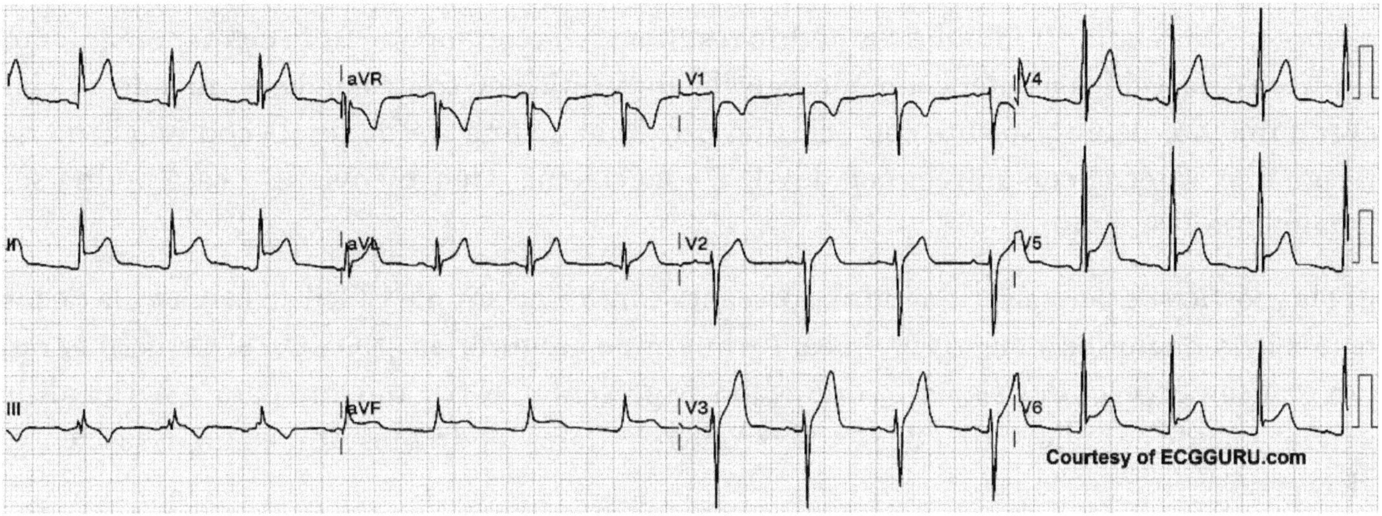

Figura 26-1

Como pueden ver, hay elevación del segmento ST en las derivaciones II, III y aVF (cara inferior – arteria coronaria derecha, circunfleja o descendente anterior), en las derivaciones I y aVL (cara basolateral – descendente anterior o circunfleja), en las derivaciones V2 y V3 (cara anteroapical – descendente anterior o coronaria derecha) y en las derivaciones V4-V6 (cara apicolateral – descendente anterior, circunfleja o coronaria derecha). Esto sin duda se considera una elevación del segmento ST que afecta a más de un territorio vascular coronario. Existen otros indicios de pericarditis aguda, que abordaré en un momento. Veamos otro electrocardiograma similar:

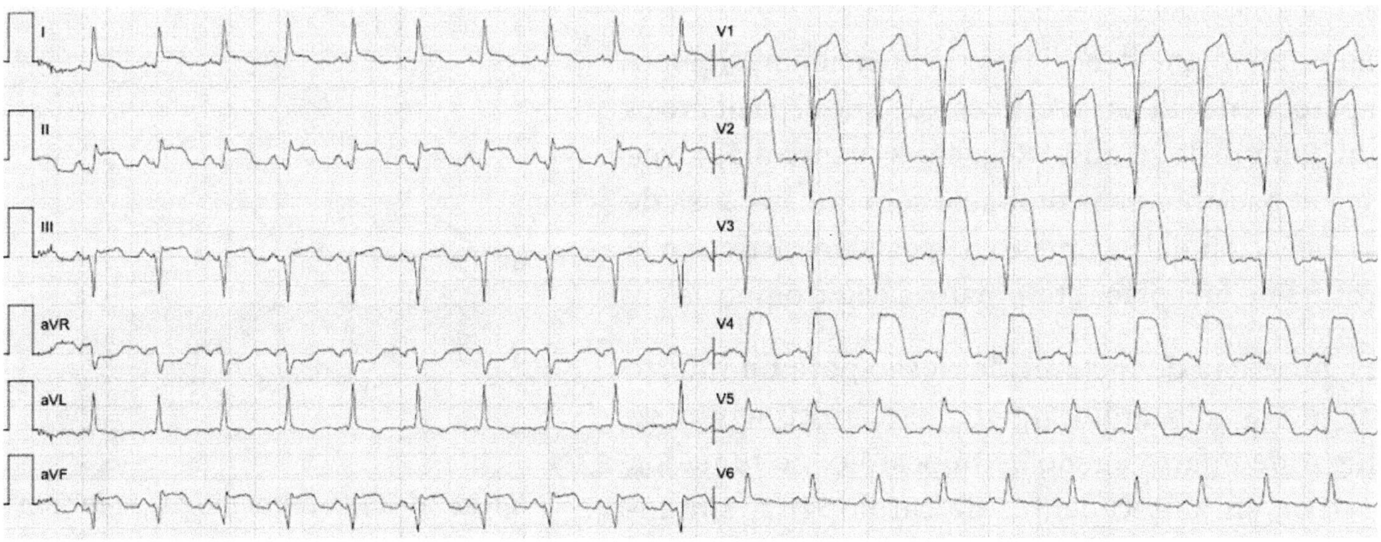

Figura 26-2

Al igual que el ECG de la Figura 26-1, este ECG muestra elevación del segmento ST en más de un territorio vascular coronario: inferior (derivaciones II, III y aVF), basolateral (derivaciones I y aVL), anteroapical (derivaciones V1-V3) y apicolateral (derivaciones V4-V6). Solo hay un problema: ¡este ECG representa una oclusión proximal de una arteria descendente anterior (DA) de tipo 3 ("circunfleja")! Y para enfatizar los peligros de confundir una con la otra, diagnosticar erróneamente una pericarditis como una oclusión coronaria aguda y, por ejemplo, administrar trombolíticos podría resultar en un hemopericardio con taponamiento cardíaco catastrófico y potencialmente mortal, muy difícil de controlar. Por otro lado, iniciar el tratamiento de un paciente con oclusión proximal de una DA de tipo 3 con una zona de riesgo muy extensa con un régimen de AINE y colchicina y luego enviarlo a casa podría ser igualmente desastroso.

El diagnóstico de pericarditis aguda se presenta como algo simple y fácil en la mayoría de los textos introductorios y cursos en línea. Permítanme asegurarles: ¡NO LO ES! Como ilustran tan gráficamente los dos ejemplos que acabo de presentar, el tratamiento para la pericarditis aguda, cuando se aplica a una de sus afecciones similares, podría resultar en un desastre... ¡y viceversa!

> **PERLA |** La pericarditis aguda no es un diagnóstico rápido y sencillo. Sin embargo, existe un signo patognomónico, pero no se observa en el ECG. Se trata del roce pericárdico, que solo se puede auscultar con un estetoscopio.

Por lo tanto, debemos ir más allá de la simple elevación del segmento ST en más de un territorio vascular coronario. Analicemos nuevamente el ECG de la Figura 26-1.

Datos demográficos, antecedentes y contexto

Lo primero que debe llamar la atención ni siquiera aparece en el ECG: ¡es el hecho de que el paciente es un hombre de 20 años! Recuerde: cuanto más joven sea el paciente, más probable será que la causa de la elevación del segmento ST sea algo distinto a la rotura de una placa ateromatosa con trombosis.

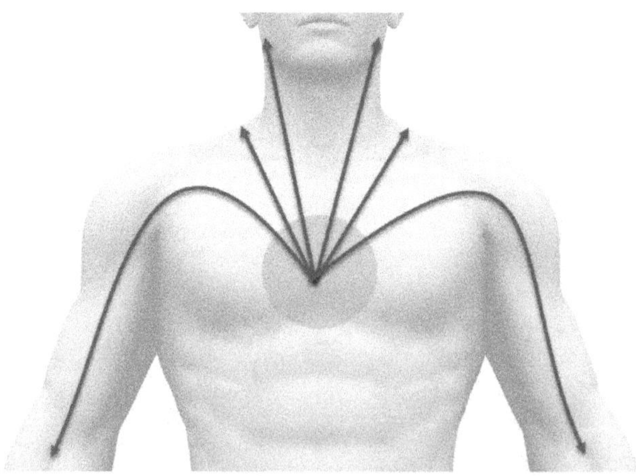

Figura 26-3 | Irradiación del dolor pericárdico

La ausencia de factores de riesgo para un infarto agudo de miocardio sugiere pericarditis aguda en lugar de infarto agudo de miocardio: no fumador, activo, sin antecedentes de cardiopatía, sin antecedentes familiares de cardiopatía (o cardiopatía antes de los 40 años), estilo de vida saludable, sin obesidad, etc. Además, las características del dolor torácico pueden ser típicas: pleurítico y localizado retroesternal, que empeora al acostarse, se alivia al sentarse e inclinarse hacia adelante, no responde a los nitratos y se irradia al cuello, los brazos o (especialmente) a los músculos trapecios a ambos lados (Figura 26-3).

¡Advertencia! | No se centre únicamente en la descripción clásica del dolor pericárdico: también se ha descrito como una sensación de presión y opresión. Cada persona experimentará y describirá su dolor de maneras únicas e inesperadas.

ECG: Segmentos PR

Concéntrese en los segmentos PR, no en los intervalos PR. El segmento PR se extiende desde el final de la onda P hasta el inicio de la primera deflexión del QRS. Comience observando la derivación aVR: debería esperar ver un segmento PR elevado o con pendiente ascendente. No encontrará un ejemplo más clásico que el de la derivación aVR en la Figura 26-1 (ampliada en la Figura 26-4). Estúdielo detenidamente. Apréndalo. Debería poder reconocerlo inmediatamente.

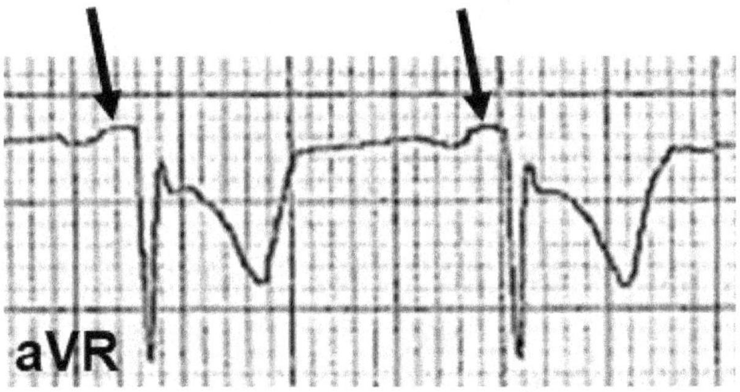

Figura 26-4

PERLA | Muchas veces, el segmento PR en la derivación aVR parece elevado cuando no lo está. La terminación de la onda P invertida (es decir, el inicio del segmento PR) debe estar más alta que el inicio de la onda P en su unión con la línea de base. Vea la Figura 26-20 para un segmento PR que parece elevado... pero no lo está.

Observe detenidamente los segmentos PR en las derivaciones I, II, aVL, V5 y V6 (Figura 26-1). (¿Ve lo que estas derivaciones tienen en común? Todas son derivaciones izquierdas. ¡La derivación II es tanto inferior como izquierda!) Son segmentos PR con pendiente descendente, típicos de todas las derivaciones excepto la derivación aVR. En este ECG (Figura 26-1), la derivación V1 parece tener una pendiente ascendente como la derivación aVR. No se base en esto para diagnosticar pericarditis aguda, ya que no siempre estará presente.

¡Tenga cuidado! | Existen otras causas relativamente comunes de desviaciones del segmento PR. Si hay una onda Ta visible (la onda T auricular), puede dar la impresión de un segmento PR con pendiente descendente. Si hay una onda P' retrógrada, la onda Ta (onda T auricular) puede dar lugar a la ilusión de elevación del segmento ST. La elevación del intervalo PR también puede indicar un infarto auricular. Los infartos auriculares son siempre una extensión de una oclusión coronaria aguda con isquemia ventricular... algunas razones más por las que este es un diagnóstico para un intérprete de ECG experimentado y avanzado.

PERLA | Si bien es (obviamente) posible registrar un infarto de miocardio por oclusión aguda (IMA) sin la depresión del ST de un cambio recíproco, esto sigue siendo muy inusual (aunque hay un ejemplo en este libro). Ante la presencia de elevación del segmento ST y la ausencia de cambios recíprocos, sin duda consideraría otros diagnósticos... aunque finalmente pueda llegar a un diagnóstico de isquemia aguda/infarto de miocardio.

Segmentos TP descendentes

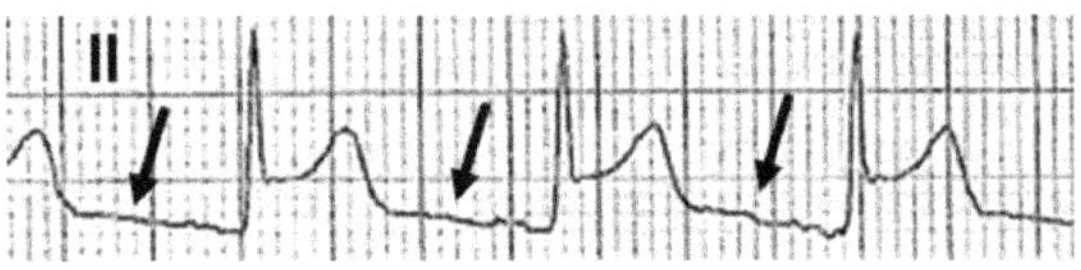

Figura 26-5

Observe los segmentos T-P descendentes (desde el final de la onda T hasta el inicio de la onda P). Esto se denomina signo de Spodick, en honor al Dr. David Spodick, quien ha estudiado ampliamente las enfermedades pericárdicas y nos ha proporcionado gran parte de nuestro conocimiento sobre el tema. El signo de Spodick es evidente en las derivaciones I, II, aVF y V4-V6. Característicamente, se observa mejor en la derivación II y en las derivaciones laterales. También se aprecian signos de Spodick más sutiles en las derivaciones aVL y C3 (V3).

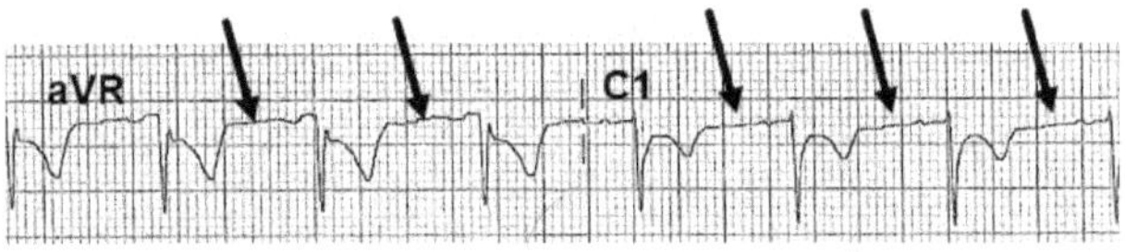

Figura 26-6

En la Figura 26-6, las derivaciones aVR y C1 (V1) reaccionan de forma recíproca a los demás cambios en la onda T-P, manifestando segmentos T-P con pendiente ascendente (signo de Spodick invertido). La pendiente es algo sutil, por lo que es necesario practicar para reconocer estos signos cuando están presentes.

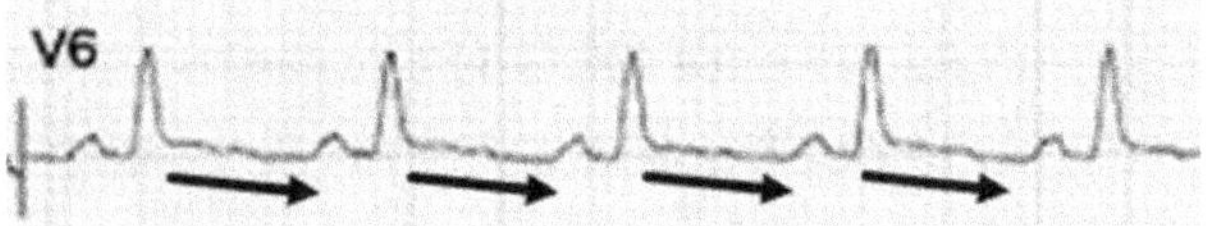

Figura 26-7

Se ha dicho que el signo de Spodick se observa en aproximadamente el 80% de los casos de pericarditis aguda. Sin embargo, estudios posteriores sugieren que la frecuencia es más cercana al 30%, por lo que es importante comprender que su ausencia no descarta la pericarditis aguda. Es más evidente con frecuencias cardíacas lentas que dan como resultado un segmento TP lo suficientemente largo como para mostrar el descenso de la línea de base.

Sin embargo, el signo de Spodick también puede observarse en electrocardiogramas no relacionados con la pericarditis aguda. La derivación V6 de la Figura 26-7 se obtuvo del ECG de la Figura 26-2 (el infarto agudo de miocardio anterior). Nótese el descenso de los segmentos TP. Curiosamente, el Dr. Spodick nunca mencionó su signo epónimo en sus escritos.

Morfología de los segmentos ST

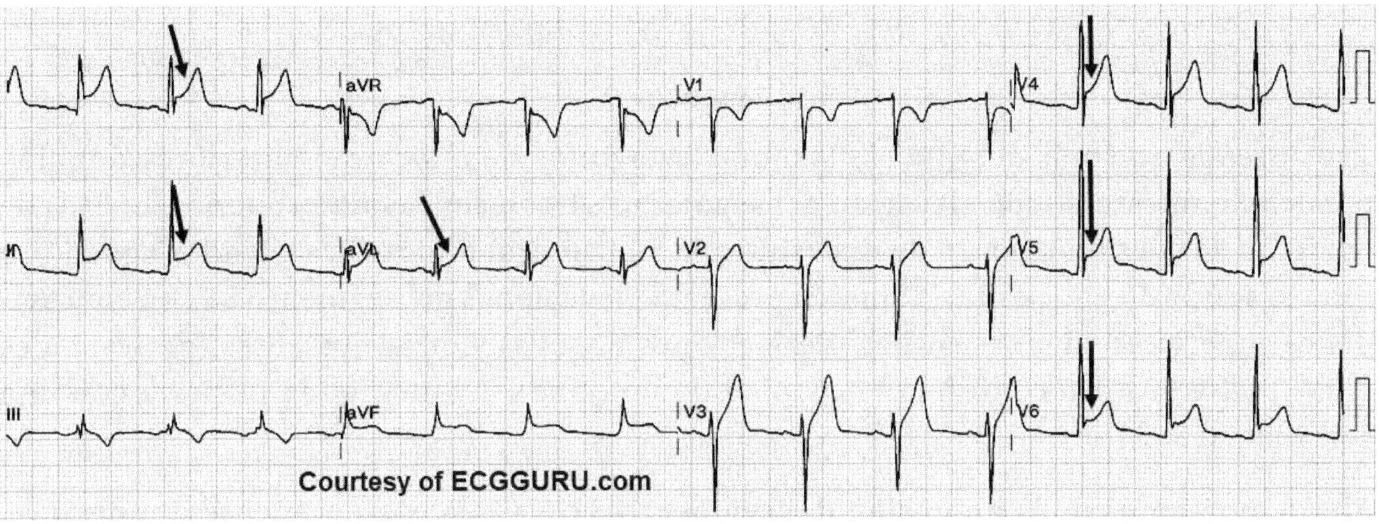

Figura 26-8

Observe detenidamente la morfología de los segmentos ST en la pericarditis (Figura 26-8). Por supuesto, debe haber elevación del segmento ST en más de una distribución vascular coronaria, pero ya les he mostrado que estos hallazgos no son patognomónicos de pericarditis aguda y pueden presentarse en oclusiones coronarias agudas (OMI). Los segmentos ST elevados deben mostrar una concavidad superior similar a la de la repolarización precoz. Sin embargo, deben comprender que esta concavidad superior puede ser evidente o sutil. Observen en la Figura 26-8 que solo las derivaciones II, V5 y V6 presentan concavidades superiores evidentes. (La Figura 26-8 es el mismo ECG que la Figura 26-1 con algunas anotaciones añadidas). Las otras flechas indican concavidades superiores mucho más sutiles, ¡pero que siguen siendo concavidades superiores! El ECG de la Figura 26-8 no muestra ninguna muesca en el punto J.

> **PERLA** | Las muescas en el punto J, características de la repolarización precoz, no aparecen en la pericarditis aguda. Los segmentos ST con una convexidad superior deben hacerles considerar un diagnóstico diferente al de pericarditis aguda.

Y justo cuando creen tener una característica fiable de la pericarditis aguda que les ayude a establecer el diagnóstico...

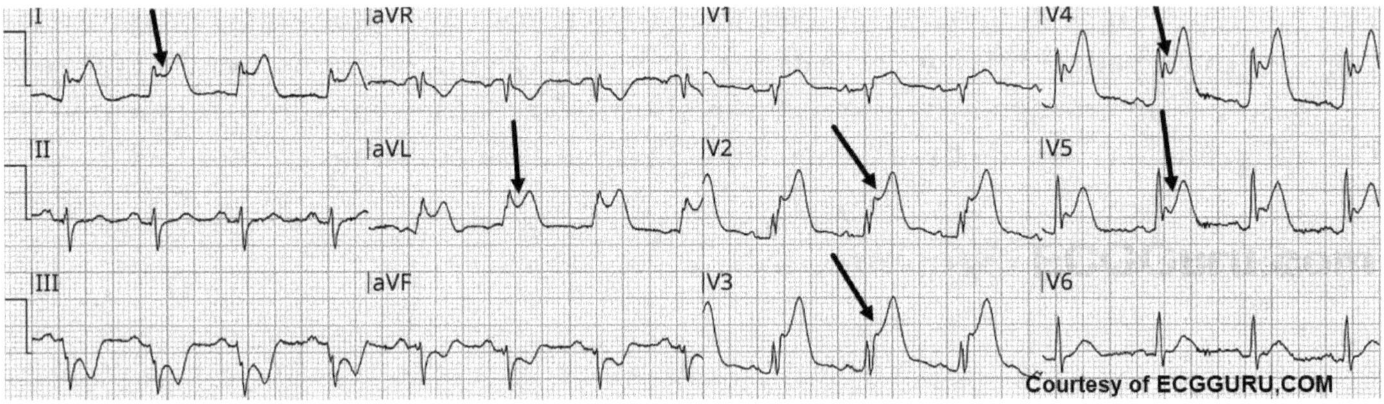

Figura 26-9

...se aprende que más del 40% de los infartos agudos de miocardio anteriores también pueden manifestarse con elevación del segmento ST con concavidad superior. El ECG de la Figura 26-9 es un registro de una isquemia transmural miocárdica anterior aguda (un infarto agudo de miocardio). También presenta elevaciones del segmento ST con concavidades superiores, algunas sutiles (derivaciones V2 y V3) y otras evidentes (derivaciones I, aVL, V4 y V5). No confunda la cúspide de una onda T hiperaguda positiva con una convexidad superior.

Ahora, hablemos de la depresión del segmento ST, ya que es igualmente importante. También podemos utilizar el Método de Eliminación Diagnóstica de Jones para ayudarnos a decidir si el ECG muestra una oclusión aguda o una pericarditis aguda.

> **Método de Eliminación Diagnóstica de Jones |** Un método de diagnóstico que se centra en aquellos hallazgos que eliminan enfermedades de la lista de diagnósticos diferenciales, en lugar de buscar evidencia y hallazgos que apoyen un diagnóstico particular.

Veamos otro ECG...

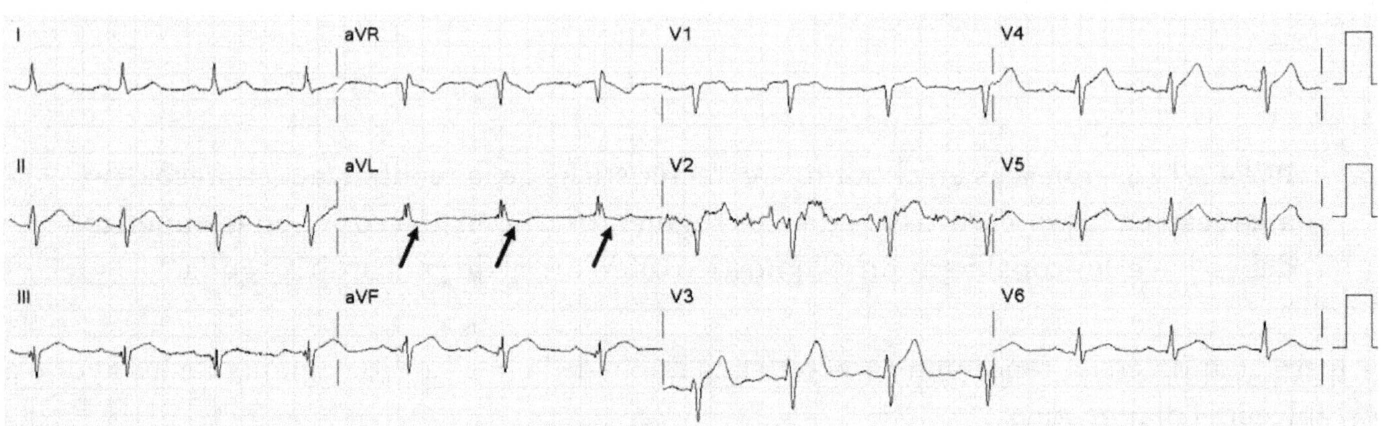

Figura 26-10

Si bien puede haber elevación del segmento ST en muchas derivaciones, solo dos derivaciones pueden manifestar depresión del segmento ST y aun así considerarse típicas de pericarditis aguda: las derivaciones aVR y V1. La derivación aVR visualiza la corriente de lesión del pericardio (las elevaciones del ST) alejándose de su polo positivo, por lo que registra depresión del ST. Esto es lo esperado durante la pericarditis aguda. La derivación V1 puede, o como en el ECG de la Figura 26-10, no revelar ninguna depresión del ST. Es mejor concentrarse en la derivación aVR, ya que es más fiable y predecible. Pero, ¿qué vemos en la derivación aVL? ¡Depresión del ST! (flechas pequeñas) La depresión del ST en derivaciones distintas de aVR y V1 es indicativa de un cambio recíproco que ocurre durante una oclusión coronaria aguda (OMI). El único cambio recíproco permitido en la pericarditis aguda es en las derivaciones aVR y V1. En este punto, no tenemos que seguir buscando signos que apoyen un diagnóstico de pericarditis aguda; ¡simplemente la descartamos al observar la depresión del ST en la derivación aVL! ¡Ese es otro uso del Método de Eliminación Diagnóstica de Jones!

> **PERLA** | Si bien las derivaciones aVR y V1 pueden manifestar depresión del ST durante la pericarditis aguda, ¡ninguna otra derivación puede hacerlo! Si hay depresión del ST en cualquier derivación que no sea aVR o V1, suponga que está viendo un cambio recíproco a una isquemia transmural aguda ubicada en otro lugar... lo que elimina la pericarditis aguda del diagnóstico diferencial.

Cambios recíprocos

Busque cambios recíprocos a las elevaciones del ST. En la pericarditis postviral aguda, ¡NO HAY NINGUNO! Ese es un punto muy importante. Por lo tanto, encontrar una elevación difusa del ST que no sea consistente con la distribución vascular de una sola arteria coronaria sin cambios recíprocos indicativos de isquemia aguda debido a una oclusión de la arteria coronaria debería facilitar el diagnóstico... ¿verdad? Mire el ECG (Figura 26-1) del paciente con pericarditis aguda documentada y vea si puede encontrar algún cambio recíproco a las elevaciones del ST. No lo encontrará porque no hay cambios recíprocos (porque es pericarditis aguda). ¿Eso prueba el diagnóstico de pericarditis aguda? Si lo cree así, mire el ECG (Figura 26-2) con la oclusión proximal de la LAD "envolvente" de tipo 3. ¿Ve algún cambio recíproco allí? No, no lo ve. Por lo tanto, debería ser evidente que la ausencia de cambios recíprocos no es 100% fiable para el diagnóstico. Afortunadamente, sigue siendo muy útil, especialmente cuando se combina con otros hallazgos.

> **PERLA** | ¡Siempre se pueden registrar más de 12 derivaciones! Encontrar una depresión del segmento ST recíproca en las derivaciones V7-V9 sin duda ayudaría a descartar la pericarditis aguda del diagnóstico diferencial.

Morfología de la onda T

Las ondas T merecen ser mencionadas, aunque generalmente son de poca ayuda diagnóstica. El problema con las ondas T es que ocasionalmente pueden imitar la morfología de las ondas T hiperagudas que se observan en las oclusiones coronarias agudas. Observe las ondas T de V2-V4 en la Figura 26-1. Son prácticamente indistinguibles de las ondas T hiperagudas. Sin embargo, la pericarditis generalmente se presenta con ondas T de tamaño bastante normal.

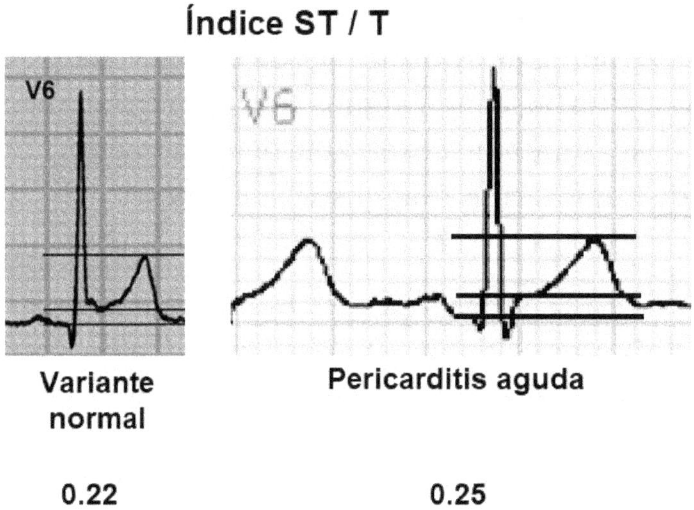

Figura 26-11

PERLA | Podemos utilizar la amplitud de la elevación del segmento ST dividida por la amplitud de la onda T en la derivación V6 (Figura 26-11) como una relación que puede brindarnos más información sobre la pericarditis aguda frente a la variante normal (repolarización precoz). Si la relación ST/T en V6 ≥ 0,25, se favorece el diagnóstico de pericarditis aguda; de lo contrario, si es < 0,25, se favorece la variante normal. ¿Por qué? Cuanto más alta sea la onda T, mayor será el denominador y, por lo tanto, menor será la fracción. Las ondas T de una variante normal suelen ser más altas que las de la pericarditis aguda.

Hay dos cosas que debe comprender sobre esta relación ST/T:

1. Tenga mucho cuidado al calcular la relación ST/T. Sus mediciones deben ser exactas; no puede medir estos desplazamientos simplemente observándolos. Un error muy pequeño en la medición puede dar lugar a una relación muy engañosa.

2. La relación distingue la pericarditis aguda de la variante normal (repolarización precoz), pero lo que es más importante, no distingue la pericarditis aguda de un infarto agudo de miocardio.

La mayoría de las pericarditis son postvirales o idiopáticas, pero existen otras causas que, cuando están presentes, pueden orientarlo hacia el diagnóstico correcto. Preste atención a los pacientes con enfermedad renal terminal que reciben hemodiálisis, ya que ciertamente pueden presentar pericarditis aguda. Los pacientes con neoplasias malignas pueden desarrollar pericarditis debido a la infiltración por la propia neoplasia o a la radioterapia que se administra para tratarla. Y hay una causa más de pericarditis aguda que refuerza la idea de que el diagnóstico puede ser muy complicado...

Infarto de miocardio (sub)agudo

Se pueden desarrollar dos tipos de pericarditis después de un infarto:

1. Pericarditis peri-infarto temprana (PPT), anteriormente pericarditis regional postinfarto (PRP) y

2. Síndrome postinfarto de miocardio (síndrome de Dressler).

La pericarditis peri-infarto temprana (postinfarto de miocardio) generalmente se presenta dentro de los primeros 5 a 7 días posteriores a una oclusión coronaria aguda. La gravedad del síndrome está relacionada con el tamaño del área infartada, lo que significa que también está relacionada con la duración entre el inicio de la oclusión y cualquier maniobra de reperfusión (es decir, cuanto menor sea el retraso hasta la reperfusión, menor será el infarto). La mayoría de los casos son benignos, pero este tipo particular de pericarditis postinfarto a veces provoca rupturas devastadoras del tabique o de la pared libre del corazón, con muerte súbita.

El síndrome de Dressler es una reacción autoinmune que se produce de forma tardía, generalmente entre dos semanas y dos meses después de la oclusión coronaria aguda (aunque puede ocurrir antes). Se considera una complicación benigna, con una recuperación completa y sin complicaciones como resultado normal y esperado. Con el inicio de la era de la reperfusión intervencionista temprana y el concepto de que "el tiempo es miocardio", el síndrome de Dressler prácticamente ha desaparecido. Probablemente esté infradiagnosticado, pero ahora es tan raro que casi se considera una enfermedad de declaración obligatoria.

Hablemos de la pericarditis postinfarto (PPT). Esta afección puede ser bastante difícil de diagnosticar porque muchos de los cambios en el ECG debidos a la oclusión coronaria aún están presentes. ¿Por qué consideraría la PPT como diagnóstico? ¿Qué le llevaría a sospecharla?

En primer lugar, el paciente generalmente ha sido reperfundido, ya sea espontáneamente o, más probablemente, debido a la administración de trombolíticos o a una intervención directa con angioplastia y colocación de stent. Ahora no siente dolor. Al segundo o tercer día, el paciente desarrolla más dolor: retroesternal, que empeora al respirar profundamente o al acostarse. El paciente puede querer permanecer sentado e inclinado hacia adelante para aliviar el dolor. La nitroglicerina ya no le ayuda, a diferencia de lo que ocurría durante el evento inicial. El paciente puede quejarse de dificultad para respirar y/o tos no productiva y referir sensación de fiebre. ¿Qué hace ahora?

Mientras una enfermera comprueba las constantes vitales y la saturación de oxígeno, usted auscultará un roce pericárdico. ¿Dónde se ausculta? A lo largo del borde esternal izquierdo, en toda la longitud del esternón. El roce pericárdico será agudo y sonará como el chirrido de un par de zapatos nuevos. Puede haber hasta tres componentes, pero considérese muy afortunado si escucha incluso uno. Los roces pericárdicos son muy transitorios e intermitentes. Es posible que tenga que auscultar varias veces a intervalos. ¿Por qué es tan importante un roce pericárdico? Porque es verdaderamente patognomónico de la pericarditis aguda, ¡de cualquier tipo!

Un ecocardiograma (ECO) es esencial. Este tipo de pericarditis postinfarto es propenso a desarrollar rupturas septales o de la pared libre con muerte súbita. Aunque el paciente haya tenido una buena evolución de su infarto de miocardio tras la revascularización, aún podría morir a causa de la PPT. Afortunadamente, la mayoría se recuperará completamente y sin complicaciones. ¿Cómo se reconoce la PPT en el ECG? Dos progresiones atípicas de la onda T son muy características y diagnósticas:

Las ondas T no se invierten como se espera después de la reperfusión. El área del corazón afectada por la PPT puede ser regional y no difusa. Por ejemplo, si hay una oclusión media de una arteria descendente anterior (ADA) de tipo 3 "circunferencial" con elevación del segmento ST en las derivaciones II, III y aVF y V4-V6, que luego se reperfunde, es posible que solo las ondas T en las derivaciones inferiores se inviertan después de la reperfusión, mientras que las ondas T en las derivaciones V4-V6 permanecen positivas. Esto sería un indicio significativo de una pericarditis regional localizada sobre la pared apicolateral del ventrículo izquierdo.

Todas las ondas T pueden invertirse con la reperfusión, como es de esperar, pero en 5 a 7 días, al menos algunas ondas T experimentan una pseudonormalización y vuelven a su orientación positiva. Si bien generalmente consideramos que la pseudonormalización de las ondas T después de un infarto agudo de miocardio es un signo de isquemia recurrente, también puede sugerir EPIP.

La PPT solía llamarse (y todavía muchos la llaman) pericarditis regional postinfarto (PRPI). La palabra "regional" es muy importante aquí. Este tipo de pericarditis puede desarrollarse solo sobre el área (o una de las áreas) del infarto, lo que la hace focal o regional en lugar de difusa, como la pericarditis aguda posviral más típica. Esto significa que una PPT puede presentarse con elevación del segmento ST en un área vascular particular en el ECG y *manifestar un cambio recíproco apropiado en una derivación opuesta*. Por lo tanto, se suma a la isquemia/infarto agudo de miocardio y la miocarditis aguda como una afección que puede producir elevación del segmento ST con un cambio recíproco.

¿Qué puede ayudar a distinguirla de un infarto agudo de miocardio y una miocarditis aguda? Si bien puede parecerse mucho a una miocarditis aguda, la PPT ocurre de 5 a 7 días después de un infarto agudo de miocardio. También se ha informado después de cirugía abdominal e invasión tumoral del pericardio (casos extremadamente raros). La incidencia de PPT está disminuyendo (afortunadamente) en esta era de intervención de reperfusión rápida después de una oclusión coronaria aguda. ¡El tiempo no solo es miocardio, también es pericardio!

PERLA | Un ecocardiograma es esencial en el estudio de la pericarditis aguda y debe realizarse inicialmente. Puede ayudar a descartar un infarto agudo de miocardio (ausencia de anomalías regionales del movimiento de la pared) o a hacer más probable el diagnóstico de pericarditis (derrame pericárdico). Pero, lo que es más importante, también puede detectar una anomalía que no se haya considerado.

Visite el "Blog de ECG del Dr. Smith" (https://hqmeded-ecg.blogspot.com/) y busque la entrada del viernes 13 de diciembre de 2019, titulada "La pericarditis ataca de nuevo". En ella se describe con detalle lo que puede suceder cuando uno se centra en diagnosticar pericarditis sin tener en cuenta una afección mucho más grave. Comprenderá por qué el Dr. Smith advierte a sus lectores: "Diagnosticar pericarditis es arriesgado". ¡También verá la ventaja de realizar un ecocardiograma al inicio del estudio de la pericarditis aguda!

OTRA PERLA | Recuerde: aunque el síndrome de Dressler puede parecerse exactamente a un caso de miocarditis aguda o incluso a un infarto agudo de miocardio, se presenta varios días después de un infarto agudo de miocardio. La miocarditis aguda no tiene una asociación real con un infarto de miocardio. Si bien el síndrome de Dressler no produce, por sí mismo, anomalías regionales del movimiento de la pared (ARMP), el hecho de que se presente tan poco después de un infarto agudo de miocardio puede causar confusión debido a cualquier ARMP residual causada por la oclusión coronaria previa. La miocarditis aguda puede o no manifestar una ARMP. También puede surgir confusión si el paciente sufre y sobrevive al infarto agudo de miocardio en casa sin buscar atención médica (quizás un infarto silencioso) pero acude al médico más tarde cuando el dolor pleurítico del síndrome de Dressler comienza a dificultar la respiración.

Miocarditis aguda

En la mayoría de los casos en la civilización occidental, la miocarditis es una inflamación postviral del miocardio. Su progresión suele desarrollarse en las siguientes tres fases:

Invasión de los miocitos por el virus con destrucción y muerte de algunos de ellos. Esta etapa suele ser clínicamente silenciosa porque el sistema inmunitario del cuerpo entra en acción y limita el daño principal.

El daño se produce durante la Fase 2, cuando el mismo sistema inmunitario que limitó la destrucción por el virus invasor se sensibiliza a las proteínas miocárdicas liberadas durante la Fase 1, volviéndose contra el miocardio e iniciando un ataque autoinmune.

El resultado final, en muchos casos, es una miocardiopatía dilatada no isquémica. La miocarditis frente a la isquemia miocárdica es uno de los diagnósticos diferenciales más difíciles que cualquier médico tendrá que resolver. Permítanme comenzar explicándoles cómo se puede presentar la miocarditis aguda:

Primero, el inicio del dolor puede ser repentino, a menudo despertando a los pacientes del sueño. Típicamente ocurre en reposo, pero también puede presentarse durante el ejercicio o el esfuerzo. Si bien puede describirse como pleurítico y posicional, también puede manifestarse como una sensación de presión, opresión o constricción. Puede irradiarse al brazo, el cuello o la mandíbula, y el paciente puede referir náuseas y diaforesis. En resumen, ¡puede presentarse exactamente como una oclusión coronaria aguda!

Segundo, la elevación del segmento ST puede limitarse a un solo territorio vascular, acompañada de un cambio recíproco apropiado. Si se ve afectado más de un territorio vascular, aún podría ser similar a las oclusiones de las principales arterias coronarias, que a menudo irrigan más de un área vascular.

Tercero, puede haber elevación de las troponinas cardíacas. Los niveles elevados de troponina se presentan en poco más del 30% de los pacientes con miocarditis aguda. En algunos casos, los niveles pueden ser bastante altos, por lo que no hay ventaja diagnóstica en observar el nivel específico. Es poco probable que niveles muy bajos representen isquemia aguda. Sin embargo, en la miocarditis aguda, los niveles de troponina no tienen valor pronóstico, a diferencia de los síndromes coronarios agudos.

Cuarto, la ecocardiografía puede o no mostrar una anomalía regional del movimiento de la pared (ARMP). Un infarto de miocardio verdadero siempre mostrará una ARMP, pero la miocarditis puede o no presentarla. Si hay una anomalía regional del movimiento de la pared, no aporta nada al diagnóstico. Solo cuando no hay ARMP en la ecocardiografía se puede establecer una distinción entre miocarditis aguda e isquemia/infarto de miocardio agudo.

Quinto, la miocarditis aguda puede progresar a hipotensión y, en última instancia, a shock cardiogénico. También puede complicarse con arritmias auriculares y ventriculares, incluyendo fibrilación auricular, taquicardia y/o fibrilación ventricular.

Los pacientes con miocarditis aguda que se presentan sin insuficiencia cardíaca y con función ventricular izquierda conservada tienen un excelente pronóstico.

Al evaluar el ECG con pericarditis aguda, miocarditis aguda, infarto agudo de miocardio y variante normal (repolarización precoz) en el diagnóstico diferencial, es útil recordar el método de eliminación de Jones:

La presencia de un cambio recíproco en una derivación distinta de la derivación aVR descarta la pericarditis postviral aguda y la variante normal.

Un ecocardiograma que no muestre una anomalía en el movimiento de la pared descarta la isquemia aguda, pero no descarta la miocarditis aguda, la pericarditis aguda, el EPIP o la variante normal.

Un nivel de troponina muy elevado descarta la pericarditis aguda y la variante normal como diagnósticos principales. Si bien los niveles de troponina en la isquemia aguda parecen estar más elevados que en la miocarditis aguda, no existen estudios específicos que distingan entre ambos diagnósticos basándose en el nivel de troponina. Probablemente haya demasiada superposición para aplicar la diferencia en casos individuales.

El PPT siempre, por definición, se presenta después de un infarto agudo de miocardio en un plazo de siete días, a veces tan pronto como 24 horas.

A menudo se dice que las ondas Q no aparecen en la pericarditis aguda ni en las variantes normales. Esta afirmación necesita una aclaración: las ondas Q no se desarrollan como resultado de la pericarditis aguda o la variante normal, ¡pero ciertamente pueden encontrarse en estas afecciones si ya estaban presentes! Ninguna regla establece que una persona con un infarto de miocardio previo no pueda desarrollar pericarditis postviral aguda o tener una variante normal.

Esta no es una sección sobre la fisiopatología, la epidemiología o el tratamiento de la miocarditis aguda. Se trata de cómo reconocer la miocarditis aguda en un ECG de 12 derivaciones. Desafortunadamente, tengo que ser brutalmente sincero: ¡no hay signos en un ECG de 12 derivaciones que indiquen específicamente miocarditis aguda! Es un diagnóstico de exclusión. La miocarditis aguda se diagnostica basándose en la historia clínica del paciente (extremadamente importante: ¡asegúrese de hacer todas las preguntas adecuadas!) y su capacidad para descartar otros factores de confusión (infarto agudo de miocardio, pericarditis aguda, variante normal) observando los hallazgos que son, o no son, compatibles con esos diagnósticos en el ECG de 12 derivaciones. Esto no siempre será posible, y con frecuencia será necesario un cateterismo cardíaco. No se frustre cuando el angiograma informe que todas las arterias coronarias son normales. Un cateterismo suele ser la única forma de diferenciar entre un infarto agudo de miocardio y una miocarditis aguda.

PERLA | La miocarditis aguda es un diagnóstico de exclusión. Ningún hallazgo en el electrocardiograma es patognomónico de esta enfermedad. La resonancia magnética cardíaca puede ser la prueba no invasiva más segura y precisa si existe preservación subendocárdica. Incluso la biopsia endomiocárdica (BEM), que es la prueba de referencia para el diagnóstico, tiene una sensibilidad muy baja y un mayor riesgo.

Aquí se presenta un diagrama (Figura 26-12) que acompaña a la importante nota PEARL que se encuentra a continuación:

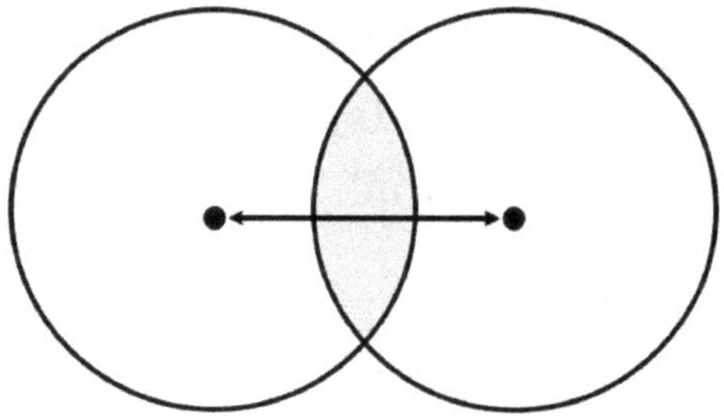

Figura 26-12

PERLA | Muchos resultados o mediciones estadísticas pueden mostrar una diferencia muy significativa en los valores medios, lo que podría sugerir la posibilidad de diferenciar fácilmente dos hallazgos de ECG similares. Por ejemplo, puede haber una diferencia significativa en las amplitudes medias de la onda T entre la miocarditis aguda y la isquemia miocárdica aguda. Sin embargo, recuerde siempre que una diferencia en los valores medios es más relevante para determinar la presencia de dos afecciones dentro de una población determinada, pero resulta muy poco útil en el caso clínico individual. Esto se debe a que dos medias muy separadas con significación estadística aún pueden presentar una considerable superposición de valores, como se muestra en la Figura 26-12.

Aquí se muestra un ECG de un paciente con miocarditis aguda:

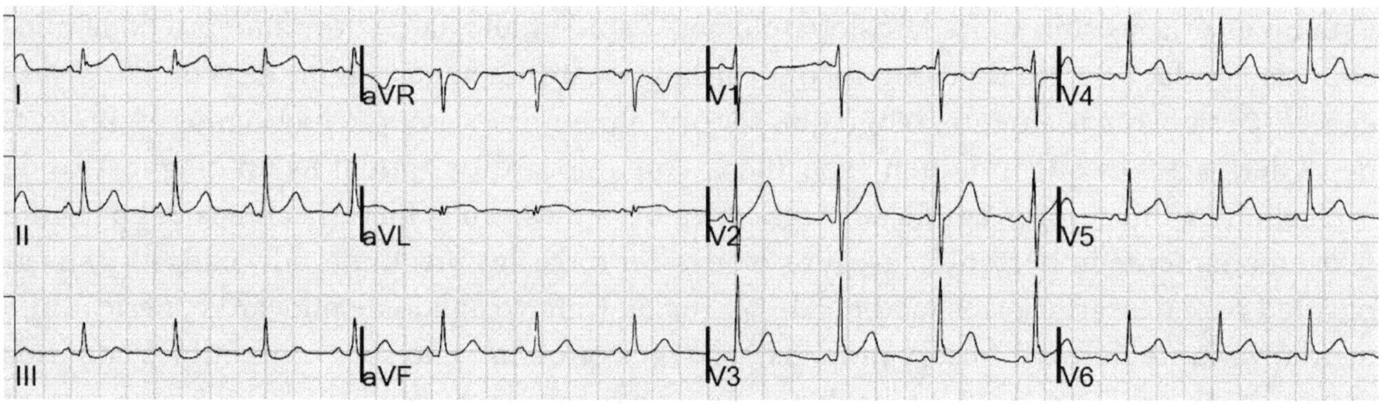

Figura 26-13

Esto es típico de los procesos de decisión que se deben utilizar para distinguir entre infarto agudo de miocardio y miocarditis aguda. Este ECG (Figura 26-13) se registró en una mujer joven de unos 20 años que era fumadora empedernida y que se quejaba de cuatro días de dolores torácicos intermitentes (no punzantes, no pleuríticos), que se irradiaban al cuello y a ambos hombros.

Hay una elevación evidente del segmento ST en las derivaciones I y aVL con depresión recíproca del segmento ST en la derivación III. También hay elevación del segmento ST anterolateralmente en las derivaciones V3-V6. La troponina I inicial fue de 18,9 ng/mL. Un ecocardiograma de alta definición reveló una anomalía en el movimiento de la pared lateral.

En el cateterismo, la angiografía coronaria fue completamente normal. Todas las arterias coronarias estaban completamente permeables. Sin embargo, a diferencia de muchos casos que terminan con una angiografía normal, se profundizó en el diagnóstico con una resonancia magnética cardíaca (RMC), que reveló inflamación miocárdica de la pared lateral del ventrículo izquierdo con preservación de la capa subendocárdica –un hallazgo focal– que apoyó firmemente el diagnóstico de miocarditis aguda. La miocarditis suele afectar a la capa subepicárdica.

PERLA | La preservación del subendocardio (un endocardio sin isquemia) es un hallazgo muy informativo y distintivo en la RMC. La isquemia miocárdica siempre comienza en el subendocardio, por lo que, en presencia de isquemia, el subendocardio también estaría afectado. La RMC se ha convertido en un excelente método para detectar la inflamación de la miocarditis aguda.

Lo que debe aprender de este caso es que la miocarditis aguda puede presentarse exactamente como un infarto agudo de miocardio, ¡exactamente! A menudo, la única forma de distinguir ambas patologías es mediante cateterismo cardíaco. Analicemos esto con más detalle:

1. **Edad de la paciente:** La paciente es una mujer de unos veinte años. Esto sugiere fuertemente una patología distinta a una oclusión coronaria aguda, ¡pero no se deje engañar! Las oclusiones coronarias agudas debido a la ruptura de placas ateroscleróticas con trombosis ocurren en pacientes adolescentes, veinteañeros y treintañeros. Sí, es muy inusual, pero sucede. En este rango de edad, también se debería considerar un origen anómalo de la arteria descendente anterior o una disección espontánea de la arteria coronaria (DEAC). No querrá ser conocido como el médico cuyo paciente tan joven falleció a causa de una afección fácilmente diagnosticable y tratable porque no se molestó en considerar todas las posibilidades.

2. **Elevación del segmento ST en un territorio vascular:** La elevación del segmento ST en las derivaciones I, aVL y V3-V6 es específica de isquemia lateral aguda, quizás incluso anterolateral. Esta no es una presentación inusual de un infarto agudo de miocardio. Desafortunadamente, no es 100% específica.

3. **Cambio recíproco en las derivaciones de las extremidades:** Hay una depresión recíproca del segmento ST en la derivación III. Esto es apropiado y esperado en la isquemia basolateral aguda (derivaciones I y aVL). Esto descarta la pericarditis postviral y la variante normal (repolarización precoz). No descarta la miocarditis aguda ni la isquemia miocárdica aguda.

4. **Troponina I elevada:** La troponina I estaba elevada. La cantidad de elevación de la troponina no se puede utilizar para distinguir la miocarditis aguda de la isquemia aguda debido a la superposición de valores (recuerde nuestra discusión sobre la Figura 26-12).

5. **Anomalía del movimiento de la pared en el ecocardiograma:** Se encontró que este paciente presentaba una anomalía localizada del movimiento de la pared lateral tanto en el ecocardiograma como en la ventriculografía (durante el cateterismo). La ausencia de anomalía del movimiento de la pared podría haber descartado un infarto agudo de miocardio, aunque no distinguiría la miocarditis aguda de otros factores de confusión.

Hay dos puntos que quiero recalcar especialmente:

1. La edad del paciente, en este caso, no fue lo único que generó la sospecha de miocarditis aguda; de hecho, el médico de urgencias realizó un ecocardiograma inicial a pie de cama, que aparentemente no mostró "ninguna anomalía del movimiento de la pared", lo que probablemente aumentó la sospecha de miocarditis. Si el paciente hubiera tenido 50 años y se hubieran encontrado arterias coronarias normales en el cateterismo, probablemente se le habría diagnosticado "NSTEMI" y los hallazgos del ECG se habrían atribuido a un vasoespasmo coronario o a la reperfusión tras la lisis espontánea de una trombosis.

2. Dado que la miocarditis aguda puede presentarse exactamente como una isquemia/infarto agudo de miocardio, con frecuencia será inevitable realizar un cateterismo cardíaco. No base su diagnóstico en suposiciones.

PERLA | No existen las cebras* cuando la vida de alguien está en peligro inminente. Decir que los adolescentes (o adultos muy jóvenes) no mueren de ataques cardíacos parece, superficialmente, bastante plausible. Pero, ¿qué pasaría si reemplazáramos la palabra "adolescentes" por "adolescentes con dolor torácico y elevación del segmento ST en las derivaciones I y aVL con cambios recíprocos en la derivación III, una anomalía del movimiento de la pared lateral en el ecocardiograma y una troponina I muy elevada"? ¿Seguiría sintiéndose cómodo haciendo esa afirmación? ¡Por supuesto, nunca se enteraría de esos hallazgos si no los buscara! Y, para ser muy claros, la gente muere de miocarditis aguda. Puede ser una enfermedad letal, a corto o largo plazo. Quienes no mueren durante el evento agudo a menudo desarrollan cardiomiopatías dilatadas no isquémicas (CMD), que conducen a insuficiencia cardíaca o trasplantes de corazón.

*El término "cebra" se usa a menudo para representar una afección o hallazgo poco común. Estudié medicina en San Antonio, Texas, y nos decían: "En Texas, si oyes cascos, busca caballos, ¡no cebras!". El dicho debería haber terminado con "...busca caballos primero, ¡luego cebras!".

PERLA | Siempre que se elimina un diagnóstico común o más frecuente, uno raro asciende en la lista.

Variante normal o repolarización precoz

Uno podría pensar que este sería un diagnóstico fácil. Debería serlo, pero la literatura sobre este tema ha creado muchas definiciones confusas. Además, hay mucha información errónea en internet y en diversas publicaciones (también disponibles en línea).

Comencemos con la variante normal (repolarización precoz). Inicialmente se definió como una elevación del segmento ST ≥ 1 mm en las derivaciones precordiales medias. Se consideraba benigna. Puede haber o no una muesca en el punto J. Si la hay, el diagnóstico es mucho más certero. Deberíamos llamarlo variante normal, ya que la repolarización precoz ya no es el término preferido, y sí, lo que les he descrito como variante normal sigue siendo benigno. Hablaremos de la fibrilación ventricular idiopática en un momento.

PERLA | "Variante normal" es el nombre de un hallazgo electrocardiográfico específico, como la "elevación del segmento ST" o la inversión de la onda T. Este término se utiliza a veces para referirse a otros temas, lo que puede resultar confuso. Si utiliza el término "variante normal", asegúrese de que la persona que le escucha o lee comprenda el contexto en el que lo emplea.

Aquí tiene un ejemplo de repolarización precoz (variante normal). Veamos qué podemos (o no podemos) encontrar en este ECG:

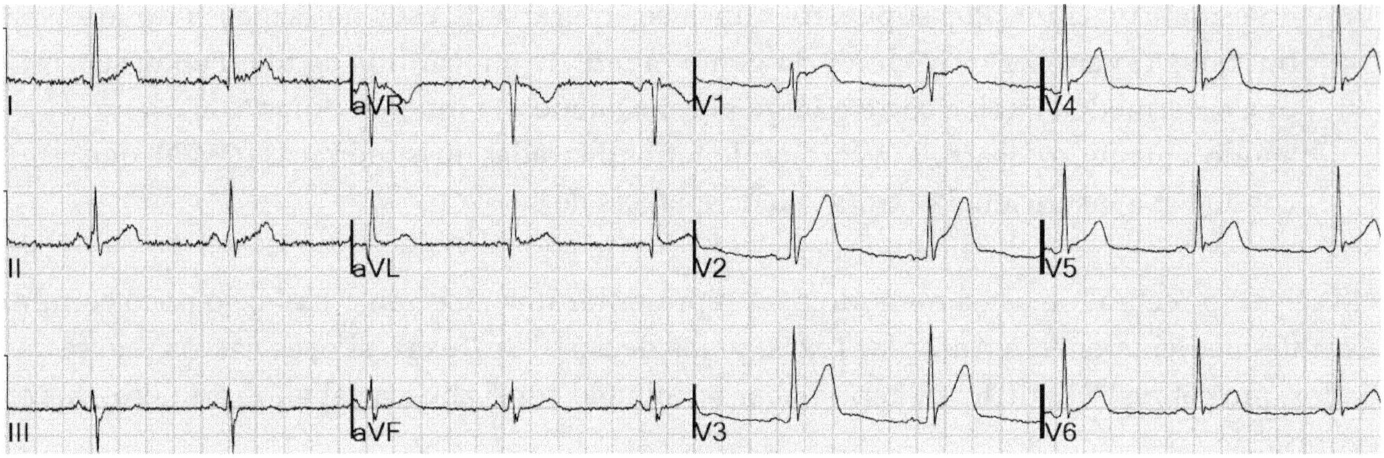

Figura 26-14

Por supuesto, comencemos por lo obvio: ¿dónde se localiza la elevación del segmento ST? Hay elevación del segmento ST en todas las derivaciones precordiales, derivaciones V1-V6. Anteriormente, les advertí que buscaran la variante normal en las derivaciones medioprecordiales. Defino las derivaciones medioprecordiales como las derivaciones V2-V4. Tengan en cuenta que este no es un mundo perfecto, y la variante normal puede aparecer fuera de esas derivaciones (en las derivaciones V1 o V5/V6).

> **MI OPINIÓN |** Sin embargo, si no hay elevación del segmento ST en ninguna de las derivaciones V2-V4 o solo en las derivaciones V4-V6, entonces se trata de un tipo de elevación del segmento ST que no es una variante normal. En lugar de variante normal, recurriría a la antigua terminología de repolarización precoz (aunque no repolarización precoz benigna), o consideraría un diagnóstico diferente.

Hablamos de la elevación del segmento ST, pero ¿qué pasa con la depresión del segmento ST? La depresión del segmento ST nunca forma parte de una variante normal. Pero, ¿puede haber depresión del segmento ST en una variante normal? Bueno, sí, puede haberla... pero en ese caso, la variante normal sería un diagnóstico secundario, y me preocuparía más un síndrome coronario agudo en un paciente con una variante normal.

> **PERLA |** Si el paciente presenta todos los signos de una variante normal pero hay depresiones del segmento ST, considere la variante normal como un diagnóstico secundario y comience a buscar otro diagnóstico que deba tener prioridad.

Observando la Figura 26-14 con más detalle, vemos una muesca en el punto J en las derivaciones V4-V6. Esa muesca es prácticamente patognomónica tanto de la variante normal como de la repolarización precoz. Dado que tenemos elevación del segmento ST en las derivaciones medioprecordiales, todavía podemos considerarlo una variante normal.

Ahora, centremos nuestra atención en las derivaciones V2 y V3. Observen las ondas T en esas derivaciones: son altas y ligeramente asimétricas, y la pendiente ascendente presenta una ligera concavidad hacia arriba. Estas son ondas T típicas características de una variante normal. Las ondas T de una variante normal o repolarización precoz (que discutiremos más adelante) son más altas que las de la pericarditis aguda. Un método fiable para distinguir entre una variante normal y la pericarditis aguda (mencionada anteriormente en la sección de pericarditis aguda) es la relación entre la elevación del segmento ST en el punto J y la amplitud de la onda T en la derivación V6:

Ratio ST/T

$$\frac{\text{Elevación del segmento ST (V6)}}{\text{Amplitud de la onda T (V6)}}$$

≥ 0.25	**Pericarditis aguda**
< 0.25	**Variante normal**

Figura 26-15

Dado que las ondas T en una variante normal tienden a tener mayor amplitud que en la pericarditis aguda (y también en la isquemia aguda), el denominador será mayor, lo que resultará en una fracción (relación) menor. Por lo tanto, la relación en la variante normal será inferior a 0,25. Como se mencionó anteriormente en este capítulo, esta relación distingue la variante normal de la pericarditis aguda. Existe otra fórmula para distinguir la variante normal de la isquemia miocárdica aguda/infarto de miocardio.

Consideremos ahora los complejos QRS. Las ondas R en las derivaciones precordiales son altas, mucho más altas de lo que cabría esperar en la pericarditis o la isquemia agudas. Hay algo más sobre los complejos QRS en este ECG (Figura 26-14): hay una transición temprana en las derivaciones precordiales. Otra forma de decirlo es que hay una rotación antihoraria. En este ECG, la transición ocurre entre las derivaciones V1 y V2. Se trata de una transición abrupta: no hay un aumento gradual en la amplitud de la onda R a lo largo de tres o cuatro derivaciones. ¡La transición pasa de un complejo negativo a un complejo marcadamente positivo en una sola derivación!

Es posible que haya leído que el eje QRS medio en el plano frontal (ÂQRS) es vertical en la variante normal y horizontal en la pericarditis aguda. Nunca me ha resultado útil ni clínica ni diagnósticamente. Si observa nuestro ejemplo de variante normal en la Figura 26-14, verá que el ÂQRS es bastante horizontal, en lugar de vertical.

Veamos un ECG más antes de pasar a la forma más letal de repolarización precoz:

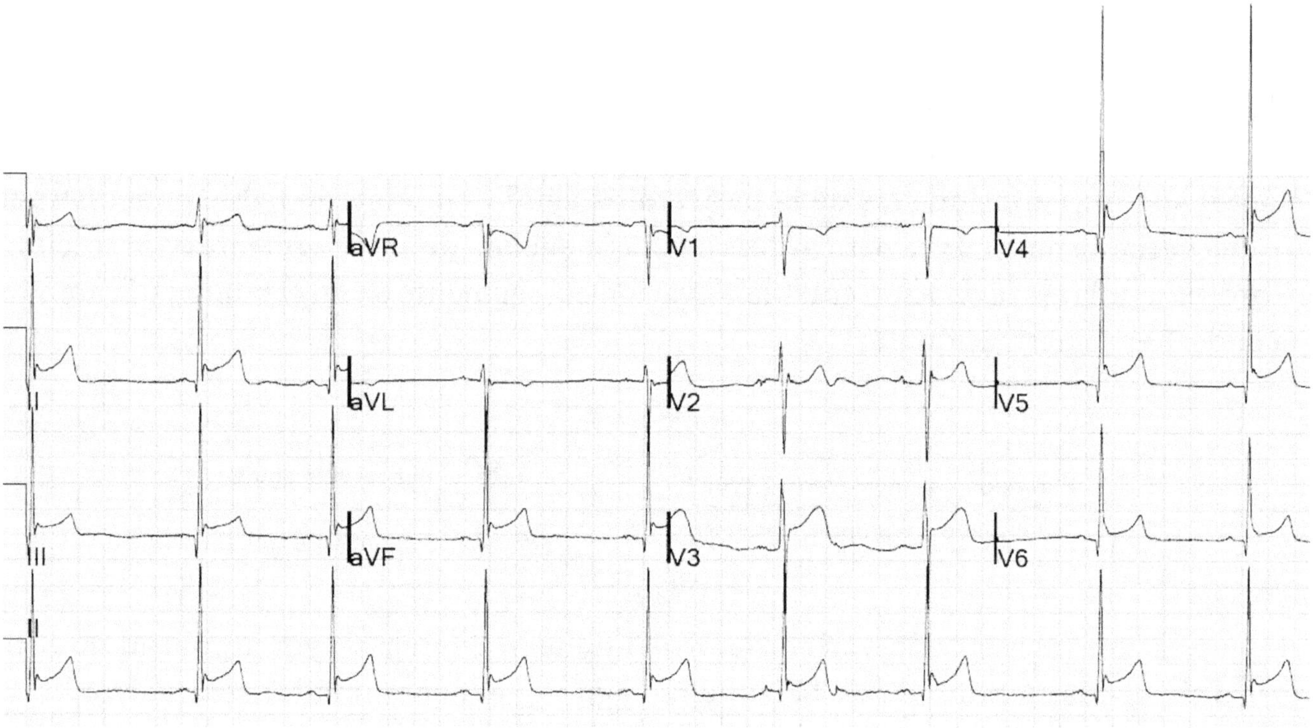

Figura 26-16

El ECG de la Figura 26-16 se registró en una mujer de dieciocho años que presentaba un estado mental alterado tras el consumo de drogas recreativas. Negó tener dolor torácico (supongo que cuando recuperó la lucidez). Veamos qué tenemos aquí...

1. La paciente tiene 18 años. Esto hace que un infarto de miocardio tipo 1 (rotura de placa con trombosis coronaria) sea extremadamente improbable. ¿Podría deberse aun así a un problema de las arterias coronarias? ¡SÍ! Nunca hay que olvidar un origen anómalo de una arteria coronaria o una disección espontánea de la arteria coronaria (SCAD) en este grupo de edad, ¡pero incluso estos casos son raros! Así que hemos eliminado un diagnóstico de la lista, pero quedan tres.

2. Hay elevación del segmento ST en más de un territorio vascular. ¿Y qué? ¿Cómo diferencia esto alguna de las afecciones examinadas en este capítulo de las demás? ¡No lo hace! La presencia de elevación del segmento ST en más de un territorio vascular se utiliza muy a menudo como justificación para un diagnóstico de pericarditis aguda (a menudo de forma inapropiada e incorrecta). En realidad, como hallazgo diagnóstico diferencial, ¡es bastante inútil! ¡Ningún diagnóstico se descarta basándose en este hallazgo!

3. Los complejos QRS son muy altos. Esta es una característica de una variante normal, pero no de pericarditis aguda, miocarditis aguda o un infarto agudo de miocardio a menos que también esté presente hipertrofia ventricular izquierda (HVI). La paciente es joven, y las personas jóvenes tienden a tener complejos QRS con mayor amplitud.

Los criterios de voltaje precordial para HVI ni siquiera son válidos en menores de 40 años. Además, ha consumido drogas recreativas, lo que puede afectar la amplitud del QRS (aunque habría esperado una frecuencia cardíaca más rápida si alguna fuera simpaticomimética).

4. La onda T en la derivación V3 es mayor de lo esperado. Sin embargo, dada la amplitud de las ondas R en las derivaciones V4-V6, cabría esperar ver ondas T altas o prominentes después de esas ondas R. Pero aquí está la parte importante: no vamos a comparar la altura de las ondas T con la altura de las ondas R, ¡vamos a comparar las ondas T con la elevación del punto J en las derivaciones V4-V6 (y especialmente en la derivación V6)! Medimos la elevación del ST en el punto J.

5. Y hay muescas en el punto J. Está presente en todas las derivaciones con elevación del ST, excepto en las derivaciones V3 y V6. Está presente de forma muy sutil en la derivación V5. La muesca en el punto J es patognomónica de una variante normal. Esta muesca no aparece en la pericarditis aguda, la miocarditis aguda ni la isquemia aguda. Por lo tanto, la presencia de la muesca confirma el diagnóstico de variante normal.

6. ¡SÍ hay un cambio recíproco presente! Probablemente le hayan dicho que no puede haber cambios recíprocos en un patrón de elevación del segmento ST de variante normal (repolarización precoz). Eso NO es cierto. Sin embargo, la única derivación que puede manifestar un cambio recíproco con un patrón de variante normal es la derivación aVR. La derivación aVR puede manifestar una depresión recíproca del segmento ST durante una variante normal o repolarización precoz. Y ahí está... ¡justo ahí en la derivación aVR!

La ausencia de un cambio recíproco significativo en la derivación aVL (la pequeña inversión de la onda T sin depresión del segmento ST no es relevante aquí) nos permite descartar una isquemia/infarto agudo de nuestro diagnóstico diferencial. Las muescas en el punto J también descartan la pericarditis aguda y la miocarditis aguda del diagnóstico diferencial, dejando solo la variante normal. Por supuesto, también descartaría la isquemia/infarto agudo sin un patrón de variante normal. Este ECG presenta un patrón de variante normal.

PERLA | Al utilizar el método de eliminación diagnóstica de Jones, llegamos al diagnóstico correcto rápidamente, no tanto buscando hallazgos positivos que apoyen un diagnóstico, sino más bien observando los hallazgos incompatibles con un diagnóstico particular.

Repolarización Precoz y Fibrilación Ventricular Idiopática

En 2008, el Dr. Michel Haïssaguerre y colaboradores publicaron un artículo muy importante en el New England Journal of Medicine que cambió para siempre nuestra perspectiva sobre la repolarización precoz. Estudiaron a 206 personas que habían sido reanimadas tras sufrir una fibrilación ventricular idiopática y las compararon con un grupo de control de 412 sujetos sin cardiopatía. Descubrieron que quienes habían sufrido un paro cardíaco presentaban una prevalencia mucho mayor de repolarización precoz que los del grupo de control: ¡un 31% frente a solo un 5%!

Definieron la "repolarización precoz" como "una elevación de la unión QRS-ST (punto J) en al menos dos derivaciones...". "La amplitud de la elevación del punto J debía ser de al menos 1 mm (0,1 mV) por encima del nivel basal, ya sea como una onda de empastamiento del QRS (una transición suave del segmento QRS al segmento ST) o como una muesca (una deflexión positiva del punto J inscrita en la onda S) en la derivación inferior (II, III y aVF), la derivación lateral (I, aVL y V4-V6) o ambas". Las derivaciones V1-V3 se excluyeron del análisis.

Se demostró que el ensanchamiento (Figura 26-17) y las muescas eran fenómenos de repolarización y no ocurrían durante la despolarización. Los sujetos afectados tenían más probabilidades de ser hombres con antecedentes de síncope inexplicado o paro cardíaco súbito durante el sueño. (¿Cómo se puede tener un historial de paro cardíaco súbito durante el sueño?) Es importante destacar que también se observó que tenían un intervalo QTc más corto que el grupo de control.

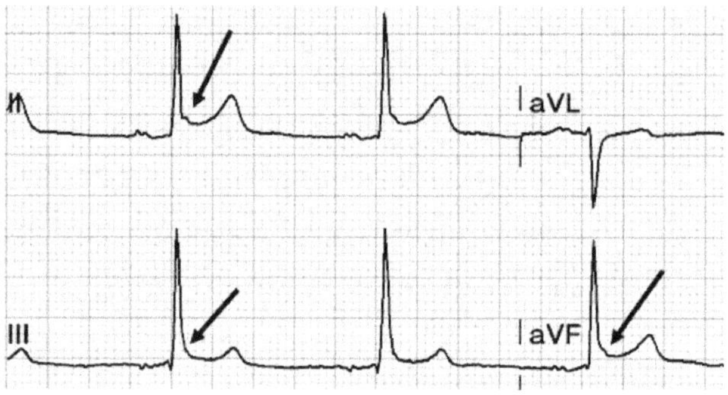

Figura 26-17 | Desdibujamiento (onda R terminal)

La literatura indica algo diferente sobre la repolarización temprana descrita y evaluada por Haïssaguerre et al. Inicialmente, la definición de repolarización temprana se limitaba principalmente a las derivaciones precordiales medias, sin prestar mucha atención a la presencia o ausencia de muescas en el punto J. El ECG de la Figura 26-16 es compatible con la descripción de Haïssaguerre de la repolarización temprana que conduce a fibrilación ventricular idiopática. Este es mi consejo con respecto a la variante normal y la repolarización temprana que puede predisponer a taquiarritmias ventriculares idiopáticas (y es estrictamente MI consejo):

En un paciente que presenta...

1. una variante normal o cambios sugestivos de repolarización temprana que pueden predisponer a una taquiarritmia ventricular,

2. sin antecedentes de síncope o presíncope frecuente (personal o familiar) y

3. sin antecedentes de paro cardíaco súbito

...no realizaría ninguna evaluación ni investigación adicional. Sin embargo, les informaría que tienen una variante normal. También les proporcionaría una copia del ECG que muestra este hallazgo, lo que podría ser muy útil para otros médicos o profesionales de la salud.

Por otro lado, si el paciente...

1. tiene antecedentes recientes de síncope o presíncope,
2. muerte cardíaca súbita (muerte inesperada que ocurre dentro de la hora posterior al inicio de los síntomas),
3. antecedentes familiares de reanimación por paro cardíaco súbito o síncope, o
4. la elevación del segmento ST involucra más que solo las derivaciones precordiales medias

...recomendaría una consulta con un cardiólogo.

OK... analicemos un ECG:

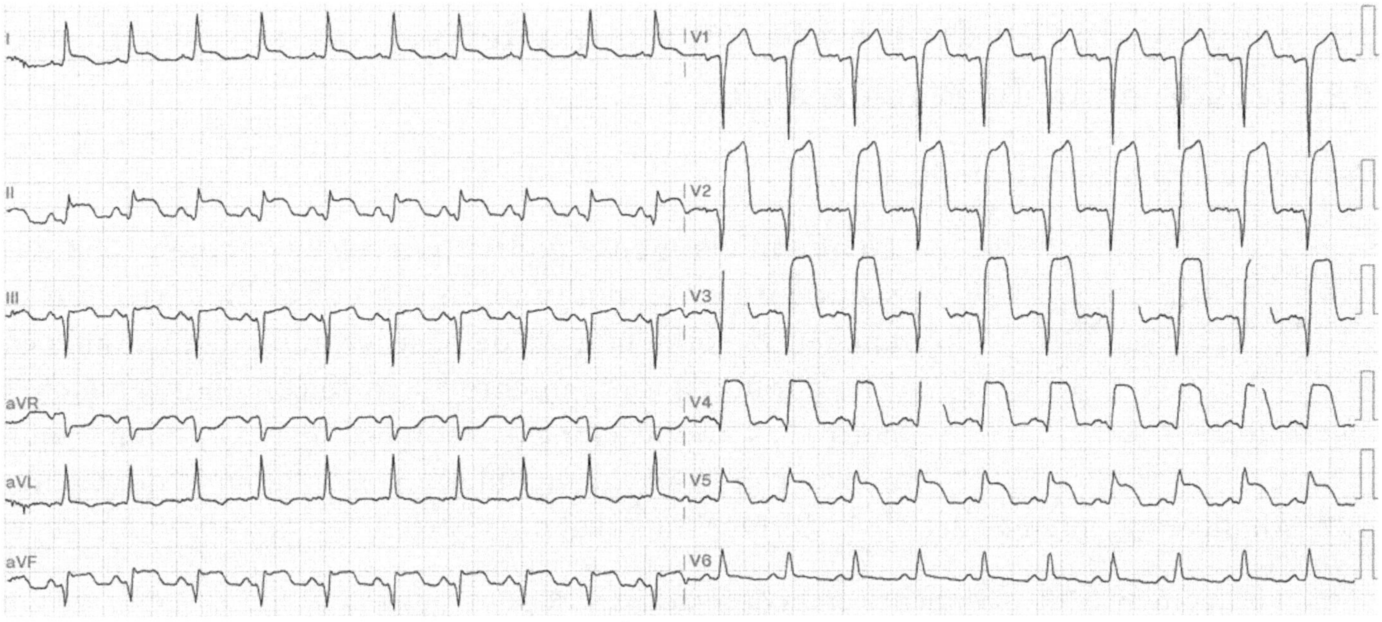

Figura 26-18

Se trata de un hombre de 62 años que refiere dolor torácico subesternal, opresivo, de dos horas de duración. Presenta diaforesis y disnea leve. Tuvo un infarto de miocardio nueve años antes y se le colocó un stent (arteria desconocida). Refiere que el dolor ha empeorado. Tuvo una sinusitis hace unos 10 días.

¿Cuál es su diagnóstico? Debe decidir si se trata de una isquemia/infarto agudo de miocardio, una pericarditis aguda, una miocarditis aguda o una variante normal. Justifique su diagnóstico y también justifique por qué descartó los otros diagnósticos. La discusión se encuentra en las páginas siguientes.

¿Hay elevación del segmento ST en más de un territorio vascular?

Hay elevación del segmento ST en todas las derivaciones excepto en aVR y aVL. ¿Cuál de nuestras cuatro opciones descarta esto? ¡Correcto, NINGUNA! Los cuatro diagnósticos pueden manifestarse con elevación del segmento ST en más de un territorio vascular. Una oclusión proximal de una arteria coronaria tipo 3 con patrón de "envoltura" en el ECG puede provocar isquemia en más de un territorio vascular. Una oclusión proximal de una arteria circunfleja dominante también puede hacerlo... al igual que una oclusión proximal de una arteria coronaria derecha dominante. Por supuesto, la miocarditis puede presentarse con elevación del segmento ST en más de un área vascular. La pericarditis aguda y la variante normal también pueden hacerlo. Esto no nos ayuda.

La edad del paciente ciertamente hace que un infarto de miocardio tipo 1 (debido a la ruptura de una placa con trombosis intravascular) sea más probable. Sin embargo, no descarta los otros tres diagnósticos. Así que tampoco nos ayuda mucho.

¿Hay segmentos PR deprimidos en alguna derivación o un segmento PR elevado en la derivación aVR?

Veamos la derivación II, ampliada:

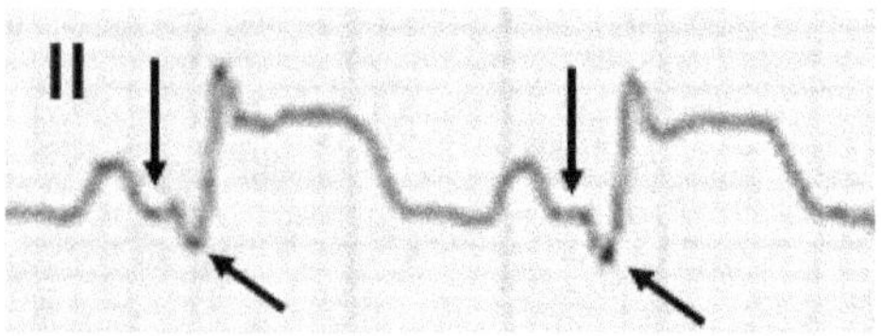

Figura 26-19

Lo que inicialmente podría parecer un segmento PR descendente es en realidad un segmento PR corto que se encuentra sobre la línea de base, seguido de una onda Q. (¡No confunda un segmento PR corto con un intervalo PR corto. Las implicaciones no son las mismas!). Bien... ¿qué ocurre con la elevación del segmento PR en la derivación aVR? Analicemos con más detalle la derivación aVR...

Si bien el segmento PR ascendente en la derivación aVR podría confundirse con una elevación del segmento PR, un vistazo al otro lado de la onda P invertida revela que se encuentra al mismo nivel de la línea de base y no está elevado. Por lo tanto, la ausencia de desviación del segmento PR no confirma ni descarta ninguno de los diagnósticos. La desviación del

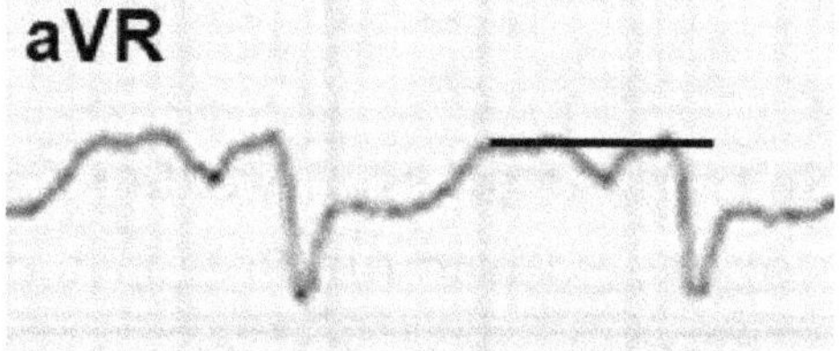

Figura 26-20

segmento PR no es un signo muy fiable ni específico, ya que existen otras causas bastante comunes para este hallazgo. Aún no hay una decisión. Continuemos...

¿Hay algún segmento TP descendente (signo de Spodick)?

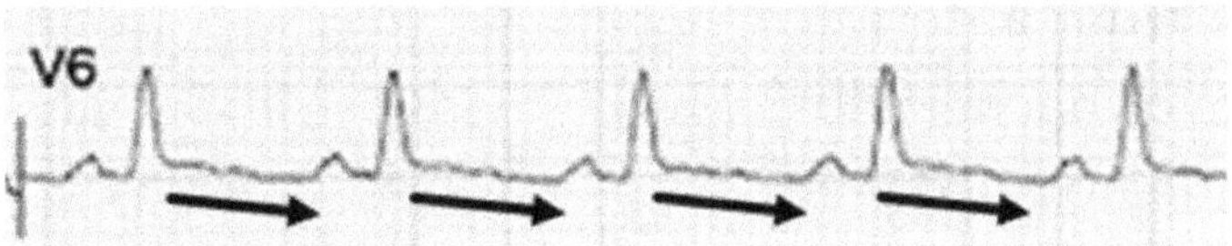

Figura 26-21a

¡Sí! La derivación V6 presenta el clásico signo de Spodick, y es muy evidente. ¿Acaso esto no confirma la pericarditis aguda? En realidad, ¡no! También puede aparecer en la miocarditis aguda, e incluso ocasionalmente en la isquemia/infarto agudo de miocardio (¿No me crees? ¡Te lo demostraré en un momento!). Sin embargo, esto descarta la posibilidad de una variante normal. El signo de Spodick no es ni sensible ni específico. Además, se ve afectado por la frecuencia cardíaca. A medida que aumenta la frecuencia, el segmento T-P se hace cada vez menos visible. Inicialmente se informó que aparecía en el 80% de los casos de pericarditis aguda, pero investigaciones más recientes sugieren que la cifra se acerca al 30%. Tampoco se limita a la pericarditis, lo que reduce considerablemente su valor diagnóstico.

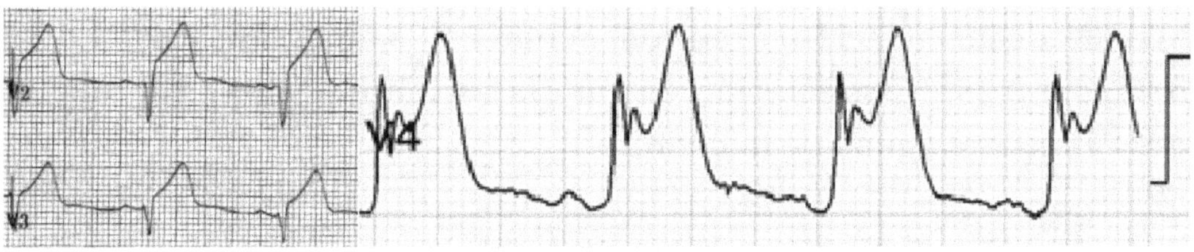

Figura 26-21b

¿Existen cambios recíprocos en la elevación del segmento ST en alguna derivación que no sea la derivación aVR?

Hay una inversión muy leve de la onda T en la derivación aVL, pero no hay descenso del punto J; por lo tanto, diría que no se observan cambios recíprocos. ¿Esto descarta la isquemia? No, no descarta la isquemia ni ninguna de las otras tres afecciones.

¿Las elevaciones del segmento ST presentan una concavidad ascendente?

¡Sí! Las elevaciones del segmento ST en las derivaciones V1 y V2 presentan concavidades hacia arriba. Ampliemos esas derivaciones para verlas más de cerca...

Página siguiente...

Las flechas indican las sutiles concavidades hacia arriba en los segmentos ST elevados. Entonces, ¿cómo nos ayuda esto? En primer lugar, la pericarditis aguda y la variante normal son conocidas por presentar segmentos ST cóncavos hacia arriba. Pero, ¿sabía que más del 40% de los infartos de miocardio anteriores se presentan con segmentos ST elevados y cóncavos hacia arriba? Y ninguna regla establece que la miocarditis aguda no pueda presentarse de la misma manera. Por lo tanto, este hallazgo no es muy útil para descartar ninguno de los diagnósticos.

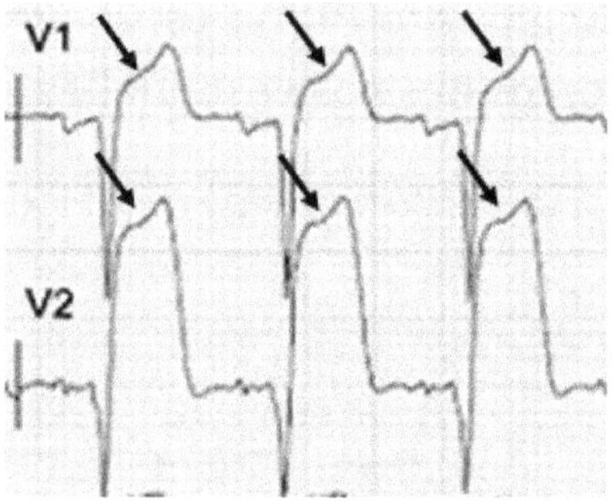

Figura 26-22

¿Las ondas T manifiestan una amplitud mayor de lo esperado?

Sí, pero solo en aquellas derivaciones con las mayores elevaciones del segmento ST. Observe las derivaciones I, III, aVL y V6. Esas son esencialmente ondas T normales. De los cuatro diagnósticos en nuestra lista de diagnósticos diferenciales, solo la variante normal es conocida por sus ondas T elevadas (excluyendo las ondas T hiperagudas de una isquemia aguda). Al calcular la relación ST/T, las ondas T más altas en una variante normal aumentan el denominador, lo que da como resultado una relación o fracción menor. Por lo tanto, una variante normal tendrá una relación ST/T < 0,25. (Esta relación es para la variante normal frente a la pericarditis aguda, ¡NO para el infarto agudo de miocardio!)

¿Hay una elevación del nivel de troponina?

¡Sí! El primer nivel de troponina fue de 14,7, seguido de un segundo nivel de troponina cuatro horas después de 88,2. Desafortunadamente, los niveles de troponina en la miocarditis aguda ocasionalmente pueden ser bastante altos, y no existen estudios que proporcionen un nivel de corte discriminatorio entre la miocarditis aguda y el infarto agudo de miocardio. Sin embargo, esto aún hace que la isquemia/infarto agudo sea más probable.

El diagnóstico aquí es isquemia/infarto agudo de miocardio. ¿Cómo llegamos al diagnóstico?

1. En primer lugar, y lo más obvio, no verá "ondas en forma de lápida" como las de las derivaciones precordiales en ninguno de los diagnósticos que no sean isquemia/infarto agudo. Se dice (aunque no está probado) que una variante normal no tendrá una elevación del segmento ST mayor de 5 mm en ninguna derivación. Este grado de elevación del segmento ST no se observa en la pericarditis ni en la miocarditis aguda.

2. La información sobre el paciente y su historial, el ECG y los biomarcadores serían suficientes para enviar a este paciente a la sala de cateterismo. Si las arterias coronarias están limpias (cosa que no sucederá), entonces se trata de miocarditis aguda. Pero la evidencia de un infarto agudo de miocardio es realmente abrumadora.

¿Por qué hablar de los niveles de troponina en un libro sobre interpretación de ECG? Porque el paradigma OMI no se basa únicamente en criterios fijos de elevación del segmento ST. Se consideran todas las fuentes de información diagnóstica porque los criterios basados en las desviaciones del segmento ST han sido modificados.

Este fue un excelente ejemplo porque nos enseñó que:

1. Los infartos de miocardio pueden ocurrir sin cambios recíprocos aparentes.

2. La elevación del segmento ST en las derivaciones precordiales puede manifestar una concavidad superior durante un infarto agudo de miocardio.

3. El signo de Spodick puede estar presente durante la isquemia aguda. Y no, no indica pericarditis concomitante.

Lectura recomendada

Pericarditis aguda

Alhammouri AT, Omar BA. Regional Pericarditis Mimicking Inferior Myocardial Infarction following Abdominal Surgery. Case Rep Med. 2014.

Bischof JE, Worrall C, Thompson P, Marti D, Smith SW. ST depression in lead aVL differentiates inferior ST-elevation myocardial infarction from pericarditis. Am J Emerg Med. 2016 Feb;34(2):149-54.

Ginzton, LE and Laks, MM. The differential diagnosis of acute pericarditis from the normal variant: new electrocardiographic criteria. Circulation, Volume 65, Issue 5, May 1982.

Imazio M., Gaita F., & LeWinter M. Evaluation and treatment of pericarditis: a systematic review. JAMA, 2015 Oct 13. 314 (14): 1498-506.

Miocarditis aguda

Ammann P, Naegeli B, Schuiki E, et al. Long-term outcome of acute myocarditis is independent of cardiac enzyme release. Int J Cardiol 2003;89:217-22.

Aquaro, G, Perfetti, M, Camastra, G. et al. Cardiac MR With Late Gadolinium Enhancement in Acute Myocarditis With Preserved Systolic Function: ITAMY Study. JACC. 2017 Oct, 70 (16) 1977–1987.

Assomull RG, Lyne JC, Keenan N, et al. The role of cardiovascular magnetic resonance in patients presenting with chest pain, raised troponin, and unobstructed coronary arteries. Eur Heart J 2007;28:1242-9.

Fan Y, Chen M, Liu M, et al. Myocarditis with chest pain, normal heart function and extreme increased troponin. Int J Cardiol 2016;209:307-9.

Feldman AM, McNamara D. Myocarditis. N Engl J Med 2000;343:1388-98.

Massin M, Crochelet AS, Jacquemart C. Acute Myocarditis With Very High Troponin but No Ventricular Dysfunction. Clin Pediatr (Phila) 2016.

Riaz IB, Singh A, Janardhanan R. Chest pain and elevated troponins in a patient with prior coronary artery disease: a diagnostic dilemma. Am J Med 2014;127:e5-6.

Sinagra G, Anzini M, Pereira NL, et al. Myocarditis in Clinical Practice. Mayo Clin Proc 2016;91:1256-66.

Smith SC, Ladenson JH, Mason JW, et al. Elevations of cardiac troponin I associated with myocarditis. Experimental and clinical correlates. Circulation 1997;95:163-8.

Variante normal (repolarización temprana)

Haïssaguerre M, Derval N, Sacher F, Jesel L, et al. Sudden cardiac arrest associated with early repolarization. N Engl J Med. 2008 May 8;358(19):2016-23.

Heng SJ, Clark EN, Macfarlane PW. End QRS Notching or Slurring in the Electrocardiogram - Influence on the Definition of "Early Repolarization." Journal of the American College of Cardiology Vol. 60, No. 10, 2012.

Lopez, JL, Arcay, L, Acosta, J, et al. Peri-infarction Pericarditis: A Fading Complication of Myocardial Infarction. Annals of Internal Medicine: Clinical Cases. August, 2022.

Patton, KK et al. Electrocardiographic Early Repolarization. Circulation, 2016. 133:15, 1520-1529.

Rogers E, Maddrey A, Stamoolis CE, Kesselman MM. Early Repolarization vs. Acute Pericarditis Morphology: A Case Report of Electrocardiographic Mimicry. Cureus. 2019 Apr 16;11(4)

Sarda, L, Colin, P, Boccara, F. et al. Myocarditis in patients with clinical presentation of myocardial infarction and normal coronary angiograms. J Am Coll Cardiol. 2001 Mar, 37 (3) 786–792.

Reproducido del blog de ECG del Dr. Smith

Los siguientes electrocardiogramas se reproducen con la amable autorización del Dr. Stephen W. Smith. Puede encontrar estos y otros casos muy interesantes y educativos en su blog (Blog de ECG del Dr. Smith) en: https://hqmeded-ecg.blogspot.com/

Figura 26-13
Fecha: domingo, 2 de noviembre de 2014
"A Young Woman with Chest Pressure and Subtle, Focal ST Elevation/Depression"

Figura 26-14
Fecha: martes, 26 de mayo de 2020
"A middle-aged male with chest pain"

Figura 26-16
Fecha: viernes, 2 de marzo de 2018
"Scary ST Elevation. What is it?"

Lectura adicional
Fecha: viernes, 13 de diciembre de 2019 "Pericarditis strikes again."

27

¡Un diagnóstico diferencial cuando el/la paciente es joven!

El siguiente electrocardiograma se registró en una joven de 16 años que se desmayó mientras jugaba al baloncesto:

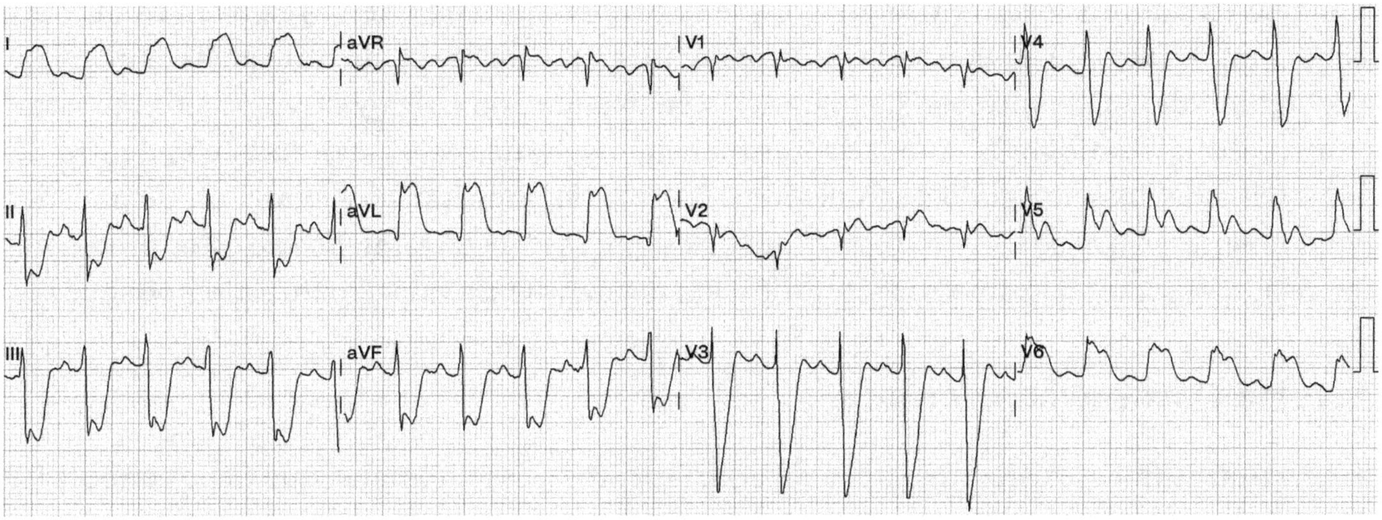

Figura 27-1

Fue trasladada a la sala de cateterismo, donde sufrió dos paros cardíacos y se le diagnosticó una oclusión que afectaba a una arteria coronaria anómala. Este capítulo se escribió como recordatorio de que los niños y los adultos muy jóvenes pueden sufrir oclusiones miocárdicas. Afortunadamente, la paciente tuvo una buena recuperación.

Cuando el paciente es de mediana edad o mayor, es lícito presumir que se ha producido una oclusión coronaria cuando presenta dolor torácico clásico y otros signos de infarto agudo de miocardio (IAM). Aunque otros datos de la anamnesis y la exploración física puedan indicar lo contrario, la oclusión coronaria aguda sigue siendo la principal causa de infartos agudos de miocardio en ese grupo de edad.

Los jóvenes ciertamente tienen un sesgo diagnóstico en su contra: ¿quién creería que una persona tan joven y aparentemente con excelente salud podría sufrir un infarto agudo de miocardio? Pues bien... ¡PUEDEN, y DE HECHO LO SUFREN! Y usted no querrá ser el médico que no diagnosticó el problema por no considerar seriamente la posibilidad. Casualmente, el

ECG de la Figura 27-1 fue revisado inicialmente por un pediatra de urgencias que no vio nada anormal y lo descartó. Otro médico vio el ECG y activó inmediatamente la sala de cateterismo.

Existe un sesgo inherente contra los niños y los adultos jóvenes con respecto al dolor torácico, la isquemia aguda y el infarto agudo de miocardio. Dado que la ruptura de una placa ateromatosa con trombosis es extremadamente improbable que sea un problema para ellos, tendemos a olvidar que existen muchas otras causas de oclusión de la arteria coronaria e isquemia/infarto agudo. Sin embargo, los adultos jóvenes y los niños sí desarrollan isquemia miocárdica aguda, infarto y arritmias letales. A menos que el paciente presente signos de isquemia aguda en el ECG, que, hay que reconocerlo, son muy infrecuentes, tendrá que utilizar todos sus recursos y habilidades para llegar al diagnóstico correcto o para convencerse de que debe solicitar ayuda a expertos urgentemente. He incluido este capítulo sobre isquemia e infarto en adultos jóvenes y niños porque la primera prueba que se realizará es un ECG. Debe comprender qué esperar y qué no esperar, y especialmente cómo utilizar el conocimiento obtenido del ECG junto con la anamnesis, la exploración física y otras pruebas (ecocardiografía, angiotomografía coronaria, resonancia magnética cardíaca), todo ello dentro del paradigma del infarto agudo de miocardio. Es de vital importancia llegar a un diagnóstico rápidamente, ya que se han producido muchos avances en el tratamiento de estos problemas con resultados muy exitosos y satisfactorios. Puedes salvar una vida... ¡pero el tiempo se acaba!

Arteria Coronaria Anómala

Para nuestros fines, existen tres tipos de arterias coronarias anómalas que debe conocer (sí, hay más, pero solo necesita preocuparse por tres):

1. arterias coronarias que se originan en el seno de Valsalva incorrecto
   a. una arteria coronaria derecha (ACD) que se origina en el seno coronario izquierdo de Valsalva
   b. una arteria descendente anterior izquierda (ADA) que se origina en el seno coronario derecho de Valsalva

2. una arteria coronaria que se origina en el seno de Valsalva correcto pero que discurre intramuralmente dentro de la pared de la aorta antes de salir

3. una arteria descendente anterior izquierda (ADA) que se origina en la arteria pulmonar

Otras anomalías incluyen una arteria coronaria que se origina como rama de otra arteria coronaria. Hubo un caso famoso en el que un hombre sufrió una oclusión completa repentina de su arteria coronaria principal izquierda, pero sobrevivió para someterse a cirugía porque su arteria circunfleja izquierda (ACx) se originaba en la arteria coronaria derecha (ACD), y ambas proporcionaban circulación colateral a la arteria descendente anterior izquierda (ADA). Pero analicemos los otros tipos de arterias coronarias anómalas y cómo pueden afectar el electrocardiograma de 12 derivaciones.

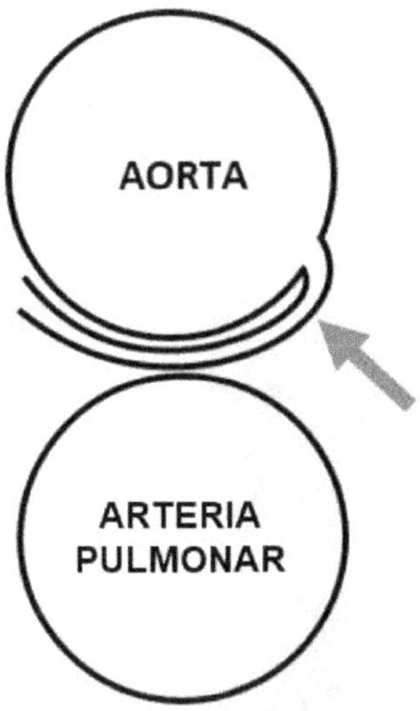

Figura 27-2

Arteria Coronaria Interarterial

Cuando una de las arterias coronarias se origina en el seno de Valsalva opuesto, existen varios trayectos que la arteria puede seguir para alcanzar su área vascular correspondiente. Puede discurrir libremente por delante o por detrás de los grandes vasos. Esto generalmente se considera una anomalía benigna que no requiere tratamiento, ya que el área del miocardio irrigada por la arteria sigue recibiendo sangre oxigenada sin interferencias significativas. No se observarán cambios en el electrocardiograma; su presencia suele descubrirse de forma incidental durante una angiografía. Una excepción sería si el origen de la arteria anómala en la aorta formara un ángulo agudo propenso a acodarse y obstruirse durante la sístole.

Sin embargo, surge un problema cuando la arteria coronaria pasa entre la aorta y la arteria pulmonar (figura 27-2). Durante la sístole, los grandes vasos pueden comprimirla e impedir el flujo sanguíneo al área del miocardio irrigada por la arteria, lo que provoca isquemia.

No se puede diagnosticar una anomalía de la arteria coronaria con un electrocardiograma de 12 derivaciones. En el mejor de los casos, encontrará un indicio o sugerencia que puede confirmar su impresión, considerando los antecedentes del paciente y el examen físico. Y los antecedentes del paciente generalmente serán mucho más útiles para el diagnóstico que el ECG o el examen físico. Sin embargo, debe saber qué esperar del ECG, ya que será la primera prueba que se solicite y se realice al paciente. Existen otros dos tipos de anomalías de las arterias coronarias que debe conocer.

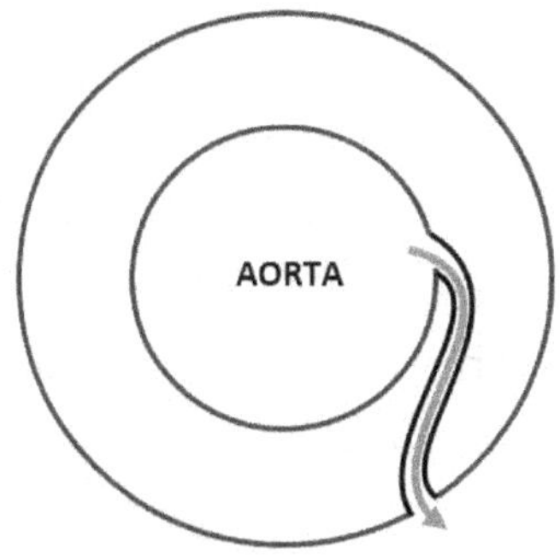

Figura 27-3

Arteria coronaria intramural

El siguiente tipo es la arteria coronaria intramural (Figura 27-3). En lugar de que la arteria coronaria salga directamente de la pared aórtica para seguir un trayecto epicárdico, se introduce dentro de la pared de la aorta a lo largo de distancias variables. Esto tendrá el mismo efecto en la arteria coronaria que la anomalía interarterial: la sístole provocará la constricción de la arteria y la pérdida de circulación en la zona del miocardio que irriga. El resultado será síncope y/o isquemia.

PERLA | Siempre esté atento al síncope o presíncope durante o poco después del esfuerzo o ejercicio en un niño o adulto joven. Si bien la mayoría de los casos son benignos, ¡algunos no lo son! Las causas peligrosas se deben a cardiopatías estructurales (miocardiopatía hipertrófica, anomalía de la arteria coronaria, estenosis aórtica) y arritmias (taquicardia ventricular polimórfica catecolaminérgica, taquicardia ventricular monofásica). ¡El síncope durante el ejercicio o el esfuerzo siempre es una señal de alarma ante un posible evento grave!

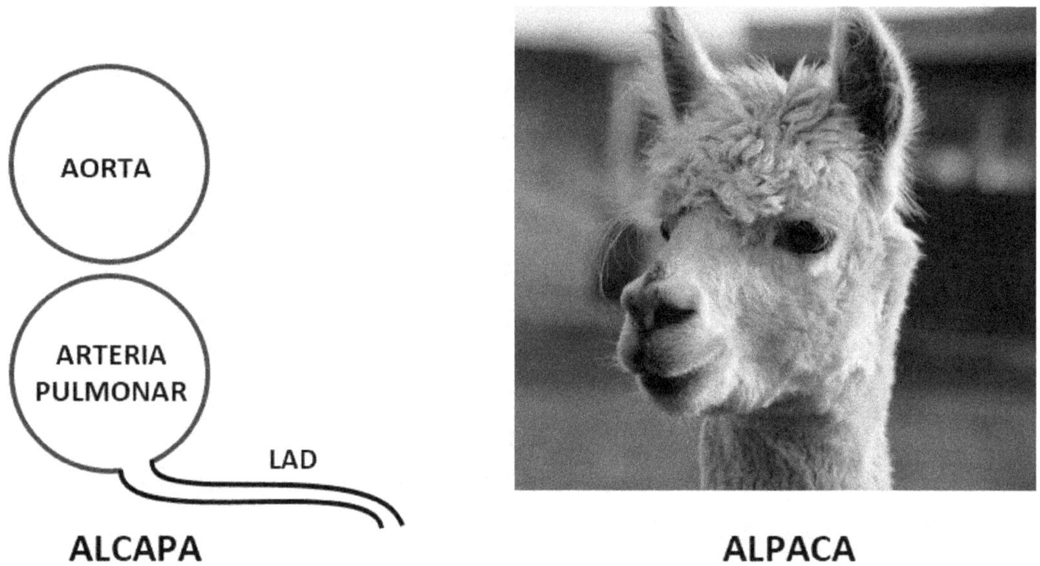

Figura 27-4

Arteria coronaria izquierda anómala que nace de la arteria pulmonar (ALCAPA)

El tercer tipo de arteria coronaria anómala es la arteria coronaria izquierda anómala que nace de la arteria pulmonar (ALCAPA). No se confundan: la arteria coronaria anómala que nace de la arteria pulmonar es ALCAPA; el simpático animalito de la derecha es una alpaca. (¡No se rían! Una vez asistí a una conferencia de un cardiólogo sobre lo peligrosas y letales que eran las "alpacas").

Debería ser evidente de inmediato que la arteria descendente anterior (ADA) ahora irriga el ventrículo izquierdo y parte del ventrículo derecho con sangre venosa. Pero ese no es el peor problema: la sangre venosa contiene algo de oxígeno. Al nacer, la resistencia vascular pulmonar es alta y la perfusión del miocardio continúa. Aunque la sangre que perfunde la zona no es óptima, suele ser suficiente para prevenir los síntomas inicialmente, por lo que nadie sospecha lo que está a punto de suceder. Sin embargo, la resistencia vascular pulmonar disminuye significativamente alrededor de los dos meses de edad, y mucha menos presión impulsa la sangre a través de la ADA desde la arteria pulmonar. La sangre que fluía a través de la ADA es literalmente succionada de vuelta a la arteria pulmonar, y hay mucha menos sangre perfundiendo la zona normalmente irrigada por la ADA. Esto se llama robo coronario. El robo coronario conduce a isquemia miocárdica: ¡isquemia miocárdica en un bebé de dos meses! En el útero, un conducto arterioso permeable equilibra la presión en los dos ventrículos y permite una perfusión miocárdica normal a pesar de la anomalía. Por lo tanto, no hay estímulo en el útero para el desarrollo de una vascularización colateral adecuada. Aunque la saturación de O2 de la sangre disminuyó después del nacimiento, la disminución del volumen debido al robo coronario es responsable de la mayor parte de la isquemia y los síntomas.

Entonces, ¿cómo se manifiesta clínicamente la isquemia miocárdica aguda en un niño de dos meses? Inicialmente, será intermitente, haciéndose evidente solo cuando el niño experimenta una mayor demanda de oxígeno. Para un bebé, eso significa durante la alimentación y el llanto. Pero la isquemia, si no se reconoce y no se trata, continúa implacablemente. Puede producirse un infarto, y cuando ocurre, lo más probable es que afecte la pared anterolateral del ventrículo izquierdo.

> **PERLA |** La anomalía ALCAPA, una arteria descendente anterior con un trayecto intramural y una arteria descendente anterior que se origina en la cúspide coronaria derecha (seno de Valsalva derecho), que luego sigue un trayecto interarterial hacia la izquierda, manifestarán isquemia en la zona anterolateral, si es que presentan isquemia. Los pacientes con ALCAPA suelen manifestar síntomas en la primera infancia, pero las otras dos anomalías pueden no presentar síntomas hasta la adolescencia tardía o la edad adulta temprana. Recuerde: cuando se manifiestan con un infarto, este será un infarto anterolateral: las derivaciones I, aVL, V5, V6 y, ocasionalmente, las derivaciones precordiales anteriores (V1-V4) también pueden mostrar elevación del segmento ST.

Junto con la isquemia de la pared ventricular, el músculo papilar anterolateral se vuelve isquémico. Esto generalmente se presenta con regurgitación mitral. La combinación de disfunción ventricular debido a la isquemia e insuficiencia mitral resulta en insuficiencia cardíaca congestiva. La insuficiencia cardíaca congestiva puede presentarse clínicamente en un lactante como taquipnea (dificultad para respirar), dificultad para alimentarse (no puede respirar y alimentarse al mismo tiempo), irritabilidad (llora mucho más de lo normal) y diaforesis (es un esfuerzo enorme para un bebé intentar respirar, alimentarse y llorar al mismo tiempo).

> **PERLA |** Lo que generalmente se encuentra en un ECG de 12 derivaciones en un paciente que ha comenzado a experimentar síntomas causados por una arteria coronaria anómala es taquicardia sinusal (la arritmia más común) y posiblemente isquemia aguda. Típicamente, si la arteria anómala es la descendente anterior izquierda (DAI), la isquemia será anterolateral. Si la arteria anómala es la coronaria

derecha (CD), la isquemia será inferior, pero puede estar acompañada de isquemia inferobasal o del ventrículo derecho. A menudo hay una "mala progresión de la onda R en las derivaciones precordiales", y el eje QRS medio en el plano frontal es normal. No hay signos patognomónicos; debe estar atento a la historia clínica, los síntomas y los hallazgos en el ECG.

Si no se trata, la mortalidad durante el primer año de vida es de aproximadamente el 90%. La revascularización quirúrgica es muy exitosa, y la mayoría de los pacientes no necesitan más procedimientos quirúrgicos. Después de la cirugía, es común que los cambios en el ECG vuelvan a la normalidad. El diagnóstico temprano es clave para la supervivencia del niño. Dado que la investigación siempre comienza con un ECG, debe comprender qué debe incluir el diagnóstico diferencial y qué buscar en el ECG. Siguiendo el paradigma de OMI, debe utilizar todos sus recursos para llegar al diagnóstico correcto. Este es un diagnóstico que nadie puede permitirse pasar por alto. La sospecha y el conocimiento de la existencia de estas anomalías deben guiarlo hacia la elección adecuada de las pruebas.

Observe nuevamente el ECG de la Figura 27-1. Sabemos que este paciente tenía una arteria coronaria anómala. No tenemos información sobre qué anomalía vascular se encontró. ¿Cuál cree que es la más probable? Dado que las arterias coronarias anómalas están presentes al nacer, y no hubo reconocimiento ni tratamiento previo en este caso, tendría que ser un tipo que pudiera permanecer latente durante años antes de manifestarse. El paciente tiene 16 años, lo que hace que la anomalía de origen de la arteria coronaria izquierda (ALCAPA) sea menos probable. Si bien no es imposible, sería mucho menos probable, ya que existe una mortalidad del 90% durante el primer año de vida si no se trata. Los cambios isquémicos agudos incluyen elevación del segmento ST en las derivaciones I, aVL, V5 y V6. Esto es característico de una oclusión de la arteria descendente anterior (ADA). La arteria circunfleja izquierda (LCx) no suele ser una fuente importante de anomalías coronarias potencialmente mortales. Por lo tanto, existen dos posibilidades:

la ADA se originó en el lado correcto de la aorta, pero discurrió intramuralmente a través de la pared aórtica antes de salir. La sístole provocaría la obstrucción del flujo sanguíneo en el momento más inoportuno; o

la ADA se originó en el seno de Valsalva derecho y luego cruzó entre la aorta y la arteria pulmonar en su trayecto para irrigar el lado izquierdo del corazón, experimentando los mismos problemas durante la sístole que la ADA intramural.

Disección espontánea de la arteria coronaria (SCAD)

La disección espontánea de la arteria coronaria (SCAD) es una causa de isquemia e infarto agudo de miocardio muy poco reportada y reconocida. Representa aproximadamente el 3-4% de todos los pacientes que presentan un síndrome coronario agudo. La prevalencia es mayor en mujeres. Un estudio encontró que la prevalencia era de aproximadamente el 24% en mujeres menores de 50 años que presentaban un infarto agudo de miocardio.

Mantengamos la perspectiva: estamos hablando de mujeres menores de 50 años que no se esperaría que fueran susceptibles a un infarto agudo de miocardio debido a la edad y la falta de factores de riesgo.

> **PERLA** | Los infartos agudos ocurren en personas de todas las edades. La diferencia es que cuanto menor sea la edad, menos probable será que se deba a una enfermedad cardiovascular aterosclerótica con ruptura de placa y trombosis. En cambio, se deberá a una miríada de otras posibles causas. ¡Y de eso trata este capítulo!

Existe una mayor proporción de SCAD en mujeres periparto y en aquellas con multiparidad. Tradicionalmente se pensaba que una gran proporción de los casos de SCAD en mujeres se debían al estado periparto, pero ahora sabemos que la proporción es mucho menor (alrededor del 2,4%). La edad promedio de la paciente con SCAD es de 52,1 años. El cincuenta y ocho por ciento tenía más de 50 años y el 62,3% eran posmenopáusicas. Por lo tanto, si bien es predominantemente una afección que se presenta en mujeres, ahora se sabe que no se limita a mujeres en edad fértil.

La SCAD puede afectar cualquier arteria coronaria, pero la descendente anterior izquierda (DAI) es la más común. ¿Qué encontrará en un ECG de 12 derivaciones? Verá evidencia de isquemia o infarto agudo en cualquiera de las distribuciones de las arterias coronarias. ¡No existen características patognomónicas o distintivas de la SCAD en un ECG!

Su sospecha de SCAD dependerá de la anamnesis y el examen físico, no solo de la historia de la enfermedad actual (HPI), sino también de los antecedentes sociales y los antecedentes médicos (PMH).

Ya sea hombre o mujer, el paciente suele ser más joven de lo esperado para una isquemia miocárdica aguda. Probablemente tendrá menos de 50 años y probablemente mucho menos. ("¿Por qué una persona tan joven presenta un síndrome coronario agudo?")

Habrá una ausencia de los factores de riesgo habituales para enfermedades cardiovasculares. ("¿Por qué una persona no fumadora, con buena salud y sin antecedentes médicos, presenta un síndrome coronario agudo?")

Un embarazo actual (o relativamente reciente) y la aparición repentina de dolor torácico deben hacerle pensar inmediatamente en una disección espontánea de la arteria coronaria (SCAD). ¡Inmediatamente!

PERLA | Ningún profesional de la salud —médico, enfermero, enfermero especializado, asistente médico o paramédico— debe buscar razones para demostrar que alguien tiene o no tiene un problema en particular. ¡Eso se llama sesgo! Analice los hechos del caso. Utilice los hechos para llegar a su diagnóstico. A veces, los hechos eliminarán automáticamente un diagnóstico. ¡Pero nunca aborde a un paciente con la idea de que va a demostrar algo!

Complicaciones de la enfermedad de Kawasaki (EK)

Los pacientes desde la adolescencia tardía hasta los 30 años pueden presentar dolor torácico y posteriormente se les pueden detectar elevaciones del segmento ST en una o más áreas vasculares en el ECG. Entre las causas de infartos agudos de miocardio en personas jóvenes se encuentran los aneurismas de las arterias coronarias resultantes de la EK en la infancia. Algunos de estos pacientes pueden recordar la enfermedad, pero probablemente la mayoría no. Ocurre en niños desde la lactancia (alrededor de los seis meses) hasta los cinco años de edad; por lo tanto, es posible que el paciente no tenga ningún recuerdo de la enfermedad. El paciente típico será de etnia asiática o africana, aunque la enfermedad aparece en todas las etnias y nacionalidades. Se presenta predominantemente en hombres (~75%).

La EK es una vasculitis de etiología desconocida que aparece en personas con predisposición genética a la enfermedad. Con frecuencia provoca aneurismas y estenosis post-aneurismáticas de las arterias coronarias. Estos aneurismas se desarrollan durante la fase aguda de la enfermedad. Debido a que la oclusión causada por estas anomalías suele producirse lentamente, muchos pacientes desarrollan una excelente circulación colateral, lo que proporciona resistencia a la isquemia miocárdica 20-30 años después de la enfermedad aguda. Debido a la extensa circulación colateral, los síntomas a veces pueden ser atípicos.

PERLA | Oímos hablar mucho de dolor torácico atípico y síntomas atípicos, pero creo que muchas personas tienen una idea equivocada. He oído usar el término "dolor torácico (o síntomas) atípico" con mucha frecuencia en un sentido peyorativo, sugiriendo que el paciente es demasiado dramático o histriónico (es decir, un informante poco fiable con ideación psicosomática). Atípico implica que los síntomas del paciente no son el clásico dolor subesternal, opresivo, que se irradia al brazo, el cuello o la mandíbula con náuseas y diaforesis. Los síntomas atípicos pueden incluir, por ejemplo, solo náuseas y diaforesis sin dolor torácico, debilidad repentina o dificultad para respirar, dolor en un brazo o dolor limitado a la parte media de la espalda o dolor epigástrico. Hay razones por las que los síntomas isquémicos de un paciente son atípicos: diabetes, edad avanzada, presencia de circulación colateral e incluso el sexo del paciente. El dolor torácico atípico puede indicar un problema distinto a la isquemia: dolor torácico más excéntrico, dolor continuo durante horas o que posiblemente dure solo unos segundos. Si reconoce los síntomas clásicos en un paciente con dolor torácico... ¡entonces enhorabuena! Sin embargo, el siguiente paciente puede requerir que dependa más de sus conocimientos, habilidades y experiencia.

OTRA PERLA | ¿Su paciente con síntomas atípicos dijo que se sentía débil, o dijo que estaba cansada o fatigada? Hay una diferencia importante y es posible que tenga que ayudarle a ser más específica. Supongamos que está sentada en casa leyendo un libro y se siente perfectamente normal. De repente, se le cae el libro porque el brazo derecho se debilita repentinamente y no puede sostenerlo. Eso es debilidad, un problema neurológico (o neurovascular) hasta que se demuestre lo contrario. Considere un ataque isquémico transitorio (AIT) o un accidente cerebrovascular. De nuevo, está en casa leyendo su libro y se siente bien cuando de repente siente como si acabara de terminar una maratón. Se siente profundamente cansada y fatigada, quizás incluso con dificultad para respirar. Eso es fatiga, y es un problema cardiovascular hasta que se demuestre lo contrario. Considere una insuficiencia cardíaca izquierda repentina y piense también en qué podría causarla de forma tan repentina (pista: ¿cuál es el tema de este libro?).

Es probable que su paciente adulto con antecedentes de enfermedad de Kawasaki presente síntomas clásicos de síndrome coronario agudo, aunque pueden ser algo atípicos. Deberá realizar un ECG de 12 derivaciones de inmediato. Si se ha producido una oclusión, la elevación del segmento ST puede indicar CUALQUIERA de las isquemias/infartos de miocardio agudos que ha leído en este libro, incluyendo infarto de ventrículo derecho, infarto inferolateral o oclusión de la arteria descendente anterior (ADA) tipo 3 "circunfleja". La oclusión se produce en uno de los aneurismas que se desarrollaron durante la enfermedad original en la infancia. Los aneurismas pueden aparecer en cualquiera o en todas las arterias coronarias. La arteria más común en una serie de casos fue la DA y los aneurismas aparecieron con mayor frecuencia en la porción proximal del vaso, por lo que cabe esperar una zona de riesgo muy grande. Las oclusiones en la arteria coronaria derecha (ACD) pueden afectar la porción proximal de la ACD, lo que resulta en un infarto de ventrículo derecho con una zona de riesgo muy grande. Aunque se trata de pacientes muy jóvenes, sus infartos de miocardio pueden ser devastadores si no se reconocen de inmediato.

No existen signos electrocardiográficos que indiquen o siquiera sugieran la enfermedad de Kawasaki. Es un diagnóstico clínico. No existen análisis de sangre diagnósticos en los que confiar. Por lo tanto, cuando su paciente es joven pero presenta un infarto de miocardio, debe saber qué preguntas correctas hacer sobre antecedentes de enfermedad de Kawasaki. Primero, pregunte al paciente si alguna vez ha tenido la enfermedad de Kawasaki (no asuma que el paciente no lo sabría). Si la respuesta es "No" o "No lo sé", pregunte si el paciente, cuando era niño, tuvo alguna vez una enfermedad con cuatro o cinco días de fiebre alta, una erupción cutánea roja difusa, lengua roja, garganta roja e irritada, ojos rojos sin secreción o dedos de manos y pies hinchados con descamación posterior de la piel. Si el paciente recibió todas las vacunas infantiles recomendadas pero afirma haber contraído "sarampión" de todos modos, podría sospechar justificadamente de la enfermedad de Kawasaki, ya que los síntomas son muy similares a los del sarampión. (Por cierto, la enfermedad de Kawasaki no es una infección, por lo que no es contagiosa).

Las complicaciones que ocurren en la edad adulta, además de la isquemia/infarto agudo de miocardio, incluyen insuficiencia cardíaca y arritmias ventriculares letales. La ruptura o fuga de un aneurisma puede provocar muerte súbita o una mortalidad menos repentina por hemopericardio con taponamiento cardíaco.

> **PERLA** | Me doy cuenta de que muchos de ustedes nunca han visto un caso de sarampión en esta era de vacunación infantil (¡y eso es algo bueno!). Cuando yo era joven (en la época anterior a la vacunación), era tan común que la mayoría de los padres no necesitaban el consejo médico del médico. Estaban tan familiarizados con las enfermedades infantiles que podían diagnosticarlas y tratarlas ellos mismos (adecuadamente).

Un subconjunto desafortunado de pacientes con enfermedad de Kawasaki

Los aneurismas coronarios se desarrollan durante la enfermedad aguda, generalmente entre la infancia y los cinco años de edad. Si bien la mayoría de las complicaciones ocurren veinte o treinta años después de la enfermedad aguda, la oclusión de un aneurisma puede ocurrir mucho antes, incluso cuando el paciente aún es un niño pequeño. La enfermedad de Kawasaki es la causa más común de isquemia/infarto de miocardio en niños. Pero, ¿cómo se queja un niño que sufre un infarto de miocardio? En primer lugar, aunque pueden quejarse de dolor en el pecho, los niños son más propensos a referir el dolor a otra zona, generalmente el abdomen. Pueden llorar, vomitar, estar muy inquietos o sudorosos. Cualquier intento de actividad o, en el caso de los bebés, incluso la simple alimentación, puede empeorar los síntomas.

> **CONSEJO PRÁCTICO** | ¡No se sienta mal por solicitar un electrocardiograma a un bebé o niño pequeño! Es importante obtener un trazado normal, aunque sea necesario repetirlo 20 o 30 minutos después. ¡Prepárese para una taquicardia sinusal muy rápida!

El propósito de este capítulo es enfatizar que los jóvenes pueden sufrir infartos de miocardio. No se trata de hallazgos específicos en el ECG, ya que ninguno de los electrocardiogramas asociados con estas patologías (excepto la miocardiopatía hipertrófica) presenta cambios característicos o patognomónicos. El hecho de que un menor número de infartos se deba a la enfermedad cardiovascular aterosclerótica no disminuye la importancia de que sigan siendo infartos de miocardio con todas las complicaciones que se presentan en los grupos de mayor edad. Las demás causas no requieren una discusión extensa, pero es importante recordarlas para poder realizar las preguntas necesarias y pertinentes durante la anamnesis:

Miocardiopatía hipertrófica (MCH)
Aunque probablemente esté familiarizado con el riesgo de taquicardia/fibrilación ventricular en esta enfermedad, estos corazones también sufren infartos, y no siempre debido a la ruptura de placas de ateroma. En ocasiones, la angiografía revela arterias coronarias normales, pero los niveles elevados de troponina indican un infarto.

1. Cocaína y metanfetaminas

2. Enfermedades autoinmunes (LES, AR)

3. Síndrome antifosfolípido

4. Factor V Leiden

5. Estados de hiperlipidemia

Lecturas recomendadas

Bhagwat, A, Mukhedkar S, Ekbote S. Missed Kawasaki disease in childhood presenting as myocardial infarction in adults. Indian Heart Journal. 67 (2015)385-388.

Gentile F, Castiglioni V, De Caterina R. Coronary Artery Anomalies. Circulation, 2021;144:983-996.

Gräni C, Kaufmann PA, Windecker S, Buechel RR, Diagnosis and Management of Anomalous Coronary Arteries with a Malignant Course, Interventional Cardiology Review 2019;14(2):83–8.

Greet B, et al. Anomalous Right Coronary Artery and Sudden Cardiac Death. Circ Arrhythm Electrophysiol. 2012;5:e111-e112.

Lee J, et al. ST-segment elevation myocardial infarction in Kawasaki disease: A case report and review of literature. World J Clin Cases. September 16, 2022; 10(26): 9368-9377.

Sheikh AS, Hailan A, Kinnaird T, Choudhury A, Smith D. Coronary Artery Aneurysm: Evaluation, Prognosis, and Proposed Treatment Strategies. Heart Views. 2019 Jul-Sep;20(3):101-108.

Stainback RF. Apical Hypertrophic Cardiomyopathy. Texas Heart Institute Journal. Volume 39, Number 5, 2012.

Tiongson, M. et al. "Too Young to Have a Broken Heart": Spontaneous Coronary Artery Dissection Causing ST-Elevation Myocardial Infarction in a Young Adult – A Case Report. J Med Cases. 2018;9(6):164-169.

Wasfy MM, Hutter AM, Weiner RB. Sudden Cardiac Death in Athletes. Methodist Debakey Cardiovasc J. 2016 Apr-Jun;12(2):76-80. doi: 10.14797/mdcj-12-2-76. PMID: 27486488; PMCID: PMC4969030.

Yan L, Wang Z, Xu Z, Li Y, Tao Y, Fan C. Two hundred eight patients with apical hypertrophic cardiomyopathy in China: clinical feature, prognosis, and comparison of pure and mixed forms. Clin Cardiol 2012;35(2):101-6.

Reproducido del blog de ECG del Dr. Smith

Los siguientes electrocardiogramas se reproducen con la amable autorización del Dr. Stephen W. Smith. Puede encontrar estos y otros casos muy interesantes y educativos en su blog (Blog de ECG del Dr. Smith) en: https://hqmeded-ecg.blogspot.com/

Figura 27-1
Fecha: martes, 6 de mayo de 2014
"A 16 year old girl has syncope while playing basketball....."

28

Aquí es donde se cometen los errores...

A lo largo de mis años de práctica clínica y docencia en electrocardiografía, he observado que a menudo se cometen errores en las siguientes circunstancias:

Ignorar las elevaciones del segmento ST que "no cumplen los criterios de STEMI".

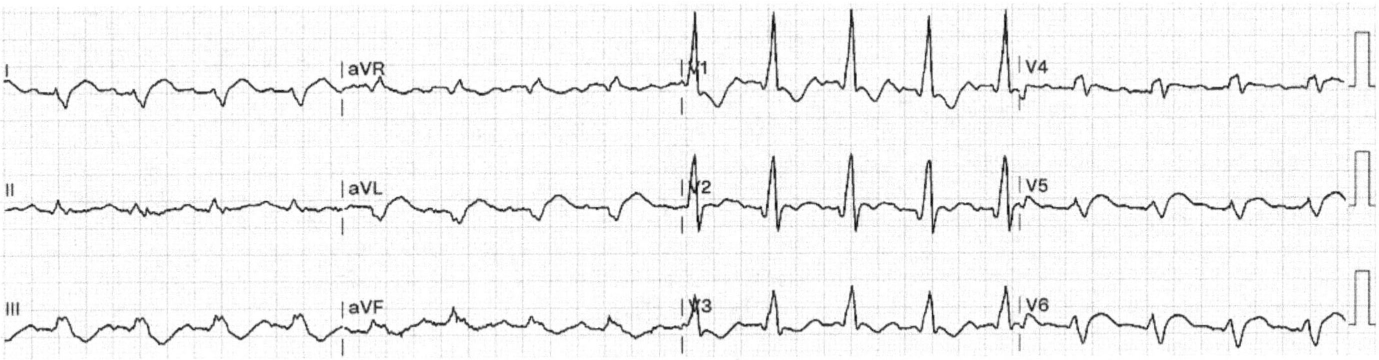

Figura 28-1

El paciente al que se le realizó el ECG de la Figura 28-1 estaba hospitalizado cuando de repente comenzó a quejarse de un dolor torácico de 7/10. Las enfermeras lo encontraron pálido y diaforético, con una presión arterial sistólica de alrededor de 70 mmHg. Inmediatamente activaron el protocolo de dolor torácico y notificaron a cardiología. El cardiólogo se mostró reacio a llevar al paciente al laboratorio de cateterismo de inmediato hasta que una ecografía a pie de cama reveló una clara anomalía en el movimiento de la pared anterior. ¡Se descubrió que el paciente tenía una oclusión del 100% de la arteria descendente anterior proximal!

Ninguno de los hallazgos en este ECG cumplía con el protocolo de STEMI. Hay una sutil elevación del segmento ST en las derivaciones I, aVL, V5 y V6, y probablemente ondas T hiperagudas tempranas en todas esas derivaciones. El paciente presentó un inicio súbito de dolor torácico central, palidez y diaforesis, y se encontraba muy hipotenso. Pero nada de eso importó a los médicos tratantes, ya que la elevación del segmento ST no alcanzó 1,0 mm.

Una de las principales razones por las que se pasan por alto tantas oclusiones coronarias agudas es la adhesión dogmática al paradigma de STEMI. Quienes siguen el paradigma de STEMI no se preocupan por si hay una arteria coronaria ocluida; su única preocupación es la magnitud de la elevación del segmento ST en el ECG. Ahora bien, si se hubiera determinado mediante múltiples estudios, y basándose en pruebas angiográficas, que el 98% de todas las oclusiones coronarias se producían con una elevación del segmento ST de 1,0 mm y que el 2% o menos de las oclusiones se producían con elevaciones del segmento ST inferiores a 1,0 mm, entonces podría entender el uso de 1,0 mm de elevación del segmento ST como punto de corte. Pero no fue así como surgió. El criterio de 1,0 mm de elevación del segmento ST se determinó utilizando los niveles de CK-MB como "prueba" de oclusión (así es, ¡SIN evidencia angiográfica!) en un solo estudio. ¿Cuándo fue la última vez que le hicieron una prueba de CK-MB a un paciente? ¿Sabe por qué ya no usamos ese biomarcador? ¡Es demasiado poco fiable en comparación con la troponina o la troponina de alta sensibilidad! Sin embargo, hoy en día seguimos utilizando el paradigma de STEMI, que se determinó mediante UN solo estudio que utilizó los niveles de CK-MB como PRUEBA de oclusión (o no oclusión).

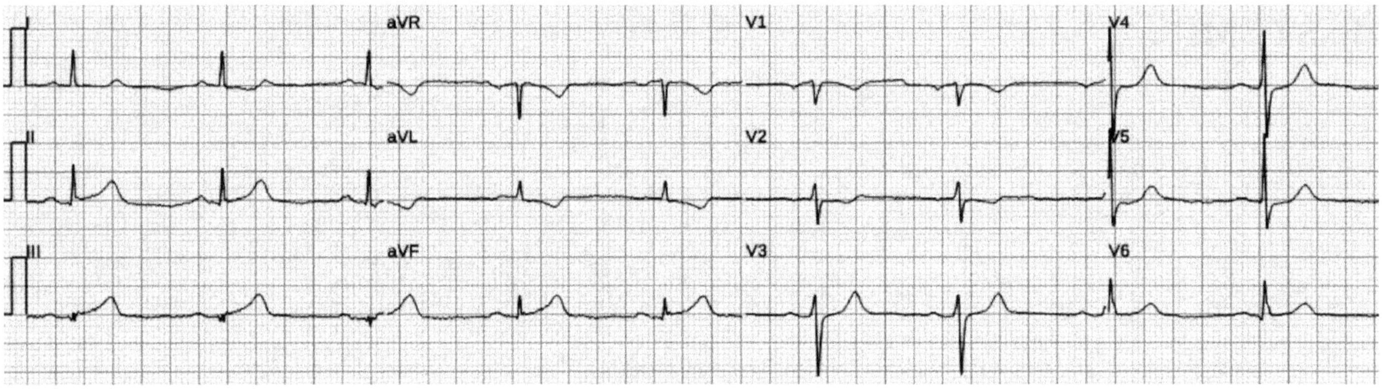

Figura 28-2

La Figura 28-2 muestra otro ejemplo de infarto de miocardio por oclusión (OMI). No se observan desviaciones del segmento ST que cumplan los criterios de STEMI; por lo tanto, según el paradigma STEMI, el paciente no presenta una oclusión aguda de la arteria coronaria. Se aprecian ondas T hiperagudas en las derivaciones II, III y aVF, y depresión del segmento ST con inversión de la onda T en las derivaciones I y aVL. También hay depresión del segmento ST en la derivación V2. La onda P en la derivación V1 está completamente invertida y no se observan ondas P visibles en la derivación V2. Esto indica una colocación incorrecta de los electrodos en estas dos derivaciones, lo que podría afectar la desviación del segmento ST en la derivación V1.

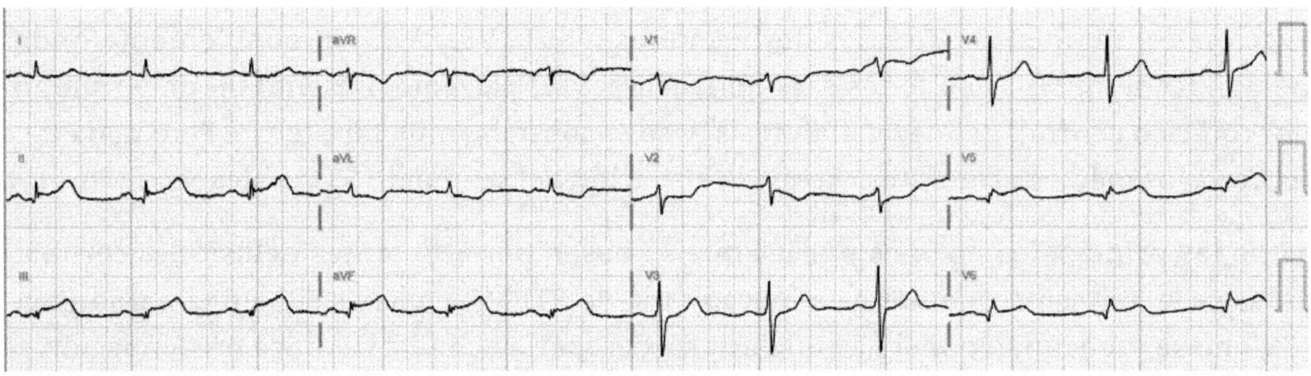

Figura 28-3

El ECG de la Figura 28-3 corresponde al mismo paciente que el de la Figura 28-2, pero se registró 50 minutos después. Como se puede observar, el infarto agudo de miocardio (IAM) ha progresado y ahora cumple los criterios de STEMI. Sin embargo, al adherirse dogmáticamente a los criterios de STEMI, muchos se habrían conformado con el primer ECG y nunca habrían registrado la progresión.

No prestar la debida atención a la derivación aVL

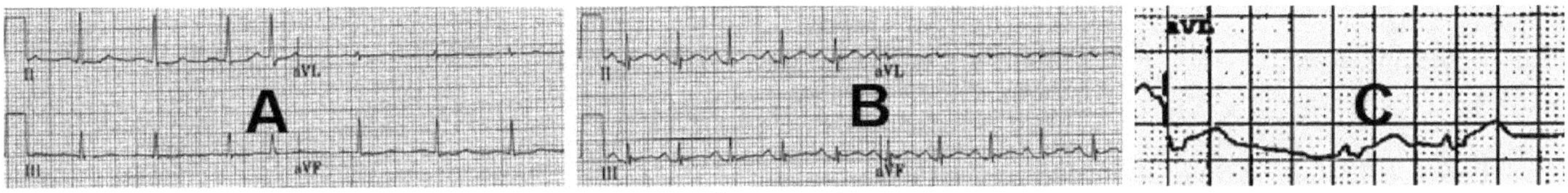

Figura 28-4

Es probable que, si no se detecta un infarto agudo de miocardio en un ECG de 12 derivaciones, la dificultad se deba a la derivación aVL. El problema con la derivación aVL se relaciona con la derivación II. La mayoría de los vectores QRS ("ejes") en el plano frontal están orientados a aproximadamente +60°, que es el mismo que el eje de la derivación II. La derivación aVL, al ser perpendicular a la derivación II, será muy pequeña y, por lo tanto, difícil de interpretar. Sin embargo, debemos mantener la perspectiva, ya que una elevación del segmento ST de la misma altura que esa pequeña onda R puede ser apenas perceptible, ¡pero podría representar isquemia tipo 3!

En la Figura 28-4, el fragmento A muestra el tamaño del QRS en la derivación aVL con el que a menudo tendrá que lidiar. El fragmento B también muestra un QRS muy pequeño en la derivación aVL. El fragmento C muestra cómo puede verse la isquemia aguda en la derivación aVL cuando el QRS es muy pequeño. Recuerde: ¡el fragmento C se ha ampliado muchas veces! Siempre observe con mucha atención la derivación aVL. A menudo, la única indicación de isquemia en el área basolateral es el cambio recíproco en las derivaciones inferiores. El primer corolario de la Regla de Jones establece que los cambios recíprocos pueden aparecer antes que el cambio primario de elevación del segmento ST.

REGLA DE JONES | Cualquier depresión del segmento ST en el ECG de un paciente con dolor torácico compatible con un síndrome coronario agudo debe considerarse un cambio recíproco a una isquemia transmural hasta que se demuestre lo contrario.

COROLARIO N.° 1 | La depresión del segmento ST de un cambio recíproco puede aparecer antes de que la elevación del segmento ST sea evidente.

COROLARIO N.° 2 | Incluso cuando están presentes tanto la elevación como la depresión del segmento ST, la depresión del segmento ST puede parecer más significativa. Ese NO es el problema; ¡la elevación del segmento ST es el problema!

No reconocer los cambios recíprocos por lo que son

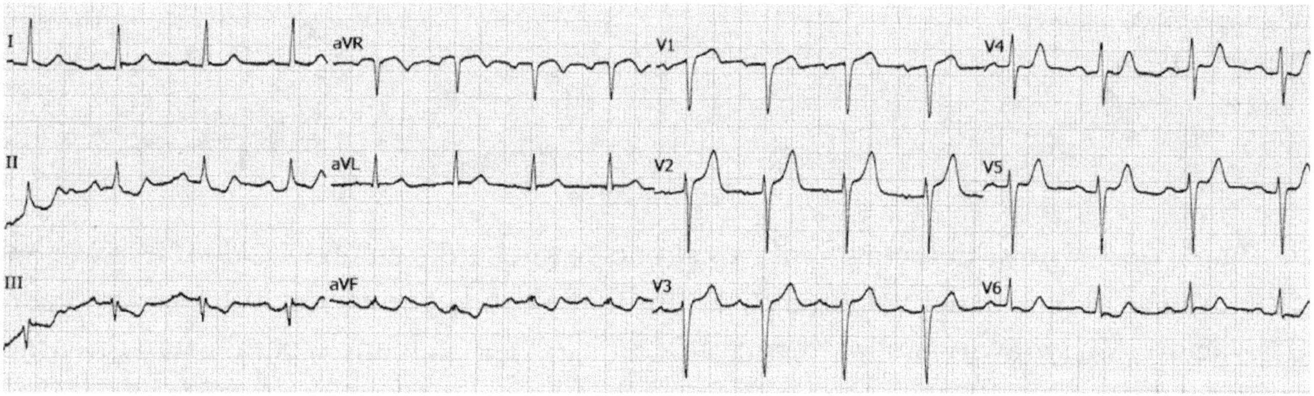

Figura 28-5

Este ECG (Figura 28-5) pertenece a un hombre de 50 años con un largo historial de diabetes mellitus tipo II. Presenta dolor torácico desde hace 20 minutos. Hay elevación del segmento ST en las derivaciones V1 y V2 con una sutil depresión del segmento ST en las derivaciones V4-V6. También hay una depresión muy evidente del segmento ST en las derivaciones inferiores (derivaciones II, III y aVF). Permítanme asegurarles que esto NO es "isquemia subendocárdica inferior". Las derivaciones II, III y aVF comprenden un área vascular conocida. La isquemia subendocárdica no se localiza. Permítanme reformularlo de otra manera: "La depresión del segmento ST limitada a un área vascular es un cambio recíproco a una isquemia transmural aguda que ocurre en las derivaciones opuestas". ¡Esa es, esencialmente, la regla de Jones! El primer corolario de la regla de Jones es que "los cambios recíprocos pueden aparecer antes de la elevación del segmento ST de la isquemia transmural".

No importa que las interpretaciones de los electrocardiógrafos sigan incluyendo "isquemia subendocárdica inferior", "isquemia subendocárdica anterior" o "isquemia subendocárdica anterolateral". ¡Eso es INCORRECTO!

Durante muchos años, cuando se introducía a los estudiantes a la interpretación del ECG, se les enseñaba uniformemente que la elevación del segmento ST significaba un infarto agudo de miocardio y la depresión del segmento ST significaba isquemia subendocárdica. ¡Siempre tengan especial cuidado si una máquina o una persona se refiere a una "isquemia subendocárdica anterior"! Es mucho más probable que estén pasando por alto una isquemia transmural aguda de la pared inferolateral del ventrículo izquierdo, es decir, ¡un infarto agudo de miocardio! Tengan cuidado cuando alguien mencione "isquemia subendocárdica inferior" porque están pasando por alto un infarto agudo de miocardio que afecta el área basolateral. (Repase el Capítulo 2: Isquemia y el segmento ST)

Como ya deberían comprender, la isquemia subendocárdica NO se localiza. De hecho, la depresión del segmento ST a menudo aparece en ocho o más derivaciones de un ECG de 12 derivaciones. Si la depresión del segmento ST parece localizarse en un área vascular, especialmente en el ECG de un paciente con dolor torácico, es más probable que estén viendo un cambio recíproco, NO isquemia subendocárdica.

Diagnóstico erróneo de infarto de miocardio

A veces, su impresión de que existe una oclusión coronaria aguda es correcta... ¡pero ha diagnosticado la oclusión incorrecta! Algunas oclusiones pueden parecer muy similares, pero requieren un manejo muy diferente. Veamos la figura 28-6...

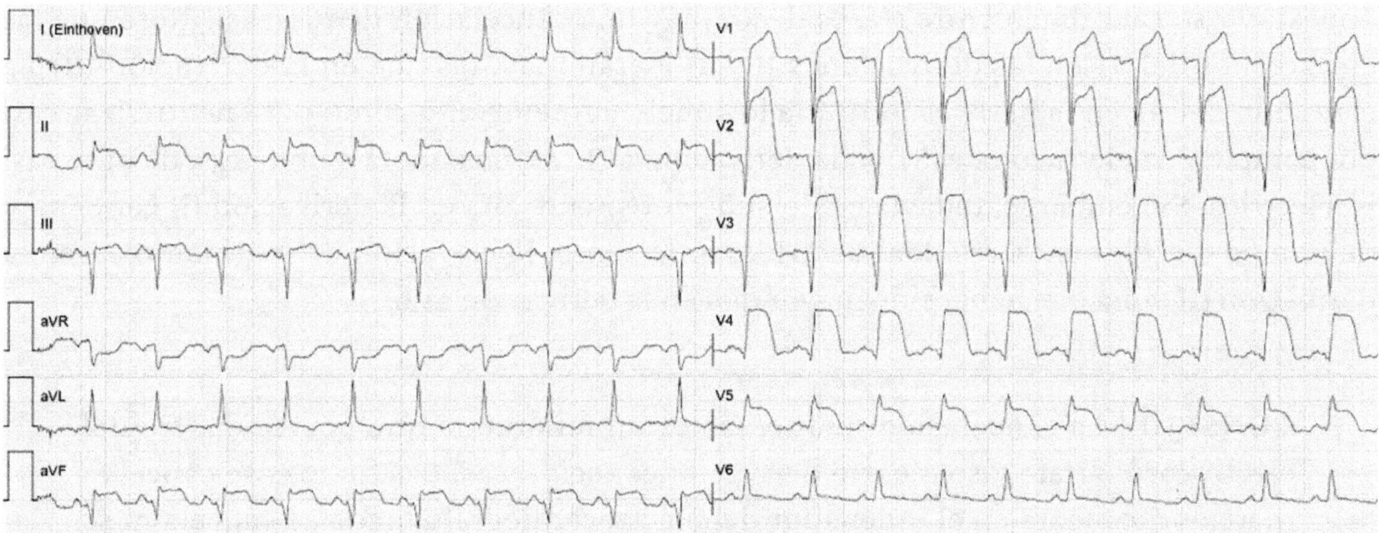

Figura 28-6

Esta (Figura 28-6) es una oclusión masiva y devastadora. Hay una marcada elevación del segmento ST desde la derivación V1 hasta la V5, con una sutil elevación del ST en la derivación V6 en el plano horizontal. También hay una evidente elevación del ST en el plano frontal que involucra las derivaciones I, II, III y aVF. Sorprendentemente, hay una mínima elevación del ST en la derivación aVL. ¿Por qué? (¡Siga leyendo para obtener la respuesta!)

Hay isquemia aguda de la pared anterior, incluyendo las áreas anteroapical (anteriormente anteroseptal) y apicolateral (anteriormente inferolateral). ¿Qué pasa con la pared basolateral (anteriormente superolateral)? La isquemia de la pared basolateral del ventrículo izquierdo se manifiesta en el plano frontal (las derivaciones de las extremidades), no en el plano horizontal (derivaciones precordiales). Se diagnostica mediante elevaciones del ST en las derivaciones I y aVL. Hay una evidente elevación del ST en la derivación I, pero una elevación mínima y sutil del ST en la derivación aVL. Bien... aquí está la respuesta a la pregunta que planteé en el párrafo anterior:

Hay dos ejemplos de cancelación de fuerzas en este ECG. Este ECG indica una oclusión de tipo 3 ("envolvente") de la arteria descendente anterior proximal a D1. Dado que la rama D1 proporciona circulación al área basolateral, una oclusión proximal a su salida de la arteria descendente anterior (o ubicada proximalmente dentro de la propia rama D1) provocará isquemia de esa área. Si la isquemia se vuelve transmural, como ocurre en este ECG, habrá elevación del ST en las derivaciones I y aVL. Pero hay una mínima elevación del ST en la derivación aVL en comparación con la derivación I.

Recuerde que la derivación aVL es recíproca a la derivación III. Cuando la isquemia aguda (elevación del ST) involucra solo UNA de esas derivaciones, la otra derivación actuará de forma recíproca (depresión del ST). Pero, ¿qué sucede cuando AMBAS derivaciones manifiestan isquemia aguda (elevación del ST)? Sus corrientes de lesión apuntarán en direcciones opuestas y se cancelarán entre sí... es decir, ¡hay una cancelación de fuerzas! ¿Notó que las elevaciones del ST en las derivaciones II y aVF eran mayores que en la derivación III? La elevación del ST en la derivación III fue lo suficientemente alta como para neutralizar casi por completo la elevación del ST en la derivación aVL, reduciéndola a una línea de base casi isoeléctrica. Sin embargo, todavía era lo suficientemente alta en la derivación III como para dejar algo de "elevación residual del ST". Por lo tanto, la elevación del segmento ST en la derivación III tenía que haber sido mayor que en la derivación aVL.

> **CONSEJO** | La cancelación de fuerzas es un fenómeno que ocurre dentro del electrocardiógrafo y solo entre derivaciones recíprocas. Las fuerzas se cancelan matemáticamente en el ordenador del electrocardiógrafo; nada se cancela ni se modifica en el corazón. Las derivaciones que se anulan mutuamente son también derivaciones que actúan de forma recíproca. Si una derivación detecta un área isquémica mientras que la otra detecta miocardio normal, actuarán de forma recíproca. Si ambas áreas son isquémicas, entonces se anularán (o contrarrestarán) entre sí.

Otro ejemplo de cancelación de fuerzas probablemente involucra a las derivaciones V1 y V6. Están lo suficientemente separadas en el plano horizontal como para ser recíprocas entre sí. De manera similar, si AMBAS derivaciones presentan elevación del segmento ST, se producirá una cancelación de fuerzas. Hay que tener cuidado al asumir la reciprocidad entre estas dos derivaciones porque, debido a otros factores, no siempre actúan de forma recíproca. En este caso, la marcada diferencia en la elevación del segmento ST entre cada una de las dos derivaciones y la derivación adyacente hace que la cancelación de fuerzas sea muy probable.

Veamos otro ECG con hallazgos similares...

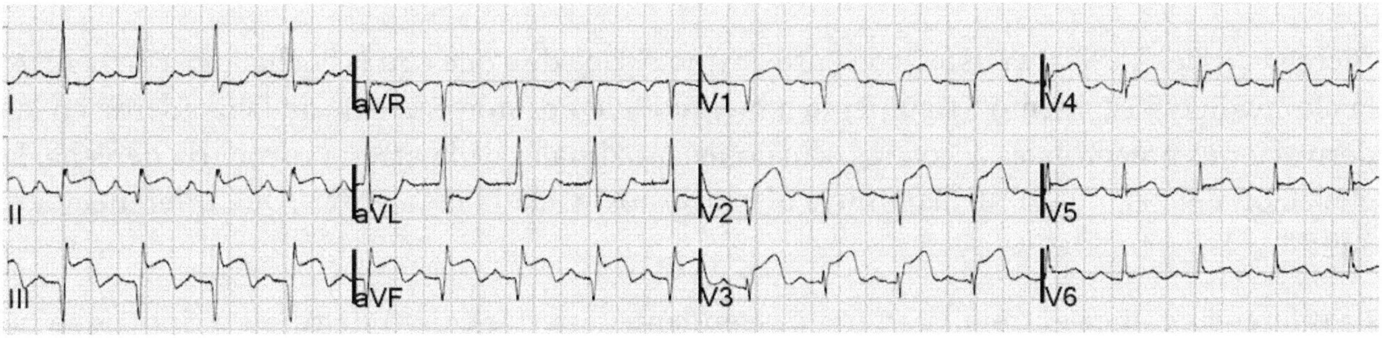

Figura 28-7

El ECG de la Figura 28-7 es muy similar. Hay elevación del segmento ST anterior y elevación del segmento ST en la pared inferior. Sin embargo, en este caso, las derivaciones basolaterales (derivaciones I y aVL) pueden reaccionar de forma recíproca. Dos cosas me llamaron la atención de inmediato: primero, la magnitud de la elevación del segmento ST en las derivaciones inferiores sería bastante notable para una oclusión de una arteria descendente anterior (ADA) tipo 3 "circunfleja".

> **PERLA** | Una ADA tipo 3 solo cubre aproximadamente una cuarta parte de la pared inferior del ventrículo izquierdo; por lo tanto, las elevaciones del segmento ST en las derivaciones inferiores suelen ser leves o, como máximo, moderadas. Por supuesto, una cancelación de fuerzas también puede atenuar la elevación del segmento ST en las derivaciones inferiores.

Segundo, la elevación máxima del segmento ST en las derivaciones precordiales se encuentra en la derivación V2... y es mayor que la elevación del segmento ST en la derivación V4. En otras palabras, la elevación del segmento ST disminuye a medida que nos movemos hacia la izquierda en las derivaciones precordiales, lo cual es típico de una isquemia/infarto del ventrículo derecho. Ahora, compare la derivación V2 con la derivación V4 en la Figura 28-6. La elevación del segmento ST en la derivación V2 también es visiblemente mayor que en la derivación V4. La Figura 28-7 demuestra cómo disminuye la elevación del segmento ST a medida que nos movemos hacia la izquierda. Pero la Figura 28-6 NO es una isquemia/infarto del ventrículo derecho, ¡es una oclusión de una ADA tipo 3 "circunfleja"!

Ambas son oclusiones muy peligrosas con alta morbilidad y mortalidad. También sufren las mismas complicaciones que prácticamente todas las oclusiones coronarias agudas, pero tienen algunas características únicas. Puede producirse un colapso cardiovascular repentino en ambos casos, pero si hay una oclusión proximal de la ADA, probablemente se deba a una insuficiencia cardíaca causada por la isquemia generalizada del ventrículo izquierdo. Si la oclusión afecta a la arteria coronaria derecha proximal, el colapso cardiovascular repentino se deberá a una precarga marcadamente reducida para el ventrículo derecho y, en última instancia, para el ventrículo izquierdo.

"Pero Dr. Jones", exclama usted con entusiasmo. "¡Nos dijo que con las oclusiones de la ADA, la elevación del segmento ST aumenta a medida que nos movemos hacia la izquierda en las derivaciones precordiales, y con las oclusiones proximales de la arteria coronaria derecha, la elevación del segmento ST disminuye al movernos hacia la izquierda! ¿Qué diferencia hay aquí?"

La diferencia radica entre una arteria descendente anterior (ADA) de tipo 1 o tipo 2 que no cruza el ápex y una ADA de tipo 3 "circunfleja" que incluye parte de la pared inferior en su territorio. A lo largo de los años, he observado que la elevación del segmento ST en las derivaciones precordiales progresa de forma diferente con las ADA circunflejas. La Figura 28-6 muestra una ADA circunfleja de tipo 3 debido a las elevaciones del segmento ST en las derivaciones I y aVL (muy sutiles en la derivación aVL).

La oclusión de la arteria coronaria derecha (ACD) no puede producir elevación del segmento ST en esas derivaciones sin la presencia de una anomalía congénita del vaso.

¡Ninguna oclusión de la arteria circunfleja (ACx) causa elevación del segmento ST en las derivaciones V1-V3! Por lo tanto, debe tratarse de una oclusión de la ADA: ¡otro ejemplo del método de diagnóstico por eliminación de Jones!

PERLA | Este consejo clínico proviene de casi cuarenta años de experiencia en medicina de urgencias y medicina interna. Al registrar un ECG en un paciente con dolor torácico, si hay elevación del segmento ST o incluso ondas T hiperagudas en las derivaciones inferiores, registre inmediatamente un ECG del lado derecho para descartar un infarto del ventrículo derecho. Si hay elevación del segmento ST en las derivaciones del lado derecho (especialmente en la derivación V4), suspenda cualquier medicamento vasodilatador y coloque inmediatamente dos vías intravenosas de gran calibre (catéteres de al menos 18 G). NO haga caso a quien diga: "Oh, no hagamos eso ahora. Colocaremos las vías intravenosas si es necesario". Cuando sea necesario, es probable que el paciente tenga una presión arterial mínima; estará extremadamente pálido, diaforético y con vasoconstricción periférica. ¡Intente colocar una vía intravenosa en ese momento! Por supuesto, será necesario un catéter central y acceso arterial, pero ¿no se sentiría el médico tratante con mayor control con dos vías intravenosas de gran calibre ya colocadas? ¡NO intente descartar un infarto agudo del ventrículo derecho! ¡La mortalidad intrahospitalaria es tan alta como del 30%!

Descartar un infarto de miocardio basándose en UN solo ECG "normal"

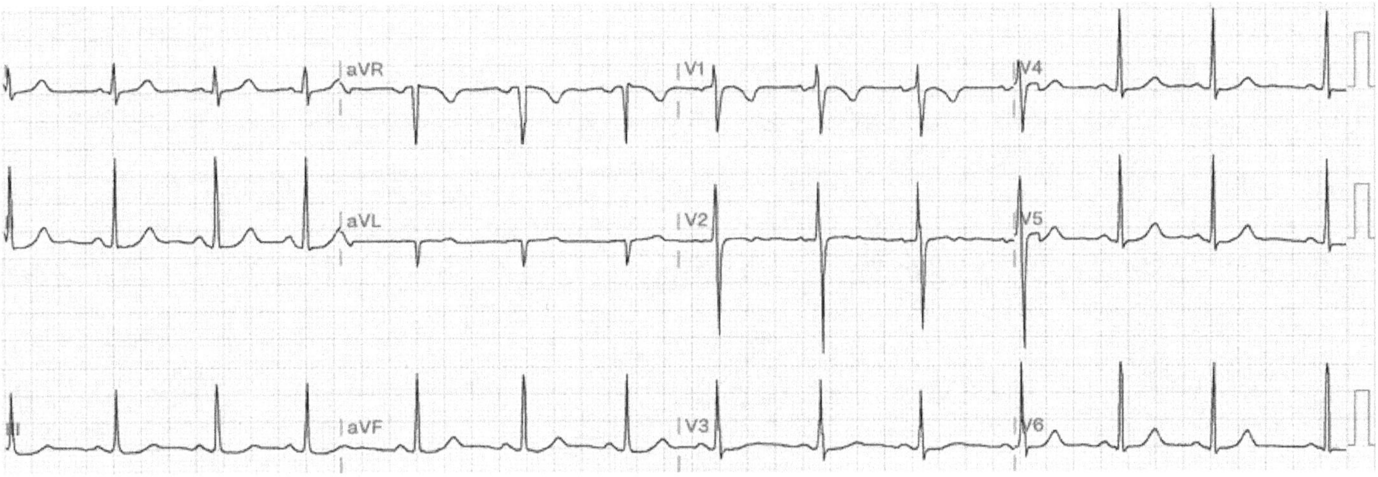

Figura 28-8

Este ECG (Figura 28-8) es de un hombre de 71 años con antecedentes de hipertensión, diabetes mellitus tipo 1 e hipertrigliceridemia. Su dolor torácico es de 8/10, opresivo y se irradia a ambos brazos. Presenta diaforesis. Este ECG es completamente normal. ¿Podría decirme cómo se verá en 30 minutos? ¿Y en una hora? ¿Debería preocuparme menos si su dolor fuera solo de 4/10 y no presentara diaforesis?

Una mañana, entré de turno a las 8 a. m. en el servicio de urgencias, y el médico saliente solo me dejó un paciente: un caballero de 55 años que había acudido a urgencias quejándose de dolor torácico central que se irradiaba a ambos brazos. "No te preocupes", me dijo. "Ha sido ingresado en la Unidad de Dolor Torácico (nuestra unidad de observación cardíaca de 12 horas para descartar infartos de miocardio). Están un poco saturados, así que puede que se quede aquí más tiempo. Su dolor remitió después de administrarle nitroglicerina, y su troponina y ECG eran normales". "¿A qué hora llegó?", pregunté. "Alrededor de las 2 a. m.". Eran las 8:15 a. m. "¿Cuántos ECG le hicieron?", pregunté. "Solo uno. Era normal". Le hice otro ECG y llamé al cardiólogo.

Muchas veces durante mi carrera, he visto pacientes con infartos agudos de miocardio que presentan ECGs perfectamente NORMALES, según cualquier criterio. No es frecuente, pero sucede. Sin embargo, lo que es menos frecuente es que el ECG permanezca normal durante una isquemia miocárdica aguda. Aquí tienes un consejo importante...

PERLA IMPORTANTE | Nunca descartes un infarto agudo de miocardio basándote solo en UN electrocardiograma, solo DOCE derivaciones o solo UN biomarcador tomado menos de 4-6 horas después del inicio de los síntomas del paciente.

¡Y NUNCA escuches a nadie que te diga que es "un desperdicio" o "innecesario" registrar derivaciones adicionales (derivaciones derechas o posteriores)!

Diagnóstico de "isquemia subendocárdica" durante una taquicardia

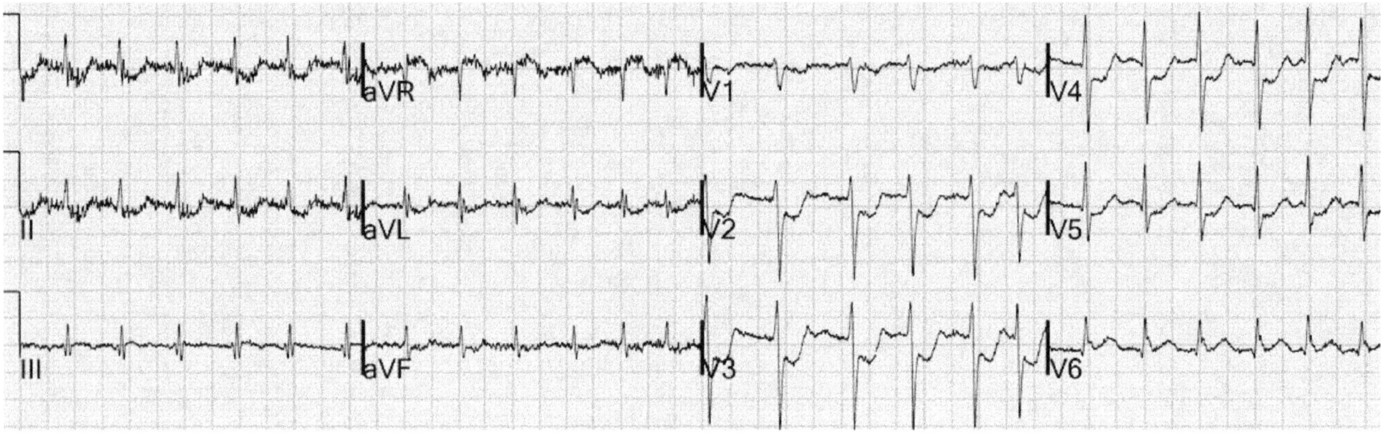

Figura 28-9

Este electrocardiograma (Figura 28-9) pertenece a una mujer (edad no especificada) que acudió a urgencias quejándose de dolor torácico de leve a moderado y palpitaciones.

Hay dos puntos que quiero recalcar antes de empezar:

1. El ritmo parece bastante regular a simple vista, ¿verdad? ¡Pues NO lo es! ¡Es fibrilación auricular! Las frecuencias cardíacas rápidas pueden parecer regulares si no se examinan detenidamente. De hecho, las frecuencias cardíacas lentas también pueden parecer regulares. Hay que tener mucho cuidado con los valores extremos de la frecuencia cardíaca normal.

2. Hay una depresión del segmento ST evidente en las derivaciones V1-V5 y en las derivaciones I, II, aVL y aVF. Es bastante difusa. ¿Qué pasaría si les dijera que esta paciente tenía dolor torácico? ¿Cuál sería su diagnóstico? ¡Tengan mucho cuidado aquí porque les he hecho una pregunta capciosa! La depresión del segmento ST puede aparecer durante una taquicardia debido a la propia taquicardia. La depresión del segmento ST en una taquicardia puede tener más de una causa. A veces, es la depresión del segmento ST benigna esperada que acompaña a algunas taquicardias supraventriculares, pero a veces, puede deberse a una isquemia subendocárdica real causada por un aumento de la demanda de oxígeno en un corazón con una estenosis coronaria significativa.

Entonces, ¿cómo se distingue entre la depresión del segmento ST benigna de la taquicardia y la isquemia verdadera? Primero, nunca concluyan que la depresión del segmento ST observada durante una taquicardia es isquémica hasta que el paciente recupere un ritmo y una frecuencia cardíaca normales. Siempre reevalúen la situación después de que se haya tratado la taquicardia y el paciente tenga una frecuencia cardíaca normal. Si la depresión del segmento ST es la forma benigna causada por la frecuencia cardíaca rápida, desaparecerá en uno o dos latidos al convertirse a ritmo sinusal con una frecuencia cardíaca normal. Pero si la depresión del segmento ST persiste después de que el paciente haya recuperado una frecuencia cardíaca normal, es casi seguro que su origen es isquémico. Aquí tienen el electrocardiograma de esta paciente después de que se le restableciera el ritmo sinusal con una frecuencia cardíaca normal:

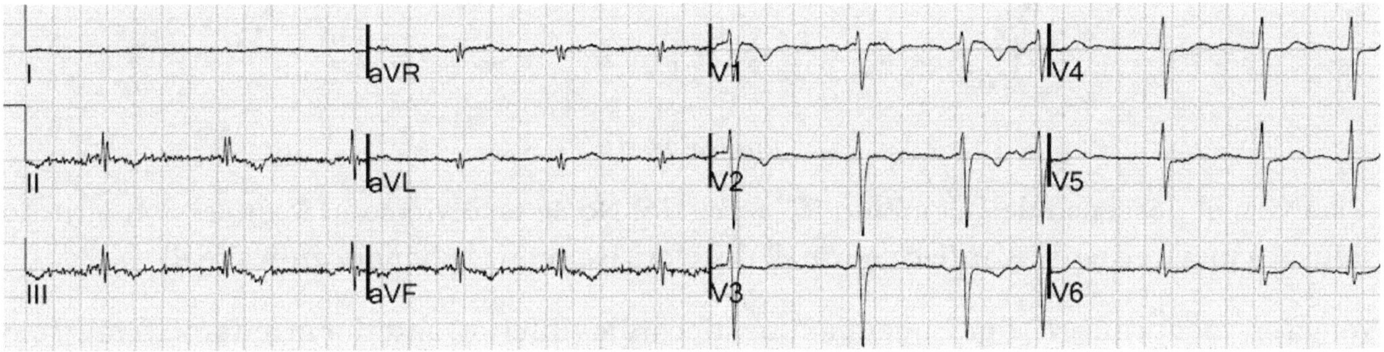

Figura 28-10

Como puede observarse, tras la cardioversión, el ECG (Figura 28-10) ya no presenta ninguna depresión del segmento ST. Una pregunta que podría surgir es: "¿Dado que la paciente presentaba dolor torácico durante la taquicardia (que se resolvió rápidamente tras la restauración del ritmo sinusal), ¿podría la depresión del segmento ST haber sido una isquemia subendocárdica relacionada con la frecuencia cardíaca?". Mi respuesta es: "Sí, es posible. Pero la molestia torácica, generalmente leve, es una queja ocasional durante las taquicardias rápidas, incluso en pacientes jóvenes y sanos sin antecedentes de cardiopatía. Serían necesarias más pruebas para la paciente".

Sin embargo, pocos días después, esta misma paciente regresó al servicio de urgencias quejándose, esta vez, de un dolor torácico opresivo intenso, y se constató, una vez más, que presentaba fibrilación auricular con una frecuencia ventricular rápida. Este es su ECG al llegar a urgencias (Figura 28-11):

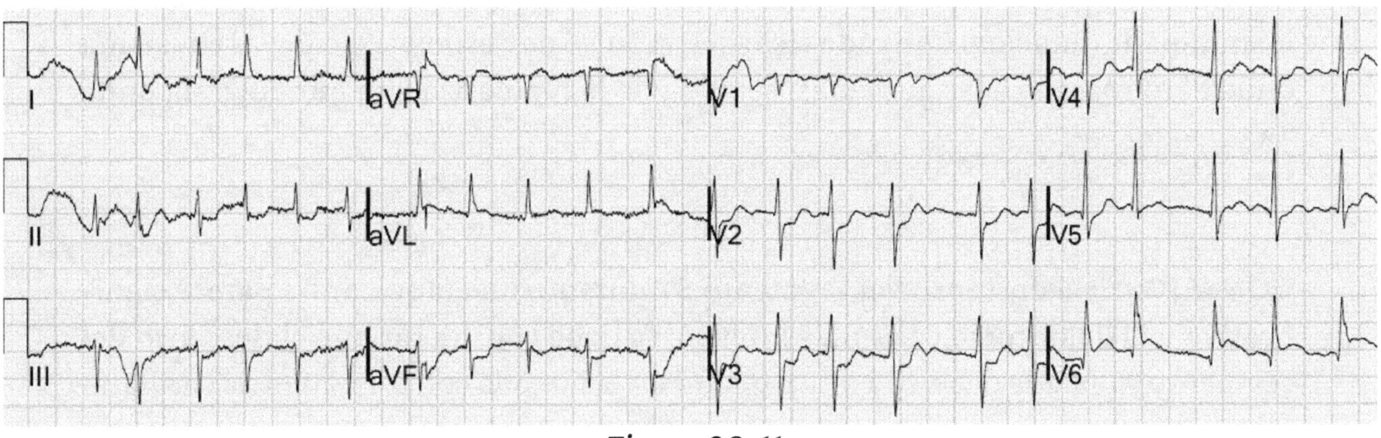

Figura 28-11

Una vez más, le practicaron una cardioversión, pero esta vez, los médicos se llevarían una sorpresa (Figura 28-12):

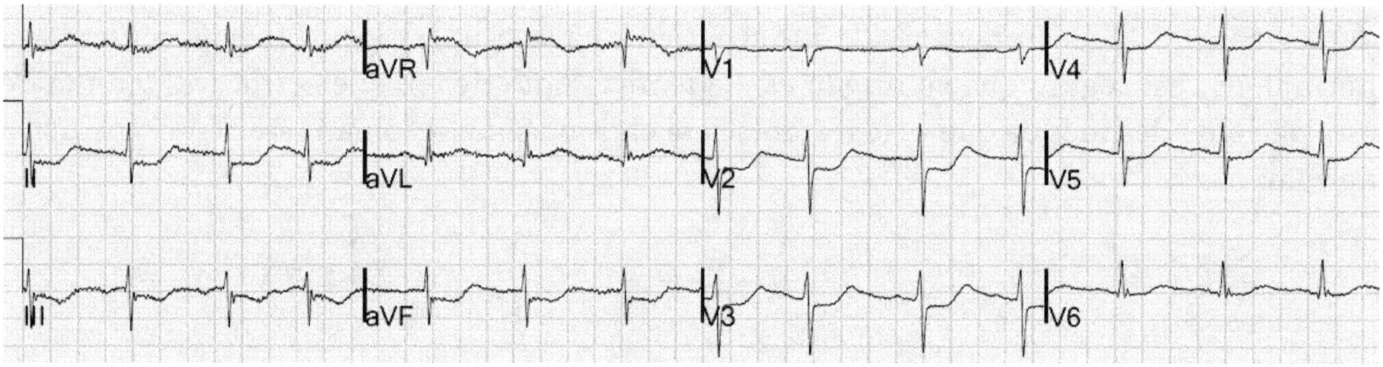

Figura 28-12

¡Esta vez, el descenso del segmento ST persistió! No se resolvió con la conversión a ritmo sinusal y una frecuencia cardíaca normal. ¡Esto era isquemia subendocárdica real!

Tenga en cuenta que NO dije isquemia subendocárdica inferior, anterior ni anterolateral, ¡solo isquemia subendocárdica!

¿Qué lesión (o lesiones) puede estar causando la isquemia subendocárdica?

¿Cómo llamamos a este tipo de isquemia subendocárdica?

PERLAS | Los pacientes con taquicardia por reentrada nodal auriculoventricular (AVNRT) o taquicardia por reentrada auriculoventricular (AVRT) a menudo presentan dolor o molestia en el pecho entre sus síntomas. El descenso del segmento ST suele ser muy leve y ascendente. Tanto el dolor torácico como el leve descenso del segmento ST desaparecen cuando el paciente recupera el ritmo sinusal con una frecuencia cardíaca normal. Hoy en día, muchos investigadores consideran que la depresión del segmento ST observada durante las taquicardias rápidas y reentrantes se debe a la onda Ta (la onda T auricular), que se vuelve más visible a medida que aumenta la frecuencia ventricular y los complejos QRS comienzan a disminuir de duración. Con cada ciclo del impulso de despolarización, se envía una onda P' retrógrada a las aurículas, seguida de la repolarización auricular, la onda Ta.

CONSEJO | Si el descenso del segmento ST durante una taquicardia parece significativo y el dolor torácico es más intenso, se debe considerar que el descenso del segmento ST puede deberse a una isquemia relacionada con la frecuencia cardíaca.

Suponiendo que el descenso del segmento ST en las derivaciones V1-V3 sea "isquemia subendocárdica anterior"

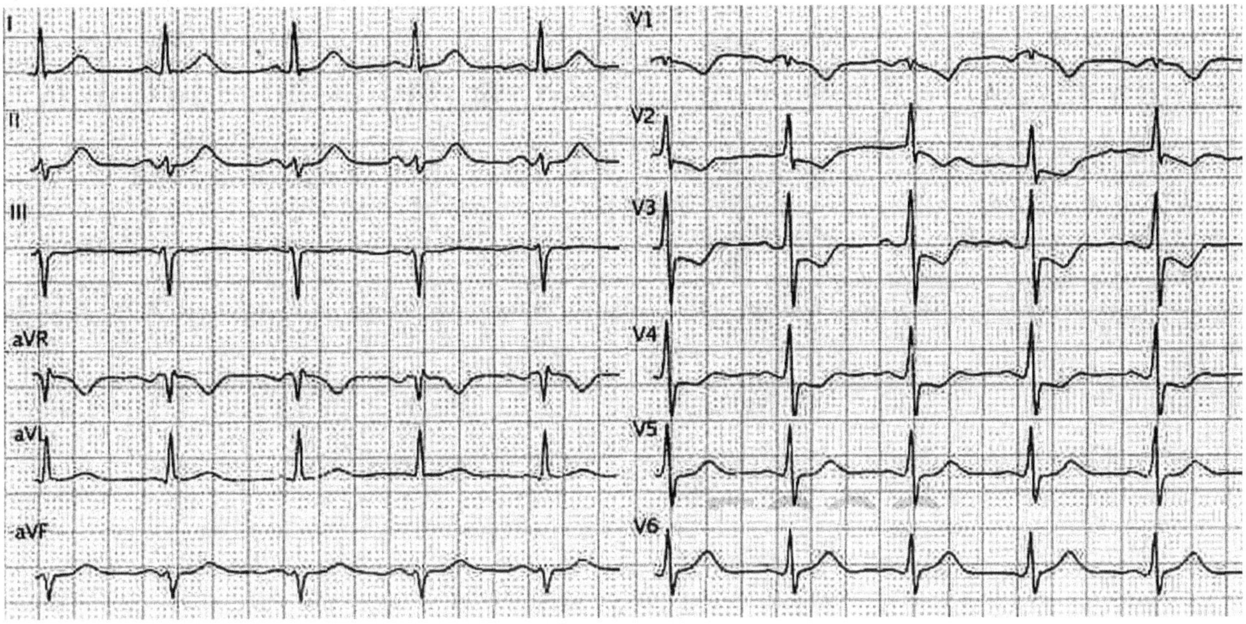

Figura 28-13

Como puede verse en este ECG (Figura 28-13), hay una clara depresión del segmento ST en las derivaciones V1-V4 con una sutil depresión del ST en la derivación V5. Todavía hay muchos que, al ver esto, dirían: "isquemia subendocárdica anterior". Bien... supongamos que el paciente es un hombre de 58 años que presenta dolor torácico subesternal que se irradia al brazo y la mandíbula izquierdos. Su troponina I es cuatro veces superior al límite normal. El médico que se rige por el paradigma del STEMI diría: "Como no hay elevación del ST que cumpla los criterios de STEMI, no hay STEMI (es decir, no hay oclusión completa), pero la troponina I está elevada. Esto es un NSTEMI. Vamos a ingresarlo y tratarlo médicamente. Le haremos un cateterismo en unos días, una vez que los síntomas hayan remitido". Se le realiza un cateterismo dos días después y se encuentra una oclusión completa de la arteria circunfleja izquierda (LCx), que se trata con un stent. Si se adhiere al paradigma del STEMI, no se busca identificar oclusiones coronarias que requieran revascularización, sino simplemente cambios en el ECG que, sin duda, pasarán por alto el 25% o más de las oclusiones completas reales. ¡Eso fue lo que ocurrió con este paciente, que fue examinado y tratado de forma inadecuada! Si se hubieran registrado, las derivaciones posteriores probablemente habrían revelado elevación del ST en las derivaciones V7-V9. Pero, como puede verse, la cuestión nunca fue determinar si el paciente realmente tenía una oclusión coronaria aguda, sino siempre "¿Tiene elevación del ST que cumpla los criterios de STEMI?".

Cualquier persona que haya interpretado ECG desde 1964 (es decir, durante los últimos 60 años) debería reconocer que la depresión del ST en las derivaciones V1-V3 en el ECG de un paciente con dolor torácico tiene muchas más probabilidades de deberse a una isquemia transmural inferolateral (anteriormente posterior) que a una "isquemia subendocárdica anterior". Cualquier persona que haya interpretado ECG desde 1982 (es decir, durante los últimos 42 años) ya debería comprender que la depresión del ST en la isquemia subendocárdica no especifica un área particular del miocardio en el ECG... en otras palabras, ¡no localiza la lesión!

Confundir las anomalías secundarias de la repolarización con la isquemia

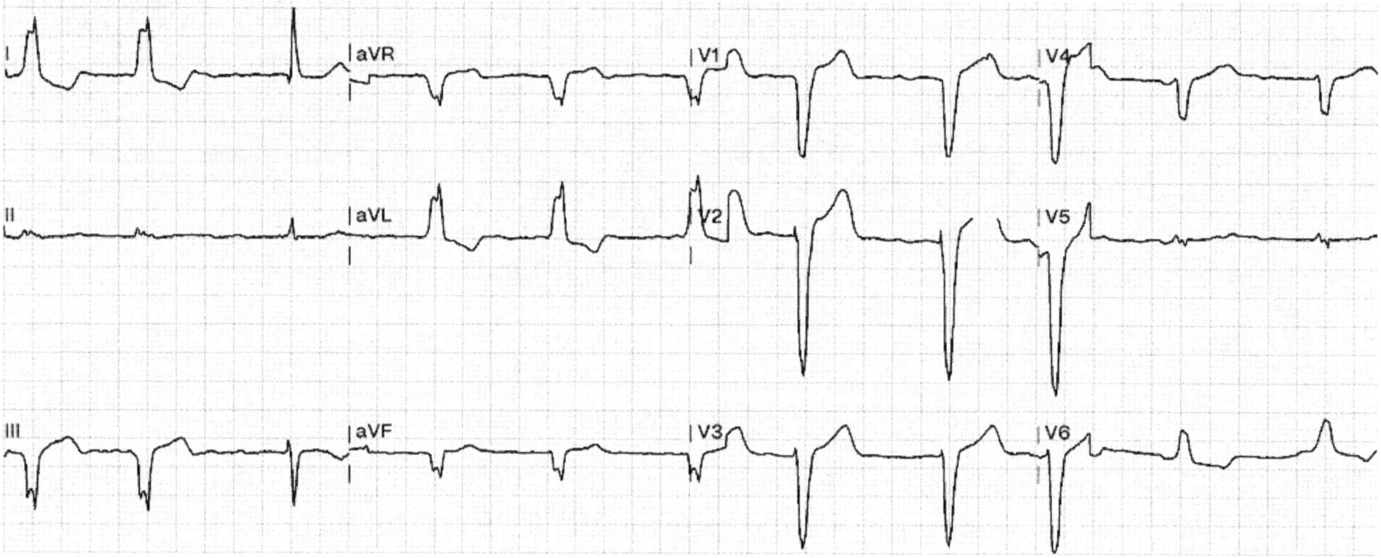

Figura 28-14

Probablemente no haya un cardiólogo que no haya recibido alguna vez una llamada por una isquemia aguda o un infarto agudo de miocardio que resultó ser simplemente un bloqueo de rama izquierda o una hipertrofia ventricular izquierda.

Existen dos tipos de repolarizaciones anormales:

1. Anomalías de repolarización PRIMARIAS debidas a una enfermedad dentro de los propios miocitos (hipoxia, isquemia, acidosis, toxicidad por fármacos, trastornos electrolíticos, etc.) y

2. Anomalías de repolarización SECUNDARIAS que se producen debido a problemas fuera de la célula, que causan retrasos y/o desvíos en la transmisión del impulso (tejido infartado, hipertrofia, fibrosis, bloqueos en los tejidos de conducción, nódulos, tumores, etc.).

La figura 28-14 muestra un ECG que demuestra un bloqueo de rama izquierda (BRI). Se trata de un BRI dependiente de la frecuencia (es decir, relacionado con la frecuencia cardíaca) porque, como se puede observar, el intervalo R-R más largo termina con un QRS normal y estrecho. TODOS los bloqueos completos de rama, ya sean derechos o izquierdos, manifiestan una anomalía de repolarización secundaria... ¡TODOS! Si no hay una anomalía de repolarización secundaria, NO es un bloqueo de rama. Lo mismo se aplica a los complejos ventriculares prematuros (CVP). Todos los CVP presentan un "bloqueo de rama obligatorio" porque, en todos los casos, un ventrículo se activa antes que el otro. Por lo tanto, TODOS los CVP presentarán anomalías de repolarización secundaria. Cuando es avanzada, la hipertrofia ventricular, derecha o izquierda, suele presentar una anomalía de repolarización secundaria (también llamada patrón de sobrecarga). La hipertrofia ventricular temprana no manifiesta una anomalía de repolarización.

Lo importante es recordar que estos cambios NO indican isquemia miocárdica. NO es necesario llamar al cardiólogo en medio de la noche por una anomalía de repolarización secundaria. ¡Tampoco es necesario llamarlo durante el día por este motivo!

PERLA | Una anomalía de repolarización secundaria siempre seguirá a una despolarización (QRS) anormal.

Lecturas recomendadas

Danshi Li, Chuan Yong Li, Ah Chot Yong and David Kilpatrick. Source of Electrocardiographic ST Changes in Subendocardial Ischemia. Circulation Research. 1998;82:957-970. doi: 10.1161/01.RES.82.9.957

Fuchs RM, Achuff SC, Grunwald L, Yin FC, Griffith LS. Electrocardiographic localization of coronary artery narrowings: studies during myocardial ischemia and infarction in patients with one-vessel disease. Circulation. 1982 Dec;66(6):1168-76

Habash F, Albashaireh A, Madmani, ME, Paydak, H. ST Segment Elevation and Depressions In Supraventricular Tachycardia without Coronary Artery Disease. Case Reports in Cardiology. Volume 2018.

Kharel H, Pokhrel NB, Pokhrel B, Chapagain P, Poudel CM. Implications of Localized ST Depression in a Vascular Territory and Altered Precordial T-Wave Balance in Ischemic Heart Disease. Cureus. 2020 Jun 12;12(6):e8580.

Perloff JK. The recognition of strictly posterior myocardial infarction by conventional scalar electrocardiography. Circulation. 1964;30:706-18.

Reproducido del blog de ECG del Dr. Smith

Los siguientes electrocardiogramas se reproducen con la amable autorización del Dr. Stephen W. Smith. Puede encontrar estos y otros casos muy interesantes y educativos en su blog (Blog de ECG del Dr. Smith) en: https://hqmeded-ecg.blogspot.com/

Figure 28-1
From: Tuesday, April 16, 2024
"The current STEMI paradigm: Because STEMI criteria are not met, let's wait until the myocardium is dead!!"

Figures 28-2a and 28-2b
From: Saturday, April 27, 2024
"Two prehospital ECGs of patients with chest pain."

Figure 28-4
From: Saturday, June 6, 2020
"50-something with STEMI and hypotension: What is the infarct artery?"

Figure 28-6a through 28-6d
From: Tuesday, May 25, 2021
"Atrial Fibrillation w Rapid Ventricular Response and ST Depression Maximal V1-V4: Not always subendocardial."

29

Desviaciones problemáticas ("¿Qué es ESTO?")

"Los ojos no pueden ver lo que la mente desconoce."

En ocasiones, ciertas desviaciones en el ECG nos hacen detenernos y preguntarnos: "¿Qué es eso?". En este capítulo, analizo específicamente esas desviaciones que suelen causar esa reacción. Espero que se sienta más seguro en sus interpretaciones cuando sepa lo que está viendo.

La onda T al final de una depresión del segmento ST.

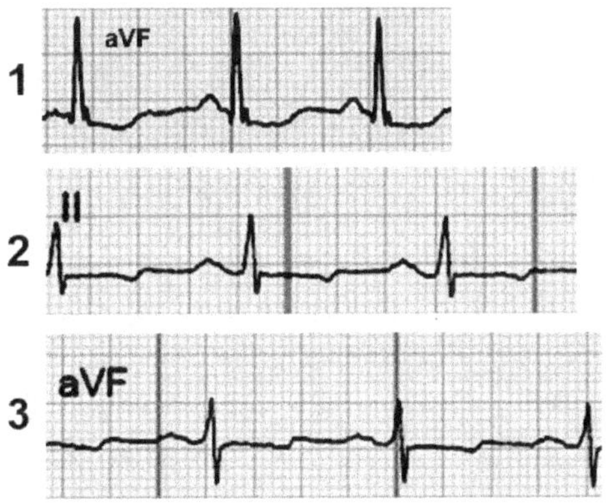

Figura 29-1

Cuando hay un segmento ST plano y deprimido, a menudo nos preguntamos: "¿Es la onda T positiva, negativa o isoeléctrica?". Veamos tres ejemplos (Figura 29-1):

Tira n.° 1: Hay un segmento ST plano, quizás ligeramente descendente. Al regresar a la línea de base, ¿hay una onda T positiva, negativa o isoeléctrica? Si las ondas T en las derivaciones superiores o inferiores están bien formadas, se pueden trazar líneas rectas desde el inicio hasta el final de la onda T y medir dónde se encuentra la onda T en la derivación en cuestión. Si no, se debe observar la onda T con más detenimiento. No podemos determinar con certeza dónde comienza ni dónde termina la onda T, pero no ver dónde termina nos indica que el "final" de la onda T es isoeléctrico con la línea de base. Esto hace que sea más probable que la onda T sea esencialmente isoeléctrica.

Tiras n.° 2 y 3: Los extremos de los segmentos ST en estas tiras sugieren un descenso antes de regresar a la línea de base. Después de alcanzar la línea de base, hay una sutil elevación antes de regresar a la línea de base. Esto sugiere que estas dos tiras manifiestan ondas T bifásicas negativas/positivas sutiles. Sin embargo, es más probable que representen una depresión del ST seguida de una onda T positiva. Si una onda T es bifásica, se designa por la orientación de la porción terminal: una onda T bifásica descendente/ascendente se designaría como positiva o ascendente. Una onda T ascendente/descendente se designaría como negativa o invertida.

PERLA | Cuando una onda T es bifásica, se designa por la segunda mitad de la deflexión. Aunque negativas/positivas, las ondas T en las tiras n.° 2 y 3 se designarían como "positivas" o "ascendentes".

¿Es esta elevación del ST normal o anormal? ¿Debería preocuparme?

La regla generalmente aceptada para la elevación máxima del segmento ST en las derivaciones V2 y V3 es la siguiente:

Hombres (≥ 40 años): ≥ 2,0 mm
Hombres (< 40 años): ≥ 2,5 mm
Mujeres (todas las edades): ≥ 1,5 mm
La derivación V1 se trata como cualquier otra derivación: ≥ 1,0 mm.

Pero hay mucho más que considerar que solo la elevación del segmento ST en estas derivaciones. Supongamos que el paciente presenta dolor torácico subesternal clásico con factores de riesgo, pero las elevaciones del segmento ST en las derivaciones V1-V3 están dentro de los límites normales. En ese caso, la elevación real del segmento ST ¡NO SIGNIFICA NADA! Estar dentro de los límites "normales" no ayuda.

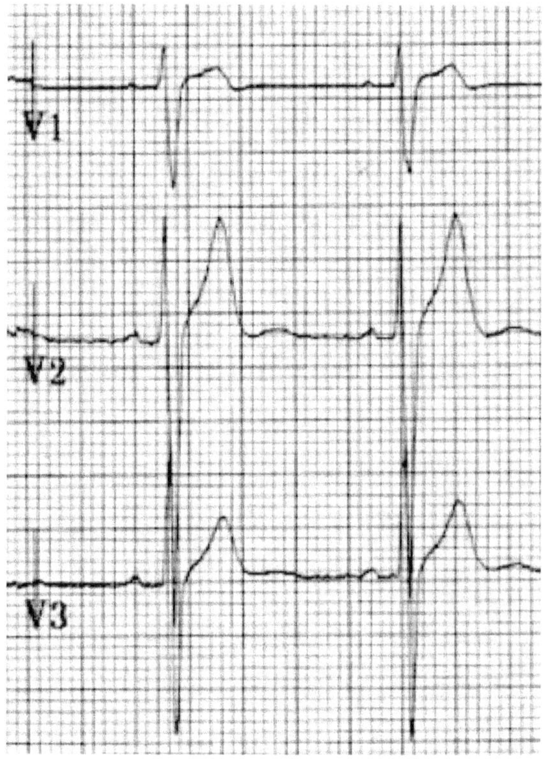

Figura 29-2

Además, recuerde que si bien los límites de elevación del segmento ST mencionados anteriormente se consideran dentro del rango "normal", la mayoría de las personas no presentarán ninguna elevación significativa del segmento ST en esas derivaciones. Entonces, su paciente varón de 38 años tiene una elevación del segmento ST en las derivaciones V2 y V3 de 2,0 mm. ¿Eso ayuda? ¿Puede decirme cómo eran sus segmentos ST ayer? No, no puede (a menos que tenga acceso a un ECG registrado previamente). Por lo tanto, ¡todavía no sabe si hay alguna elevación aguda del segmento ST! La presencia de dolor torácico lo cambia todo. Estos valores "normales" estaban destinados a ECG registrados de forma rutinaria en pacientes asintomáticos o por razones no relacionadas con la cardiopatía isquémica.

PERLA | En el contexto de pacientes con dolor torácico agudo, los segmentos ST en las derivaciones V2 y V3 que están elevados pero aún dentro del rango "normal" no tienen ningún significado sin una comparación con un ECG previo registrado sin dolor ni molestias o con ECG seriados repetidos a intervalos de 20 a 30 minutos.

CONSEJO | Cuando evalúe la elevación del segmento ST en pacientes en los que no sospecha cardiopatía isquémica o un síndrome coronario agudo, siempre considere la amplitud del QRS, incluyendo tanto la onda R como la onda S. Cuanto mayor sea el QRS, mayor será la elevación "normal" o basal del segmento ST. Si el paciente tiene hipertrofia ventricular izquierda, existe una fórmula que puede usar para determinar si hay isquemia aguda (consulte el Capítulo 24). Que yo sepa, no existe ninguna fórmula para evaluar los segmentos ST elevados en pacientes sin síntomas cardiovasculares que no presentan hipertrofia ventricular izquierda. Todas las demás fórmulas están diseñadas para diferenciar un infarto de miocardio con oclusión (OMI) de un proceso más benigno.

Complejos QRS pequeños con elevación del segmento ST

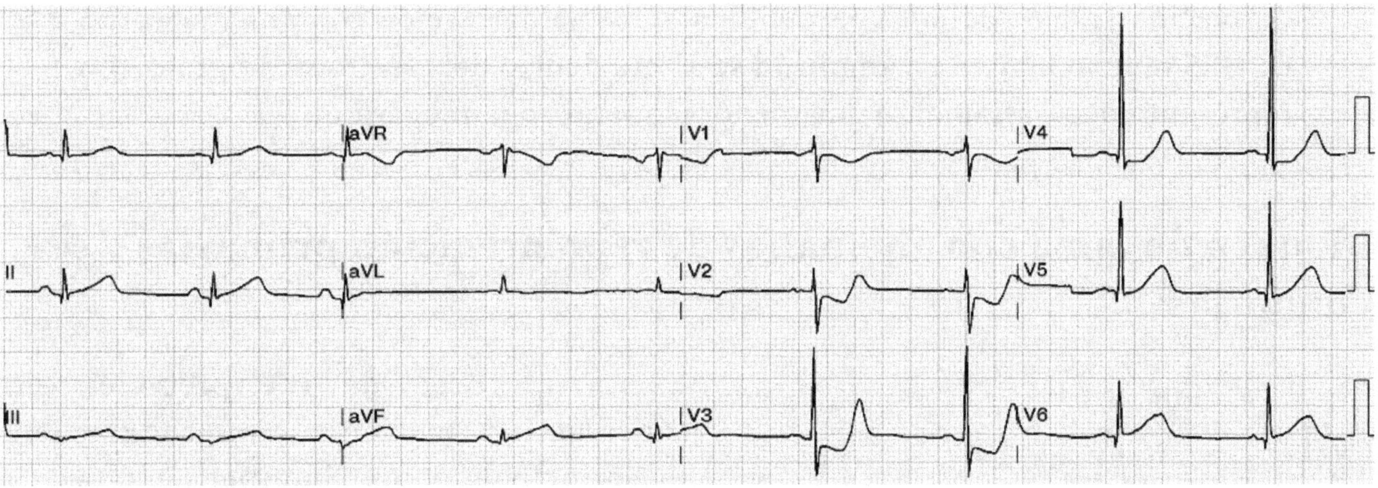

Figura 29-3

Al observar el ECG de la Figura 29-3, probablemente su atención se centre inmediatamente en los descensos del segmento ST en las derivaciones V1-V3, pero especialmente en las derivaciones V2 y V3. A estas alturas, lo primero que debería pensar es en un infarto de miocardio inferolateral (anteriormente "posterior"). Sin duda, estaría de acuerdo con usted. Además, a estas alturas, debería comprender que un infarto de miocardio inferolateral NO tiene por qué ir acompañado de un infarto de la pared inferior. Salvo en raras ocasiones, la oclusión de la arteria coronaria derecha (ACD) no produce un infarto de miocardio inferolateral sin producir un infarto de la pared inferior. Una arteria circunfleja izquierda (LCx) no dominante (y la mayoría lo son) puede producir fácilmente un infarto de miocardio inferolateral sin un infarto de la pared inferior concomitante. (Si no está seguro de cómo puede ocurrir esto, revise el Capítulo 9).

Pero, ¿hay isquemia de la pared inferior en este ECG? Aquí es donde practicará su habilidad para reconocer cambios muy sutiles en el ECG. Al observar las derivaciones inferiores, ¿qué ve? En la derivación II, se observa un QRS pequeño pero bien formado que precede a un segmento ST recto y con pendiente ascendente que termina en el pico de la onda T. En la derivación III, hay un QRS isoeléctrico (créame, ¡no se ven muy a menudo!) con un segmento ST perfectamente recto que conduce al pico de la onda T. En la derivación aVF, vemos un QRS muy pequeño (pero no isoeléctrico) con un segmento ST perfectamente recto que conduce al pico de la onda T. De nuevo, debería haber reconocido el signo de Jones en las tres derivaciones. El signo de Jones indica un segmento ST en transición intermedia entre un segmento ST normal, cóncavo hacia arriba, y un segmento ST convexo hacia arriba, característico de un infarto agudo de miocardio.

PERLA | Aunque la elevación del ST después de un QRS muy pequeño puede ser de 1,0 mm o menos, lo que posiblemente lo descalifique como infarto de miocardio según los criterios de STEMI, aún puede representar la mitad de la magnitud del QRS. Estas magnitudes pueden estar reducidas artificialmente porque esa derivación en particular es perpendicular a una derivación con una magnitud de QRS mucho mayor. La amplitud se altera dentro del electrocardiógrafo: ¡no representa necesariamente una menor isquemia del miocardio!

Bloqueo de rama con anomalías de repolarización primarias y secundarias

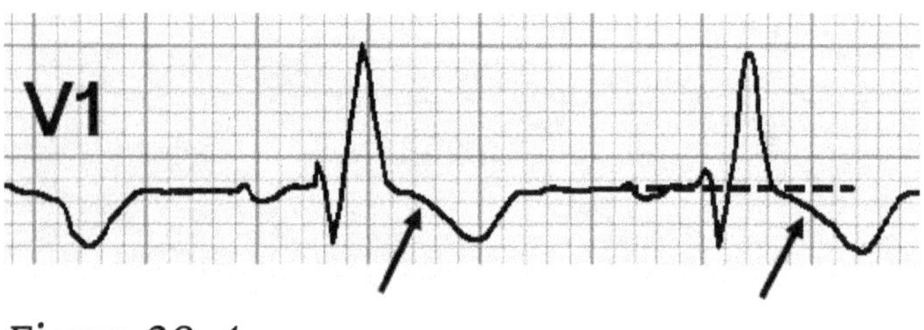

Figura 29-4

Existe un área de interpretación errónea/desinformación que veo con frecuencia... principalmente en internet. Se trata de la falta de comprensión de que debemos atenernos a las definiciones correctas con respecto a las deflexiones, los intervalos y otras entidades en el electrocardiograma. Es inaceptable redefinir estos hechos conocidos para adaptarlos a los hallazgos de su investigación o justificar un diagnóstico cuestionable. El concepto de repolarización después de bloqueos completos de rama del haz de His es una de esas áreas.

Existen dos tipos de anomalías de repolarización: primarias y secundarias. Una anomalía de repolarización primaria ocurre debido a un cambio patológico dentro del miocito. Es un problema a nivel celular, como isquemia, hipoxia, acidosis, toxicidad o intoxicación por medicamentos, desequilibrios electrolíticos, etc. Una anomalía de repolarización primaria puede seguir a un QRS normal o a un QRS anormal.

Una anomalía de repolarización secundaria sigue a un QRS anormal. Es una anomalía, ¡pero una que esperamos! Una anomalía de despolarización irá seguida, invariablemente, de una anomalía de repolarización. Si bien las anomalías de repolarización primarias pueden adoptar muchas formas diferentes, las anomalías de repolarización secundarias están bastante estrictamente definidas. La Figura 29-4 presenta un bloqueo completo de rama derecha del haz de His clásico registrado en la derivación V1 (siempre observamos la derivación V1 para decidir qué bloqueo de rama del haz de His está presente). Analicemos detenidamente el primer intervalo QRS-T. Nota:

1. La repolarización comienza EN el punto J, no DESPUÉS del punto J.

2. El punto J generalmente está en la línea de base, pero no tiene por qué estarlo. Puede estar por encima o por debajo de ella. Ya sea que el punto J esté en la línea de base, por encima o por debajo de ella, ¡la repolarización siempre comienza en el punto J! Para una anomalía de repolarización secundaria, el punto J normalmente debe estar en la línea de base. Podemos tolerar hasta 1,0 mm de depresión del punto J, ¡pero no más! Cualquier depresión mayor se convierte en un cambio de repolarización primaria.

3. Desde el punto J, la línea de base comienza a descender inmediatamente hacia una onda T invertida, NO una onda T bifásica, sino una onda T invertida.

4. Observe atentamente el segmento ST a medida que desciende. ¿Ve la sutil convexidad ascendente aproximadamente a mitad de camino entre el punto J y el punto más bajo de la onda T (flechas)? Esa es una característica importante de una anomalía de repolarización secundaria. No es visible el 100% del tiempo, pero calculo que está presente aproximadamente el 95% del tiempo. Y es sutil, siempre es sutil.

Se trata de una verdadera anomalía de repolarización secundaria. La verá con bloqueo de rama derecha (BRD) en la derivación V1 (frecuentemente en la derivación aVR y rara vez en la derivación III). En el bloqueo de rama izquierda (BRI), estará presente en las derivaciones I, aVL, V5 y V6, pero NO en la derivación V1. En el BRI, la derivación V1 manifestará una imagen recíproca muy exagerada de esta anomalía de repolarización secundaria, tal como se manifiesta en las derivaciones V5 y V6, e incluirá un punto J elevado.

Ocasionalmente, un bloqueo de rama se acompaña de una anomalía de repolarización primaria. Esta puede ser obvia, algo completamente diferente de la anomalía de repolarización secundaria esperada, o muy sutil, requiriendo un ojo experto. Veamos un BRD con una anomalía de repolarización primaria obvia:

¡Guau! ¡Mira esa onda T! ¡Está apuntando en la dirección incorrecta! ¿Y dónde está ese segmento ST con pendiente descendente y sutil convexidad? Esto es, sin duda, un bloqueo completo de rama derecha (BCRD) verdadero, ¡pero no es la anomalía de repolarización secundaria que esperábamos! Esta es una anomalía de repolarización primaria muy evidente. Muchas cosas pueden causarla, pero basándonos en el tema de este libro, ¿cuál dirías que es la causa? ¡Correcto! – se debe a isquemia.

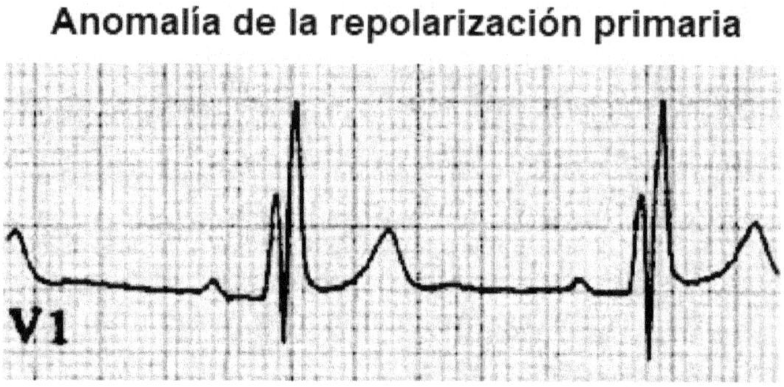

Figura 29-5

PERLA | Las anomalías de repolarización primaria pueden presentarse de muchas formas, ¡pero las anomalías de repolarización secundaria solo tienen UNA!

Ahora veamos una anomalía de repolarización primaria muy sutil que aún se parece mucho a una anomalía de repolarización secundaria (como un lobo con piel de cordero):

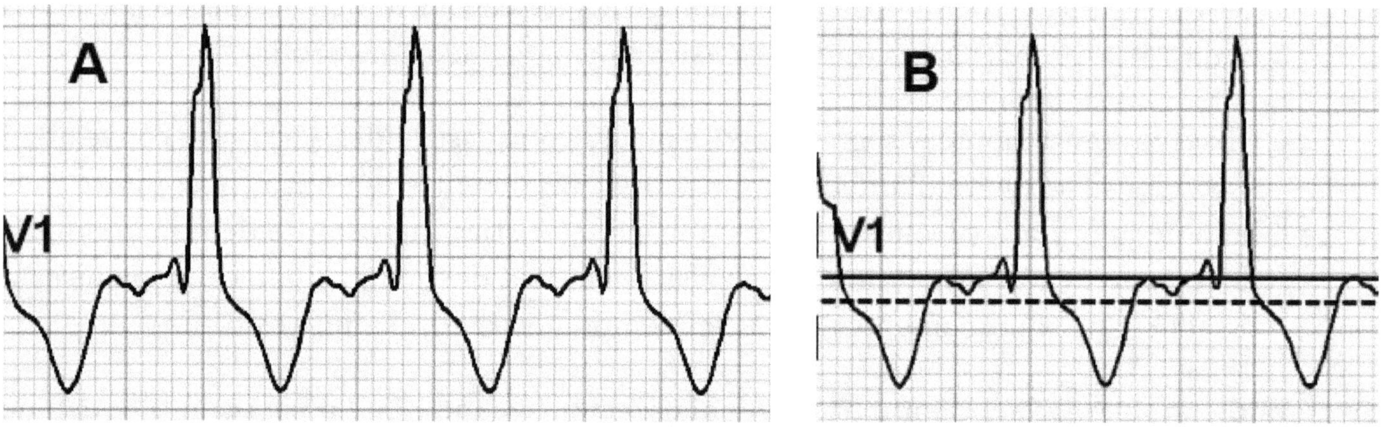

Figura 29-6

Esta imagen (Figura 29-6) parece una anomalía de repolarización secundaria normal. El segmento ST comienza su descenso en el punto J; presenta una sutil convexidad ascendente y termina en una onda T invertida. Solo hay un problema: el punto J se encuentra a más de 1,0 mm por debajo de la línea de base. En circunstancias normales, el punto J debería estar sobre la línea de base y, en ningún caso, a más de 1,0 mm de depresión. En el caso de los bloqueos de rama, podemos aceptar una depresión de 1,0 mm, ¡pero no más! Esta es la forma sutil de una anomalía de repolarización primaria. En una situación como esta, se debe sospechar firmemente de isquemia, al menos hasta que se demuestre lo contrario.

Otra alteración sutil de la repolarización primaria:

Esta imagen (Figura 29-7) muestra otra forma sutil de anomalía de repolarización primaria: en la derivación V1, parece una anomalía de repolarización secundaria normal, pero ¿hay algo que no cuadra del todo? Hay una meseta demasiado prolongada entre el punto J y el inicio del descenso del segmento ST hacia la onda T invertida. Es muy sutil, pero observe la derivación V2: allí no es tan sutil. En la derivación V3, se observa una elevación del segmento ST claramente convexa hacia arriba. Esto no era simplemente una anomalía de repolarización secundaria. Aquí se muestran algunas anomalías de repolarización primaria más sutiles, que se presentan como anomalías de repolarización secundaria (Figura 29-8):

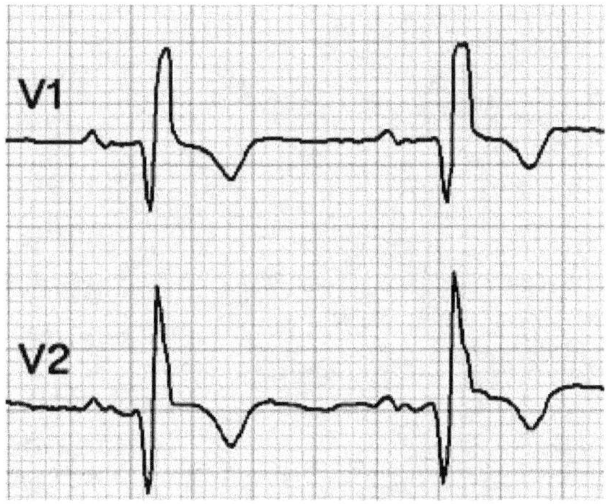

Figura 29-7

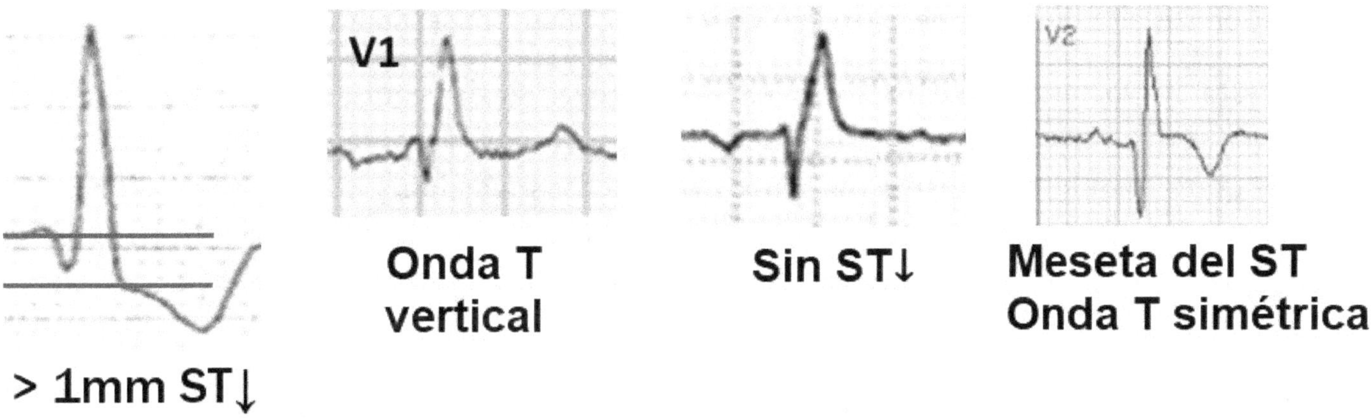

Figura 29-8

¿Es esta onda T hiperaguda... o no?

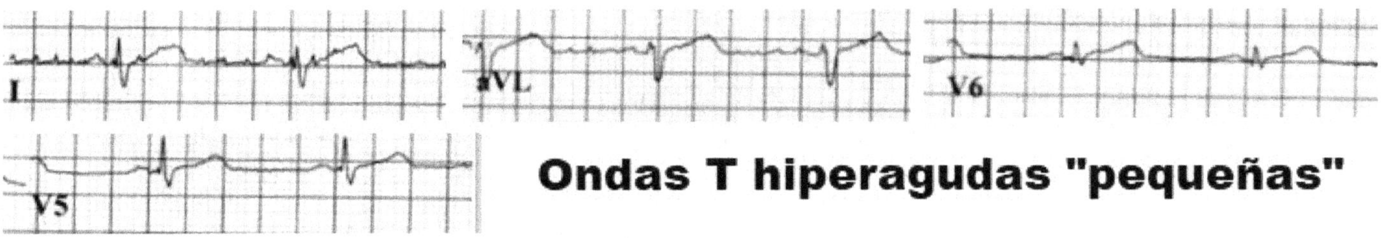

Figura 29-9a

Las ondas T hiperagudas de la Figura 29-9a no son realmente pequeñas si se comparan con el complejo QRS precedente. ¡Fíjense en la relación entre el ancho y la altura!

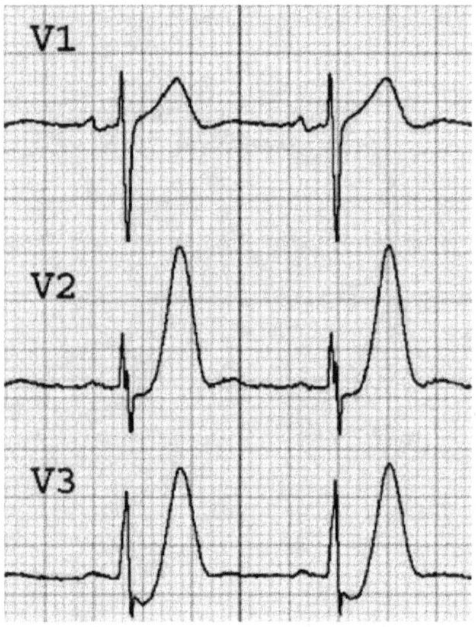

29-9b

Como a muchos otros, quizás le hayan enseñado que las ondas T hiperagudas son ondas T grandes y altas que aparecen justo antes de que se desarrolle la elevación del segmento ST. Quiero desmentirle esa idea, o al menos parte de ella. Las ondas T hiperagudas son más grandes que las ondas T que cabría esperar en una derivación determinada según la magnitud del intervalo QRS. Recuerde: la repolarización siempre es proporcional a la despolar ización... en circunstancias normales. Un QRS grande producirá una onda T grande; un QRS pequeño tendrá una onda T pequeña.

Sin embargo, con las ondas T hiperagudas, existe una clara desproporción entre el QRS y la onda T. Las ondas T se vuelven mucho más grandes de lo habitual. Tenga en cuenta que no dije específicamente "más altas de lo habitual". Las ondas T hiperagudas pueden ser altas o bajas, pero, en cualquier caso, ¡siempre serán anchas!

En la Figura 29-9b, las derivaciones V2 y V3 muestran las clásicas ondas T hiperagudas altas y anchas (sí, sé que son ondas T de De Winter, pero siguen siendo hiperagudas). Observe lo mucho más grandes que son que los complejos QRS que las preceden. ¡Son enormes! Sobresalen por encima de esos intervalos QRS. Ahora, observe la onda T en la derivación V1. Ni siquiera es tan alta como la onda r septal en esa derivación, ¡pero mire lo ancha que es!

PERLA | Cuando vea una onda T más grande de lo esperado que parece comenzar en el punto J, considere seriamente que está viendo una onda T hiperaguda.

Veamos algunas ondas T hiperagudas más:

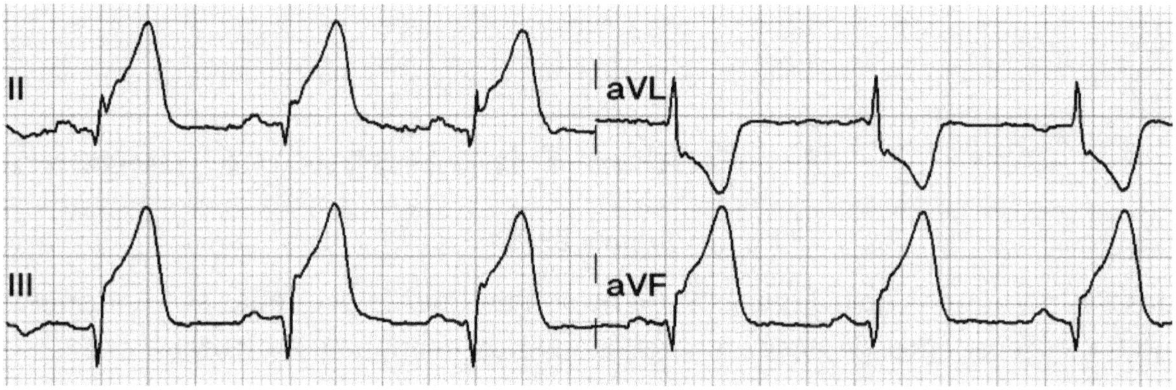

Figura 29-10

Bien... ¿estamos viendo ondas T hiperagudas o elevación del segmento ST? Se observan ambas: las ondas T hiperagudas no duran mucho; a menudo ya han desaparecido cuando el paciente llega a urgencias. La onda T finalmente se ensancha hasta el punto de que su rama ascendente proximal alcanza el punto J y luego parece "ascender" por la onda R. Esta es la onda T hiperaguda que desaparece al transformarse en elevación del segmento ST. No desaparece repentinamente sin más, sino que la elevación del segmento ST aparece en su lugar.

¿Notaron la onda T recíproca de las ondas T hiperagudas en la derivación aVL? Las ondas T hiperagudas invertidas y recíprocas son bastante notables y a veces pueden llevar a un diagnóstico que quizás no se hubiera sospechado. Observen el ECG completo del que se extrajo la Figura 29-10 (Figura 29-11):

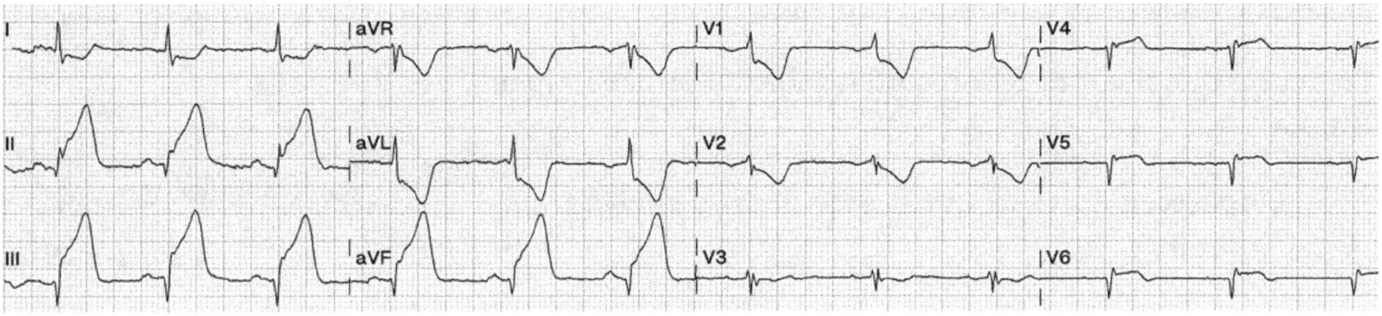

Figura 29-11

Observe las ondas T hiperagudas invertidas en las derivaciones V1 y V2. ¿Cuál es la razón de su actividad recíproca? Debe haber ondas T hiperagudas positivas opuestas a ellas, ¡en las derivaciones V7-V9! También se puede suponer que esas ondas T hiperagudas en las derivaciones V7-V9 están evolucionando hacia una elevación del segmento ST debido a la evidente depresión del punto J en las derivaciones V1 y V2.

> **PERLA |** En presencia de un infarto de miocardio inferolateral, las ondas T invertidas en las derivaciones V1-V3 indican que aún no se ha producido la reperfusión en las derivaciones V7-V9. En un infarto de miocardio inferolateral, las deflexiones se invierten en las derivaciones precordiales derechas. Una onda T positiva en esas derivaciones (como la describió originalmente el Dr. Perloff) indicaría que ya se ha producido la reperfusión. Sin embargo, a menudo se observa depresión del segmento ST con una onda T positiva en las derivaciones V1-V3, mientras que ninguna de las otras derivaciones (inferiores, apicolaterales) que manifiestan elevación del segmento ST muestra signos de reperfusión. Todavía no he determinado la razón de esto.

Cuando vea ondas T profundas en las derivaciones precordiales derechas, no concluya automáticamente que el paciente tiene una embolia pulmonar aguda, una miocardiopatía arritmogénica o un síndrome de Takotsubo. Podría estar manifestando un infarto de miocardio inferolateral (anteriormente posterior).

En la Figura 29-12, las ondas T en las derivaciones V4 y V5 son claramente hiperagudas: ¡altas y anchas! Pero al observar la derivación V6, surge la pregunta: "¿Es ESTA también una onda T hiperaguda, o es simplemente una onda T normal? Ciertamente no es tan alta como la onda R". Con la experiencia, reconocerá cualquier onda T como hiperaguda. Pero hasta entonces, recuerde: siempre considere el contexto. Dado que las otras dos derivaciones muestran ondas T hiperagudas, ¡esta también es una onda T hiperaguda!

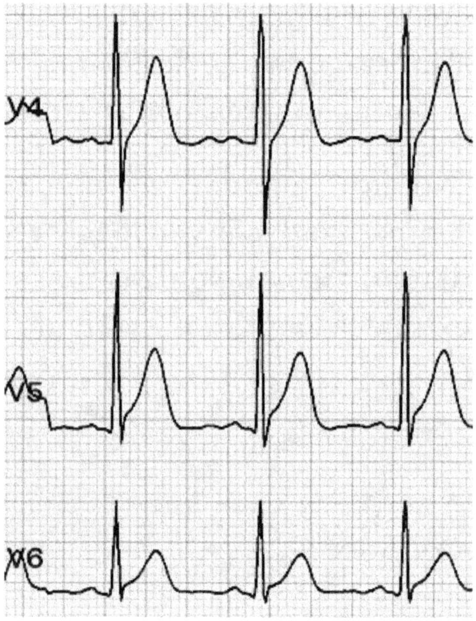

Figura 29-12

Tres cosas que siempre debe recordar sobre las ondas T hiperagudas:

1. Aparecen antes de que la isquemia se vuelva transmural.
2. Pueden comenzar en, por encima o por debajo de la línea de base. Un origen por debajo de la línea de base sugiere fuertemente que la causa es una oclusión de la arteria descendente anterior proximal.
3. Pueden tener cualquier altura... ¡pero todas deben ser anchas!

¿Es esta una onda T de de Winter... o no?

En su ya clásica carta al editor publicada en el New England Journal of Medicine, el Dr. Robbert de Winter y colaboradores (sí, Robbert está bien escrito) describieron en detalle lo que ahora conocemos como ondas T de de Winter o patrón de de Winter. En esa famosa carta se incluía una tabla con complejos QRS individuales de ocho electrocardiogramas diferentes. En la Figura 29-13 se muestran ejemplos de dos derivaciones (de mi colección) que presentan el patrón clásico de onda T de de Winter. La onda T se extiende desde el segmento ST descendido, ascendiendo bruscamente hasta formar una onda T hiperaguda.

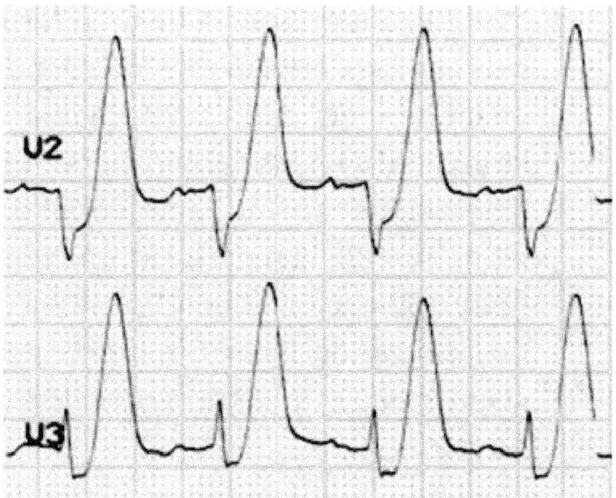

Figura 29-13

Desafortunadamente, para muchas personas, cualquier onda T que sigue a un segmento ST descendido se ha convertido en una onda T de De Winter. La siguiente ilustración se presentó como ejemplo de ondas T de de Winter:

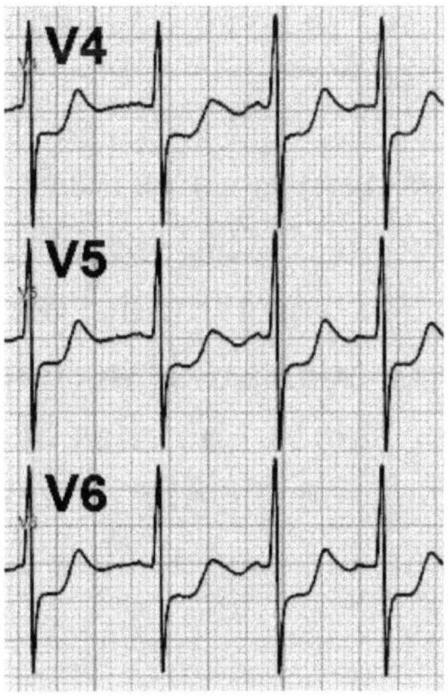

Figura 29-14

El patrón de onda T de de Winter indica una oclusión proximal de la arteria descendente anterior izquierda (ADA). Ahora... déjenme contarles un pequeño secreto: las oclusiones proximales de la ADA ocurren con mucha más frecuencia sin ondas T de de Winter que con ellas. El hecho de que haya una depresión del segmento ST seguida de una onda T positiva en el electrocardiograma de un paciente con una oclusión proximal de la ADA NO —y repito, NO— convierte a esa onda T en una onda T de de Winter.

PERLA | Una onda T de de Winter será hiperaguda. No será una onda T positiva de tamaño normal después de una depresión del segmento ST. Y, por cierto, el apellido del médico es "de Winter", no "De Winter", "DeWinter" ni "deWinter". Es "de Winter".

CONSEJO | Para recordar, existen dos tipos de isquemia subendocárdica: isquemia subendocárdica circunferencial e isquemia subendocárdica regional. El tipo circunferencial se caracteriza por depresión del segmento ST con ondas T invertidas y generalmente es causado por estenosis o suboclusión de la arteria coronaria principal izquierda (ACPI), suboclusión proximal de la ADA o enfermedad de tres vasos. El tipo regional se caracteriza por depresión del segmento ST seguida de una onda T positiva, pero las ondas T suelen ser de tamaño normal, no hiperagudas.

¡Cuidado con el TIBURÓN!

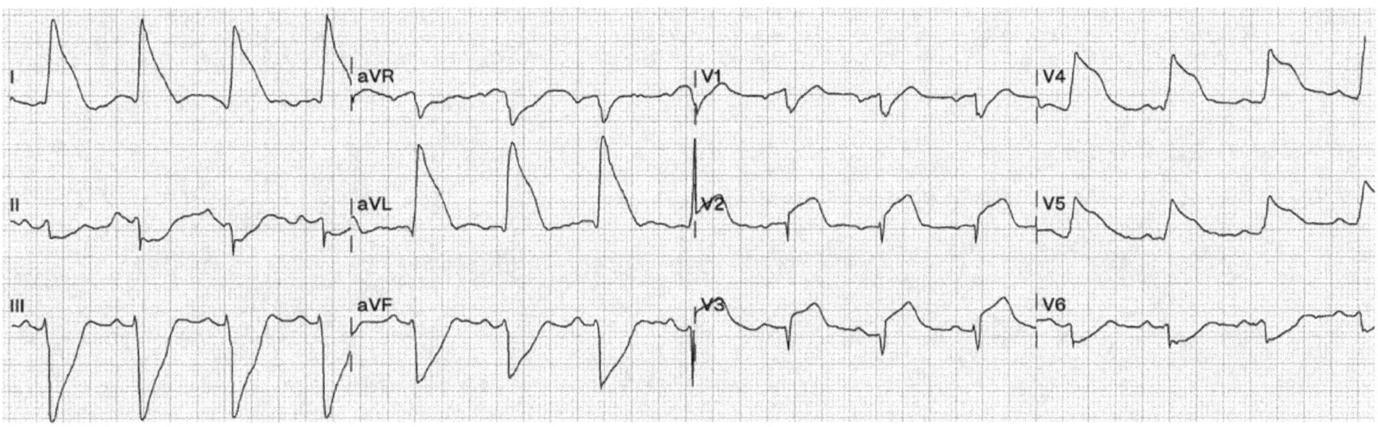

Figura 29-15

La Figura 29-15 muestra la morfología en forma de "aleta de tiburón" del intervalo QRS-T. Esta deflexión consiste en el complejo QRS, el segmento ST y la onda T fusionados en una sola deflexión. NO se trata de un QRS ensanchado. Observe detenidamente las derivaciones con las "aletas de tiburón". ¿Ve alguna onda T separada de la aleta de tiburón?

En este ECG, las aletas de tiburón (si necesita verlas) se encuentran en las derivaciones I, aVL, V4 y V5. Las aletas de tiburón invertidas en las derivaciones III y aVF son recíprocas a los cambios en las derivaciones I y aVL. Este patrón también se denomina patrón lambda, por la letra griega (□). Su causa no está clara, pero parece que la fase 2 del potencial de acción se acorta, lo que disminuye el período refractario de forma muy heterogénea en todas las paredes ventriculares. Esto conduce a la reentrada de fase 2 y a una propensión a la fibrilación ventricular. El pronóstico para estos pacientes es desfavorable y la mortalidad es muy alta. El shock cardiogénico es frecuente. El pronóstico es bastante sombrío.

No confunda este patrón con la transición de la onda T hiperaguda a la elevación del segmento ST, como en la Figura 29-10. En esos casos, ¡la aleta de tiburón está orientada en la dirección incorrecta! La aleta de tiburón siempre debe apuntar de izquierda a derecha.

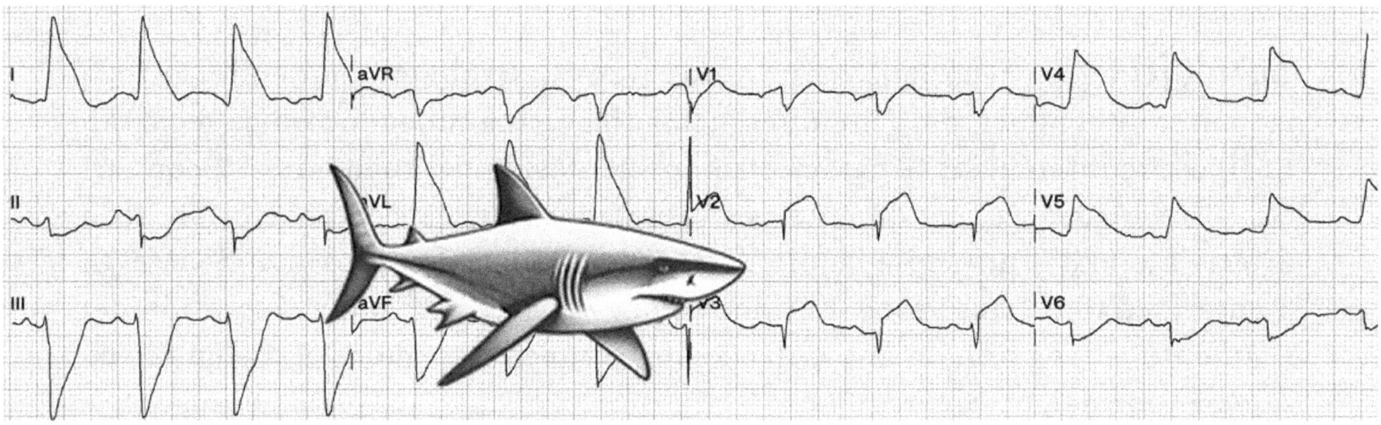

Figura 29-16

El letrero del casco con púas (Pickelhaube)

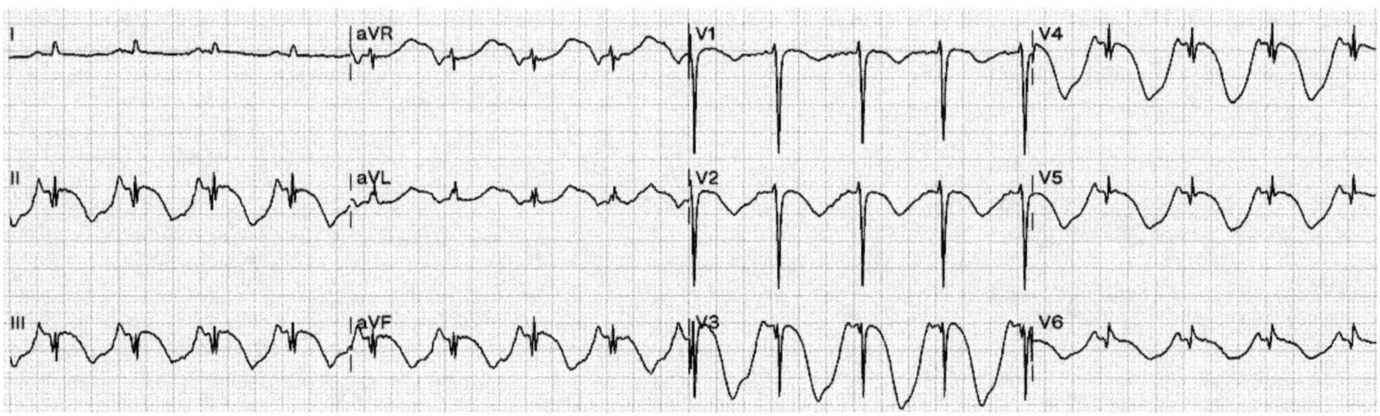

Figura 29-17

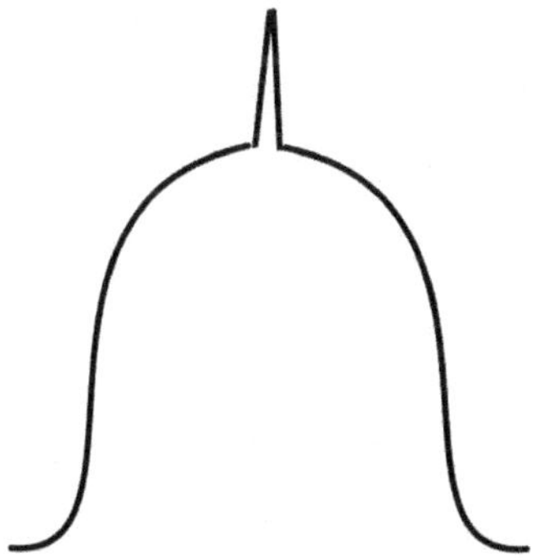

Figura 29-18

El signo del casco con punta recibió su nombre del Pickelhaube, el casco militar alemán con punta utilizado a finales del siglo XIX y principios del XX. El contorno del casco tenía este aspecto (Figura 29-18):

Las deflexiones con el signo del casco con punta pueden confundirse fácilmente con un "artefacto de pulsación" causado por la colocación de los electrodos en las extremidades sobre una arteria pulsátil, generalmente la arteria radial. Aquí hay un ejemplo de un artefacto de pulsación (Figura 29-19):

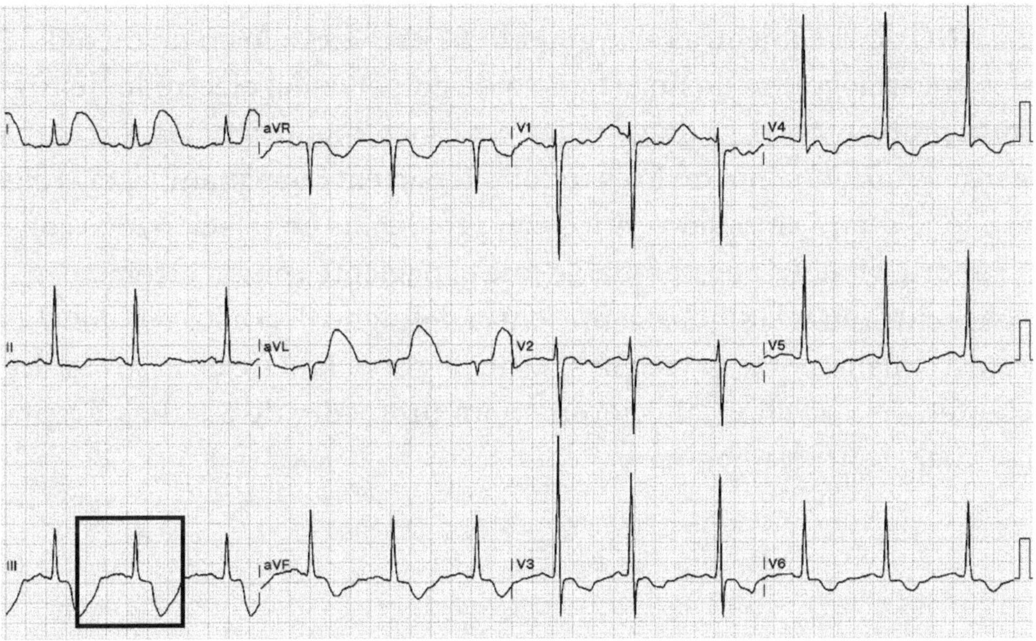

Figura 29-19

Se puede observar una sorprendente similitud al comparar el signo del casco con púas (Figura 29-17, derivaciones II, III, aVF, V4 y V5) con el artefacto de golpeteo del pulso (Figura 29-19, derivación III). La confusión se resuelve fácilmente alejando los electrodos de los pulsos fuertes (incluida la zona apical del precordio). Este artefacto aparece principalmente en las derivaciones de las extremidades del plano frontal, las únicas que probablemente se coloquen sobre un pulso periférico. Teóricamente, un electrodo precordial colocado directamente sobre una pulsación apical muy dinámica en una persona delgada podría tener el mismo efecto.

El signo del casco con púas no es realmente diagnóstico de patología cardíaca; en cambio, se debe a que el electrocardiógrafo detecta señales de otras áreas del cuerpo que presentan patología grave. Originalmente se describió en asociación con patología intraabdominal e intratorácica. En el caso índice, el signo del casco con púas apareció solo en las derivaciones inferiores, lo que llevó a especular que el movimiento del diafragma estaba de alguna manera involucrado. Desde entonces, se ha documentado su aparición en casos de hemorragia intracraneal, sepsis y trastornos metabólicos, lo que refuta el movimiento diafragmático como origen del signo.

Hoy sabemos que la porción ascendente que ocurre antes de la despolarización (QRS) es la repolarización tardía del latido anterior. La onda R se sitúa en la cima, seguida de un segmento ST descendente. Debería ser evidente que el intervalo QT está significativamente prolongado, lo que provoca episodios de torsade de pointes, una consecuencia de la patología subyacente y de este signo.

Observando la Figura 29-17, se puede ver que el signo del casco con púas siempre termina con una onda T profundamente invertida. Esto debería permitir distinguir fácilmente este signo de la elevación del segmento ST de un infarto agudo de miocardio. La inversión de la onda T ocurre solo después de la reperfusión o la resolución del desequilibrio entre la oferta y la demanda, y NO ocurre mientras el segmento ST está elevado en tal medida. Distinguir la apariencia electrocardiográfica de un artefacto de golpeteo del electrodo del signo del casco con púas es más problemático, ya que pueden ser exactamente iguales. Sin embargo, reitero: "¡En electrocardiografía, el contexto lo es todo!". El paciente que manifiesta el signo del casco con púas en su ECG estará en estado crítico con problemas no relacionados con el corazón, a menudo con soporte vital. Es poco probable que el paciente con un artefacto de golpeteo del electrodo se encuentre en tal estado. La presencia del signo del casco con pinchos representa un pronóstico extremadamente grave. En el artículo sobre la serie de casos índice, que consta de ocho pacientes, seis de ellos fallecieron en un promedio de 5,5 días después de que se registrara el primer electrocardiograma.

Lecturas recomendadas

Crinion D, et al. An Ominous ECG Sign in Critical Care. Circulation. 2020;141:2106–2109.

Duque-González L, et al. The U wave: an ignored wave filled with information. Cardiovascular and Metabolic Science. Vol. 32 No. 4; October-December 2021.

Xuexun L, et al. Lambda-like waveform: A new risk predictor of impending malignant arrhythmias in patients with coronary artery disease. Interv. Cardiol. (2020) 12(7), 190-196.

Reproducido del blog de ECG del Dr. Smith

Los siguientes electrocardiogramas se reproducen con la amable autorización del Dr. Stephen W. Smith. Puede encontrar estos y otros casos muy interesantes y educativos en su blog (Blog de ECG del Dr. Smith) en: https://hqmeded-ecg.blogspot.com/

Figura 29-15
Fecha: lunes 11 de junio de 2018
"Shark Fin": A Deadly ECG Sign that you Must Know!

Figura 29-17
Fecha: viernes, 25 de septiembre de 2015
"Spiked Helmet Sign"

Figura 29-19
Fecha: lunes, 5 de diciembre de 2022
"Are these Hyperacute T-waves?"

30

¡Pon tus habilidades en práctica!

Bien… has aprendido mucho. Ahora pongamos en práctica tus nuevos conocimientos y habilidades de interpretación de ECG. Estudia cada electrocardiograma detenidamente. Responde a las preguntas lo mejor que puedas, pero no te preocupes si no sabes todas las respuestas. Algunos de los casos no conducen a un diagnóstico específico. Lo que estás aprendiendo es a utilizar el ECG como herramienta para elaborar un diagnóstico. Pero a veces se necesita algo más que solo el ECG. Tómate tu tiempo, reflexiona… ¡y aprende!

ECG 1

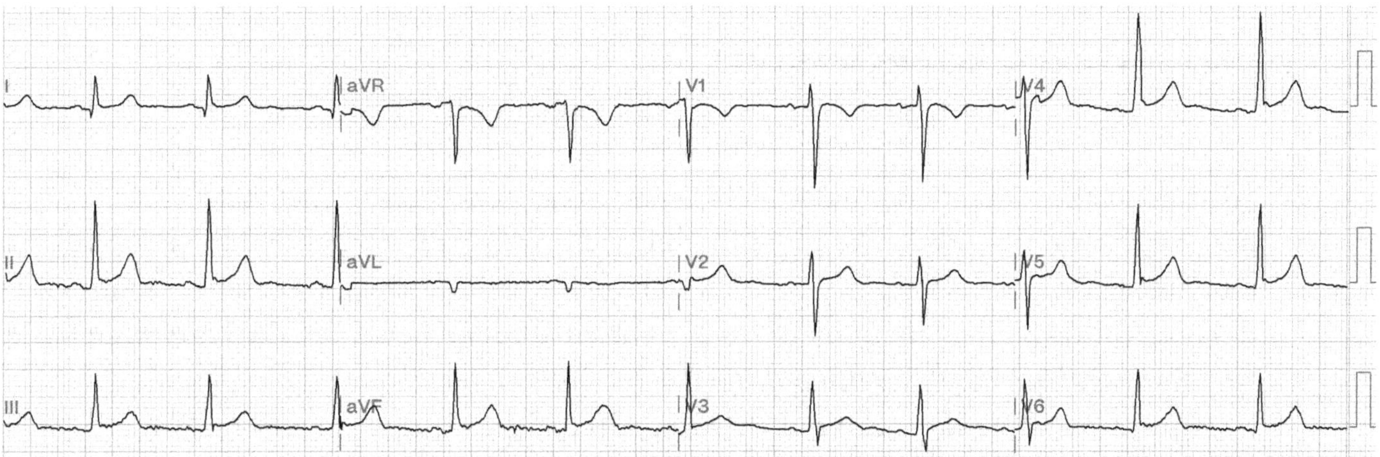

Figura 30-1

1. ¿El ritmo es sinusal? ¿Hay conducción 1:1 en todo el ECG? ¿Hay algún bloqueo?

2. ¿Hay alguna desviación del segmento ST? En caso afirmativo, ¿qué sospecha?

3. ¿Hay alguna depresión del segmento ST? En caso afirmativo, ¿por qué están presentes?

4. Si hay elevaciones del segmento ST, ¿hay cambios recíprocos que las acompañen?

5. ¿Cuál es su diagnóstico para este ECG?

ECG 1 – Discusión

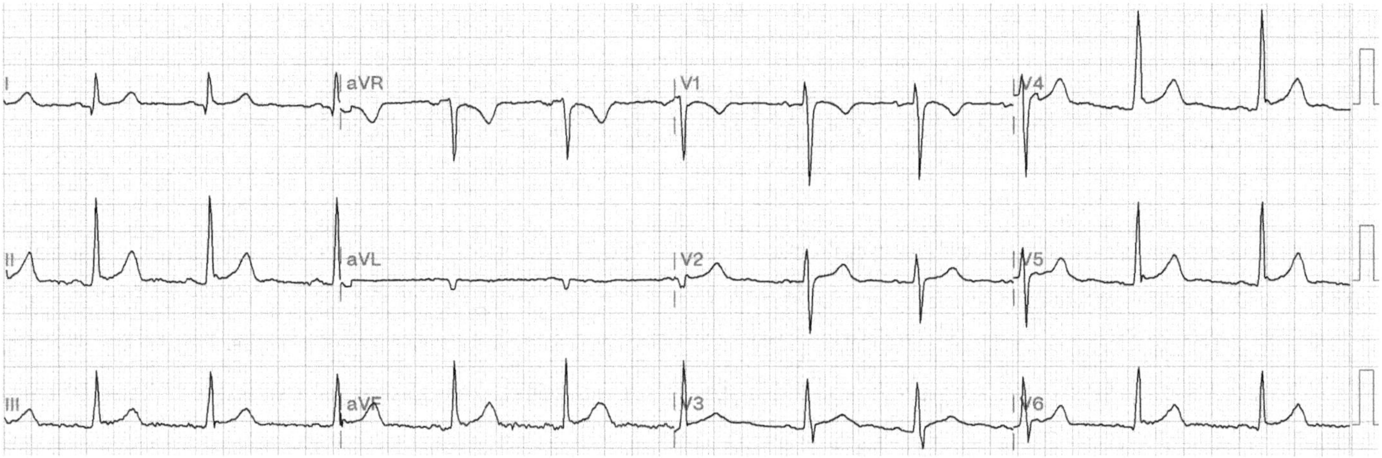

Figura 30-1

1. **¿El ritmo es sinusal? ¿Hay conducción 1:1 en todo el ECG? ¿Hay algún bloqueo?**
   El ritmo es sinusal, la conducción es 1:1 en todo el ECG y no hay bloqueos (SA, AV ni de rama).

2. **¿Hay elevaciones del segmento ST?**
   Sí, hay elevación del segmento ST en las derivaciones II, III, aVF y V3-V6.

3. **¿Hay depresiones del segmento ST? Si es así, ¿por qué están presentes?**
   Hay depresión del segmento ST en la derivación aVR. Es probable que sea recíproca a la elevación del segmento ST en las derivaciones inferiores, particularmente en la derivación II. La derivación aVR es igualmente recíproca a las derivaciones I y II. Normalmente no consideramos la derivación aVR en términos de reciprocidad debido a su ubicación. Puede reaccionar de forma recíproca a todas las derivaciones excepto a la derivación III, ya que es perpendicular a esta última.

4. **Si hay elevaciones del segmento ST, ¿hay cambios recíprocos que las acompañen?**
   Aunque hay elevación del segmento ST en la derivación III, no hay cambio recíproco en la derivación aVL, lo cual sería lo esperado. ¡Esto es importante tenerlo en cuenta!

5. **¿Cuál es su diagnóstico para este ECG?**
   Este paciente presenta los hallazgos clásicos de repolarización precoz o variante normal. Hay una muesca en el punto J en las derivaciones V4-V6. Esto sugiere fuertemente repolarización precoz, si no es diagnóstico. Además, la ausencia de un cambio recíproco en la derivación aVL también es muy sugestiva.

ECG 2

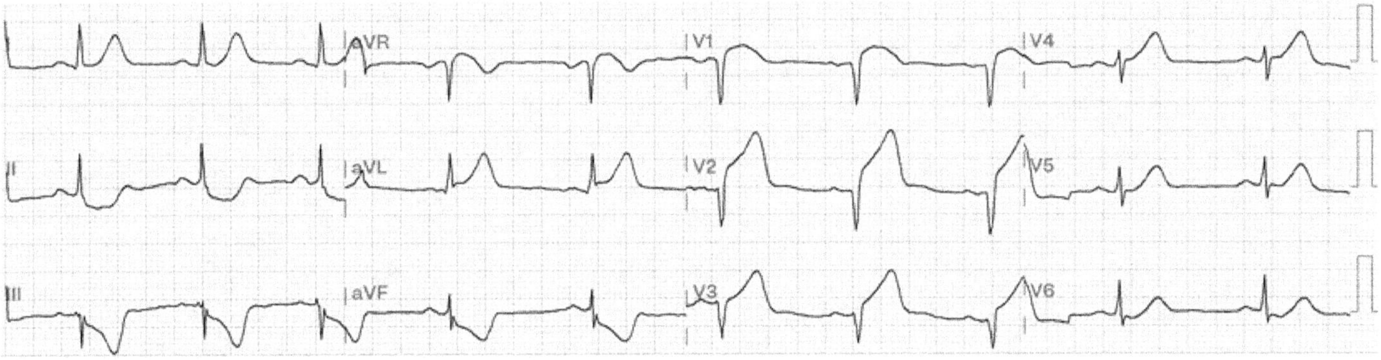

Figura 30-2

1. Si observamos elevación del segmento ST en las derivaciones II, III y aVF, ¿qué tipo de bloqueos es probable que veamos como complicaciones? ¿Qué arterias pueden causar esos bloqueos?

2. Si observamos nuevos bloqueos de rama durante una isquemia miocárdica aguda con elevación del segmento ST, ¿la oclusión de qué arteria es probablemente la causa?

3. ¿Qué vaso está ocluido en este caso?

4. ¿En qué parte de la arteria se localiza la oclusión?

ECG 2 - Discusión

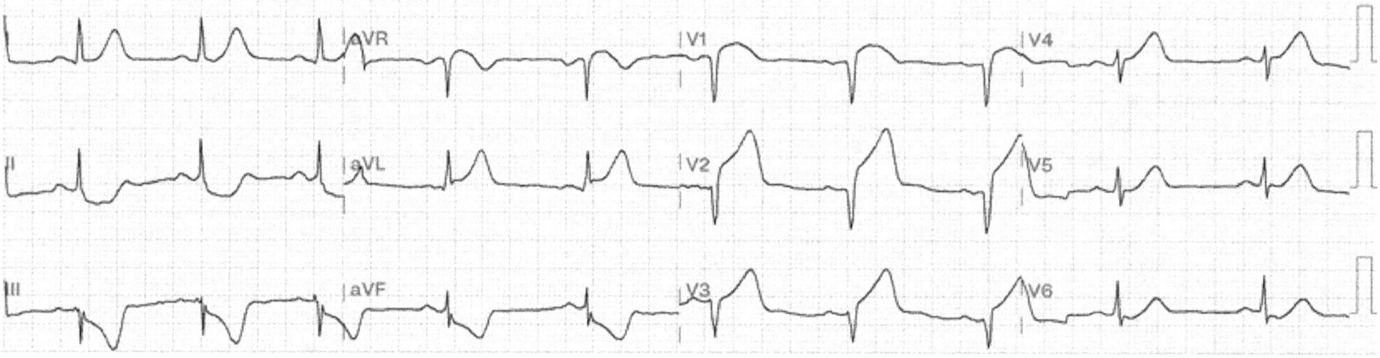

30-2

1. **Si observamos elevación del segmento ST en las derivaciones II, III y aVF, ¿qué tipo de bloqueos es probable que veamos como complicaciones? ¿Qué arterias pueden causar esos bloqueos?**
   Solo dos arterias coronarias irrigan la arteria del nódulo sinusal y la arteria del nódulo auriculoventricular: la arteria coronaria derecha (ACD) o la arteria circunfleja izquierda (ACx). Si bien la arteria descendente anterior izquierda (DAI) a menudo irriga la zona inferoapical, no irriga ninguno de los nódulos.

2. **Si observamos nuevos bloqueos de rama durante una isquemia miocárdica aguda con elevación del segmento ST, ¿la oclusión de qué arteria es probablemente la causa?**
   Un nuevo bloqueo de rama derecha (BRD) puede ser causado por una oclusión de la DAI proximal a S1. Los bloqueos de rama izquierda ya no se consideran evidencia de una oclusión aguda de la DAI.

3. **¿Qué vaso está ocluido aquí?**
   Hay elevación del segmento ST en la derivación aVL, por lo que sabemos que la ACD no puede producirla. Hay elevación del segmento ST en las derivaciones V1 y V2, por lo que sabemos que la ACx no puede causarla. Esto nos deja con la DAI. Se trata de una oclusión proximal clásica de una DAI que probablemente NO sea una arteria "envolvente" de tipo 3.

4. **¿Dónde se localiza la oclusión en la arteria?**
   La elevación del segmento ST en la derivación aVL, junto con la elevación del segmento ST en cualquiera de las derivaciones V1-V3, nos indica que la oclusión es proximal a la primera rama diagonal (D1). (Consulte ECG 5 - Discusión para una explicación más detallada). Pero, ¿también es proximal a la primera rama septal perforante (S1)? La elevación del segmento ST en la derivación aVR (incluso una cantidad mínima) combinada con la depresión del segmento ST en la derivación V5 o V6 indica una

oclusión proximal a S1, y ese es el caso aquí. Aunque la especificidad es mayor con la depresión del segmento ST en la derivación V5, la derivación V6 también es aceptable.

ECG 3

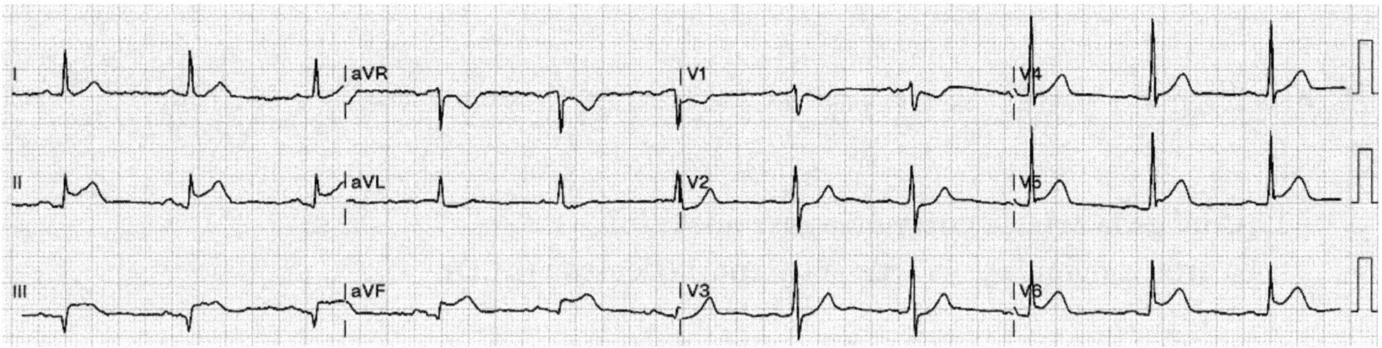

Figura 30-3

La paciente es una mujer de 54 años con dolor torácico subesternal de dos horas de duración. Es fumadora y tiene antecedentes de diabetes tipo 2 e hipertensión.

1. ¿Qué arteria coronaria es la responsable?
2. ¿Qué áreas del ventrículo izquierdo están afectadas?
3. ¿Qué indica la elevación del segmento ST en las derivaciones V4-V6?
4. ¿Qué indican el descenso del segmento ST y la inversión de la onda T en la derivación V1?

ECG 3 - Discusión

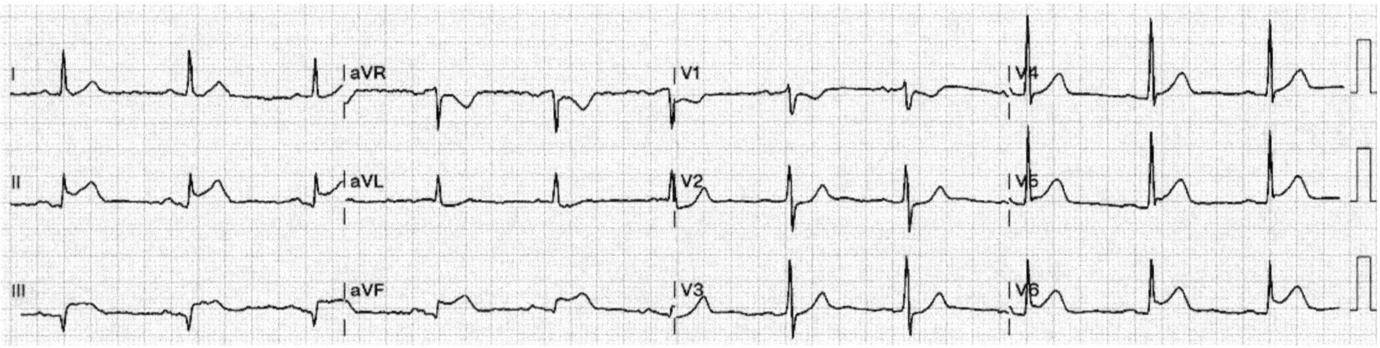

Figura 30-3

1. **¿Cuál es la arteria coronaria responsable?**
   La arteria ocluida es la arteria coronaria derecha (ACD).

2. **¿Qué áreas del ventrículo izquierdo están afectadas?**
   Están afectadas la pared inferior, la pared inferolateral (anteriormente llamada "posterior") y la pared apicolateral.

3. **¿Qué indica la elevación del segmento ST en las derivaciones V4-V6?**
   La elevación del segmento ST en las derivaciones V4-V6 indica la presencia de una distribución extensa de la arteria coronaria derecha (ACD) ("ACD superdominante") en la que las ramas posterolaterales son las principales responsables de la irrigación de la pared apicolateral. Esto sugiere una contribución mínima o nula de la arteria descendente anterior (ADA), la arteria circunfleja (ACx) o la rama intermedia a esa área. Esto podría deberse a una ADA corta, una presencia mínima de la ACx en esa área y la ausencia de una rama intermedia. O bien, podría ser indicativo de enfermedad en esos vasos. La elevación del segmento ST en esas derivaciones NO se debe a "cambios recíprocos", como a veces afirman algunos autores de electrocardiografía. No puede haber un "cambio recíproco a un cambio recíproco".

4. **¿Qué indican el descenso del segmento ST y la inversión de la onda T en la derivación V1?**
   Los cambios en el segmento ST-T en la derivación V1 indican una isquemia/infarto agudo de la pared inferolateral del ventrículo izquierdo. Cuando el Dr. Perloff describió por primera vez el infarto "verdadero posterior" en la década de 1960, describió una onda R alta con un descenso plano del segmento ST y una onda T positiva en la derivación V1. Lo que estaba describiendo era un infarto ya establecido. La onda "R" era en realidad una onda Q, y la "onda T positiva" era una onda T invertida posterior a la reperfusión (como se vería en las derivaciones posteriores). Los cambios de repolarización en la derivación V1 indican una isquemia en curso.

ECG 4

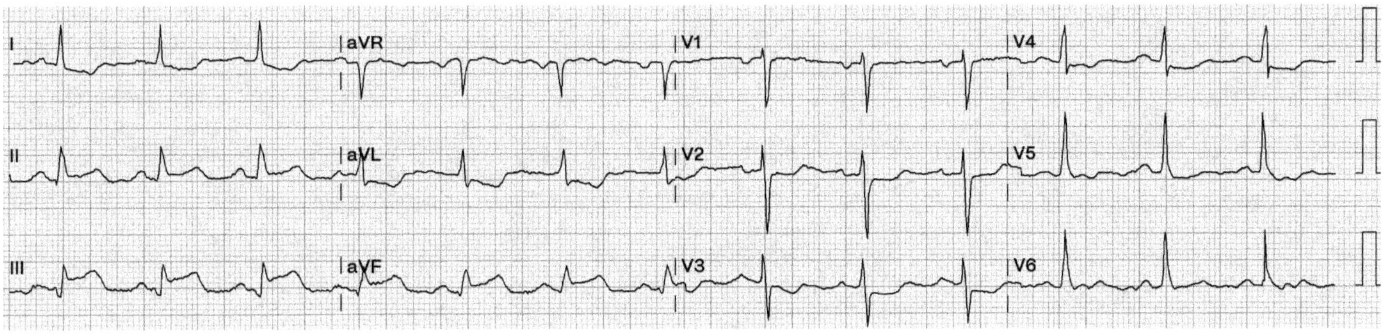

Figura 30-4

¿Qué vaso sanguíneo está ocluido?

¿Dónde está la oclusión?

¿Qué zonas del corazón presentan isquemia (o infarto)?

¿Qué precauciones debe tomar con este paciente?

ECG 4 – Discusión

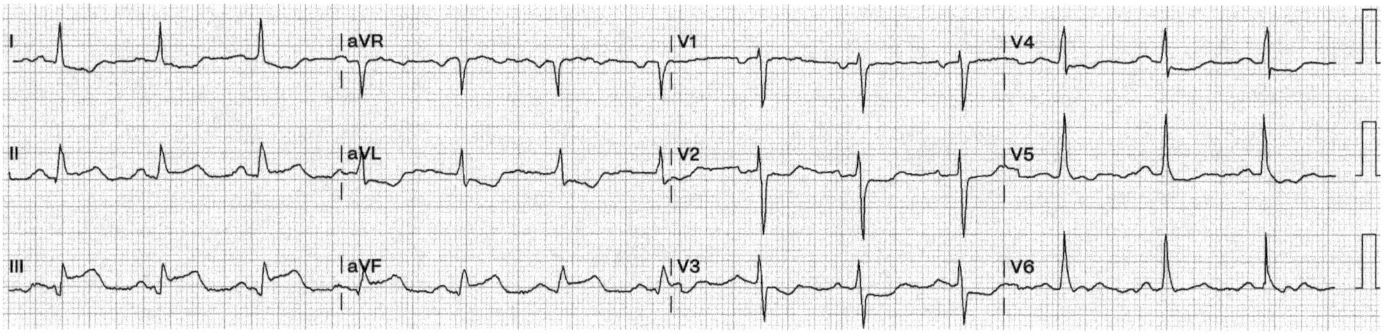

Figura 30-4

1. **¿Qué vaso está ocluido?**
   La arteria coronaria derecha (ACD) está ocluida.

2. **¿Dónde está ocluida?**
   Está ocluida proximal a la arteria marginal. Se trata de una oclusión proximal de la ACD.

3. **¿Qué áreas del corazón presentan isquemia (o infarto)?**
   La pared inferior del ventrículo izquierdo, la pared inferolateral y partes del ventrículo derecho presentan isquemia aguda. La presencia de isquemia de la pared inferior con depresión del segmento ST en las derivaciones V2-V4 indica isquemia inferolateral (anteriormente denominada "posterior"). El hecho de que no haya desviación del segmento ST en la derivación V1 indica que la elevación del segmento ST de un infarto de miocardio del ventrículo derecho se ve compensada por la elevación del segmento ST que observaríamos en las derivaciones V7-V9 si se hubieran registrado.

4. **¿Qué precauciones se deben tomar con este paciente?**
   Estos pacientes son propensos al colapso cardiovascular debido a la disminución del gasto cardíaco causada por la insuficiencia del ventrículo derecho. Se tratan con bolos de líquidos y se deben colocar dos vías intravenosas de gran calibre.

ECG 5

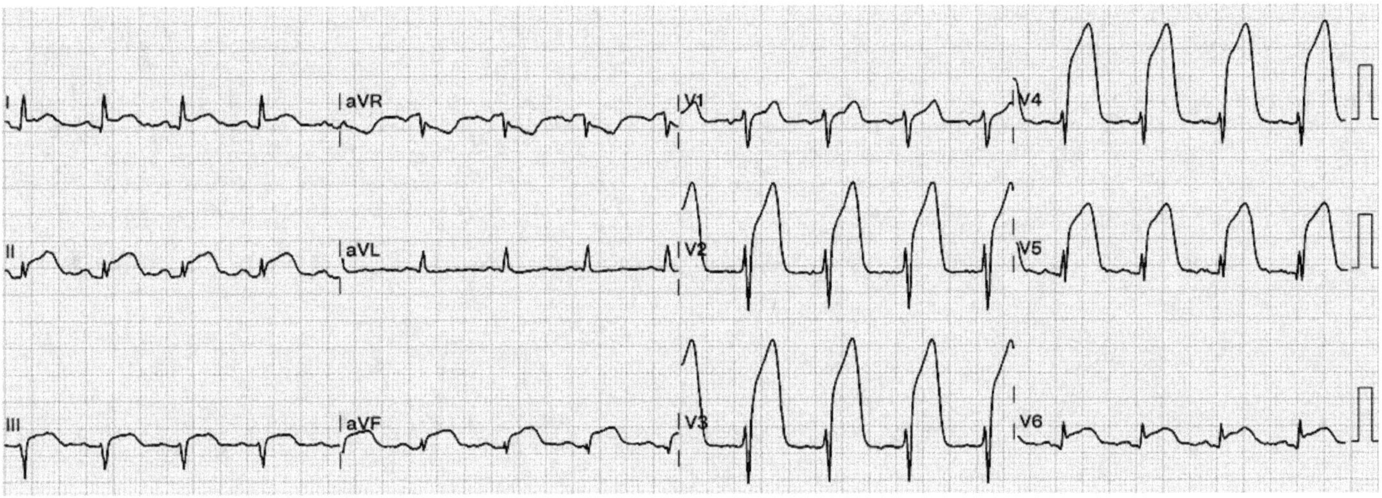

Figura 30-5

¿Qué arteria coronaria está ocluida?

¿En qué parte de la arteria se localiza la oclusión? ¿Cómo se sabe dónde está ocluida la arteria?

¿Por qué no hay desviación del segmento ST en la derivación aVL?

¡Las ondas ST-T en las derivaciones V2-V5 son enormes ("en forma de lápidas")! ¿Por qué son tan pequeñas en las derivaciones V1 y V6?

ECG 5 – Discusión

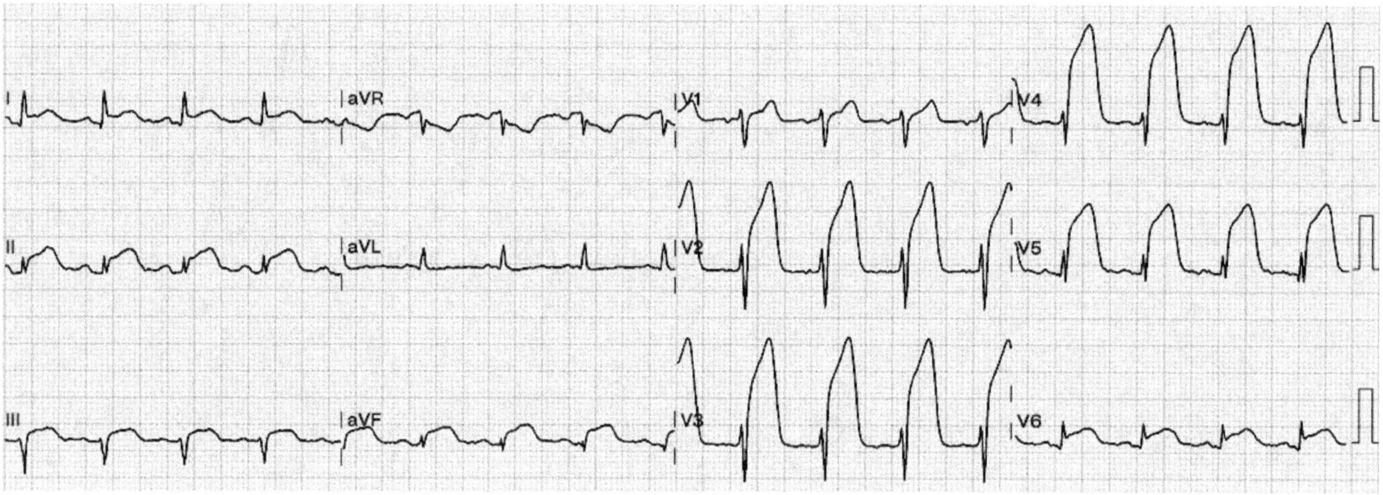

Figura 30-5

1. **¿Qué arteria coronaria está ocluida?**
   La arteria responsable es la DAI.

2. ¿En qué parte de la arteria se localiza la oclusión? ¿Cómo se sabe dónde está ocluida la arteria?
   Esta es una explicación compleja, así que preste mucha atención. Primero determinamos si la DA está ocluida proximal o distal a la primera rama diagonal (D1). Aunque puede haber tres o cuatro (ocasionalmente más) ramas diagonales, consideramos que D1 es la única importante. En realidad, D1 puede ser muy pequeña y contribuir muy poco a la circulación de las paredes ventriculares, mientras que una segunda rama diagonal es la principal fuente de suministro de sangre, pero eso no importa. Pensar en términos de la primera rama diagonal nos dirá lo que queremos saber.

   Para determinar si la oclusión es proximal a D1, buscamos la afectación de la derivación aVL. Específicamente, buscamos elevación del segmento ST en esa derivación que abarca el área basolateral (anteriormente "lateral alta") de la pared ventricular. Eso es un comienzo, pero no es suficiente. La oclusión proximal de la circunfleja izquierda (ACx) también puede causar elevación del segmento ST en la derivación aVL, no con frecuencia, pero puede verse ocasionalmente. Por lo tanto, para distinguir la elevación del segmento ST en la derivación aVL entre la oclusión de la DA o la ACx, añadimos un requisito más: elevación del segmento ST en cualquier derivación de V1 a V3. Recuerde: según el Método de Eliminación Diagnóstica de Jones, la oclusión de la ACx NO causa elevación del segmento ST en esas derivaciones. Por lo tanto, si hay elevación del segmento ST en la derivación aVL y en cualquier derivación de V1 a V3, la oclusión está en la DA, proximal a la primera rama diagonal, o D1.

"Pero Dr. Jones", exclama usted. "¡Una oclusión proximal de la coronaria derecha (ACD) también puede causar elevación del segmento ST en las derivaciones precordiales derechas!" Y tendría razón, pero de nuevo, según el Método de Eliminación Diagnóstica de Jones, la ACD no causa elevación del segmento ST en la derivación aVL. Bien... eso fue fácil. Ahora preste mucha atención a la siguiente parte...

Cuando buscamos la elevación del segmento ST en la derivación aVL, encontramos que la línea de base es absolutamente isoeléctrica: no hay desviación del segmento ST en ninguna dirección. Sin embargo, aún podemos determinar si la oclusión es proximal a D1. Mire la derivación I. Hay una elevación obvia del segmento ST allí. La derivación I comparte la misma área de la pared basolateral que la derivación aVL. Si hay elevación del segmento ST en la derivación I, también debería haber elevación del segmento ST en la derivación aVL. Ahora, centrémonos brevemente en las derivaciones inferiores. Hay elevación del segmento ST en todas las derivaciones inferiores, pero menos elevación en la derivación III. ¿Esto genera alguna señal de alarma? ¿No hay elevación del segmento ST en la derivación aVL cuando debería haberla, y hay menos elevación del segmento ST en la derivación III de lo esperado?

Ha habido una cancelación de fuerzas entre las derivaciones III y aVL. No pueden reaccionar recíprocamente porque ambas áreas están isquémicas. Por lo tanto, sus fuerzas se anulan mutuamente. Parecería que la elevación del segmento ST en la derivación III fue mayor que en la derivación aVL porque la cancelación ha llevado la derivación aVL a la línea de base, mientras que aún se conserva cierta elevación del segmento ST en la derivación III. Así que SÍ hay elevación del segmento ST en la derivación aVL; simplemente no podemos verla debido a la cancelación de fuerzas. Aunque la elevación del segmento ST de aVL fue eliminada por el electrocardiógrafo, la isquemia miocárdica debajo de la derivación aVL todavía está presente e inalterada. Por lo tanto, la arteria descendente anterior (ADA) está ocluida proximal a la primera rama diagonal (D1).

Determinamos si la ADA está ocluida proximal a la primera rama septal perforante (S1) si hay elevación del segmento ST en la derivación aVR y/o depresión del segmento ST en la derivación V5. Si no en la derivación V5, entonces en la derivación V6. Un nuevo patrón completo de bloqueo de rama derecha (BRD) en la derivación V1 también indica oclusión proximal a S1. Ninguno de estos signos está presente en este ECG.

3. **¿Por qué no hay desviación del segmento ST en la derivación aVL?**
Cancelación de fuerzas con la derivación III.

4. **Las ondas ST-T en las derivaciones V2-V5 son enormes ("ondas en forma de lápida")! ¿Por qué son tan pequeñas en las derivaciones V1 y V6?**
   Las derivaciones V1 y V6 pueden actuar recíprocamente como las derivaciones III y aVL, o pueden experimentar una cancelación de fuerzas, también como las derivaciones III y aVL. En este caso, probablemente han experimentado su propia cancelación de fuerzas.

ECG 6

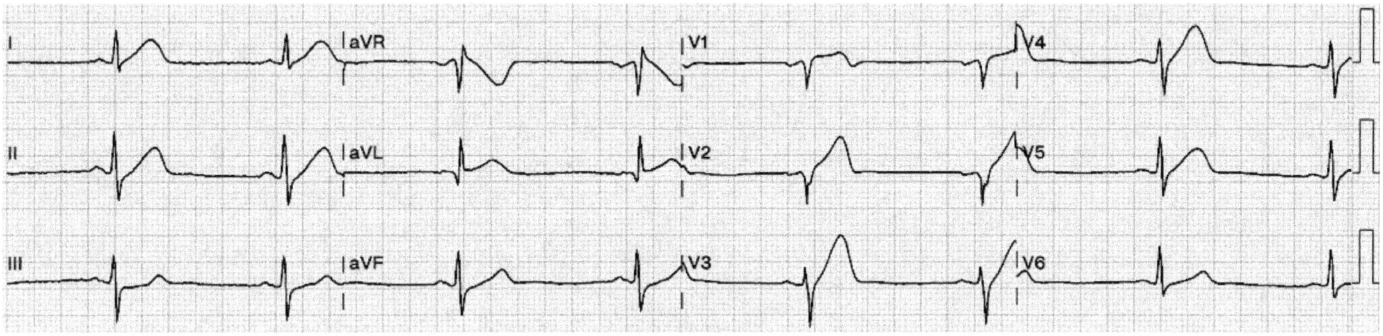

Figura 30-6

1. ¿Qué vaso está ocluido y dónde se localiza la oclusión?

2. ¿Qué derivaciones presentan ondas T hiperagudas?

3. ¿Por qué hay una onda T hiperaguda en la derivación II cuando las derivaciones III y aVF muestran depresión del segmento ST?

4. Además de su tamaño (magnitud), ¿qué más observa en las ondas T hiperagudas?

5. Las derivaciones V1 y V2 presentan complejos QS. ¿Esa zona ya ha sufrido un infarto? ¿Y qué área exploran esas derivaciones?

ECG 6 – Discusión

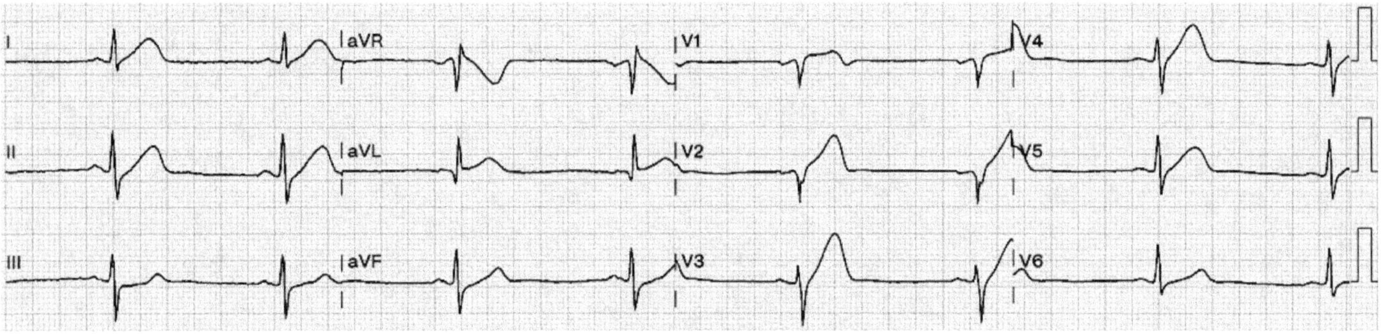

Figura 30-6

1. **¿Qué vaso está ocluido y dónde se localiza la oclusión?**
   Hay una oclusión de la arteria descendente anterior (DA) proximal a D1 pero distal a S1.

2. **¿Qué derivaciones presentan ondas T hiperagudas?**
   Derivaciones I, II, aVR (no olvide que las ondas T hiperagudas también pueden estar invertidas), V2-V5.

3. **¿Por qué hay una onda T hiperaguda en la derivación II cuando las derivaciones III y aVF muestran depresión del segmento ST?**
   La derivación II también es una derivación izquierda, al igual que las derivaciones I, aVL, V5 y V6.

4. **Además de su tamaño (magnitud), ¿qué más observa en las ondas T hiperagudas?**
   Todas comienzan en el punto J. Prácticamente no hay segmento ST.

5. **Las derivaciones V1 y V2 presentan complejos QS. ¿Ya se ha producido un infarto en esa zona? ¿Y qué área registran esas derivaciones?**
   Las ondas Q patológicas no se desarrollan mientras la isquemia se encuentra en la fase hiperaguda. Las ondas Q pueden desarrollarse muy pronto, pero no son ondas Q de infarto. Se deben a una conducción lenta a través del miocardio isquémico. Sospecho que los electrodos de las derivaciones V1 y V2 se han colocado demasiado altos, ya que ambas ondas P son completamente negativas. ¿Podría haber un infarto de miocardio septal previo? Un infarto septal sería muy improbable. Los complejos QS en las derivaciones V1 y V2 se estudiaron en 2004 en el Centro Médico de la UCLA y se descubrió que rara vez estaban relacionados con un infarto de miocardio, y en los pocos casos en que lo estaban, se presentaba como un infarto anterior o apical, no septal. Dado que el impulso de despolarización comienza en la parte inferior del septo,

los cambios en las derivaciones V1 y V2 reflejarán la pared anterior y el área apical más que el septo. La parte superior del septo no se registra en el ECG porque se activa más de 40 ms después del inicio del QRS. Un infarto del septo no se presentaría como ondas Q en las derivaciones V1 y V2. Las derivaciones V1 y V2 registran el ventrículo derecho.

ECG 7

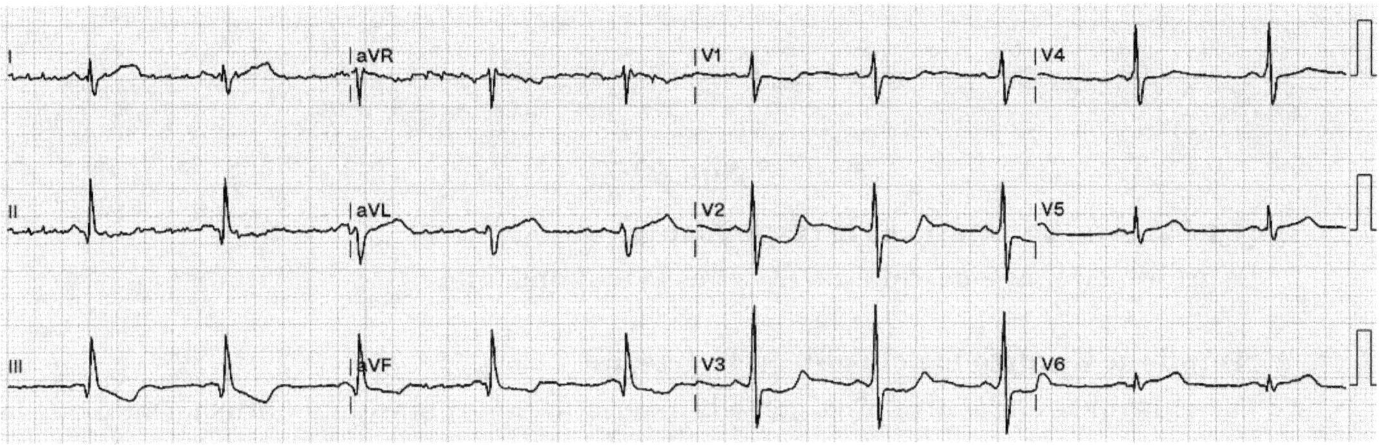

Figura 30-7

1. ¿Cuál es la arteria coronaria responsable?

2. ¿En qué parte de la arteria se localiza la oclusión?

3. ¿Es esta arteria dominante o no dominante? ¿Cómo lo sabe?

4. ¿Podría una oclusión de esta arteria causar un problema en el nódulo sinusal y/o en el nódulo auriculoventricular? En caso afirmativo, ¿en cuál de los dos?

ECG 7 – Discusión

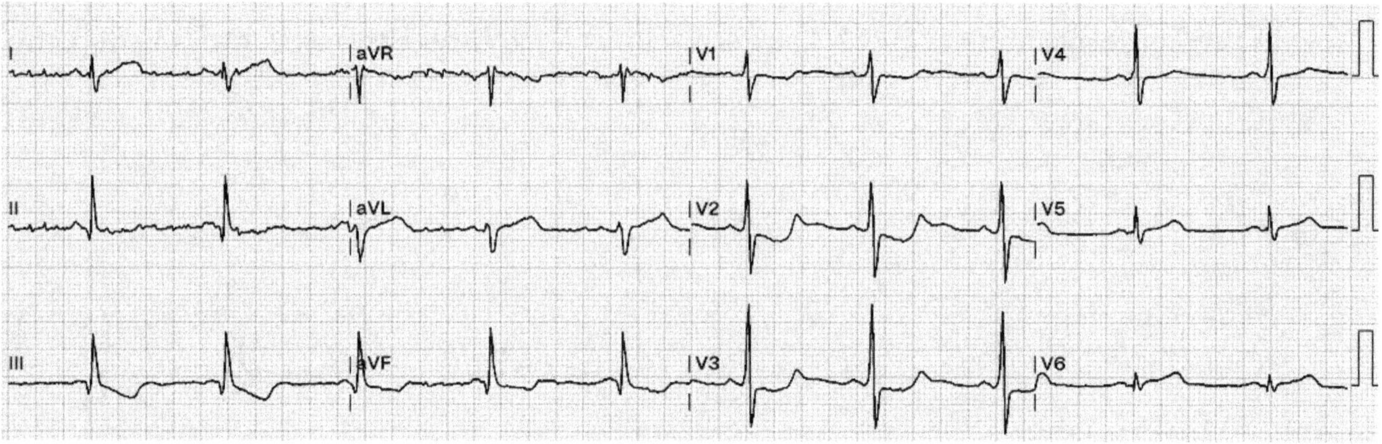

Figura 30-7

1. **¿Qué arteria coronaria es la responsable?**
   La arteria circunfleja izquierda (ACx) es la responsable.

2. **¿Dónde se localiza la oclusión en la arteria?**
   La oclusión se encuentra proximal a la arteria (o rama) marginal obtusa. Dado que la rama marginal obtusa irriga aproximadamente la misma zona que la primera diagonal (D1) de la descendente anterior izquierda (DAI), su oclusión (o una oclusión proximal a su origen en la ACx) provocará isquemia en el área basolateral con elevación del segmento ST en las derivaciones I y aVL.

3. **¿Es esta arteria dominante o no dominante? ¿Cómo lo sabe?**
   Esta es una ACx no dominante porque una oclusión proximal ha provocado isquemia en un área irrigada por su rama posterolateral sin causar elevación del segmento ST en las derivaciones II, III o aVF. Dado que la rama posterolateral se origina en la ACx antes de su terminación como arteria descendente posterior (ADP), la ausencia de la ADP en su forma no dominante no afecta a la rama posterolateral. Por lo tanto, la oclusión de una ACx no dominante puede producir isquemia en el área inferolateral sin causar isquemia en las zonas que monitorizan las derivaciones II, III y aVF.

4. **¿Podría una oclusión de esta arteria causar un problema en el nodo sinusal y/o el nodo AV? Si es así, ¿en cuál?**
   Cuando no es dominante, la ACx no irriga el nodo AV; sin embargo, sí irriga el nodo SA y la aurícula derecha en el 45% de los casos, lo cual no tiene relación con la dominancia.

ECG 8

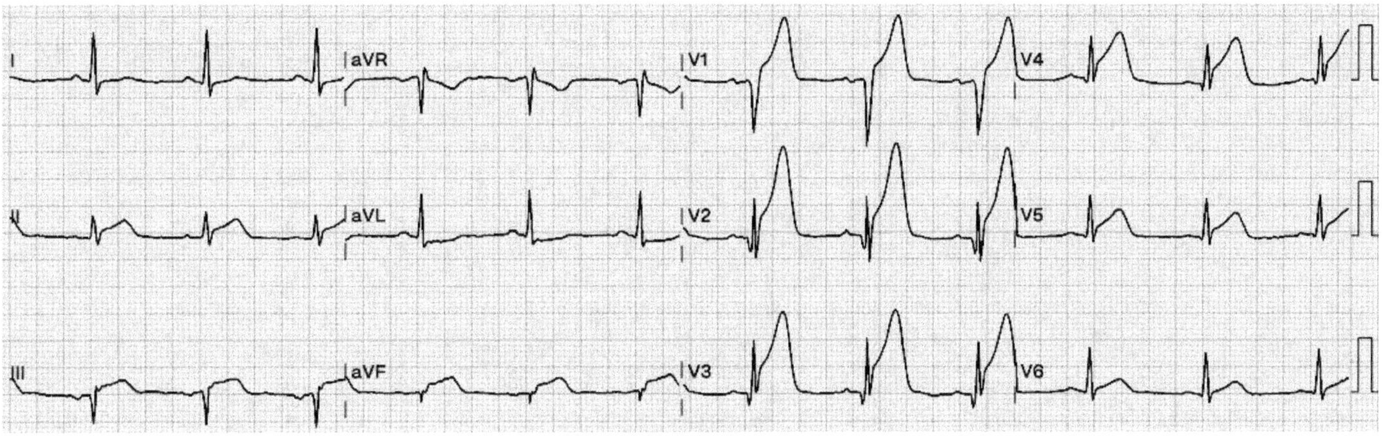

Figura 30-8

1. ¿Cuál es la arteria coronaria responsable?

2. ¿Dónde se localiza la oclusión en esta arteria? ¿Cómo lo sabe?

3. Hay una elevación significativa del segmento ST y una onda T hiperaguda prominente en la derivación V1. ¿Esto indica una oclusión proximal a la primera rama septal perforante (S1)?

4. ¿Qué grado de isquemia presenta y qué información le proporciona esto sobre este evento cardíaco?

ECG 8 – Discusión

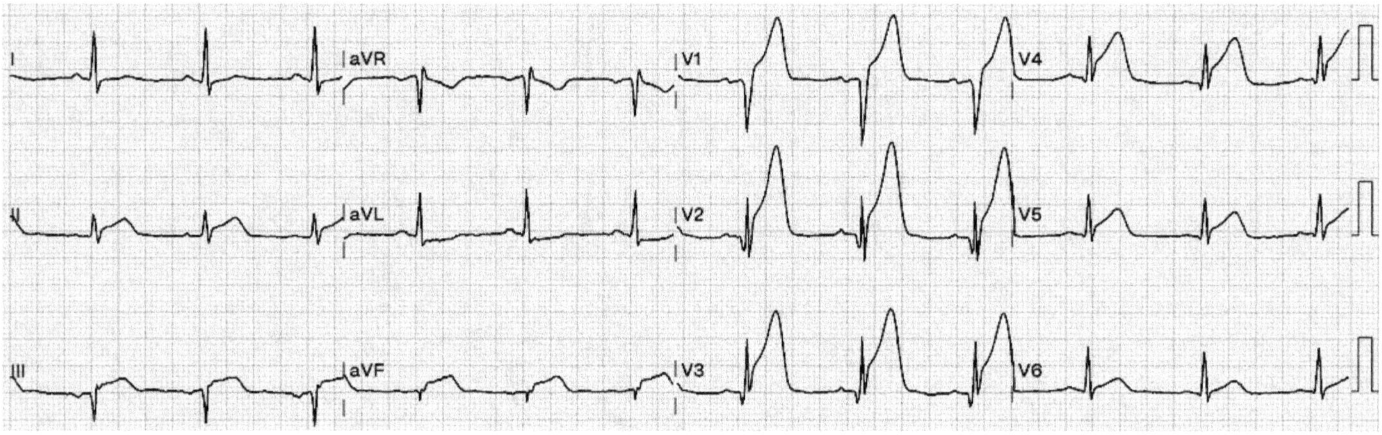

Figura 30-8

1. **¿Cuál es la arteria responsable de la oclusión coronaria?**
   La arteria responsable es la descendente anterior izquierda (DAI). Esta DAI es de tipo 3, una DAI "envolvente" que irriga al menos el 25% de la pared inferior del ventrículo izquierdo. Aproximadamente el 75-80% de las personas tienen una DAI de tipo III (¡yo tengo una!).

2. **¿Dónde se localiza la oclusión en esta arteria? ¿Cómo lo sabe?**
   La oclusión es distal a D1 porque no hay elevación del segmento ST en la derivación aVL. La derivación aVL puede reaccionar de forma recíproca a los cambios en las derivaciones inferiores, especialmente en la derivación III. Un área vascular debe ser no isquémica para reaccionar de forma recíproca en un ECG de 12 derivaciones.

3. **Hay elevación del segmento ST y una onda T hiperaguda grande en la derivación V1. ¿Esto indica una oclusión proximal a la primera perforante septal (S1)?**
   Los cambios en la derivación V1 reflejan lo que sucede en el septo interventricular, aproximadamente a mitad de camino entre la base y el ápex. La primera despolarización ventricular ocurre allí, y eso es todo lo que la derivación V1 puede registrar. El septo más proximal no se puede visualizar directamente en un ECG, excepto como una muesca en el QRS de la derivación V3 o V4. Esto se debe a que la onda de despolarización no llega al septo basal (proximal) hasta después de los primeros 0,04 segundos de activación.

4. **¿Qué grado de isquemia es este y qué le indica sobre este evento cardíaco?**
   Observando las derivaciones V2, V3 y probablemente V4, se puede ver una pérdida muy evidente de la onda S en las derivaciones donde se esperaría una onda S significativa. Esto se clasifica como isquemia de grado III de Birnbaum-Sclarovsky. ¡Es el peor grado! Este corazón no tenía absolutamente ninguna protección: ni circu-

lación colateral ni preacondicionamiento isquémico. Habrá una pérdida significativa de miocardio. Establecer al menos algo de reperfusión será difícil, si no imposible. ¡Un pronóstico muy malo!

ECG 9

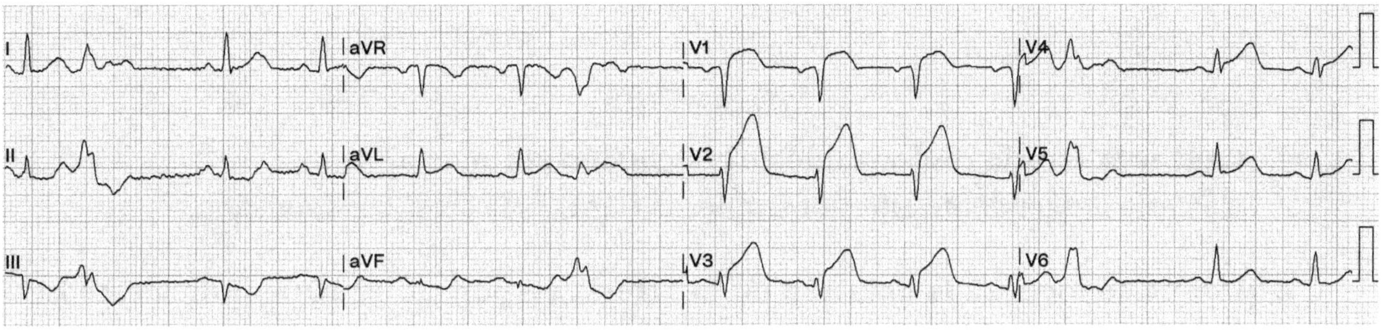

Figura 30-9

1. ¿Cuál es la arteria coronaria responsable?

2. ¿Dónde se localiza la oclusión en la arteria responsable? ¿Qué indica este electrocardiograma sobre la ubicación de la oclusión?

3. Dos hallazgos en este electrocardiograma descartarían inmediatamente a dos de las tres arterias coronarias como responsables. ¿Cuáles son?

4. Hay pausas en el ritmo cardíaco. ¿Está el infarto de miocardio causando un bloqueo en el nódulo auriculoventricular?

ECG 9 – Discusión

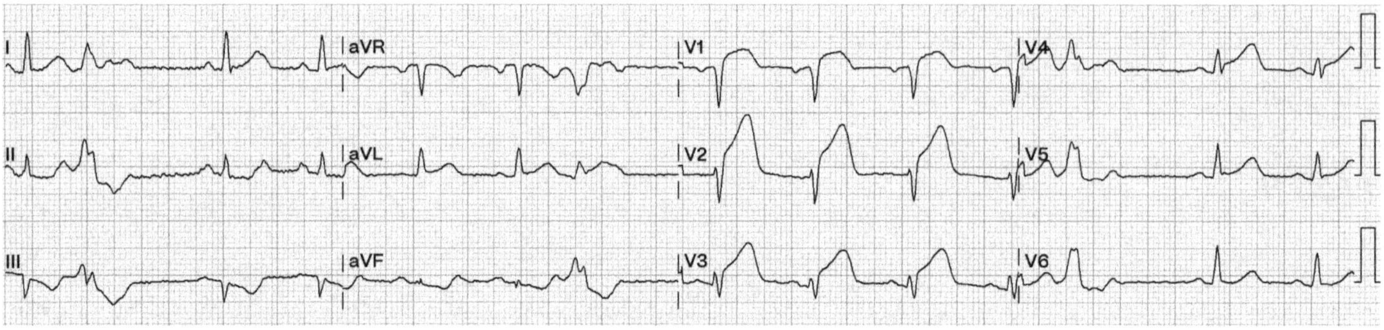

Figura 30-9

1. **¿Cuál es la arteria responsable de la oclusión coronaria?**
   La arteria descendente anterior izquierda (DAI) es la arteria responsable.

2. **¿Dónde se localiza la oclusión en la arteria responsable? ¿Qué indica este ECG sobre la localización de la oclusión?**
   La oclusión es proximal a D1 pero distal a S1. La combinación de elevación del segmento ST en la derivación aVL con elevación del segmento ST en cualquiera de las derivaciones precordiales derechas (V1-V3) indica una oclusión proximal a D1. La oclusión proximal a S1 se indica por la elevación del segmento ST (incluso leve) en la derivación aVR y/o depresión del segmento ST en la derivación V5. Si no está presente en V5, entonces en V6. También podría manifestarse como un nuevo bloqueo completo de rama derecha. Nada de esto está presente en este ECG. Por lo tanto, la oclusión es proximal solo a D1.

3. **Dos hallazgos en este ECG descartarían inmediatamente dos de las tres arterias coronarias como responsables. ¿Cuáles son?**
   La elevación del segmento ST en la derivación aVL descarta la arteria coronaria derecha (ACD) como responsable, mientras que la elevación del segmento ST en cualquiera de las derivaciones V1-V3 descarta la arteria circunfleja izquierda (ACx) como responsable.

4. **Hay pausas en el ritmo. ¿El infarto de miocardio está causando un bloqueo en el nodo AV?**
   Las oclusiones de la DAI no causan bloqueos en los nodos SA o AV. Probablemente se trate de pausas compensatorias (en lugar de no compensatorias) posteriores a los latidos ectópicos ventriculares.

ECG 10

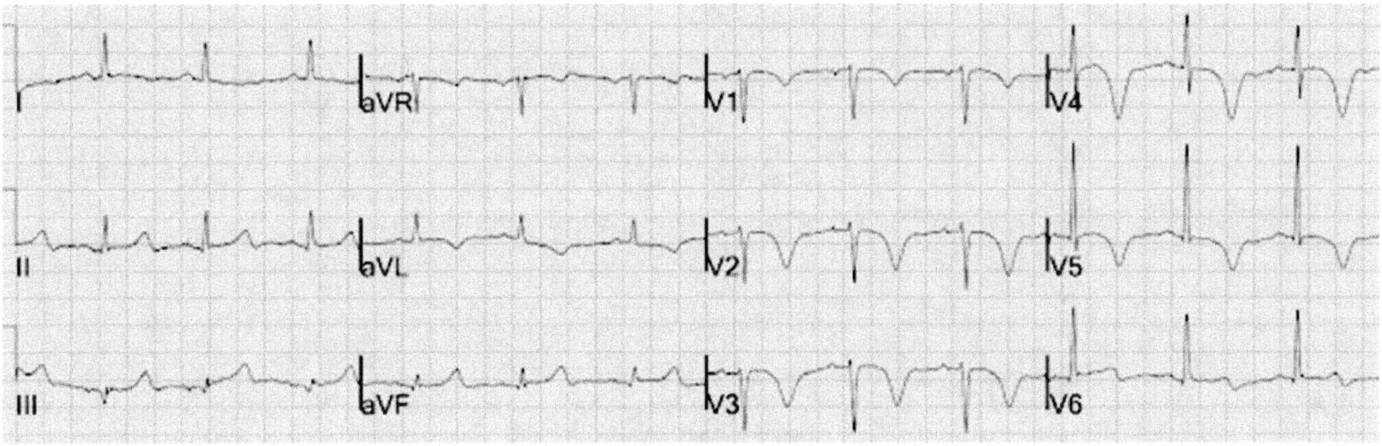

Figura 30-10

Este electrocardiograma se registró en un hombre de 48 años que llegó a urgencias tras experimentar dolor en el pecho mientras corría. Los paramédicos le administraron nitroglicerina y ahora no presenta ningún dolor. Solicita que le den el alta.

1. ¿Cuál es su diagnóstico?
2. ¿Qué ha sucedido exactamente?
3. ¿Este paciente sigue corriendo algún riesgo?
4. ¿Cómo describiría las ondas T en este ECG? ¿Son tranquilizadoras?

ECG 10 – Discusión

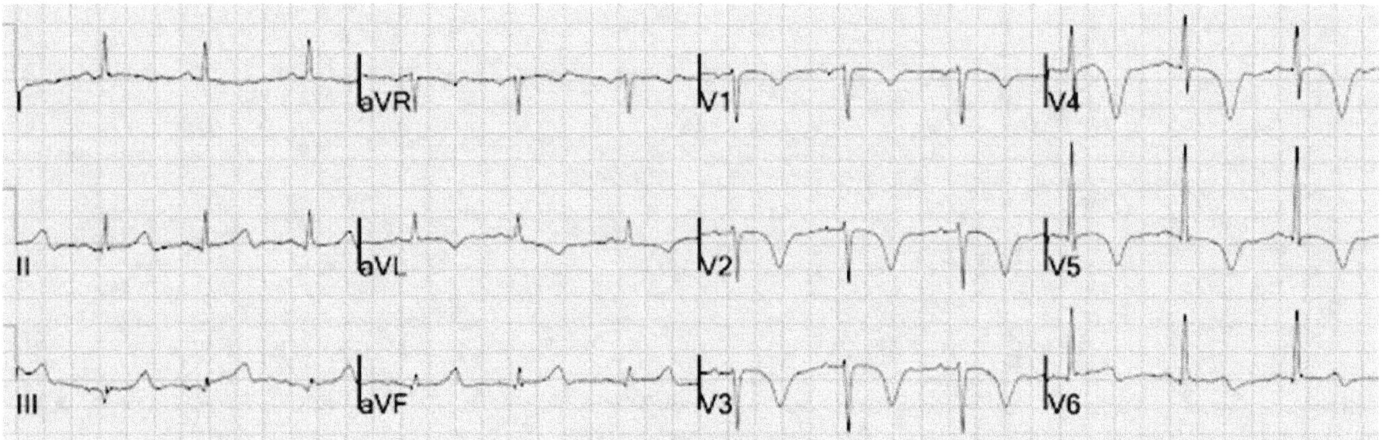

Figura 30-10

Este electrocardiograma se registró en un hombre de 48 años que llegó a urgencias tras experimentar dolor torácico mientras corría. Los paramédicos le administraron nitroglicerina y ahora no presenta ningún dolor. Solicita que le den el alta.

1. **¿Cuál es su diagnóstico?**
   Síndrome de Wellens.

2. **¿Qué ha sucedido exactamente?**
   El paciente experimentó una oclusión momentánea de la arteria descendente anterior proximal que se reperfundió espontáneamente.

3. **¿Este paciente sigue corriendo algún riesgo?**
   ¡Absolutamente! La placa rota que provocó la oclusión coronaria proximal inicial sigue presente y puede volver a ocluirse en cualquier momento.

4. **¿Cómo describiría las ondas T de este electrocardiograma? ¿Son tranquilizadoras?**
   Son ondas T de reperfusión, y solo son tranquilizadoras por el momento. El hecho es que este paciente podría sufrir una nueva oclusión en cualquier momento.

ECG 11

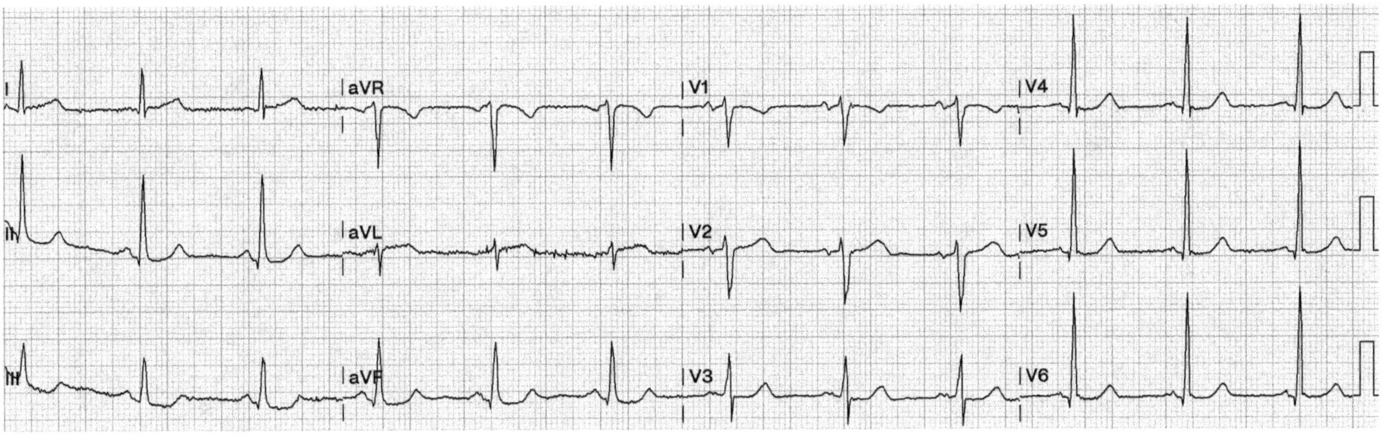

Figura 30-11

Este electrocardiograma pertenece a una mujer de 61 años que estaba paseando por el parque cuando experimentó opresión en el pecho y disnea leve.

1. ¿Se trata de a) un infarto de miocardio con elevación del segmento ST (STEMI), b) isquemia subendocárdica generalizada, c) un ECG normal o d) un infarto de miocardio oclusivo (OMI)?

2. Explique y justifique su elección.

3. ¿Habrían sido útiles derivaciones adicionales, además de las 12 mostradas, para llegar a un diagnóstico?

4. ¿Existe algún signo que sugiera isquemia epicárdica aguda?

ECG 11 – Discusión

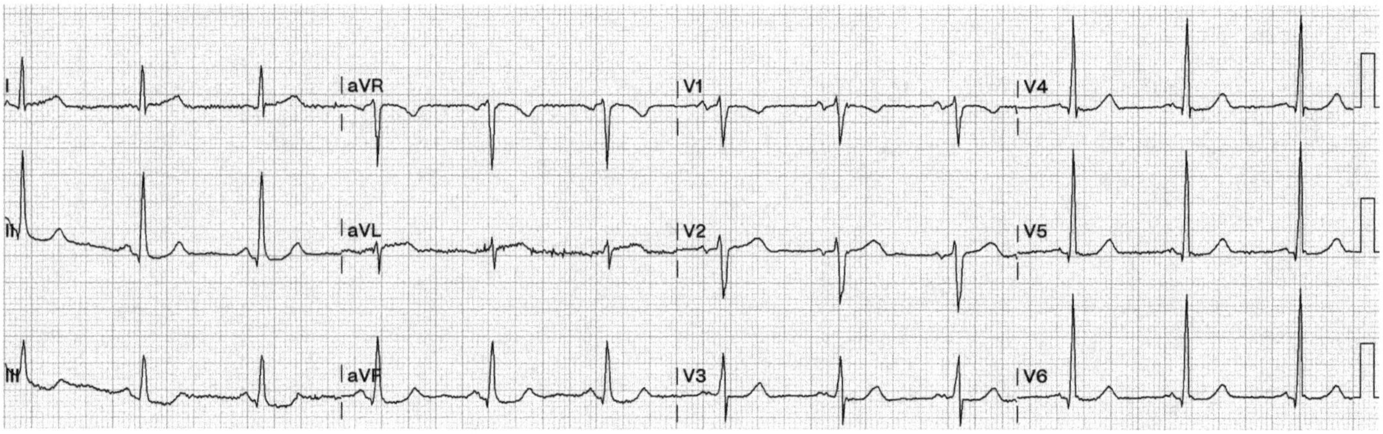

Figura 30-11

Este electrocardiograma pertenece a una mujer de 61 años que salió a caminar por el parque cuando presentó opresión en el pecho y disnea leve.

1. **¿Se trata de a) un STEMI, b) isquemia subendocárdica generalizada, c) un ECG normal o d) un OMI?**
   Esto no cumple con los criterios de "STEMI", por lo que no podemos clasificarlo como tal. No hay isquemia subendocárdica generalizada. Definitivamente NO es un ECG normal. Hay evidencia electrocardiográfica de un infarto de miocardio por oclusión (OMI). Para el manejo de esta paciente, también se requerirían ECGs seriados, troponinas seriadas y un ecocardiograma.

2. **Explique y justifique su elección.**
   Hay una sutil elevación del segmento ST en las derivaciones I y aVL, con una depresión recíproca del segmento ST más evidente en las derivaciones inferiores. Recuerde la regla de Jones: Cualquier depresión del segmento ST en el ECG de un paciente con dolor torácico creíble es un cambio recíproco hasta que se demuestre lo contrario.

3. **¿Habrían sido útiles derivaciones adicionales, además de las 12 mostradas, para realizar el diagnóstico?**
   Probablemente no. No hay inconveniente en registrar derivaciones adicionales (ECG del lado derecho o derivaciones posteriores), pero no creo que hubieran sido útiles en este caso.

4. **¿Existe algún signo sugestivo de isquemia epicárdica aguda?**
   La derivación aVL muestra un signo de Jones clásico con un segmento ST que comienza en el punto J y se desplaza en línea recta hasta el pico de la onda T. Esto sugiere fuertemente un segmento ST en proceso de convertirse en una elevación del segmento ST con convexidad superior. El signo de Jones se utiliza únicamente en el contexto de

un paciente con síntomas compatibles con un síndrome coronario agudo.

ECG 12

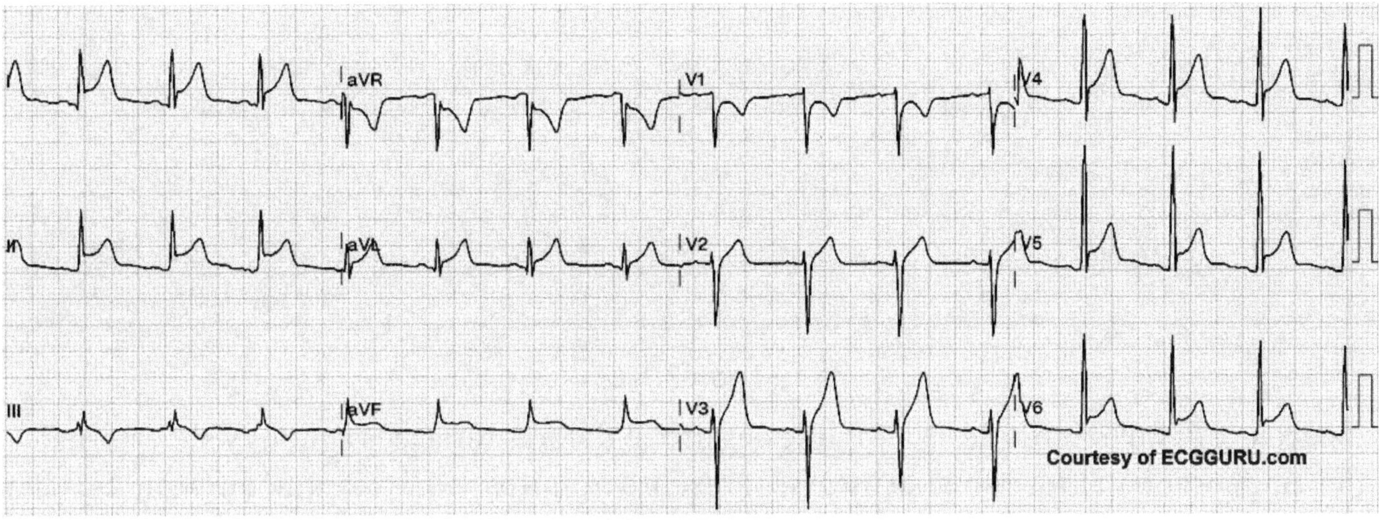

Figura 30-12

El paciente es un hombre de 33 años que presentó dolores torácicos agudos y subesternales, que empeoraban al toser o al acostarse. Tuvo vómitos y diarrea que duraron 2-3 días, aproximadamente una semana y media antes del inicio del dolor torácico.

1. ¿Cuál es su diagnóstico?
2. ¿A qué hallazgos en este ECG atribuye su diagnóstico?
3. ¿Qué signo es evidente en las derivaciones I, II, aVF, V4-V6?
4. ¿Es este signo patognomónico de esta afección?

ECG 12 - Discusión

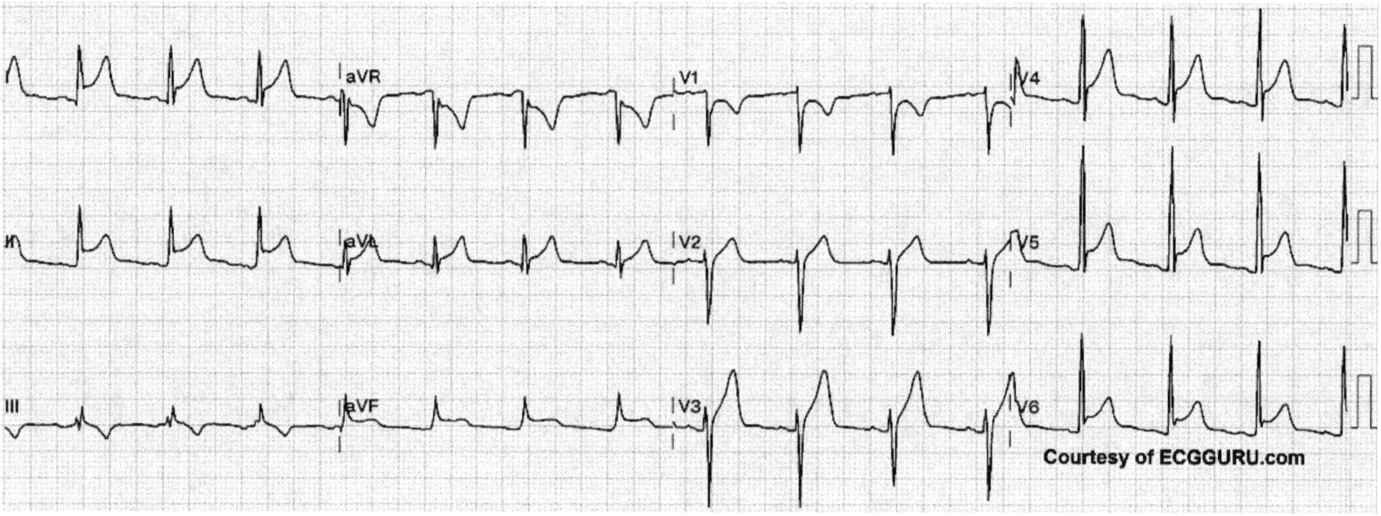

Figura 30-12

El paciente es un hombre de 33 años que desarrolló dolores torácicos agudos y subesternales, que empeoraban al toser o al acostarse. Presentó vómitos y diarrea que duraron 2-3 días aproximadamente una semana y media antes del inicio del dolor torácico.

1. **¿Cuál es su diagnóstico?**
   Pericarditis aguda.

2. **¿A qué hallazgos en este ECG atribuye su diagnóstico?**
   1) Elevación generalizada del segmento ST que cruza los límites vasculares, 2) Depresión del segmento PR (elevación en la derivación aVR), 3) Concavidad superior de los segmentos ST, 4) Segmentos T-P descendentes (signo de Spodick) y 5) Ondas T prominentes. Y... ¡ausculté su tórax y escuché un roce pericárdico!

3. **¿Qué signo es evidente en las derivaciones I, II, aVF, V4-V6?**
   Signo de Spodick.

4. **¿Es este signo patognomónico de esta afección?**
   Ninguno de los hallazgos mencionados para la pericarditis aguda es patognomónico de esta afección excepto por un roce pericárdico. La elevación del segmento ST en múltiples áreas vasculares puede ocurrir con oclusiones proximales de cualquiera de las tres arterias coronarias. La depresión y elevación del segmento PR pueden ocurrir en la isquemia/infarto auricular. La concavidad superior de un segmento ST elevado puede ocurrir en la repolarización precoz y en el infarto agudo de miocardio. El signo de Spodick puede ocurrir en un infarto agudo de miocardio (ya ha visto un ejemplo de ello). Las ondas T prominentes ocurren en muchas afecciones e incluso en personas sanas. Como dice el Dr. Stephen Smith: "¡Diagnosticar pericarditis es arriesgado!" No

es un diagnóstico que deba realizar una persona inexperta. ¡Las consecuencias de un diagnóstico erróneo y el consiguiente manejo inadecuado pueden ser devastadoras!

ECG 13

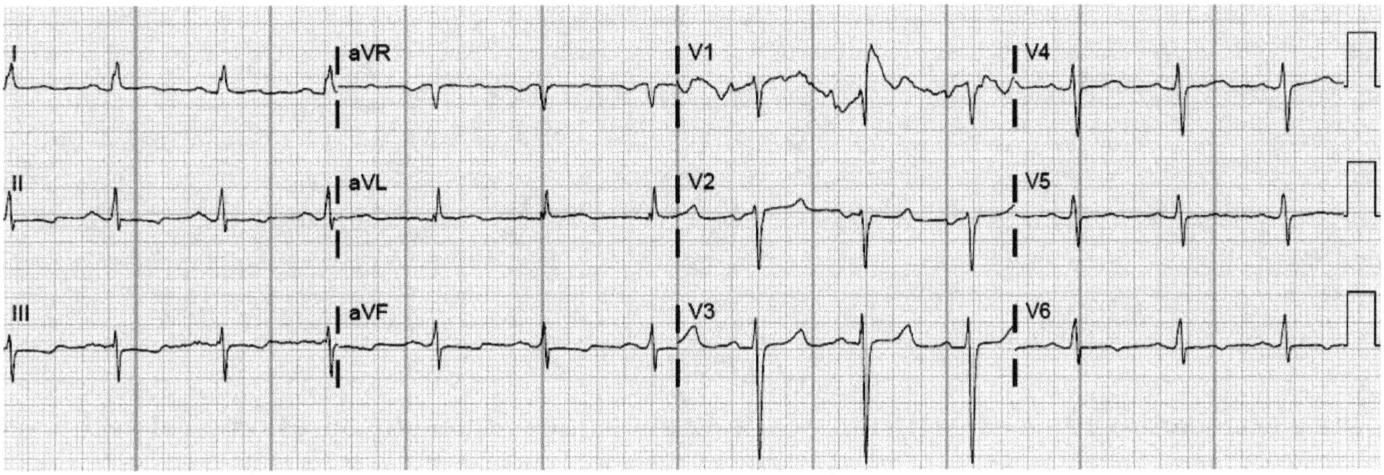

Figura 30-13

Este electrocardiograma pertenece a una mujer de 62 años que refiere opresión en el pecho. Es su cuarta visita en dos semanas. En las ocasiones anteriores, el dolor desapareció antes de ser atendida, pero esta vez persiste.

1. ¿Observa algo que le preocupe en este electrocardiograma?

2. ¿Hay algo que explique sus síntomas?

3. ¿Algún hallazgo cumple con los criterios de STEMI?

4. ¿Algún hallazgo es compatible con el paradigma OMI?

ECG 13 – Discusión

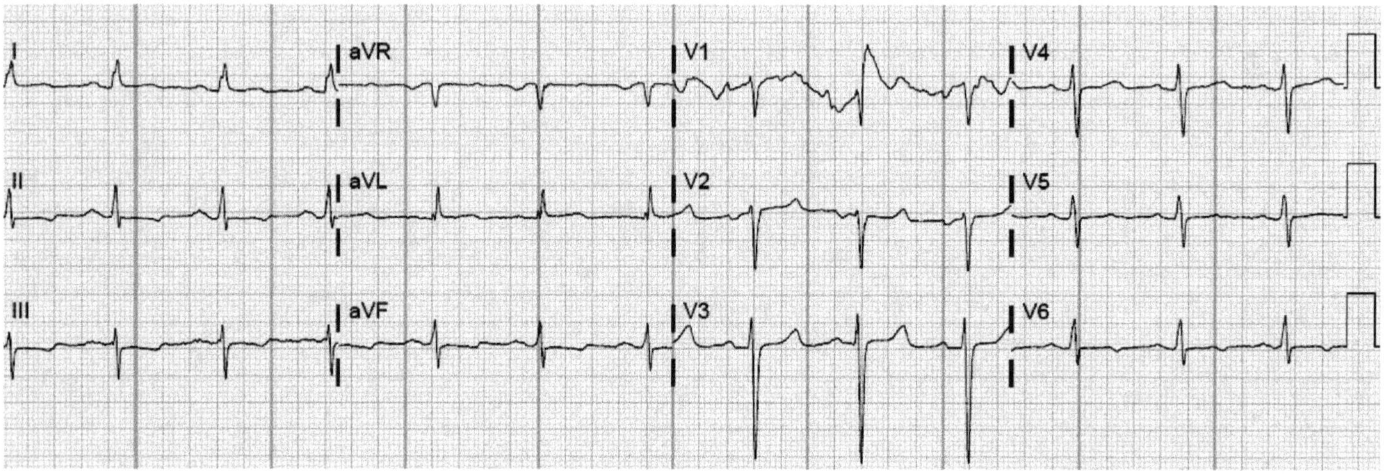

Figura 30-13

Este electrocardiograma es de una mujer de 62 años que se queja de opresión en el pecho. Es su cuarta visita en dos semanas. En las ocasiones anteriores, el dolor desapareció antes de ser atendida, pero esta vez persiste.

1. **¿Observa algo que le preocupe en este ECG?**
   Hay una depresión del segmento ST muy sutil en las derivaciones II, III y aVF. Por lo demás, los segmentos ST son generalmente planos, con la posibilidad de una elevación del segmento ST muy sutil en la derivación aVL. En general, estos hallazgos se denominarían cambios inespecíficos del segmento ST-T. Sin embargo, SÍ tienen significado en el paradigma OMI.

2. **¿Hay algo que explique sus síntomas?**
   Incluso si no observa la sutil elevación del segmento ST en la derivación aVL, recuerde la regla de Jones: Cualquier depresión del segmento ST en el ECG de un paciente con dolor torácico creíble es un cambio recíproco hasta que se demuestre lo contrario. Además, recuerde el primer corolario: El cambio recíproco puede aparecer antes que el cambio primario de elevación del segmento ST.

3. **¿Alguno de los hallazgos cumple con los criterios de STEMI?**
   No. Pero eso no debería preocuparle.

4. **¿Alguno de los hallazgos es compatible con el paradigma OMI?**
   El historial de la paciente y la depresión del segmento ST en las derivaciones inferiores. Sin embargo, el paradigma OMI no depende solo del ECG: el historial del paciente, el examen físico, los ECG seriados, las determinaciones seriadas de troponina y la ecocardiografía a pie de cama también desempeñan un papel importante. El concepto del paradigma OMI es determinar si se ha producido o no una oclusión de una arteria

coronaria, no perder el tiempo midiendo segmentos ST y tomando decisiones basadas en datos, pruebas y métodos que hace tiempo se consideraron inaceptables para su uso continuado.

ECG 14

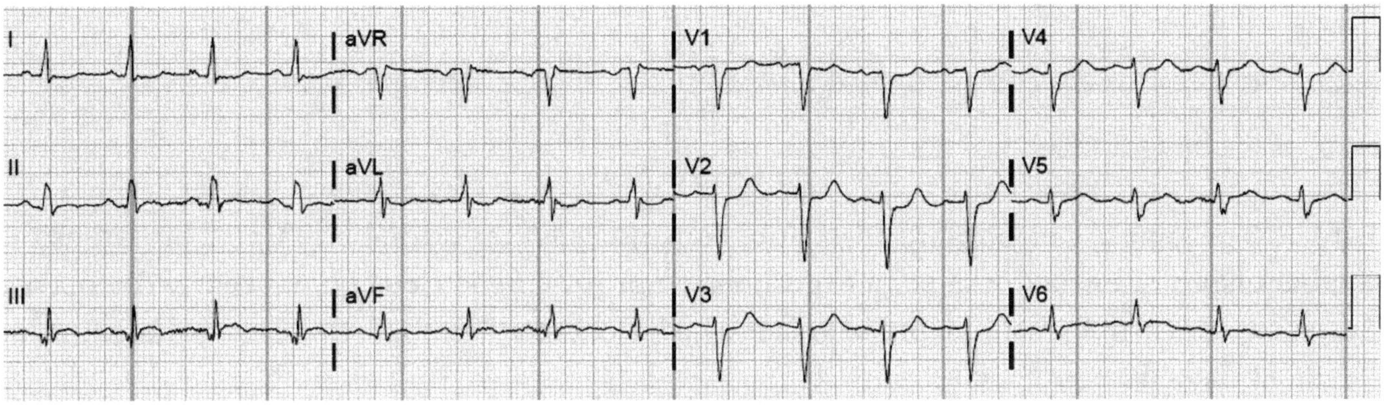

Figura 30-14

Este electrocardiograma pertenece a un hombre de 48 años con antecedentes de diabetes tipo 1, hipertensión y tabaquismo intenso. Comenzó a experimentar ardor epigástrico con náuseas y sudoración. Su esposa refirió que inicialmente se veía muy pálido. Esta (Figura 30-14) es su primer ECG al llegar a la sala de urgencias.

1. ¿Qué vaso sanguíneo es el responsable?

2. ¿En qué parte del vaso se localiza la oclusión?

3. ¿Cuántas áreas vasculares están afectadas?

4. ¿Este ECG se clasifica como un STEMI? ¿Cuáles son las implicaciones de esto?

ECG 14 – Discusión

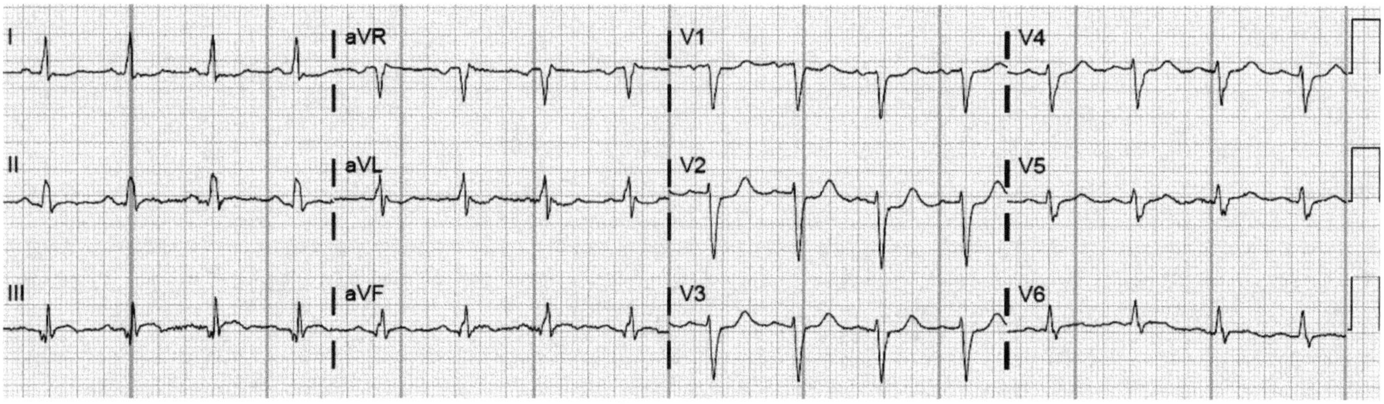

Figura 30-14

Este ECG pertenece a un hombre de 48 años con antecedentes de diabetes tipo 1, hipertensión y tabaquismo intenso. Comenzó a experimentar ardor epigástrico con náuseas y diaforesis. Su esposa refirió que inicialmente se veía muy pálido. Esta (Figura 30-14) es su primer ECG al llegar a la sala de emergencias.

1. **¿Qué vaso sanguíneo es el responsable?**
   La arteria coronaria derecha (ACD), ¡no la circunfleja izquierda (ACx)! La elevación del segmento ST en la derivación III es mayor que la elevación del segmento ST en la derivación II.

2. **¿Dónde se localiza la oclusión en el vaso?**
   La oclusión se encuentra distal a la arteria marginal derecha (rama) de la ACD. No hay evidencia de infarto del ventrículo derecho (hay depresión del segmento ST en la derivación V1), por lo que la oclusión es distal a la arteria marginal.

3. **¿Cuántas áreas vasculares están afectadas?**
   La pared inferior y la pared inferolateral (anteriormente "posterior").

4. **¿Este ECG cumple los criterios de STEMI?**
   Según mis mediciones, hay al menos 1 mm de elevación del segmento ST en las derivaciones II y III. Los criterios de STEMI requieren elevación del segmento ST en dos derivaciones adyacentes, y las derivaciones II y III ciertamente NO son adyacentes; están separadas por la derivación aVF. Pero pertenecen al mismo grupo vascular, lo que generalmente lo hace aceptable. Las derivaciones V1 a V3 parecen tener al menos 1 mm de depresión del segmento ST. La respuesta es "Sí. Este ECG cumple los criterios de STEMI según las derivaciones II y III".

ECG 15

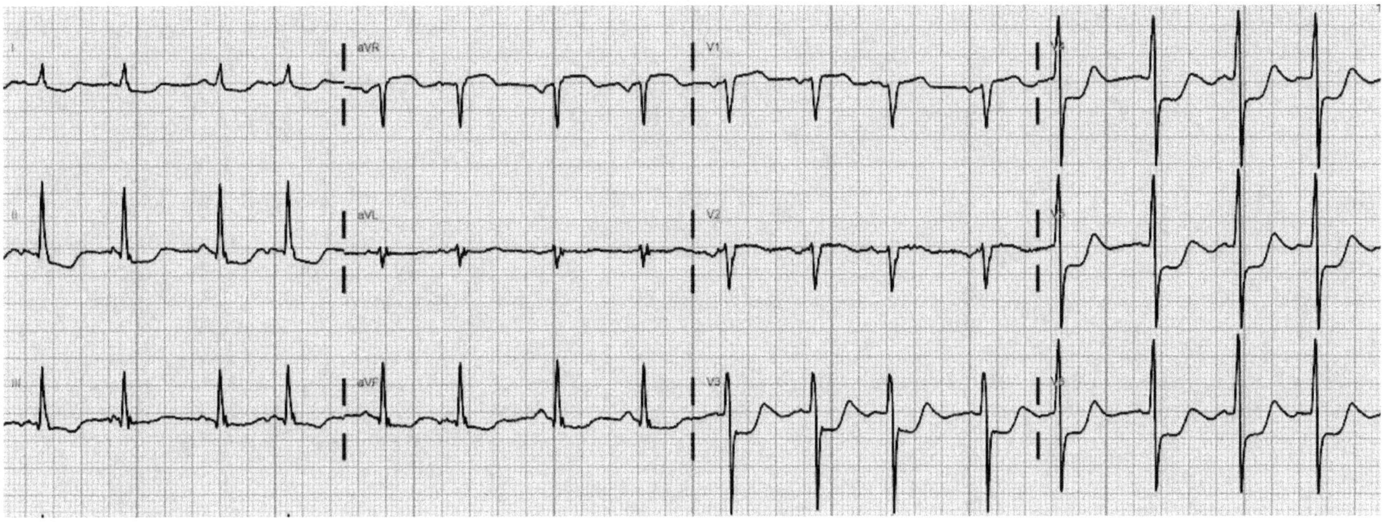

Figura 30-15

1. ¿Qué está sucediendo aquí? ¿Qué tipo de isquemia es esta?

2. ¿Qué vaso(s) podrían estar causando este ECG?

3. ¿Son esas ondas T de De Winter en las derivaciones V4-V6? Justifique su respuesta.

4. ¿Cuáles son algunos posibles escenarios que podrían resultar en un ECG como este, es decir, qué evento produce un ECG como este?

ECG 15 – Discusión

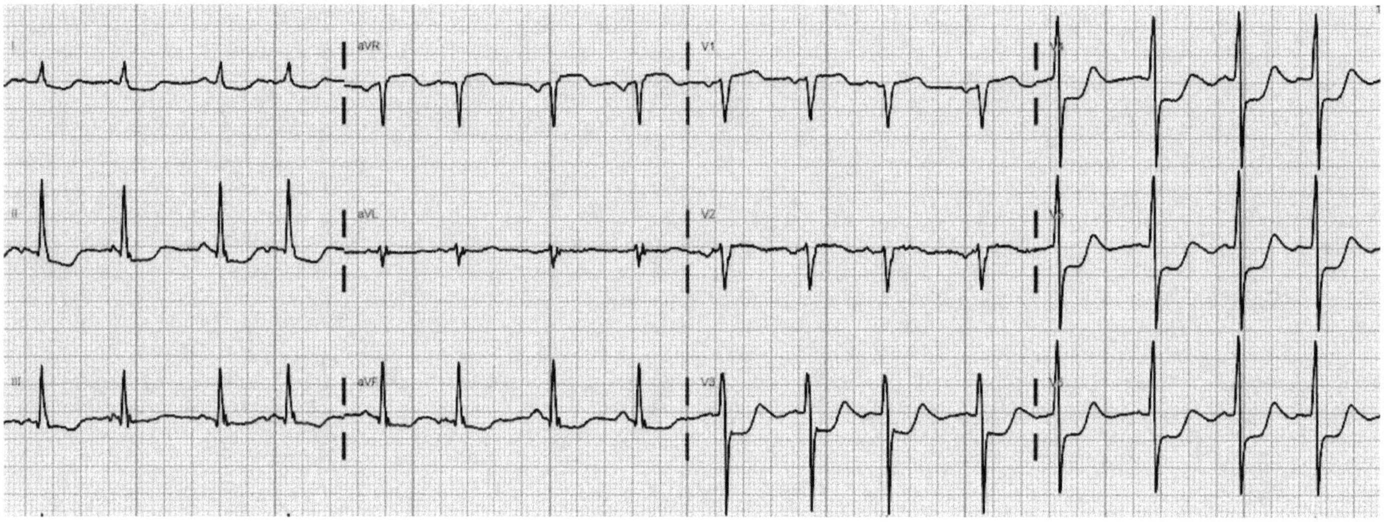

Figura 30-15

1. **¿Qué está sucediendo aquí? ¿Qué tipo de isquemia es esta?**
   Se trata de una mezcla de isquemia subendocárdica regional e isquemia subendocárdica circunferencial. No es inusual observar ambos tipos de isquemia en el mismo ECG.

2. **¿Qué vaso(s) podrían estar causando este ECG?**
   Es probable que todo se deba a una oclusión parcial de la arteria coronaria principal izquierda (LMCA) o a una enfermedad de tres vasos proximales. No parece ser una oclusión completa aguda. Hay depresión del segmento ST en ocho, posiblemente nueve, derivaciones.

3. **¿Son esas ondas T de De Winter en las derivaciones V4-V6? Justifique su respuesta.**
   No. En cada caso, hay una meseta en el segmento ST deprimido antes de que regrese a la línea de base. Las ondas T de De Winter también son ondas T hiperagudas. NO hay ondas T hiperagudas en este ECG. La isquemia no se acerca a la superficie epicárdica.

4. **¿Cuáles son algunos escenarios posibles que podrían resultar en un ECG como este, es decir, qué evento produce un ECG como este?**
   Es probable que exista una obstrucción fija del flujo en uno o más vasos que, aunque no estén completamente ocluidos, no pueden suministrar al corazón suficiente sangre cuando aumenta la demanda. Este tipo de situaciones puede producir un infarto de miocardio tipo II: un infarto debido a un suministro insuficiente para una mayor demanda de sangre oxigenada sin que se produzca una oclusión aguda de una arteria coronaria. La pérdida aguda de sangre, la anemia, la hipoxia debido a la sedación

excesiva (drogas, medicamentos, alcohol) o el esfuerzo físico podrían precipitar una situación que resulte en un ECG como este.

ECG 16

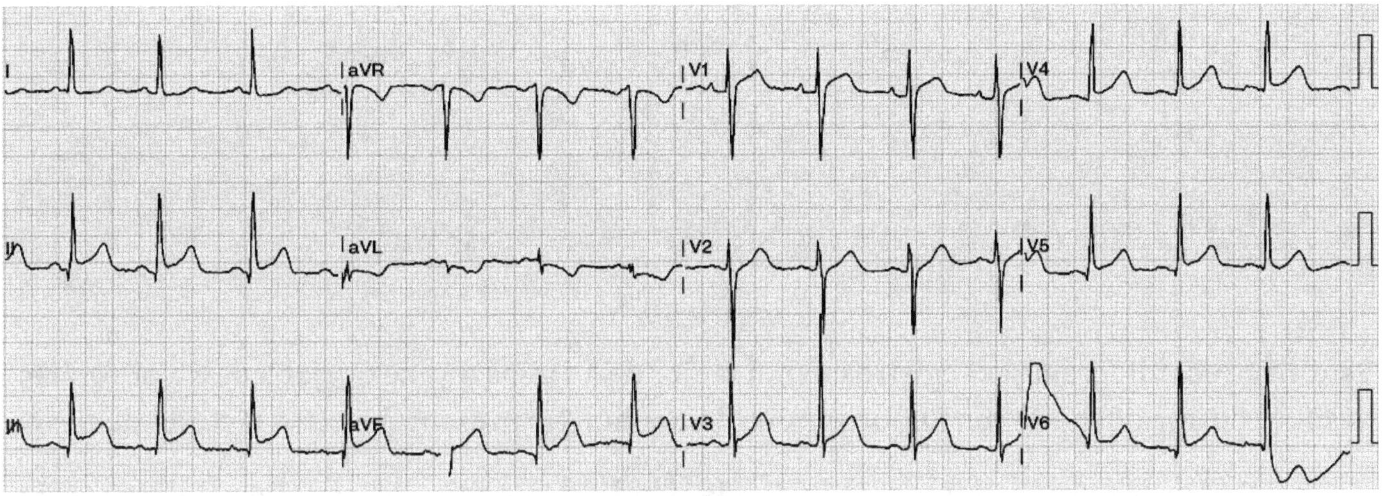

Figura 30-16

Este electrocardiograma se registró en una mujer de 24 años que presentaba dolor torácico tras una noche de consumo excesivo de alcohol. No presentaba otros factores de riesgo.

1. Dados los antecedentes, el ECG y la edad de la paciente, ¿cuál es el diagnóstico más probable?

2. Justifique su diagnóstico.

ECG 16 – Discusión

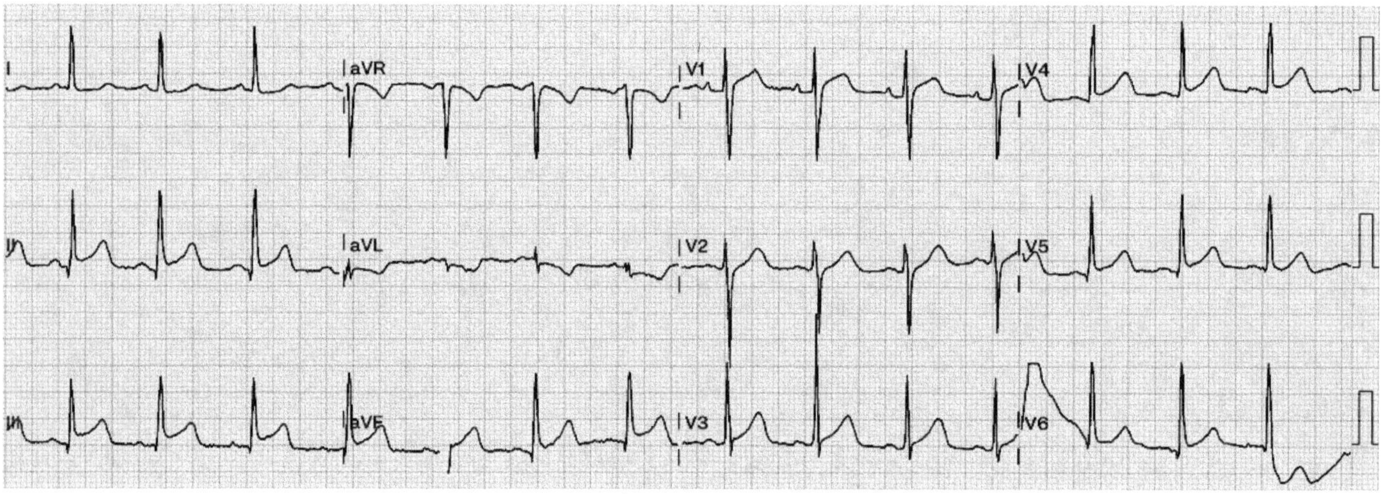

Figura 30-16

Este electrocardiograma se registró en una mujer de 24 años que se quejaba de dolor torácico después de una noche de consumo excesivo de alcohol. No presentaba otros factores de riesgo.

1. **Dados los antecedentes, el ECG y la edad de la paciente, ¿cuál es el diagnóstico más probable?**
   El diagnóstico más probable es un infarto agudo de miocardio, basándonos en que presenta dolor torácico con elevación del segmento ST en las derivaciones inferiores y un cambio recíproco en la derivación aVL. ¡Estos hallazgos no son sutiles!

2. **Justifique su diagnóstico.**
   ¡Ya lo hice!

El propósito de este ECG es recordarles lo siguiente:

1. Las personas jóvenes pueden sufrir infartos agudos de miocardio sin haber consumido cocaína u otras drogas y sin haber sufrido traumatismos.

2. Las personas jóvenes que consumen alcohol en exceso pueden sufrir infartos agudos de miocardio.

3. Las mujeres jóvenes pueden sufrir infartos agudos de miocardio que no están asociados con disección espontánea de la arteria coronaria ni con el embarazo.

4. Deje el diagnóstico de pericarditis aguda a quienes tienen más experiencia (si ese no es su caso). Cualquier persona con experiencia y conocimientos razonables considerará ese diagnóstico como un diagnóstico de exclusión. Sin embargo, he visto muchos casos en los que la primera palabra que sale de la boca de un médico joven es "¡PERI-

CARDITIS!".

ECG 17

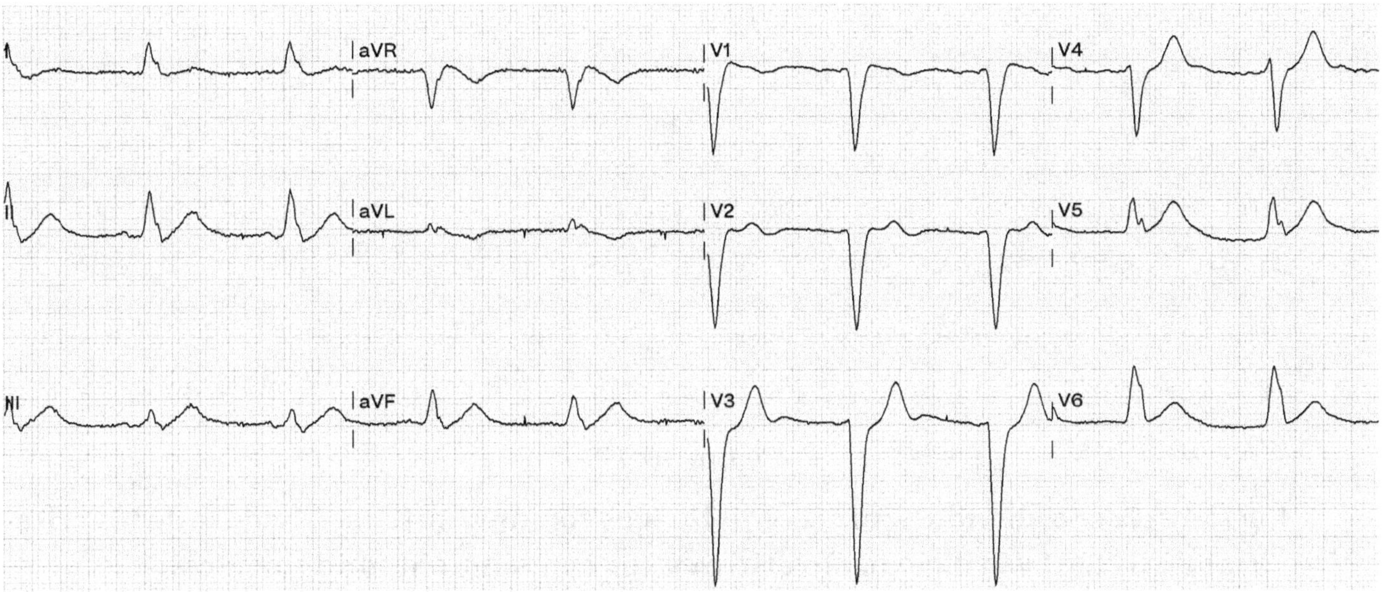

Figura 30-17

1. ¿Qué está sucediendo aquí? (Los hallazgos son muy sutiles. Olvídese de los criterios de STEMI y utilice un ojo crítico y sus conocimientos adquiridos).

2. ¿Hay alguna oclusión que se manifieste en este ECG?

3. Justifique su respuesta.

4. ¿Cómo puedo evitar pasar por alto estos hallazgos?

ECG 17 - Discusión

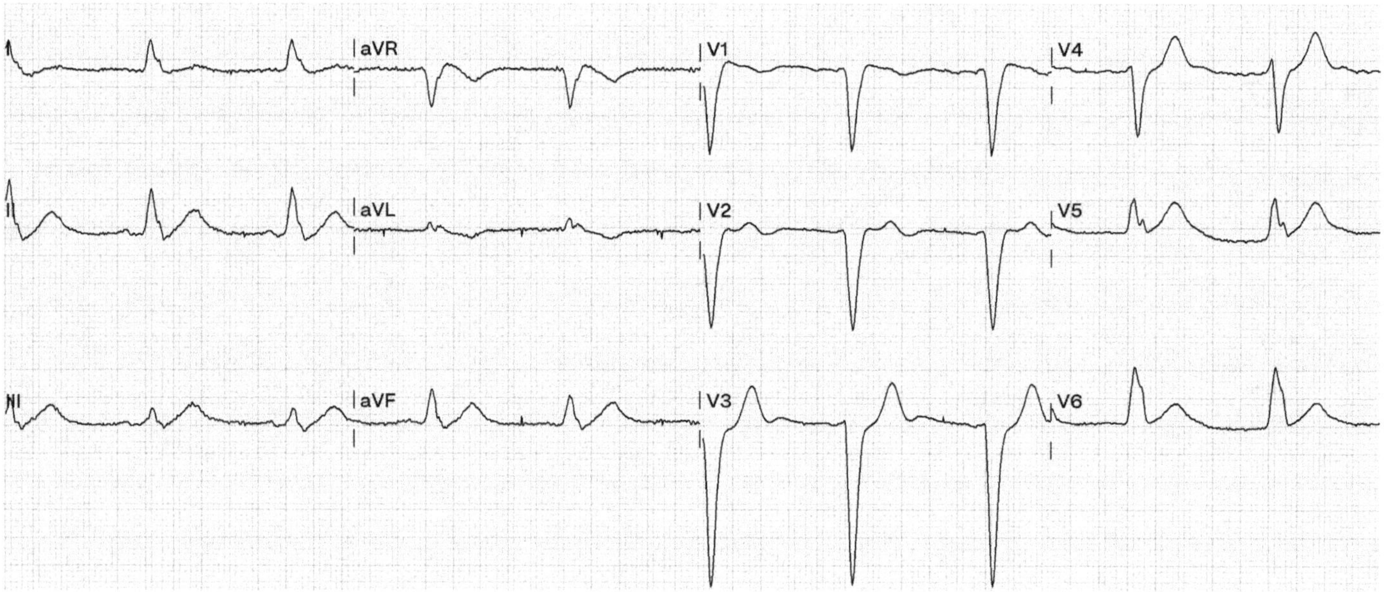

Figura 30-17

1. **¿Qué está sucediendo aquí? (Los hallazgos son muy sutiles. Olvídese de los criterios de STEMI y utilice un ojo crítico y sus conocimientos adquiridos).**
   Hay un bloqueo de rama izquierda (onda QS profunda en la derivación V1 y ondas R anchas monofásicas con empastamiento en las derivaciones I, V5 y V6).

2. **¿Hay una oclusión manifiesta en este ECG?**
   Sí, aunque no cumple con el protocolo de STEMI. El reconocimiento se basa en su capacidad para notar el sutil descenso del segmento ST en la derivación V3 y las sutiles ondas T hiperagudas en las derivaciones II, III, aVF, V5, V6 y (posiblemente) en la derivación V4.

3. **Justifique su respuesta.**
   El descenso del segmento ST en la derivación V3 es de 1,0 mm y es concordante con la polaridad del intervalo QRS. Esto es diagnóstico de un infarto agudo de miocardio en presencia de bloqueo de rama izquierda según los criterios de Sgarbossa/modificación de Smith. Dado que las ondas T en las derivaciones inferiores comienzan por debajo de la línea de base, un autor considera que se clasifican como ondas T de De Winter. Aunque las ondas T de De Winter se describieron originalmente como evidencia de una oclusión de la arteria descendente anterior proximal, también se han reportado en las derivaciones inferiores.

4. **¿Cómo puedo evitar pasar por alto estos hallazgos?**
   Agudice su agudeza visual para reconocer desviaciones del segmento ST tan pequeñas como 0,5 mm. Dichas desviaciones (elevación o descenso del segmento ST) son muy

significativas en el paradigma de OMI. ¡Olvídese del paradigma de STEMI! Tenga en cuenta que si siempre ha estado buscando ondas T altas que representen ondas T hiperagudas, se ha estado perdiendo muchas ondas T hiperagudas. ¡Cinco derivaciones presentan ondas T hiperagudas y NINGUNA de ellas es alta!

ECG 18

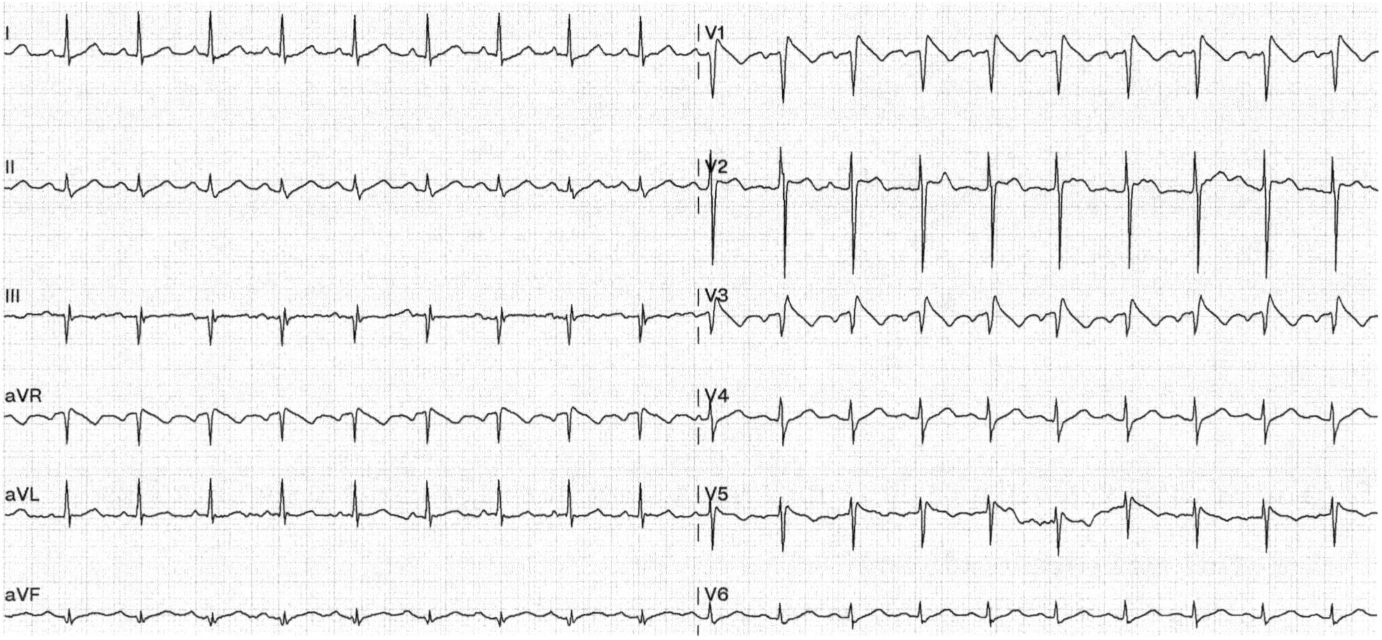

Figura 30-18

El paciente es un hombre blanco de 32 años sin factores de riesgo cardíaco significativos.

1. ¿Qué está sucediendo aquí?
2. ¿Qué tiene de inusual este hallazgo?
3. ¿Cuál fue probablemente el motivo de consulta del paciente?
4. Si viera a este paciente en la sala de urgencias, ¿le daría el alta para que se fuera a casa?

ECG 18 – Discusión

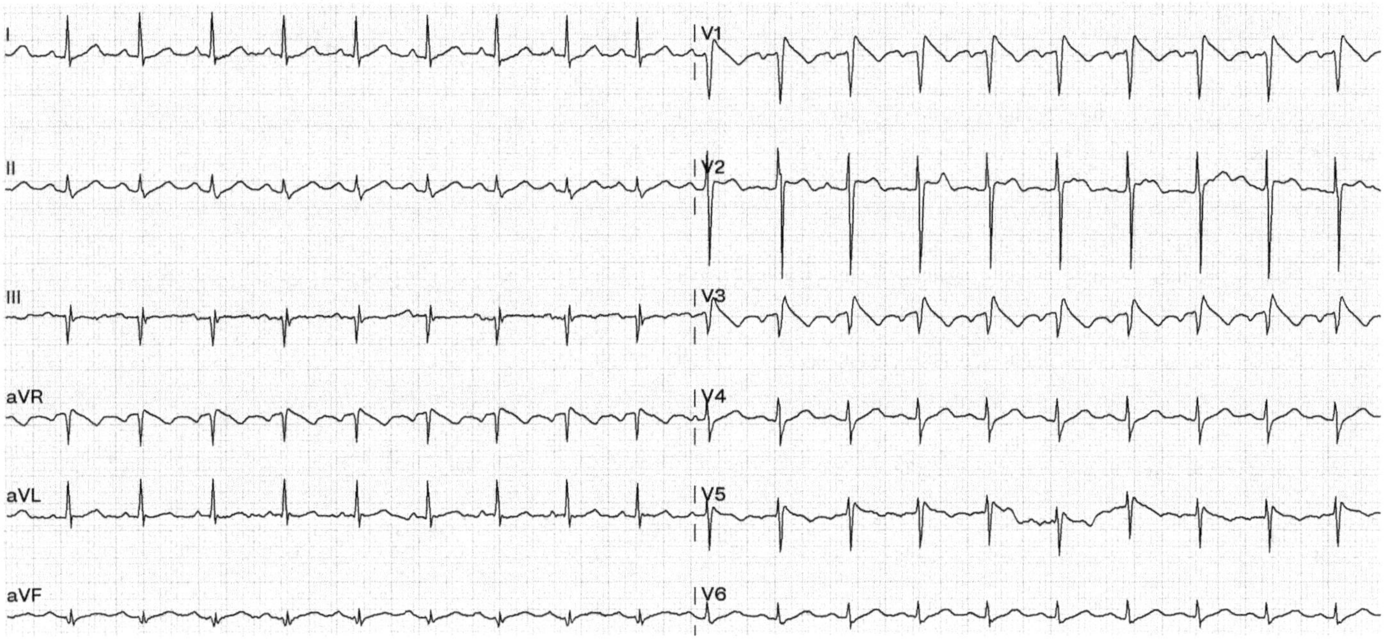

Figura 30-18

El paciente es un varón blanco de 32 años sin factores de riesgo cardíaco significativos.

1. **¿Qué está sucediendo aquí?**
   Este paciente presenta un patrón de síndrome de Brugada tipo 1. Esto NO es la elevación del segmento ST propia de la isquemia aguda o la hiperpotasemia.

2. **¿Qué resulta un poco inusual en este hallazgo?**
   Hay un patrón de tipo 1 (diagnóstico del síndrome) en la derivación V1, un patrón de tipo 2 (sugestivo, pero no diagnóstico) en la derivación V2, y otro patrón de tipo 1 en las derivaciones V3 y aVR.

3. **¿Cuál fue probablemente el síntoma principal del paciente?**
   Mareos o síncope. El dolor torácico sería improbable debido a su edad y la ausencia de factores de riesgo. El síndrome de Brugada no se presenta con dolor torácico.

4. **Si viera a este paciente en la sala de urgencias, ¿le daría el alta para irse a casa?**
   Solicitaría una interconsulta con cardiología antes de darle el alta. El paciente tiene síndrome de Brugada confirmado y muy probablemente acaba de sufrir un evento cardíaco adverso. No se le debe dar el alta sin una interconsulta con cardiología.

ECG 19

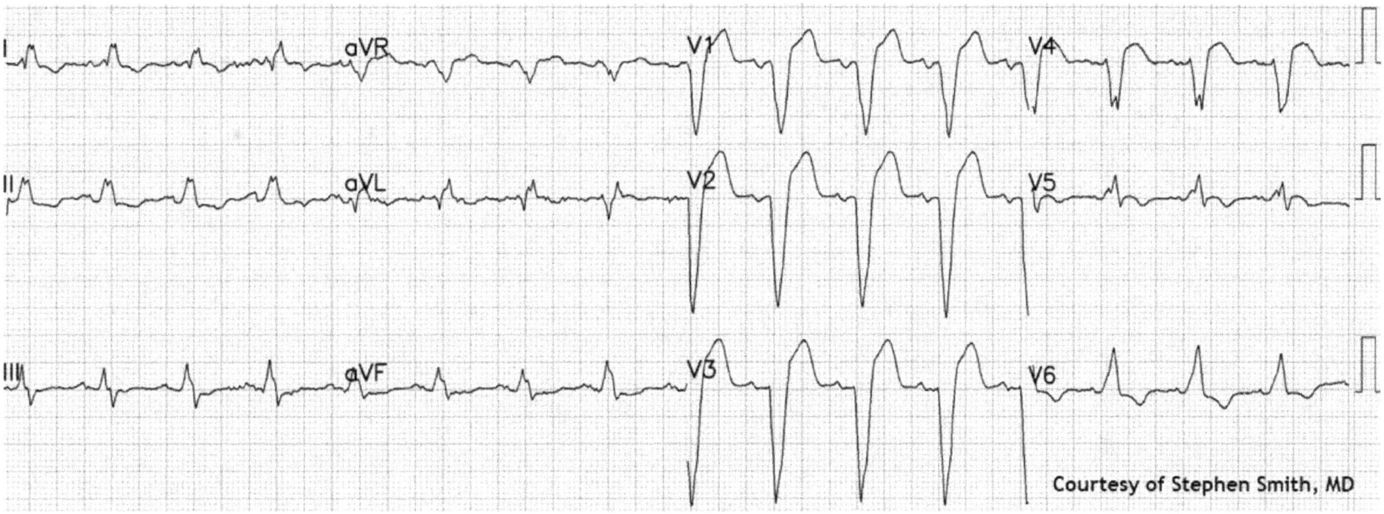

Figura 30-19

1. Este es el electrocardiograma de un hombre de 67 años con antecedentes de hipertensión y angina. Presenta dolor torácico subesternal.

2. ¿Qué causa los complejos QRS anchos? ¿Indica esto alguna gravedad?

3. Hay elevación del segmento ST en las derivaciones V1-V4. ¿Es esta elevación aceptable debido al bloqueo de rama izquierda?

4. ¿Se puede determinar si existe un infarto de miocardio anteroapical (anteriormente "anteroseptal")?

5. ¿Qué información se necesitaba para realizar este diagnóstico?

ECG 19 - Discusión

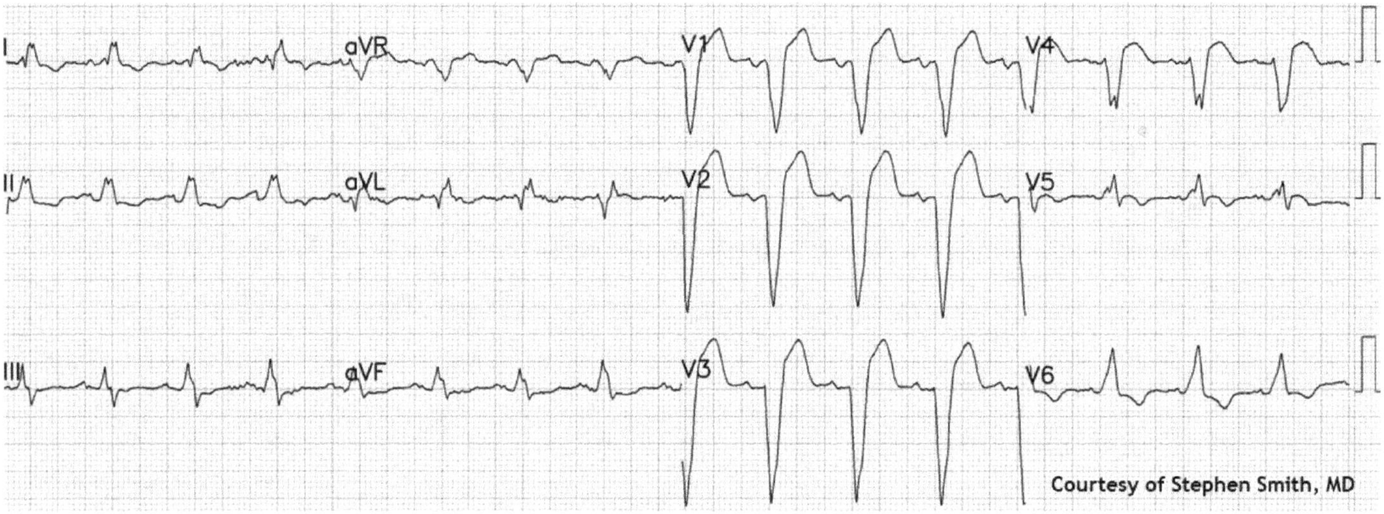

Figura 30-19

Este es el ECG registrado de un hombre de 67 años con antecedentes de hipertensión y angina. Presenta dolor torácico subesternal.

1. **¿Qué causa los complejos QRS anchos? ¿Indica esto alguna gravedad?**
   Bloqueo completo de rama izquierda (BCRI). No indica ninguna gravedad.

2. **Hay elevación del segmento ST en las derivaciones V1-V4. ¿Es una elevación aceptable debido al BCRI?**
   Hay al menos 5 mm de elevación del segmento ST en las derivaciones V2 y V3, pero las ondas S son muy profundas, lo que proporciona una gran amplitud a los complejos QRS. La cantidad de elevación del segmento ST en el BCRI es proporcional a la amplitud del QRS, pero esta cantidad de elevación del ST podría ser un poco excesiva.

3. **¿Se puede determinar si hay un infarto de miocardio anteroapical (anteriormente "anteroseptal")?**
   ¡Sí! La cuestión es si vemos un infarto agudo de miocardio oculto en un bloqueo de rama izquierda o simplemente un bloqueo completo de rama izquierda. El Dr. Stephen Smith ha mejorado los famosos criterios de Sgarbossa para diagnosticar un infarto agudo de miocardio en presencia de BCRI. La modificación de Smith cambió dos cosas: el tercer criterio (elevación excesiva del segmento ST en las derivaciones V1-V3 ≥ 5 mm) se cambió a una relación ST/S (derivaciones V1-V3) ≥ 0,25, y se omitió el sistema de puntuación: cualquiera de los tres criterios calificaría el ECG como positivo para un infarto de miocardio en presencia de BCRI.

4. **¿Qué información se necesitaba para hacer la determinación?**
   Necesitamos la cantidad de elevación del segmento ST medida desde la línea de base

y la profundidad de la onda S medida desde la línea de base. Comencemos con la derivación que parece tener la mayor elevación del segmento ST: la derivación V3, que tiene 5,0 mm de elevación del ST. La profundidad de la onda S en esa misma derivación es de 21,0 mm. Calculo que la relación es 0,24 (en realidad 0,238). No hay infarto de miocardio... pero no nos limitamos a un solo intento en una sola derivación. Probemos con todos los complejos QRS en las derivaciones V1-V3...

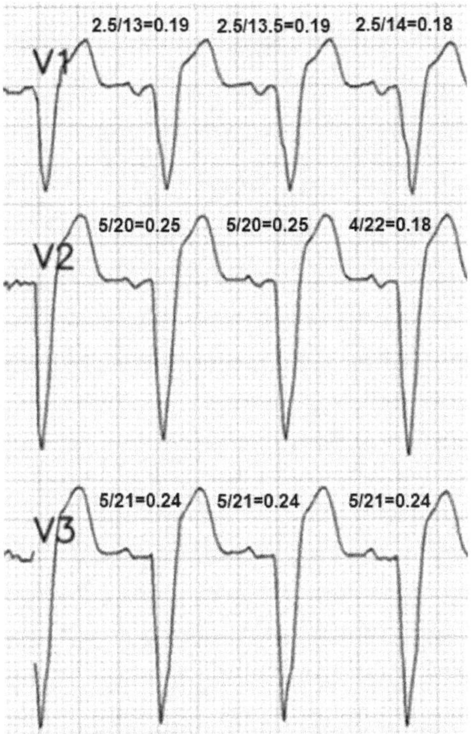

Figura 30-20

Calculé la relación ST/S para nueve complejos QRS en las derivaciones V1-V3. Debemos tener una relación ≥ 0,25 para diagnosticar un infarto agudo de miocardio con bloqueo de rama izquierda. Dos de los nueve complejos QRS medidos tenían una relación de exactamente 0,25. ¿Se sentiría cómodo diagnosticando un infarto agudo de miocardio con bloqueo de rama izquierda en este caso? En teoría, podríamos... pero personalmente no me sentiría cómodo llamando al equipo de cateterismo en medio de la noche sin una evidencia más concluyente. Deberíamos solicitar un nivel de troponina y un ecocardiograma urgente. Si la primera troponina no es positiva, será necesaria una segunda. Cualquier troponina extraída menos de cuatro horas después del inicio de los síntomas puede dar un falso negativo. Si hay una alteración regional de la motilidad parietal, consultaría con el cardiólogo.

Y recuerde siempre: dos situaciones requieren un cateterismo cardíaco a pesar de no cumplir con los criterios de STEMI:

1. Si el paciente no experimenta alivio del dolor a pesar del tratamiento médico y
2. si el paciente presenta inestabilidad hemodinámica o eléctrica.

Esta página se ha dejado en blanco intencionadamente.

ECG 20

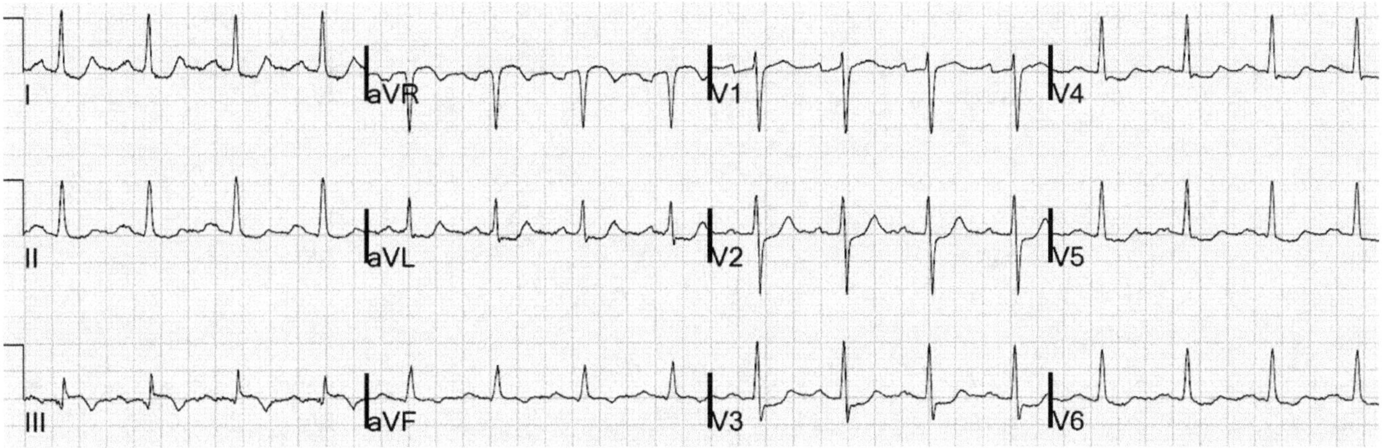

Figura 30-21

1. ¿Qué está sucediendo aquí?

2. ¿Existe una elevación del segmento ST igual o superior a 1,0 mm en al menos dos derivaciones contiguas?

3. ¿Este electrocardiograma cumple los criterios de infarto de miocardio con elevación del segmento ST (STEMI)?

4. ¿Cómo se explica la elevación aislada del segmento ST en la derivación III, y qué significa?

ECG 20 – Discusión

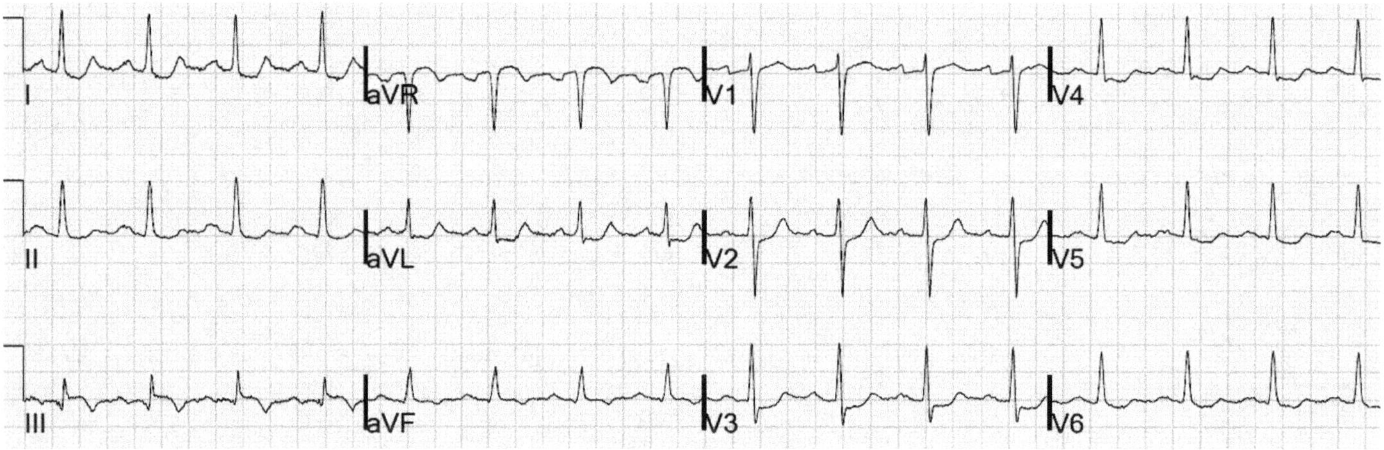

Figura 30-21

1. **¿Qué está pasando aquí?**
   Se presenta un infarto agudo de miocardio muy peligroso, que muestra el "patrón de Aslanger".

2. **¿Hay elevación del segmento ST igual o superior a 1,0 mm en al menos dos derivaciones contiguas?**
   No... ¡y por eso este patrón se pasa por alto con tanta facilidad!

3. **¿Este ECG cumple con los criterios de infarto de miocardio según los criterios de STEMI?**
   No.

4. **¿Cómo se explica la elevación aislada del segmento ST en la derivación III, y qué significa?**
   El área isquémica está muy desplazada hacia la derecha. En este caso, afecta lo suficiente a la pared inferior del ventrículo izquierdo como para manifestar elevación del segmento ST en la derivación III. Pero si se observa con atención, hay tres signos muy ominosos: 1) hay depresión del segmento ST en las derivaciones I y aVL, 2) hay un segmento ST isoeléctrico (normal) en la derivación V1 seguido de depresión del segmento ST en las derivaciones V2 y V3, lo que es muy indicativo de un infarto inferolateral y un infarto del ventrículo derecho, y 3) elevación del segmento ST en la derivación aVR. ¡Este es un ECG muy peligroso con alta morbilidad y mortalidad! La adhesión al paradigma STEMI hará que se trate como un "no STEMI" cuando este paciente debería ir inmediatamente a la sala de cateterismo. En teoría, si el tratamiento médico no lograra controlar el dolor torácico del paciente (ciertamente una posibilidad) o si el paciente se volviera hemodinámicamente o eléctricamente inestable (¡una posibilidad aún mayor!), el paciente debería ir directamente a la sala de cateterismo. Pero

la experiencia en la práctica clínica ha demostrado que esto no siempre sucede si el paciente no cumple con los criterios de STEMI. Aquí hay un diagrama que ilustra la ubicación del área afectada en la cuadrícula de referencia hexaxial:

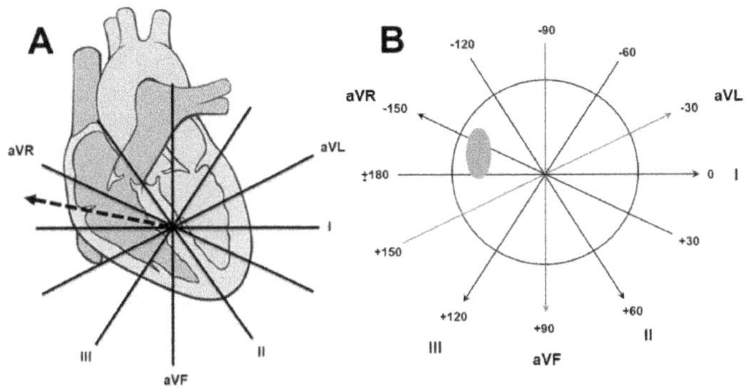

Figura 30-22

La flecha punteada representa el vector de lesión (corriente de lesión). Observe que apunta casi directamente al polo positivo de la derivación aVR. Esto debería resultar en una elevación del segmento ST en la derivación aVR. Al observar nuevamente el ECG, vemos una elevación del segmento ST en la derivación aVR.

Examinemos con más detalle el polo positivo de la derivación III. Partiendo de allí, sigamos la cuadrícula hexaxial en el sentido de las agujas del reloj hasta llegar al polo positivo de la derivación aVL. En esa amplia extensión de la cuadrícula de referencia hexaxial, la derivación aVR es la única con un polo positivo. Esto abarca 210° de 360°. ¿Acaso sorprende que muchos infartos agudos de miocardio no presenten ninguna anomalía en el ECG?

Esta página se ha dejado en blanco intencionadamente.

ECG 21

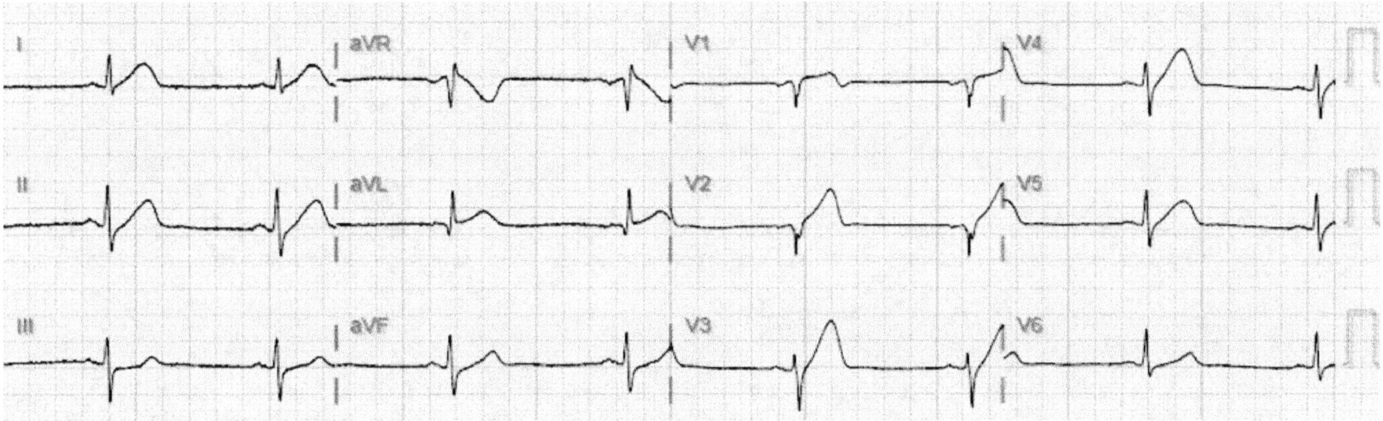

Figura 30-23

Electrocardiograma de un hombre de 58 años, fumador empedernido, hipertenso, con hipertrigliceridemia, que presenta dolor torácico subesternal opresivo.

1. ¿Hay un infarto de miocardio con oclusión (IMO) en este ECG?
2. ¿Cómo podría ser un IMO sin elevación del segmento ST?
3. ¿Qué arteria coronaria está afectada?
4. ¿Qué otras pruebas deberían realizarse mientras se estudia este ECG?

ECG 21 - Discusión

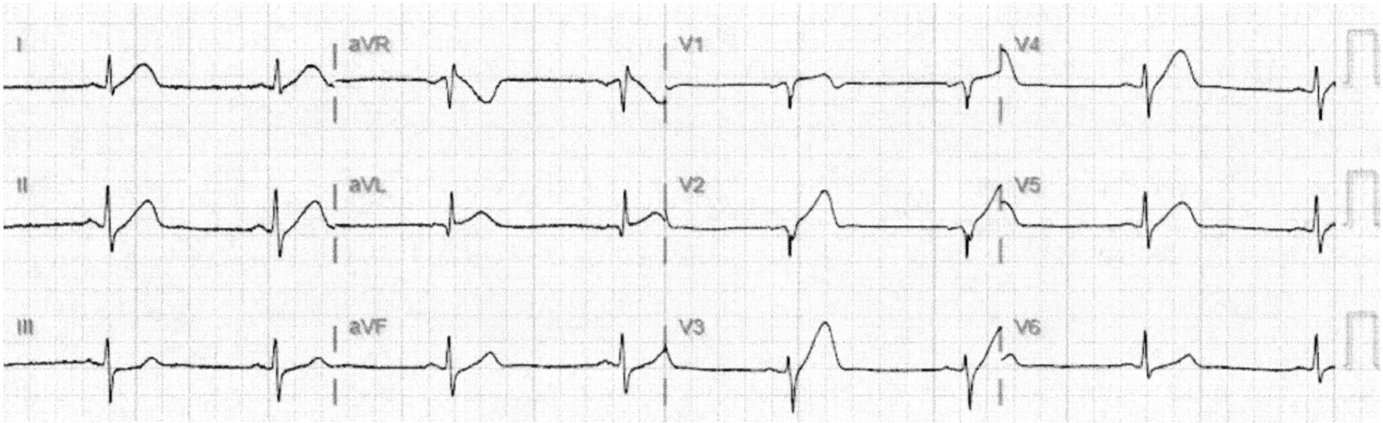

Figura 30-23

ECG de un hombre de 58 años, fumador empedernido, hipertenso e hipertrigliceridémico, que se queja de dolor torácico subesternal opresivo.

1. **¿Hay un infarto de miocardio por oclusión (IMO) en este ECG?**
   Sí. Los síntomas del paciente, la edad y los factores de riesgo, además de la distribución vascular de las ondas T hiperagudas, indican un IMO.

2. **¿Cómo puede ser un IMO sin elevación del segmento ST?**
   El concepto del paradigma del IMO consiste en identificar qué pacientes están experimentando una oclusión vascular coronaria. El paradigma del STEMI, por otro lado, busca elevaciones del segmento ST que cumplan con un conjunto de criterios. Sin embargo, esos criterios nunca se basaron en qué pacientes tenían una oclusión de la arteria coronaria, sino en una cantidad específica de elevación de CKMB. Recuerde que ya no utilizamos los niveles de CKMB para determinar la presencia de isquemia miocárdica aguda porque eran demasiado imprecisos.

   El IMO se centra principalmente en si existe o no una oclusión de una arteria coronaria. Ciertamente, cualquier criterio que cumpla con los criterios del paradigma STEMI también cumplirá con los criterios del IMO, pero el paradigma del IMO considera mucho más: antecedentes, examen físico, análisis de laboratorio y ecocardiografía, además del ECG de 12 derivaciones. Un paciente con varios factores de riesgo, dolor torácico clásico, troponinas elevadas y el ECG de la Figura 30-23 no iría a la sala de cateterismo según los criterios del STEMI. Incluso un ecocardiograma que demuestre una anomalía regional del movimiento de la pared puede no marcar la diferencia en algunos casos.

   Dada esta información, es fácil ver por qué el uso del paradigma STEMI resulta en la omisión del 25% o más de todas las oclusiones vasculares coronarias completas que se habrían beneficiado de una revascularización de emergencia.

3. **¿Qué arteria coronaria está afectada?**
   La arteria culpable es la descendente anterior izquierda (DAI). Hay ondas T hiperagudas en las derivaciones V2-V5, I, II y aVL. La derivación aVL presenta una elevación muy sutil del segmento ST, lo que indica que la onda T hiperaguda está en transición a una elevación del segmento ST. Hay cambios recíprocos en las derivaciones III y aVF. La presencia de cambios recíprocos antes del inicio de la elevación del segmento ST no es inusual y no debe interpretarse como "isquemia subendocárdica".

   Compare la onda T hiperaguda en la derivación aVL con las ondas T en las derivaciones aVF y V6. La diferencia es sutil. No es necesario que lo reconozcas de inmediato, pero siempre debe generarte mucha sospecha de hiperagudeza.

4. **¿Qué otras pruebas se deben realizar mientras estudias este ECG?**
   Análisis de troponina y un ecocardiograma a pie de cama.

Esta página se ha dejado en blanco intencionadamente.

ECG 22

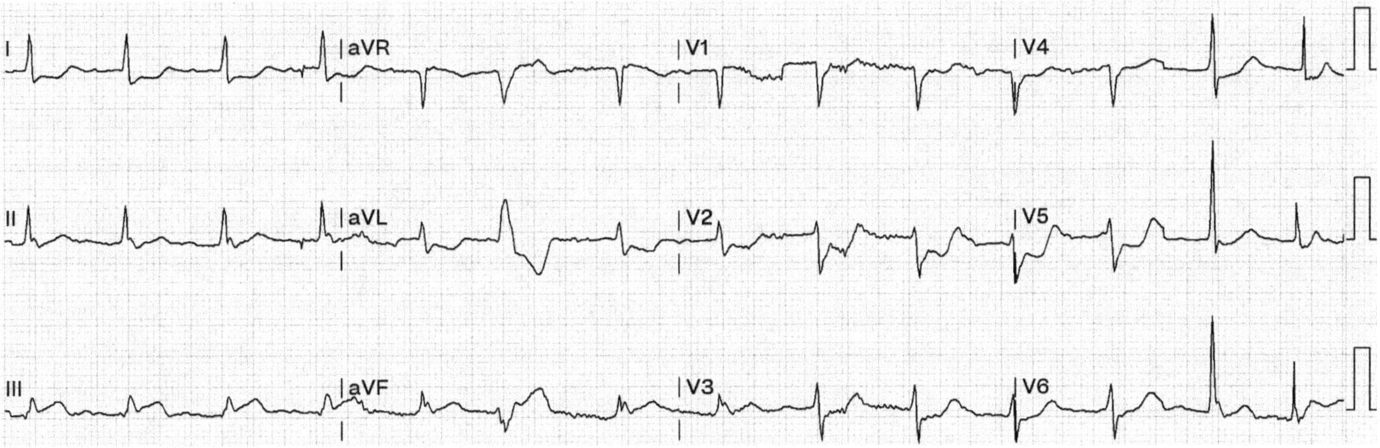

Figura 30-24

Electrocardiograma de un hombre de 61 años con dolor opresivo retroesternal que se irradia al brazo izquierdo y la mandíbula. Fumador, diabético tipo 1, hipertenso.

1. ¿Hay evidencia de infarto agudo de miocardio en este ECG?

2. ¿Cuál es la arteria responsable?

3. ¿Dónde se localiza la oclusión en dicha arteria?

4. ¿Hay algún indicio de posibles complicaciones a corto plazo en el ECG de este paciente?

ECG 22 – Discusión

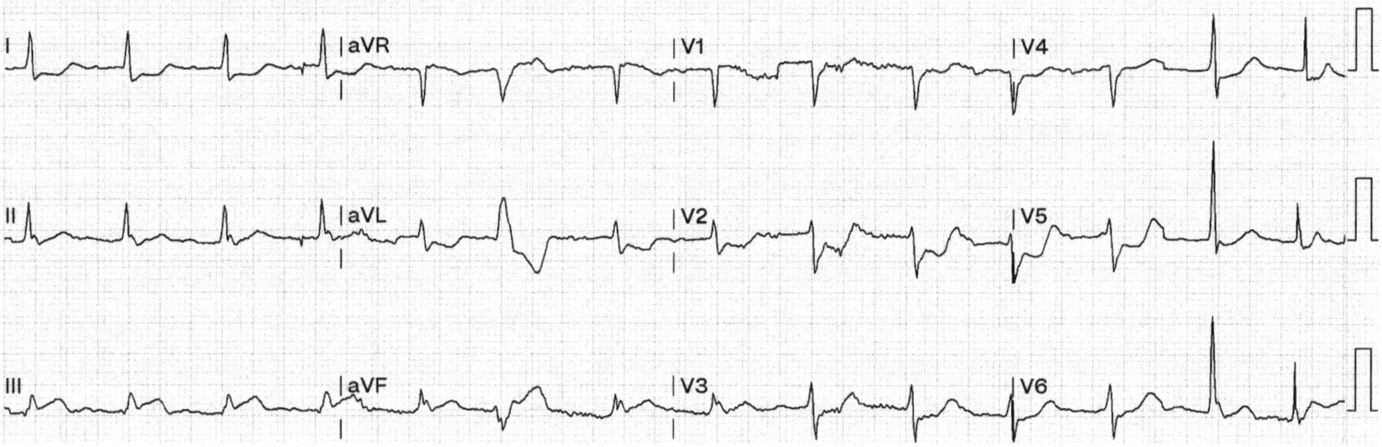

Figura 30-24

ECG de un hombre de 61 años con dolor opresivo subesternal que se irradia al brazo izquierdo y la mandíbula. Fumador, diabético tipo 1, hipertenso.

1. **¿Hay un infarto agudo de miocardio en este ECG?**
   ¡Sí!

2. **¿Cuál es la arteria responsable?**
   Arteria coronaria derecha (ACD).

3. **¿Dónde se localiza la oclusión en esa arteria? ¿Qué áreas del miocardio están afectadas?**
   Proximal a la arteria marginal aguda. Hay afectación de la pared inferior, la pared inferolateral y el ventrículo derecho. Se trata de un infarto muy extenso con alta morbilidad y mortalidad. Cualquier inestabilidad hemodinámica o eléctrica en este paciente aumentará la mortalidad intrahospitalaria a cerca del 30%.

4. **¿Existe alguna indicación de posibles complicaciones en el futuro inmediato en el ECG de este paciente?**
   En un paciente con este tipo y extensión de infarto de miocardio, la ectopia ventricular debe tomarse muy en serio. El colapso cardiovascular súbito sigue siendo una posibilidad grave. Y recuerde: puede ocurrir sin que el paciente haya recibido nitroglicerina u otros medicamentos que puedan aumentar la capacitancia venosa o reducir la resistencia periférica.

ECG 23

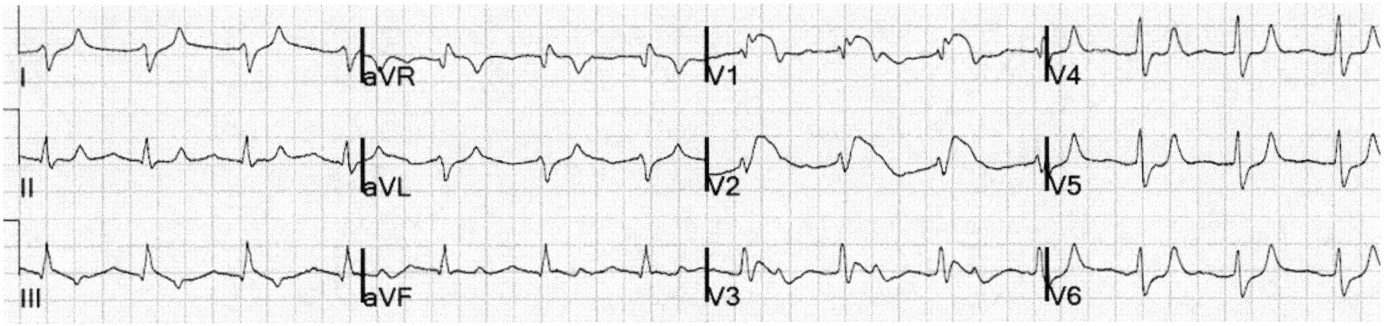

Figura 30-25

1. ¿Qué está sucediendo aquí? ¿Se trata de un infarto agudo de miocardio?
2. ¿La elevación del segmento ST en las derivaciones aVR y V2 le recuerda a algo?
3. ¿Hay algún hallazgo en este ECG de 12 derivaciones que sugiera o diagnostique alguna patología?
4. ¿Qué tratamiento se debe iniciar de inmediato en este paciente?

ECG 23 - Discusión

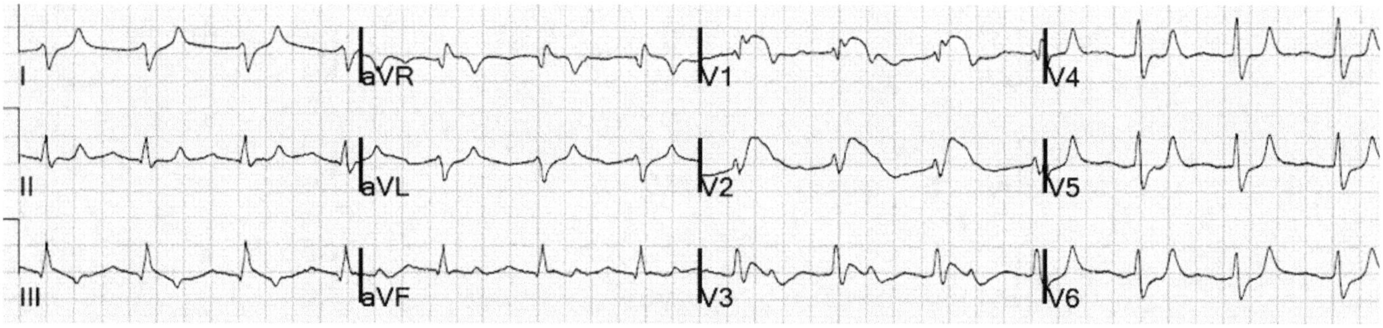

Figura 30-25

1. **¿Qué está pasando aquí? ¿Se trata de un OMI?**
   Esto es hiperpotasemia, uno de los cuadros que simulan un STEMI. Esto no debe interpretarse como un OMI. Si bien es posible sobrevivir a un OMI sin tratamiento, NO es posible sobrevivir a la hiperpotasemia sin tratamiento.

2. **¿La elevación del segmento ST en las derivaciones aVR y V2 le recuerda a algo?**
   La elevación del segmento ST en las derivaciones aVR y V2 tiene la apariencia de un síndrome de Brugada, lo que las convierte en fenocopias de Brugada.

3. **¿Hay algún hallazgo en este ECG de 12 derivaciones que sea sugestivo o diagnóstico de algo?**
   ¡Sí! 1) Ensanchamiento del intervalo QRS, 2) ensanchamiento y aplanamiento de las ondas P, 3) aumento del intervalo PR, 4) ondas T simétricas y ligeramente picudas, y 5) la clásica elevación del segmento ST en las derivaciones V1 y V2 que se presenta como una fenocopia de Brugada. Las ondas T no son tan altas ni tan picudas como las ondas T hiperpotasémicas clásicas. Las ondas T hiperpotasémicas clásicas están presentes solo en el 22% de los casos de hiperpotasemia, lo que significa que no las encontrará como signo de aumento del K+ extracelular el 78% de las veces. Eventualmente, las ondas P se vuelven isoeléctricas a medida que el miocardio auricular deja de responder a los potenciales de acción. Sin embargo, los impulsos sinusales continuarán conduciéndose normalmente, lo que resulta en un ritmo sinusal sin ondas P. A esto lo llamamos conducción sinoventricular, que ocurre solo en la hiperpotasemia. A menudo se interpreta como un ritmo de la unión si los complejos QRS aún son estrechos (lo cual es bastante posible) o como un ritmo idioventricular si los intervalos QRS son anchos. Las características que alertan sobre la hiperpotasemia son las mencionadas anteriormente (excepto la n.° 2).

4. **¿Qué tratamiento se debe iniciar inmediatamente en este paciente?**
   Se deben administrar una o dos ampollas de cloruro de calcio a través de una vía intra-

venosa de gran calibre, colocada de forma segura en una vena grande, de inmediato. Esto debería ayudar muy rápidamente, pero el efecto puede no durar más de 30 a 45 minutos.

ECG 24

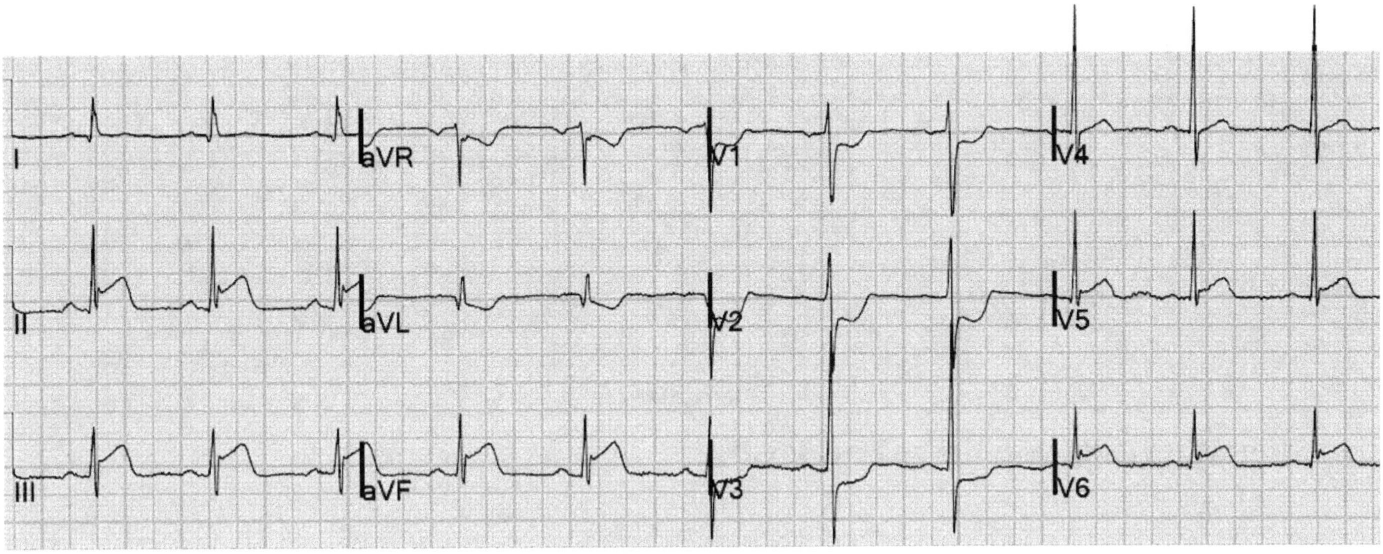

Figura 30-26

1. ¿Hay signos de OMI presentes en este ECG?
2. En caso afirmativo, ¿qué arteria coronaria es la responsable? ¿En qué se basa su respuesta?
3. ¿Dónde se localiza la lesión en la arteria responsable?
4. ¿A qué otros problemas o complicaciones se debe estar atento?

ECG 24 – Discusión

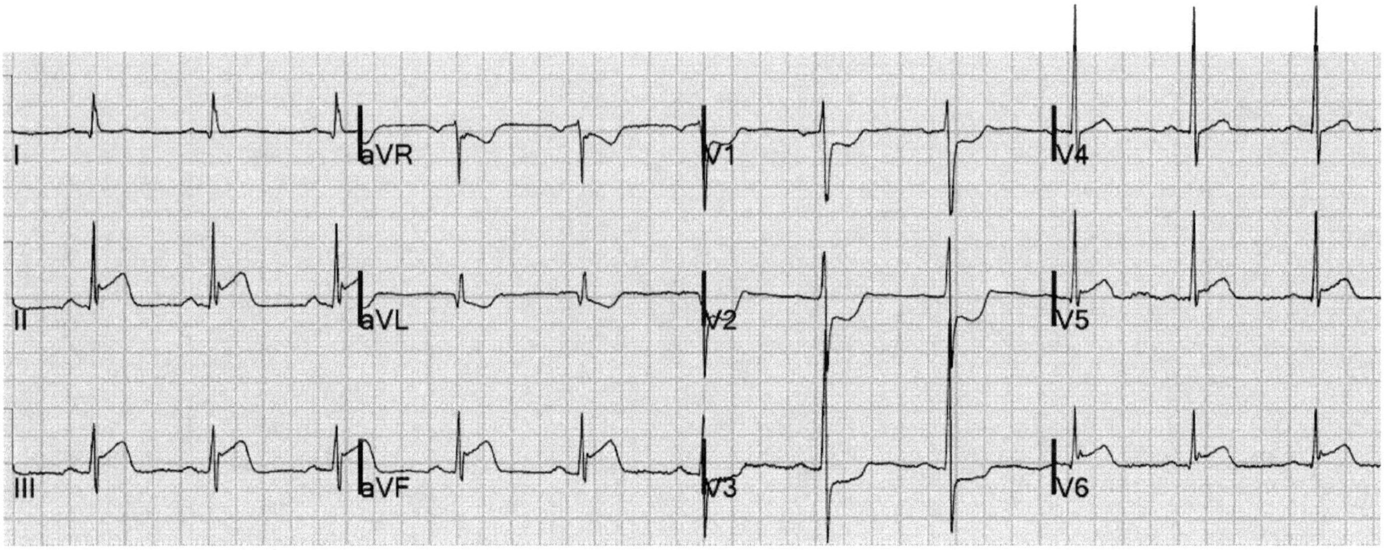

Figura 30-26

1. ¿Hay un OMI presente en este ECG?
   Sí.

2. En caso afirmativo, ¿qué arteria coronaria es la arteria responsable? ¿En qué basa su respuesta?
   La arteria circunfleja izquierda (ACx) es la arteria responsable. Al comparar las elevaciones del segmento ST en las derivaciones II y III, observo que ambas son de 3,0 mm. Si la elevación del ST en la derivación III es mayor, es probable que la arteria responsable sea la ACD; cuando la elevación del ST en la derivación II es mayor, es probable que la arteria responsable sea la ACx. Sin embargo, cuando las elevaciones del ST son iguales, se considera que la ACx es la arteria responsable.

3. ¿Dónde se localiza la lesión en la arteria responsable?
   La rama marginal obtusa (OM) de la ACx proporciona circulación a la pared basolateral del ventrículo izquierdo. Si la lesión es proximal a la OM, habrá elevación del ST en la derivación aVL cuando la ACx no sea dominante. Si la ACx es dominante, la elevación del ST en aVL anulará total o parcialmente la elevación del ST en la derivación III. Cuando la ACx es dominante, también habrá isquemia en las derivaciones inferiores. Si la oclusión es distal a la OM, la pared basolateral no será isquémica, lo que permitirá que la derivación aVL reaccione recíprocamente a la isquemia en las derivaciones inferiores, particularmente en la derivación III.

   Debido a que la derivación aVL puede reaccionar recíprocamente a la derivación III, la oclusión se localiza distal a la rama marginal obtusa.

4. ¿A qué otros problemas o complicaciones debe estar alerta?
Cuando la ACx está ocluida, pueden ocurrir varias complicaciones posibles: 1) irregularidades del ritmo sinusal, incluida la fibrilación auricular (si la oclusión es muy proximal). La ACx proporciona circulación al nodo sinusal y a la aurícula derecha el 45% de las veces, ya sea dominante o no dominante. 2) Cuando es dominante, la ACx es la única fuente de circulación para el músculo papilar posterior. La ruptura del músculo papilar puede provocar un reflujo masivo de sangre hacia la aurícula izquierda durante la sístole con la aparición repentina de un edema pulmonar agudo profundo. Siempre hay que auscultar un nuevo soplo de regurgitación apical (soplo holosistólico en el ápex), que podría anunciar una catástrofe inminente. 3) Cuando es dominante, la ACx también proporciona circulación al nodo AV, por lo que hay que estar alerta a los bloqueos AV de primer grado, Mobitz I y de tercer grado. Los bloqueos AV de Mobitz II son infranodales, por lo que no se observarán durante la oclusión de la arteria circunfleja izquierda (ACx) ni de la arteria coronaria derecha (ACD).

Dado que la arteria que irriga el nódulo sinusal se encuentra muy próxima al tronco principal de la ACx y la oclusión es distal a la rama obtusa marginal (OM), no debería haber problemas auriculares ni del nódulo sinusal. Los intervalos PR son normales y estables, por lo que probablemente no hubo afectación de la arteria que irriga el nódulo auriculoventricular.

Esta página se ha dejado en blanco intencionadamente.

ECG 25

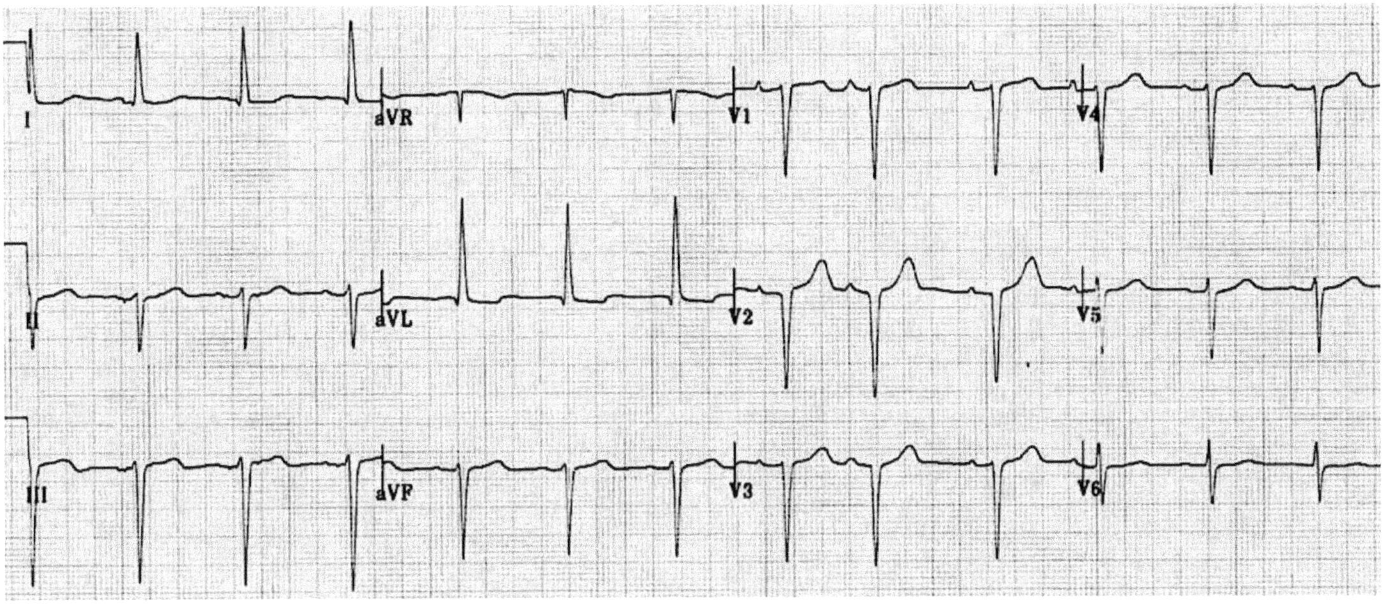

Figura 30-27

Electrocardiograma de una mujer de 69 años con antecedentes de tabaquismo, diabetes tipo 2 e hipertensión. Refiere disnea de inicio súbito y fatiga intensa desde hace dos horas. Niega dolor torácico, pero presenta náuseas leves.

1. ¿Hay evidencia de isquemia miocárdica en este ECG?
2. ¿La ausencia de dolor torácico aporta alguna información relevante sobre esta paciente?
3. ¿Qué se observa en este ECG?
4. Su primera medición de troponina está por debajo del límite superior de la normalidad. No hay elevación del segmento ST en este ECG que cumpla con los criterios del protocolo STEMI. ¿Significa esto que no está sufriendo una oclusión coronaria aguda?

ECG 25 - Discusión

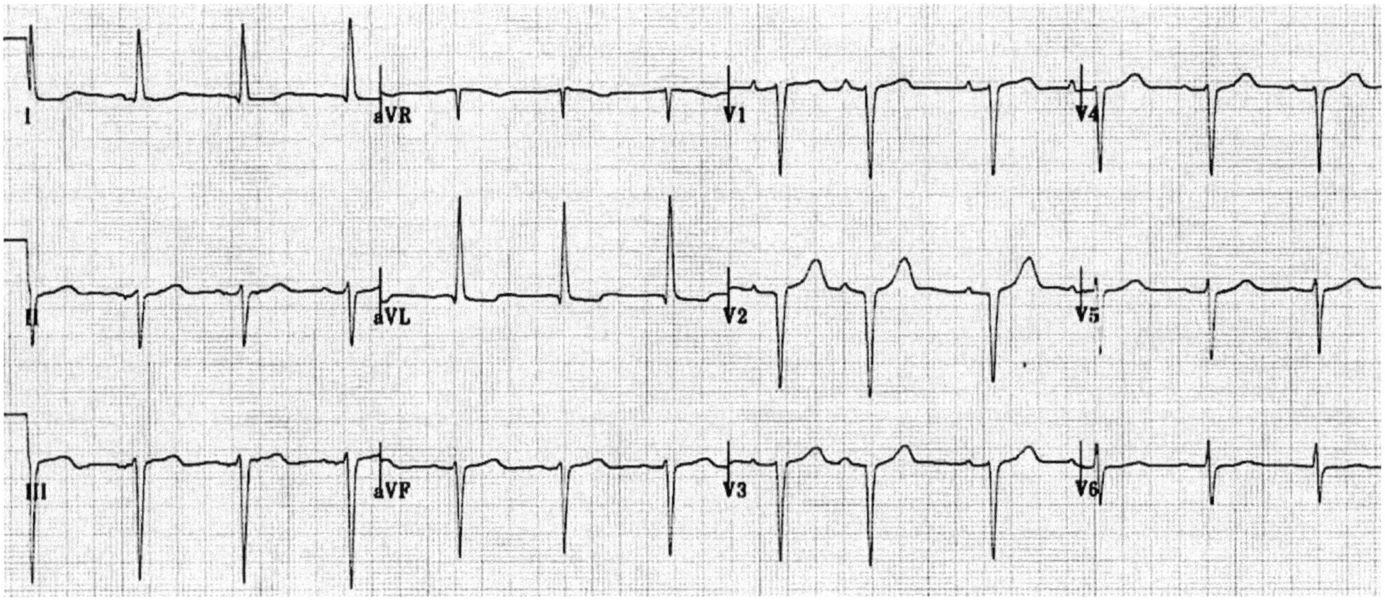

Figura 30-27

ECG de una mujer de 69 años con antecedentes de tabaquismo, diabetes tipo 2 e hipertensión. Refiere disnea de inicio súbito y fatiga intensa durante dos horas. Niega dolor torácico, pero admite cierta náusea leve.

1. **¿Hay signos de OMI en este ECG?**
   No por el momento.

2. **¿La ausencia de dolor torácico le indica algo sobre esta paciente?**
   Sí... me indica que no tiene dolor torácico. Los pacientes mayores, los diabéticos y las mujeres de cualquier edad ocasionalmente presentan síntomas atípicos (es decir, síntomas distintos al dolor torácico que se irradia al brazo, el cuello o la mandíbula).

3. **¿Qué se observa en este ECG?**
   Hay hipertrofia ventricular izquierda. La onda R en la derivación aVL mide hasta 18 mm, y utilizando el método de Peguero-LoPresti, la suma de la onda S en la derivación V4 y la onda S en la derivación III es superior a 30 mm, lo que se considera hipertrofia ventricular izquierda, tanto en hombres como en mujeres. La onda R en la derivación I + la onda S en la derivación III > 24 mm, lo que también se considera hipertrofia ventricular izquierda. La hipertrofia ventricular izquierda es uno de los diagnósticos diferenciales más comunes de isquemia/infarto agudo de miocardio y una causa ocasional de activaciones falsas del laboratorio de cateterismo.

4. **Su primera troponina está por debajo del límite superior de la normalidad. No hay elevación del segmento ST en este ECG que cumpla con los criterios del**

protocolo STEMI. ¿Significa esto que no tiene una oclusión coronaria aguda?
¡La ausencia de criterios en este ECG para un infarto agudo de miocardio no lo descarta! Se deben registrar ECG seriados, evaluar las enzimas cardíacas y solicitar una radiografía de tórax y un ecocardiograma. Si la paciente no mejora con el tratamiento médico, se debe consultar con un cardiólogo. Niega dolor torácico, pero su sexo, edad y factores de riesgo podrían ser la causa de que sus síntomas sean atípicos. Hay que tener mucho cuidado con este caso.

¡ECG ADICIONAL!

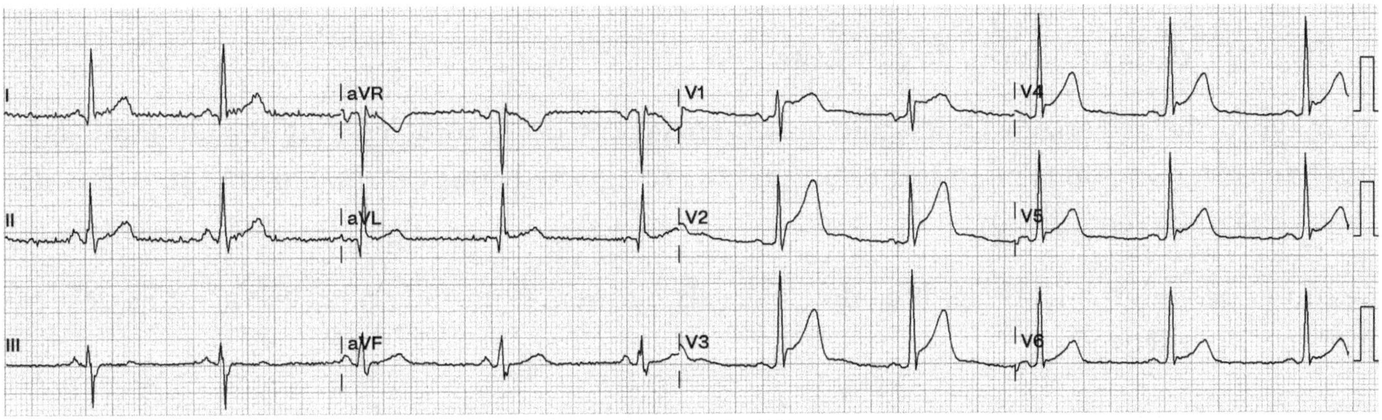

Figura 30-28

Paciente varón de 42 años con dolor torácico subesternal, estimado en 6/10, que disminuyó de 7/10 tras la administración de una dosis única de nitroglicerina sublingual. Sin antecedentes de problemas cardíacos.

Una pregunta sencilla...

¿Hay un infarto de miocardio con oclusión en este ECG?

Si su respuesta es "¡SÍ!", justifíquela.

Si su respuesta es "¡NO!", justifíquela.

¡ECG ADICIONAL! – Discusión

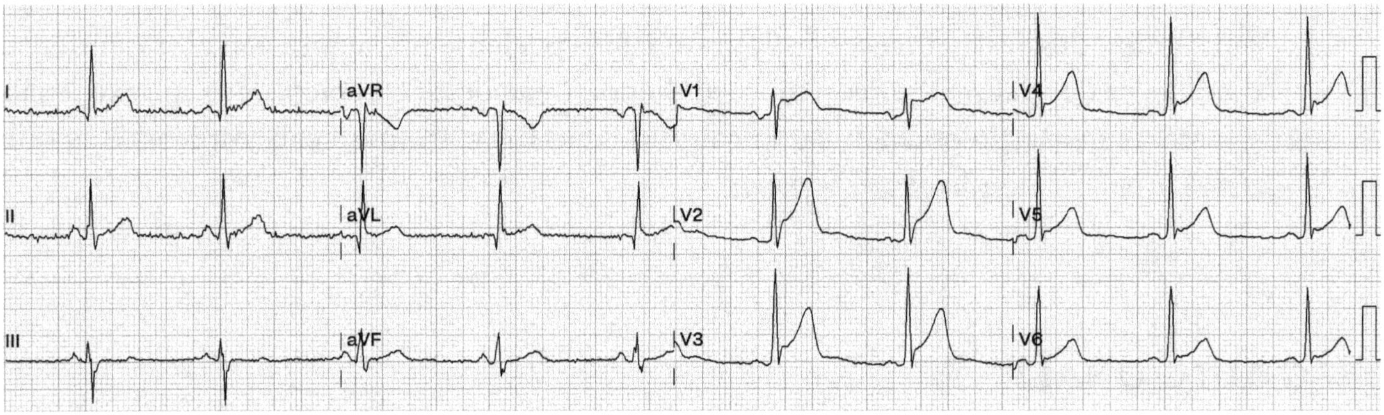

Figura 30-28

No hay infarto de miocardio en este ECG.

La mayoría de las personas que acuden a urgencias con dolor torácico y alguna anomalía en el ECG de 12 derivaciones no presentarán un infarto agudo de miocardio. Sin embargo, hay dos cosas que debe recordar...

Seguir el paradigma OMI significa no estar estrictamente limitado a las elevaciones del segmento ST predefinidas.

¡Ningún ECG descarta por completo un infarto agudo de miocardio!

No base su diagnóstico prematuramente en un solo ECG de aspecto anormal. Piénselo bien...

Hay elevación del segmento ST en las derivaciones V1 a V6, que es obvia en las derivaciones V1-V4, pero más sutil en las derivaciones V5 y V6. También hay elevación del segmento ST en las derivaciones I y aVL, pero ambas son muy sutiles.

No se observa ningún cambio recíproco en las derivaciones inferiores. Si bien los cambios recíprocos pueden aparecer antes que el cambio indicativo de elevación del segmento ST, normalmente no ocurre al revés. La elevación del segmento ST no aparece antes que el cambio recíproco. Si hubiera isquemia en la zona basolateral, las derivaciones inferiores, y especialmente la derivación III, la detectarían de forma recíproca casi de inmediato. No puede haber isquemia anterolateral desde la derivación V1 hasta la derivación V6 sin la afectación de la región basolateral (derivaciones I y aVL).

Toda la elevación del segmento ST presenta una concavidad superior, lo que hace que un infarto agudo de miocardio sea menos probable.

La pregunta aquí es: "¿Se trata realmente de una oclusión de la arteria descendente anterior izquierda (DAI)?"

La elevación del segmento ST en la derivación aVL descarta la arteria coronaria derecha (ACD).

La elevación del segmento ST en las derivaciones V1-V3 descarta la arteria circunfleja izquierda (ACx).

¿Pero qué pasa con la DAI? También presenta problemas. Si la oclusión fuera proximal a D1, debería haber depresión recíproca del segmento ST en las derivaciones inferiores. De hecho, la depresión del segmento ST en esas derivaciones es un signo de oclusión proximal a D1. Por lo tanto, la elevación del segmento ST en la derivación aVL sin cambio recíproco en la derivación III es incompatible con una oclusión proximal de la DAI.

Si se tratara de una oclusión de la DAI media o distal, en aproximadamente el 80% de los casos, probablemente habría depresión del segmento ST en la derivación aVL debido a la isquemia inferior causada por una DAI de tipo 3.

Las derivaciones V2 y V3 parecen mostrar isquemia de grado 3 por la pérdida de la onda S. Pero, ¿es realmente isquemia de grado 3 o simplemente se parece? Analicemos más de cerca la isquemia de grado 3 real...

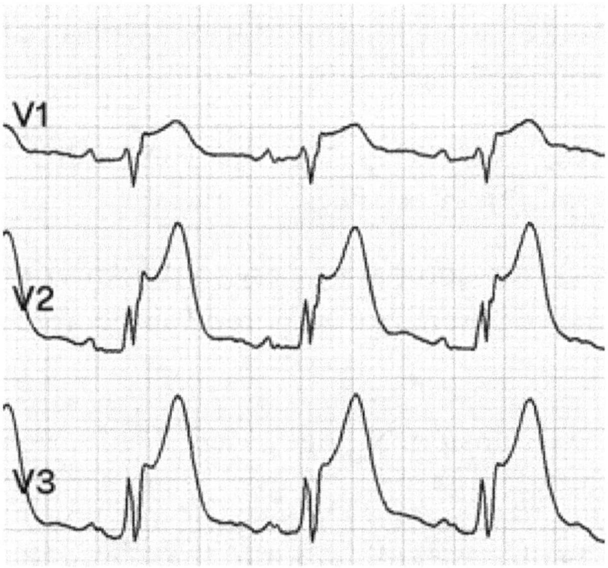

Figura 30-29 | Isquemia de grado 3

Compare este ejemplo de isquemia de grado 3 real (Figura 30-29) con las derivaciones V2 y V3 en la Figura 30-28. ¿Qué diferencia observa? Observe la amplitud de las ondas R en la Figura 30-28 y compárelas con las de la Figura 30-29. La marcada amplitud de las ondas R con ondas S reducidas en la Figura 30-28 se debe a una transición temprana, también conocida como rotación antihoraria. No hay rotación en este fragmento de ECG (Figura 30-29).

PERLA | En el plano frontal determinamos el eje QRS medio (ÂQRS), mientras que en el plano horizontal (o transversal) determinamos la transición o rotación.

Antes de diagnosticar una pericarditis aguda, ¿observa algún otro signo de pericarditis en este ECG? Debe interrogar al paciente con más detalle sobre las características del dolor torácico: ¿qué lo empeora, qué lo alivia? ¿Tuvo alguna infección respiratoria o gastrointestinal reciente?

¿Observa una muesca en el punto J en la derivación V4 o V5? ¿Qué indicaría esto? ¿Descarta esto un infarto de miocardio con elevación del segmento ST?

Lecturas recomendadas

Birnbaum Y, et al. Acute myocardial infarction entailing ST-segment elevation in lead aVL: Electrocardiographic differentiation among occlusion of the left anterior descending, first diagonal, and first obtuse marginal coronary arteries. American Heart Journal. Volume 131, Number 1;January 1996: 38-42.

Birnbaum Y, et al. Common pitfalls in the interpretation of electrocardiograms from patients with acute coronary syndromes with narrow QRS: a consensus report. Journal of Electrocardiology 45 (2012) 463–475.

Birnbaum Y, Solodky A, Herz I, Kusniec J, Rechavia E, Sulkes J, Sclarovsky S: Implications of ST-segment depression in anterior acute myocardial infarction: Electrocardiographic and angiographic correlation. Arn Heart J. 1994;127: 1467-1473.

Fiol M, et al. New Criteria Based on ST Changes in 12-Lead Surface ECG to Detect Proximal versus Distal Right Coronary Artery Occlusion in a Case of Acute Inferoposterior Myocardial Infarction. A. N. E. 2004;9(4):383-388.

Garcia-Niebla J, Goldwasser D, de Luna AB. Proximal right coronary artery occlusion with ST elevation in all precordial leads. J Electrocardiol. 2009;42(2):119.e1-119.e2.

de Agustín, JA, et al. Collateral Circulation From the Conus Coronary Artery to the Anterior Descending Coronary Artery: Assessment Using Multislice Coronary Computed Tomography. Rev Esp Cardiol. 2010;63(3):347-51.

de Winter, RJ, et al. A New ECG Sign of Proximal LAD Occlusion. N Engl J Med. 359:19, Nov 2008.

Engelen, D, Gorgels, A, Cheriex, E. et al. Value of the electrocardiogram in localizing the occlusion site in the left anterior descending coronary artery in acute anterior myocardial infarction. J Am Coll Cardiol. 1999 Aug, 34 (2) 389–395.

MacAlpin RN. Clinical Significance of QS Complexes in V1 and V2 without Other Electrocardiographic Abnormality. A.N.E. 2004;9(1):39-47.

Nair R, Glancy DL. ECG Discrimination Between Right and Left Circumflex Coronary Arterial Occlusion in Patients With Acute Inferior Myocardial Infarction - Value of Old Criteria and Use of Lead aVR. CHEST 2002; 122:134–139.

Reimpreso del Blog de ECG del Dr. Smith

Los siguientes ECGs se reimprimen con el amable permiso de Stephen W. Smith, MD. Puedes encontrar estos y otros casos muy interesantes y educativos en su blog (Dr. Smith's ECG Blog) en: https://hqmeded-ecg.blogspot.com/

Figura 30-16 Fecha: jueves, 23 de mayo de 2013 "24 yo woman with chest pain the morning after binge drinking: Is it Pericarditis?"

Figura 30-17
Fecha: martes, 19 de marzo de 2024
"An 80 year old woman with Left Bundle Branch Block (LBBB) and pleuritic chest pain"

Figura 30-19
Fecha: domingo, 11 de septiembre de 2022
"Un hombre de unos 60 años con dolor torácico y LBBB"

Figura 30-22
Fecha: domingo, 19 de enero de 2020
"A woman in her 70s with bradycardia and hypotension."

Figura 30-27
Fecha: domingo, 6 de mayo de 2018
"Is There a Delayed Activation Wave???"

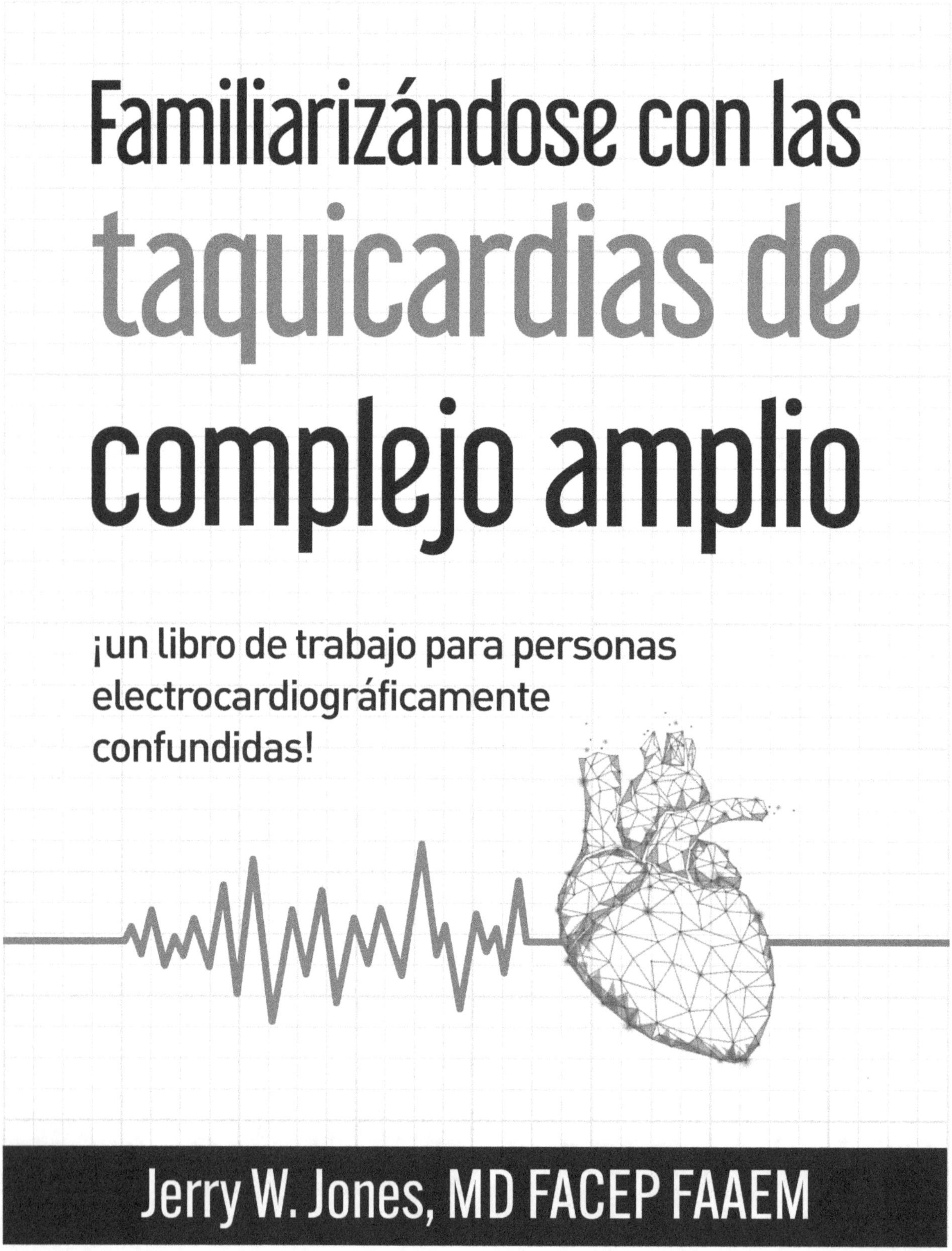

Disponible en amazon.com y librerías de todo el mundo.

www.ingramcontent.com/pod-product-compliance
Lightning Source LLC
LaVergne TN
LVHW080005210926
848481LV00011B/2948